Infektionskrankheiten

Epidemiologie – Klinik –

Meta Alexander · Hansjü...

4., überarbeitete und erweiterte Auflage
28, teils farbige Abbildungen, 23 Tabellen

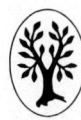
1992
Georg Thieme Verlag Stuttgart · New York

Prof. Dr. med. META ALEXANDER,
Leiterin der Abteilung für Innere Medizin mit Schwerpunkt
Infektionskrankheiten, Medizinische und Poliklinik,
Universitätsklinikum Charlottenburg, Spandauer Damm 130,
D-1000 Berlin 19

Prof. Dr. med. HANSJÜRGEN RAETTIG
Leitender Direktor beim Bundesgesundheitsamt i. R.,
Senheimerstraße 45a, D-1000 Berlin 28

Die Deutsche Bibliothek – CIP-Einheitsaufnahme

Alexander, Meta:
Infektionskrankheiten : Epidemiologie – Klinik –
Immunprophylaxe / Meta Alexander ; Hansjürgen Raettig. – 4.,
neubearb. und erw. Aufl. – Stuttgart ; New York : Thieme, 1992
NE: Raettig, Hansjürgen:

1. Auflage 1968
2. Auflage 1981
3. Auflage 1987

© 1968, 1992 Georg Thieme Verlag, Rüdigerstraße 14, D-7000 Stuttgart 30
Printed in Germany
Satz: Gulde-Druck GmbH, Tübingen, gesetzt auf Linotron 300
Druck: Druckhaus Götz GmbH, Ludwigsburg

ISBN 3-13-441304-3   1 2 3 4 5 6

Vorwort zur 4. Auflage

Nachdem einerseits die 3. Auflage sehr schnell vergriffen war und nachdem sich andererseits abzeichnete, daß schon jetzt nach knapp 5 Jahren eine Reihe von Verbesserungen und Ergänzungen notwendig werden würden, beschlossen wir in Übereinstimmung mit dem Verlag, bereits jetzt eine neue, 4. Auflage zu erarbeiten. Bei dieser Arbeit stellten wir zu unserem eigenen Erstaunen fest, wieviel am bisherigen Text erneuert werden mußte. Da sich der Umfang der 4. Auflage auf Wunsch des Verlages nicht wesentlich vergrößern sollte, mußten wir straffen und streichen, um für die neu hinzugekommenen Infektionskrankheiten Platz zu schaffen. So konnten wir beispielsweise im speziellen Teil erheblich bei dem Thema „Pocken" einsparen, nachdem diese Infektionskrankheit auf dem epidemischen Felde durch die aktive Schutzimpfung verschwunden ist. Im allgemeinen Teil mußten wir weiter straffen, obwohl wir etwa auf dem Gebiet der allgemeinen Immunologie erhebliche Erweiterungen geplant hatten. So sind wir gezwungen, hier auf spezielle Lehrbücher hinzuweisen. Schließlich sei wieder festgestellt, daß wir für jede sachliche Kritik dankbar sind, um sie in der künftigen Auflage berücksichtigen zu können.

Berlin, im Frühjahr 1992   META ALEXANDER
HANSJÜRGEN RAETTIG

Vorwort zur 1. Auflage

Gerne sind wir der Aufforderung des Georg Thieme Verlages, eine Infektionsfibel zu schreiben, nachgekommen. Es war unser Anliegen, das große Gebiet der Infektionskrankheiten in übersichtlicher Form darzustellen und Studenten und Ärzten ein Buch in die Hand zu geben, das sie einerseits schnell und klar über praktische Dinge informiert, andererseits jedoch auch die neuesten Ergebnisse der Forschung berücksichtigt, auf ungeklärte Probleme hinweist und damit den Leser zu eigener Forschung anregen kann.

Eine gemeinsame Vorlesung über „Klinik und Epidemiologie der Infektionskrankheiten", die wir seit Jahren an der Freien Universität halten, bildete die Grundlage dieser Arbeit. Entsprechend erfolgte auch die Arbeitsteilung. Das Kapitel „Pathophysiologie" im allgemeinen und die Unterabteilungen „Pathogenese, klinische Symptome, Diagnose und Differentialdiagnose, Komplikationen und Therapie" im speziellen Teil sowie die differentialdiagnostischen Tabellen wurden von Frau Priv.-Doz. Dr. Alexander, die Kapitel „allgemeine Epidemiologie" und „allgemeine Immunologie" im allgemeinen, und die Unterabteilungen „Mikrobiologie, Epidemiologie und Immunprophylaxe" im speziellen Teil von Herrn Prof. Dr. Raettig bearbeitet.

Berlin, im September 1968

Meta Alexander
Hansjürgen Raettig

Inhaltsverzeichnis

1. Pathophysiologie

1.1. Begriffsbestimmungen

Unter *Infektion* verstehen wir das Eindringen kleiner, körperfremder Krankheitserreger in den menschlichen Organismus und deren Vermehrung dortselbst. Eine Infektion kann symptomlos verlaufen oder zur *Infektionskrankheit* führen.

Das Wesen der Infektionskrankheiten beruht auf den Beziehungen und Wechselwirkungen zwischen Mensch oder Tier als *Wirt* und den einzelnen Krankheitserregern als *Gästen*.

1.1.1. Gast-Wirt-Beziehungen

Bereits normalerweise finden sich Mikroorganismen als *Saprophyten* in gewissen Teilen des menschlichen Körpers, z.B. in der Mundhöhle (Streptokokken), im Darm (Escherichia coli) und in der Vagina. Wir sprechen von einer physiologischen Mund-, Darm- bzw. Scheidenflora. Diese Erreger können jedoch durch Änderungen ihres Standortes Krankheiten auslösen (z.B. Übertritt von Escherichia coli aus dem Darm in die Harn- oder Gallenwege).

Unter Saprophyten verstehen wir Mikroorganismen, die ein höheres Lebewesen besiedeln, ohne diesem zu schaden, aber auch ohne für die Entwicklung des höheren Lebewesens notwendig zu sein. Die Mikroorganismen, die Haut und Schleimhaut des Menschen besiedeln, sind *Kommensalen*, soweit sie nicht krankmachend sind. Bei der *Symbiose*, die beim Menschen nicht vorkommt, handelt es sich demgegenüber um ein dauerndes Zusammenleben von verschiedenartigen Organismen zu gegenseitigem Nutzen.

Ein *Parasit* lebt dagegen auf Kosten des Wirtes ohne direkte Gegenleistung. Bei einem Parasiten handelt es sich in der Regel um eine pathogene Spezies, die sich aus zahlreichen Stämmen unterschiedlicher Virulenz zusammensetzt (s. u.).

Die Grenzen zwischen Saprophyten und Parasiten sind in der Medizin oft schwer zu ziehen, da Krankheitserreger, die eigentlich zu den Parasiten gerechnet werden, unter gewissen Umständen – z.B. nach Überstehen einer Infektionskrankheit – als Saprophyten im Körper bleiben.

1.1.2.   Eigenschaften des Gastes (Pathogenität, Virulenz)

Das Wort *„pathogen"* ist nur sinnvoll, wenn wir gleichzeitig ein Beziehungsobjekt für den betreffenden Krankheitserreger namhaft machen (z. B. Typhusbakterien sind pathogen für den Menschen, Typhusbakterien sind apathogen für das Rind). Pathogenität ist ein Speziesmerkmal, d. h. eine Erregerart, z. B. Streptokokken oder Typhusbakterien, ist für eine bestimmte Spezies, z. B. den Menschen oder eine Tierart, pathogen. Pathogenität ist genetisch bedingt.

Man sieht heute, daß eine Reihe von Bakterien, die ubiquitär vorkommen und die man früher nicht für menschenpathogen gehalten hat (z. B. Pseudomonas), unter besonderen Umständen (z. B. bei schwerkranken Patienten, besonders wenn diese mit Corticosteroiden oder Zytostatika behandelt werden) pathogen werden können (infektiöser Hospitalismus = nosokomiale Infektionen, opportunistische Infektionen, s. S. 233).

Virulenz ist ein Charakteristikum des einzelnen Bakterien*stammes*. Es handelt sich um eine *erworbene, veränderliche Eigenschaft*, die abhängig vom Invasions- und Toxinbildungsvermögen des betreffenden Einzelerregers ist.

Beispiel: Diphtheriebakterien sind allgemein pathogen für den Menschen. Ein bestimmter Stamm des Typs „gravis" kann aufgrund seines hohen Toxinbildungs- und Invasionsvermögens sehr virulent sein und schwere, lebensgefährliche Erkrankungen hervorrufen; ein anderer Diphtheriestamm, z. B. des Typs „mitis", kann avirulent sein, keine Toxine bilden und keine Erkrankungen hervorrufen.

Ein avirulenter Stamm kann virulent, ein virulenter Stamm avirulent werden.

Eine pathogene Art besitzt die grundsätzliche Disposition zur Virulenz; die relative Häufigkeit, mit der virulente Stämme auftreten, bestimmt den Grad der Pathogenität. Eine pathogene Spezies setzt sich in der Regel aus zahlreichen Stämmen unterschiedlicher Virulenz zusammen.

1.1.3.   Eigenschaften des Wirtes (Empfänglichkeit, Anfälligkeit)

Der Pathogenität des Erregers entspricht die Empfänglichkeit des Wirtes, der Apathogenität des Erregers die Unempfindlichkeit des Wirtes, z. B. ist der Mensch empfänglich für Typhus, das Rind ist nicht empfänglich (resistent) für Typhus. Die Empfänglichkeit und ihr Gegenteil, Resistenz, sind somit wie die Pathogenität ein *Spezies*merkmal und *genetisch bedingt*.

Empfänglichkeit bedeutet, daß der Wirt die Fähigkeit hat, eine bestimmte Erregerspezies zur Ansiedlung zu bringen, womit noch nicht gesagt ist, daß diese Ansiedlung in jedem Fall zu einer Erkrankung führen muß.

Resistenz besagt, daß der Wirt nicht die Fähigkeit hat, eine bestimmte Erregerart, die bei anderen Arten unter denselben Bedingungen und in derselben Menge Krankheitserscheinungen auslöst, zur Ansiedlung zu bringen.

Die *Anfälligkeit* ist im Gegensatz zur Empfänglichkeit an das Individuum gebunden und gibt sein *besonderes Verhältnis* zu einem *bestimmten Krankheitserreger* wieder. Sie kann sich im Laufe des Lebens durch verschiedene innere und äußere Faktoren (Ernährung, Alkohol, Medikamente, Erkältung, Durchnässung, physischer und psychischer Streß) ändern (Disposition). Wenn ein vorher anfälliges Individuum durch Überstehen einer Krankheit, durch stumme Auseinandersetzung mit dem Krankheitserreger (stille Feiung) oder durch Impfung geschützt wird, spricht man von *Immunität* (erworbene Nichtanfälligkeit). Im Gegensatz zur genetisch bedingten, angeborenen, nichtveränderlichen Resistenz ist die Immunität eine erworbene Eigenschaft des Individuums, die nicht lebenslänglich zu bestehen braucht, sondern auch wieder verlorengehen kann. Die Immunität wird jeweils durch unmittelbaren Kontakt des Wirtes mit einem bestimmten Erreger hervorgerufen, während die Resistenz eine Arteigenschaft des Wirtes ist (Abb. **1**).

Nicht jede Infektion führt zu einer Erkrankung; Infektionen, die ohne Krankheitssymptome bzw. ohne erkennbare Schädigung des Wirtes ablaufen, bezeichnet man als *klinisch inapparente Infektionen*. Letztere werden eingeteilt in

– die subklinische Infektion,
– die persistierende Infektion.

Bei der *subklinischen Infektion* besteht von Anfang an eine starke Infektionsabwehr von seiten des Wirtes; ohne daß klinische Krankheitssymptome auftreten, wird der Erreger nach einer gewissen Zeit aus dem Wirtsorganismus eliminiert; hierbei kann eine Immunität entstehen (stille Feiung).

Bei der *persistierenden Infektion* kommt es zu einem zeitlich nicht begrenzten „Zusammenleben" von Erreger und Wirt. Man kann die persistierende Infektion einteilen in

– latente Infektion,
– tolerierte Infektion,
– okkulte Infektion (maskiert).

Bei der *latenten Infektion* sind vermehrungsfähige Erreger lebenslänglich im Wirt vorhanden (z.B. Herpes simplex, Herpes zoster, s. S.

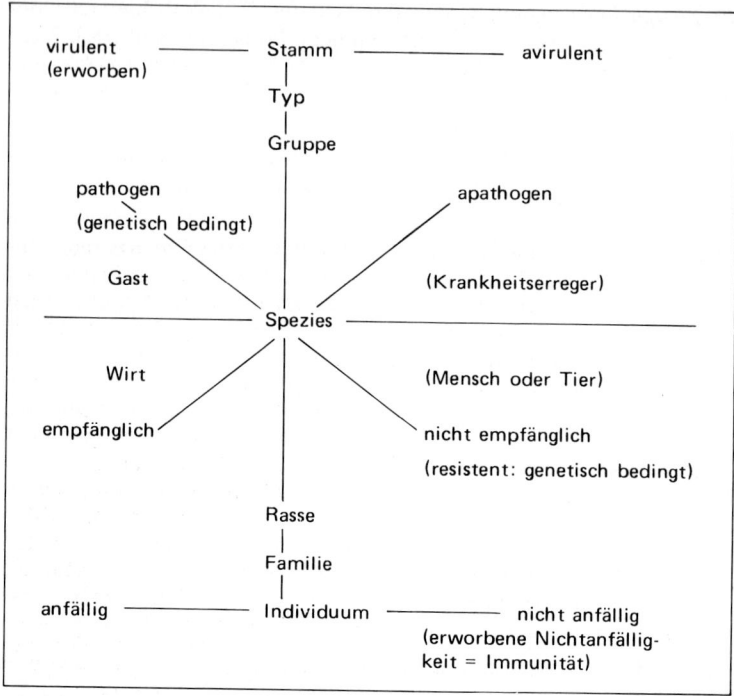

Abb. **1** Begriffsbestimmungen

65 ff.). Es besteht ein Gleichgewichtszustand zwischen der Vermehrung der Erreger und der Abwehr des Wirtes. Durch bestimmte Schädigungen (Immunsuppression, Corticoide, Bestrahlungen, Streß) kann dieser Gleichgewichtszustand zu ungunsten des Wirtes verändert werden, so daß der Erreger aktiviert wird und zu Krankheitserscheinungen führt.

Bei der *tolerierten Infektion* toleriert der Wirt den Erreger, der sich ungehemmt vermehren kannn, ohne daß der Wirt krank wird. In der Regel wird eine tolerierte Infektion diaplazentar oder kongenital erworben und beruht auf der Ausbildung einer immunologischen Toleranz (Beispiel: Werden weiße Mäuse im embryonalen Stadium von der Mutter mit dem Virus der lymphozytären Choriomeningitis infiziert, so beherbergen sie dieses Virus zeitlebens, werden aber nicht krank und sind gegen Reinfektionen immun).

Bei der *okkulten oder maskierten Infektion* befindet sich der Erreger in der Zelle und verliert seine Infektiosität entweder ganz oder für eine bestimmte Zeitspanne. Das Erregergenom bleibt dabei erhalten und wird bei der Zellteilung auf die Tochterzellen übertragen (z. B. maligne Transformation von Säugetierzellen durch bestimmte Virusarten, wobei virusbedingte Tumoren entstehen).

1.2. Die verschiedenen pathogenetischen Formen der Infektionskrankheiten

Wir unterscheiden klinisch

– Lokalinfektionen,
– zyklische Allgemeininfektionen,
– Sepsis und Pyämie (generalisierende Lokalinfektion).

1.2.1. Lokalinfektion und Lokalinfektionskrankheiten

Bei Lokalinfektionen kommt es an der Eintrittspforte des Erregers zu einer kontinuierlichen Ausbreitung des Entzündungsprozesses. In diesen Fällen ist die Diagnose leicht zu stellen, weil zugleich mit dem Fieber bestimmte Symptome von seiten des betroffenen Organs auftreten (z. B. Halsschmerzen bei Tonsillitis, Durchfall bei Ruhr). Der Wirt reagiert an der Eintrittspforte des Erregers mit einer Entzündung und versucht auf diese Weise, die Infektion zu begrenzen (z. B. Furunkel, Gonorrhö). Unter Umständen kann die Infektion auf die Umgebung per continuitatem (Phlegmone) oder auf das Lymphsystem (Lymphangitis, Lymphadenitis) übergreifen.

Die *Lokalinfektionskrankheiten* unterliegen dem Massenwirkungsgesetz, d. h., sie sind abhängig von der Menge und Virulenz der eingedrungenen Erreger. Die *Inkubationszeit* (= Zeit vom Eindringen des Erregers bis zum Auftreten der ersten Krankheitserscheinungen) ist nicht feststehend, sondern richtet sich nach der Infektionsdosis und nach der Geschwindigkeit der Vermehrung der Krankheitserreger. Die meisten Lokalinfektionen sind bakterielle Erkrankungen, und zwar handelt es sich primär um Haut- oder Schleimhautmanifestationen (Furunkel, Scharlach, Diphtherie, Ruhr). Im Blutbild haben wir bei den bakteriellen Lokalinfektionen eine Leukozytose.

Bei einigen Lokalinfektionskrankheiten stehen die toxischen Wirkungen des betreffenden Erregers im Vordergrund des klinischen Bildes (z. B. Scharlach, Diphtherie, Tetanus). Bei diesen Erkrankungen kann infolge der antigenen Wirkung der Exotoxine eine antitoxische Immunität entstehen, die aber nur gegen die toxischen Wirkungen des Erregers gerichtet ist. Die antitoxische Immunität schützt nicht vor Wiedererkrankungen, läßt aber solche leichter und ohne toxische Effekte verlaufen (z. B. kein Scharlach, sondern nur Streptokokkenangina bei Wiedererkrankung durch den gleichen Streptokokkentyp nach Überstehen eines Scharlachs). Eine echte Krankheitsimmunität wird bei Lokalinfektionskrankheiten nicht erworben. Superinfektionen können vorkommen.

1.2.2. Zyklische Infektionskrankheiten

Diese sind dadurch gekennzeichnet, daß es an der Eintrittspforte des Erregers in der Regel nicht zu klinischen Krankheitserscheinungen kommt, sondern daß der Erreger gesetzmäßig auf dem Blut- oder Lymphweg verschleppt wird, sich meist im Bereich des retikulohistiozytären Systems (RHS) vermehrt und von dort nach Ablauf einer für jede Krankheit *typischen Inkubationszeit* erneut in das Blut gelangt.

Diese erneute Einschwemmung des Erregers in die Blutbahn geht mit mehr oder weniger heftigen Allgemeinreaktionen einher (meist mit kontinuierlichem Fieber mit relativer Bradykardie, relativer Leukopenie und Milzschwellung). Diese Milzvergrößerung ist nicht durch die Bakterien oder Toxine selbst bedingt, sondern Ausdruck der Sensibilisierung des Organismus und der Abwehrvorgänge im retikulohistiozytären System des Wirtes. In dieser Phase der Erkrankung *(Generalisationsstadium)* ist es oft schwer, eine Diagnose zu stellen, da charakteristische Organbefunde fehlen.

Erst in der 3. Phase der Erkrankung kommt es zur Lokalisierung des Infektionsprozesses in bestimmten Organen *(Organstadium)* und damit zu charakteristischen Krankheitserscheinungen (z. B. Exanthem bei Masern, Ikterus bei Hepatitis, Durchfall bei Typhus). Zyklische Infektionskrankheiten haben häufig einen doppelgipfligen Fieberverlauf, wobei der 1. Gipfel dem Generalisationsstadium, der 2. Gipfel der Organmanifestation entspricht (z. B. Leptospirosen, Viruskrankheiten).

Die Schwere und Dauer der zyklischen Infektionskrankheiten ist weitgehend unabhängig von der Menge und Virulenz der eingedrungenen Erreger. Maßgebend sind dagegen Konstitution und Disposition des Wirtes. Nach Überstehen der Erkrankung entwickelt sich eine Krankheitsimmunität, wobei der Krankheitserreger jedoch u. U. im Körper bleiben kann (z. B. Typhusdauerausscheider). Früher hat man angenommen, daß diese Immunität lebenslänglich bestehen bleibt. Heute weiß man, daß sie auch wieder verlorengehen, und eine erneute Möglichkeit zur Ansteckung entstehen kann.

Wir unterscheiden:

- Akute zyklische Infektionskrankheiten mit vorwiegendem Generalisationsstadium (z. B. Typhus, Fleckfieber, Tularämie, Leptospirosen).
- Akute zyklische Infektionskrankheiten (z. B. Masern, Röteln, Varizellen, Pocken, Herpes simplex, Virusgrippe, infektiöse Mononukleose, Virushepatitis, Poliomyelitis, Virusmeningoenzephalitiden, Mumps, Ornithose, Q-Fieber, Lyssa, Gelbfieber). In diese Gruppe gehören fast alle Viruskrankheiten.
- Akute zyklische Infektionskrankheiten mit vorwiegendem Organstadium. Bei diesen Erkrankungen beträgt das Generalisationsstadium oft nur wenige Stunden und tritt nur bei genauester Anamnese in Erscheinung (z. B. lobäre Pneumokokkenpneumonie, Meningokokkenmeningitis, Erysipel).
- Subakut rezidivierende zyklische Infektionskrankheiten (Brucellosen, Malaria, wolhynisches Fieber, Rückfallfieber).
- Chronische zyklische Infektionskrankheiten (z. B. Tuberkulose, Lepra, Lues). Bei den chronischen zyklischen Infektionskrankheiten dehnt sich der Verlauf oft mit Rückfällen in das Generalisationsstadium über Jahre aus. Eine echte, bleibende Krankheitsimmunität wird nicht erreicht, wohl aber eine Infektionsimmunität, die durch die Erregerpersistenz bedingt ist.

1.2.3.   Sepsis – Pyämie

Sepsis bzw. Pyämie setzt eine Lokalinfektion voraus. Eine Sepsis liegt dann vor, wenn sich innerhalb des Körpers ein Herd gebildet hat, von dem aus konstant oder periodisch Bakterien in den Kreislauf gelangen, derart, daß durch diese Infektion subjektive und objektive Krankheitserscheinungen ausgelöst werden. Eine nennenswerte Vermehrung der Erreger in der Blutbahn kommt nicht vor. Viren werden nie zu Sepsiserregern, wohl aber Pilze, Protozoen und Würmer. Die Bakteriämie müssen wir von der Sepsis unterscheiden.

Bakteriämie

- Bei einer Lokalinfektion gelangen Bakterien in kleiner Zahl in die Blutbahn und kreisen dort, ohne weitere Veränderungen an den inneren Organen auszulösen.
- Außerdem haben wir es im Generalisationsstadium der zyklischen Infektionskrankheiten mit einer Bakteriämie bzw. Virämie zu tun, die in der Regel mit Einsetzen des Organstadiums zurückgeht.

Sepsis: Von einer Lokalinfektion aus gelangen reichlich pathogene Keime mit ihren Toxinen in die Blutbahn und rufen schwere Allgemeinerscheinungen hervor (intermittierendes Fieber mit Schüttelfrösten, Milzschwellung, u. U. septischer Schock, Verbrauchskoagulopathie).

Pyämie: Von einer Lokalinfektion aus gelangen Keime in das Blut und siedeln sich in anderen Organen an. Es kommt zu Eiterungen an verschiedenen Stellen des Körpers (septische Metastasen).

Man spricht auch von Septikopyämie, weil diese beiden Krankheitsbilder oft ineinander übergehen. Die häufigsten Sepsiserreger sind diejenigen Keime, die normalerweise Lokalinfektionen auslösen (z. B. Streptokokken, Staphylokokken).

Die Erreger der zyklischen Infektionskrankheiten führen nicht zur Lokalinfektion und nicht zur Sepsis, solange die betreffende Person für die in Frage kommende Krankheit anfällig ist. Erst nach Überstehen der Erkrankung, wenn Immunität erreicht ist, kann es zur Lokalinfektion und damit auch zur Sepsis kommen. Eine Infektion mit Typhusbakterien führt zunächst zu der bekannten zyklischen Erkrankung Typhus. Nach Überstehen derselben kann es u. U. zu einer Lokalinfektion der Gallenblase mit Typhuserregern und davon ausgehend zur Typhussepsis kommen.

Sepsis ist keine Diagnose, sondern ein Sammelname für verschiedene Krankheiten gleicher Pathogenese. Zur Diagnose der Sepsis gehören Angaben über den Ausgangsherd und die Erregerart (z. B. Kolisepsis – ausgehend von einem paranephritischen Abszeß; Staphylokokkensepsis – ausgehend von einer Thrombophlebitis).

Jedesmal, wenn von dem Sepsisherd Bakterien in das Blut abgegeben werden, kommt es unter Schüttelfrost zum plötzlichen Fieberanstieg auf hohe Werte (40–41 °C). Während des Schüttelfrostes – kurz vor Erreichen des Fiebergipfels – gelingt es am leichtesten, die Krankheitserreger in der steril entnommenen Blutkultur nachzuweisen.

Der Sepsisherd kann an verschiedenen Stellen des Körpers sitzen (z. B. Hautwunden, Tonsillen, Ohren, Harnwege, Uterus, Gallenwege, Darm, Knochenmark, Spritzenabszesse, Thrombophlebitis bei Venenkatheter). Häufig entsteht eine Sepsis im Rahmen nosokomialer Infektionen. Oft dringen die Erreger von dem primären Sepsisherd – z. B. an den Tonsillen – nur flüchtig in die Blutbahn vor und siedeln sich an anderer Stelle an, z. B. an den Herzklappen (sekundärer Sepsisherd bei Endocarditis ulcerosa).

1.3. Besonderheiten der Anamnese bei Infektionskrankheiten

In der Familienanamnese wird man nach gleichartigen oder ähnlichen Krankheitserscheinungen in der Verwandtschaft oder in der sonstigen Umgebung des Patienten (Schule, Arbeitsplatz, Hausgemeinschaft, Reisegefährten) fragen.

In der eigenen Vorgeschichte sind besonders früher durchgemachte Infektionskrankheiten wichtig. Da bei einigen Krankheiten (z. B. Masern) eine Zweiterkrankung unwahrscheinlich ist, wird man bei unklaren Exanthemen, wenn bereits Masern in der Anamnese angegeben werden, vermuten müssen, daß es sich diesmal nicht um Masern handelt. Man muß jedoch hierbei berücksichtigen, daß gerade die anamnestischen Angaben über Exanthemkrankheiten des Kindesalters oft nicht zutreffend sind, und es sich, um bei unserem Beispiel zu bleiben, auch um Röteln gehandelt haben kann.

Bei Frauen muß der gynäkologischen Anamnese größte Aufmerksamkeit geschenkt werden. Insbesondere muß bei Frauen im gebärfähigen Alter genau nach der letzten Periode gefragt und auf sonstige Zeichen einer Schwangerschaft oder eines beginnenden Abortes geachtet werden; denn manchmal verbirgt sich unter der Diagnose „unklarer fieberhafter Infekt" ein septischer Abort.

Bei der Frage nach Infektionskrankheiten in der Umgebung des Patienten muß berücksichtigt werden, daß der gleiche Krankheitserreger zu verschiedenen Krankheitserscheinungen führen, z. B. die Mumpsinfektion sowohl zu dem bekannten Bilde der Parotitis epidemica als auch zu Mumpsmeningitiden ohne Parotitis Veranlassung geben kann. Weiterhin ist das Auftreten von Streptokokkenanginen bei Personen, die Kontakt mit Scharlachpatienten hatten, und das Vorkommen von Herpes zoster bei älteren Leuten in der Umgebung von Windpockenfällen und umgekehrt bekannt.

Bei dem heutigen *weltweiten Reiseverkehr* und der damit verbundenen Gefahr der Übertragung *tropischer Krankheiten* ist es wichtig, nach Auslandsreisen sowie nach Kontakt mit Ausländern oder anderen Personen, die von Auslandsreisen zurückgekommen sind, zu fragen. Ferner gehört eine sorgfältige und gründliche Erfassung aller bisher durchgemachten Impfungen zur Anamnese bei Infektionskrankheiten, da erstens gewisse Krankheiten nach einschlägiger, regelrecht durchgeführter Impfung kaum oder in stark veränderter mitigierter Form auftreten und zweitens eine Beurteilung etwaiger serologischer Untersuchungsbefunde im Verlaufe der Erkrankung (z. B. Gruber-Widal-Reaktion bei Typhus) nur möglich ist, wenn wir wissen, ob und wann der betreffende Patient gegen diese Erkrankung geimpft worden ist.

Von Bedeutung ist eine genaue Erfassung von Tierkontakten, da diese uns einen Hinweis auf das Vorliegen von Zooanthroponosen (Ornithose, Q-Fieber, Leptospirosen, Tularämie, Toxoplasmose, Tollwut) geben.

Bei der jetzigen Anamnese versuchen wir, möglichst genau die ersten Krankheitszeichen, auch die sog. Prodromi, zu erfassen. Bei exakter Kenntnis der einzelnen Krankheitsbilder, wie sie im speziellen Teil dieses Buches vermittelt wird, ist es nicht schwer, gezielte Fragen zu stellen, und viele Infektionskrankheiten können allein oder in Zusammenhang mit dem klinischen Bild aus der Anamnese diagnostiziert werden.

So ist z. B. das lange, bis zu 3 Wochen dauernde Prodromalstadium mit Abgeschlagenheit, Leistungsminderung, evtl. Fieber charakteristisch für die infektiöse Mononukleose, während Streptokokkenanginen einen plötzlichen, schlagartigen Beginn mit Fieber, Halsschmerzen und oft auch Erbrechen zeigen.

Bei der tuberkulösen Meningitis zieht sich das Prodromalstadium oft über Wochen bis Monate hin und besteht, z. B. bei Kindern, zunächst nur in einem Nachlassen der Schulleistungen und in einer gewissen Trägheit, oft auch in Nörgeln und „Ungezogensein". Im weiteren Verlauf treten zunehmende Apathie, Appetitlosigkeit, langsamer Fieberanstieg hinzu. Erst später kommt es zu Kopfschmerzen, Übelkeit, Erbrechen und Nackensteifigkeit. Im Gegensatz dazu steht das plötzliche Auftreten von Schüttelfrost, hohem Fieber, Erbrechen, Kopfschmerzen und Nackensteifigkeit bei der eitrigen Meningitis. Vergleichsweise geringfügige Einzelheiten der Vorgeschichte können wertvolle diagnostische Hinweise geben, z. B. läßt das Auftreten von Wadenschmerzen an Leptospirosen, ein relativ gutes Allgemeinbefinden bei hohem Fieber an Brucellosen denken.

1.4.   Untersuchungsmethoden bei Infektionspatienten

1.4.1.   Besonderheiten der klinischen Untersuchung

Bei der Erhebung des Status praesens bei Infektionspatienten sind von besonderer Wichtigkeit: die genaue Inspektion von Haut und Schleimhäuten, insbesondere Mundhöhle, die Prüfung auf meningitische Zeichen, die physikalische Untersuchung von Herz und Lungen, die Palpation sämtlicher Lymphknoten sowie von Leber und Milz. Bei allen Patienten, bei denen Verdacht auf eine infektiöse Erkrankung des Zentralnervensystems besteht, ist ein gründlicher neurologischer Status angezeigt. Man vergesse auch nicht, den Augenhintergrund zu spiegeln.

1.4.2. Erregernachweis

Der Erregernachweis ist mit den klassischen Methoden der Bakteriologie in nahezu allen Körpersäften und Geweben möglich. In der Praxis wird man sich überlegen, welche Einsendung im Falle der betreffenden Krankheit am ehesten einen Isolierungserfolg verspricht. Der Erregernachweis ist grundsätzlich wichtiger als die serologische Diagnostik, weil er eindeutiger ist, oft schneller geht und gegebenenfalls eine Untersuchung auf Antibiotikaempfindlichkeit ermöglicht.

In Frage kommen z. B. bei Scharlach- und Diphtherieverdacht Nasen- und Rachenabstriche, bei Pneumonien Sputum, oder Bronchuslavage bei Cholezystitis und Cholangitis Gallensaft, bei Harnwegsinfektionen Urin, bei Verdacht auf Sepsis und bakterielle zyklische Infektionskrankheiten Blutkulturen, bei Meningitis Liquor, bei Darminfektionen Stuhl, bei Otitis media Ohrabstriche, bei Wundinfektionen Wundabstriche.

Die Entnahme des Untersuchungsmaterials zur Untersuchung auf Erreger und Antibiotikaempfindlichkeit soll vor Beginn der antibiotischen Therapie erfolgen. Bei schweren Infektionen wird man jedoch das Ergebnis nicht abwarten, sondern sofort nach Entnahme des Untersuchungsmaterials eine Therapie nach klinischen Gesichtspunkten beginnen, die man dann – wenn notwendig – bei Eintreffen des Untersuchungsergebnisses revidieren kann. Das betreffende Material soll nach Möglichkeit unverzüglich in das untersuchende Laboratorium gebracht werden.

Auch der *Virusnachweis* ist in vielen Fällen mit Hilfe von *Gewebekultur-, Eikulturverfahren* und *Tierversuchen* möglich. Das zu diesem Zweck entnommene Material (Rachenspülwasser oder -abstrich bei Virusinfektionen der oberen Luftwege, Stuhl bei Enterovirusinfektionen und Liquor bei Virusenzephalomeningitiden) muß sofort nach der Entnahme zum Transport eisgekühlt werden.

Man unterscheidet folgende Methoden zum Virusnachweis:

- *Beimpfung des bebrüteten Hühnereis.* Dieses Verfahren wird z. B. zum Nachweis von Pockenvirus, Influenzavirus wie auch Chlamydien (Ornithose) verwendet (Abb. **2**).
- *Virusanzüchtung im Tierversuch.* Coxsackie-A-Viren lassen sich auf saugenden Babymäusen anzüchten.
- *Gewebekulturverfahren.* Es werden meist Zellen ganzer Gewebe nach mechanischer und enzymatischer Freisetzung in sorgfältig gereinigten und sterilisierten Glasflaschen kultiviert, und zwar entweder als einschichtige Zellkulturen oder als Suspensionskulturen.

Unter einer *primären Zellkultur* versteht man eine solche, die direkt vom Gewebe abstammt, z. B. die Affennierengewebekultur, die zum Nachweis von Poliomyelitis- und ECHO-Viren benutzt wird.

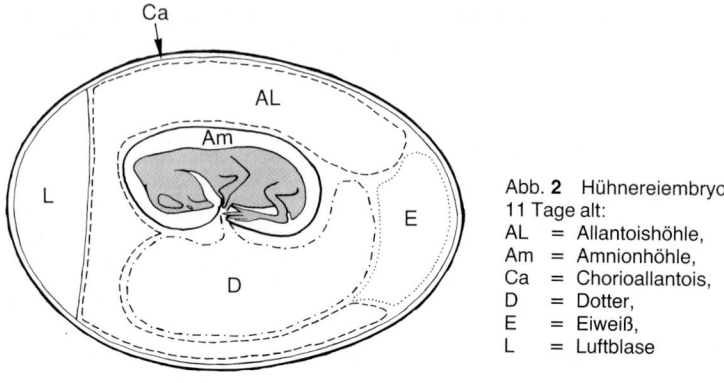

Abb. 2 Hühnereiembryo,
11 Tage alt:
AL = Allantoishöhle,
Am = Amnionhöhle,
Ca = Chorioallantois,
D = Dotter,
E = Eiweiß,
L = Luftblase

Eine *sekundäre Zellkultur* ist ein- oder mehrmals in vitro passagiert worden. Bei längerer Passagierung über Monate kommt es manchmal zu einer Erscheinung, die Transformation genannt wird. Dabei erscheint im aufgelockerten Zellverband einer absterbenden Kultur ein morphologisch und funktionell neuer Zelltyp, der schnell wachsend den verfügbaren Raum ausfüllt und dann meist ohne Schwierigkeiten weiter gezüchtet werden kann. Die auf solche Weise entstandenen, nun als *permanent* bezeichneten *Zellstämme* lassen sich morphologisch kaum von Krebszellen unterscheiden. Ein permanenter Stamm sind z. B. die häufig verwendeten He-La-Zellen, die ursprünglich von Uteruskarzinomzellen einer Frau *He*lene *La*nge abstammen.

Der Erregernachweis ist bei jeder Diagnostik von Infektionskrankheiten anzustreben.

1.4.3. Serologie

Die serologischen Methoden beruhen auf dem Antikörpernachweis im Serum. Da es in der Regel 10−14 Tage dauert, bis sich nach einer Infektion Antikörper bilden, kann erst etwa vom 10.−14. Krankheitstage an mit positiven serologischen Reaktionen gerechnet werden, die dann bis zur 6. bis 8. Krankheitswoche weiter bis zu ihrem Höchsttiter ansteigen.

Andererseits können verschiedene serologische Untersuchungen nach früher durchgemachten Infektionen, auch nach Impfungen und stiller Feiung noch lange positiv bleiben. Beweisend für eine frische Infektion ist daher immer nur ein deutlicher Anstieg der serologischen Titer. Es ist zweckmäßig, so bald wie möglich in den ersten Krankheitstagen eine

Untersuchung vorzunehmen und diese 1- bis 3mal in 8- bis 14tägigen Abständen zu wiederholen. Im allgemeinen gelten Titeranstiege um 4 Stufen als beweisend für das Vorliegen der betreffenden Infektionskrankheit.

1.4.4. Intradermaltests

Intradermaltests beruhen darauf, daß bei manchen Infektionskrankheiten nach Kontakt mit dem Erreger eine Überempfindlichkeit der Haut gegenüber dem einschlägigen Antigen besteht (z. B. Tuberkulinproben bei Tuberkulose). Die Intrakutantests zeigen nur eine durchgemachte Infektion an, sagen aber nichts darüber aus, ob eine Infektions*krankheit* besteht oder ob sich der Wirt lediglich im Sinne der stillen Feiung mit dem entsprechenden Krankheitserreger auseinandergesetzt hat. Der Intradermaltest bleibt in der Regel nach einer durchgemachten Infektion lebenslänglich positiv, ohne daß daraus Aussagen über eine akute Infektion gemacht werden können. Für eine akute Infektion spricht der Intrakutantest nur dann, wenn ein Umschlag von negativ zu positiv beobachtet werden kann.

1.5. Klinische Leitsymptome und Abwehrreaktionen

1.5.1. Fieber

Das Fieber ist eines der wichtigsten Allgemeinsymptome bei Infektionskrankheiten. Seine Entstehung muß als nervös-regulatorische Maßnahme des Körpers als Reaktion auf verschiedenartige Reize – nicht nur Infektionen – angesehen werden.

Wir unterscheiden:

- Fieber aus *lokaler* Ursache bei schweren Lokalinfektionen. Es ist im allgemeinen durch einen *remittierenden* Verlauf (Temperaturschwankungen zwischen morgens und abends um 1° C) gekennzeichnet.
- Wenn es von der Lokalinfektion aus zur Einschwemmung von Bakterien (oder Pilzen) in die Blutbahn kommt, tritt *intermittierendes* („septisches") Fieber auf. Dieser Fiebertyp zeichnet sich dadurch aus, daß die Temperatur morgens annähernd normal ist, im Laufe des Tages unter Schüttelfrost auf Werte über 39° C ansteigt und in der folgenden Nacht unter Schweißausbruch wieder abfällt.
- Fieber aus *zentraler* Ursache geht meistens mit andauernden hohen *kontinuierlichen* Temperaturen einher *(Kontinua)*. Während der Tonus des Wärmezentrums im Gehirn beim Fieber aus lokaler Ursache vom Entzündungsherd aus erregt wird, geschieht dies beim Fieber

aus zentraler Ursache im Verlauf einer primär-nervösen Umsteuerung des Organismus (Höring 1962). Das kontinuierliche Fieber ist dadurch gekennzeichnet, daß die Temperatur morgens und abends fast gleich hoch ist. Dieser Fiebertyp findet sich besonders im Generalisationsstadium von zyklischen Infektionskrankheiten (z. B. Typhus, Miliartuberkulose, Ornithose) und geht häufig mit einer *relativen Bradykardie* (niedrige Pulsfrequenz im Verhältnis zur Fieberhöhe) einher.

– Das *Wechselfieber (Rhythmusfieber)* hat eine gewisse Ähnlichkeit mit dem intermittierenden Fieber; die Fieberschübe treten jedoch nur in regelmäßigen Abständen an jedem 3. oder 4. Tag auf. Wir kennen diesen Fiebertyp von der Malaria, bei der es an jedem 3. oder 4. Tag zum Freiwerden der Malariaplasmodien aus den Erythrozyten kommt.

– Das *undulierende Fieber* ist gekennzeichnet durch mehrtägige Fieberperioden mit in sich remittierendem Charakter, die wellenförmig mit ebenfalls mehrtägigen fieberfreien Perioden abwechseln (Brucellosen, Pel-Ebstein-Fieber bei Lymphogranulomatose).

– Bei vielen Viruskrankheiten und bei den Leptospirosen gibt es einen doppelgipfligen Fieberverlauf, wobei der 1. Gipfel dem Generalisationsstadium und der 2. Gipfel dem Organstadium entspricht (Abb. 3).

1.5.2. Blutbildveränderungen

1.5.2.1. Das weiße Blutbild

Bei Lokalinfektionskrankheiten haben wir zunächst eine Leukozytose mit Linksverschiebung zu den Stabkernigen und Metamyelozyten im peripheren Blut. In dieser Phase besteht häufig eine Aneosinophilie. Mit Abklingen der akuten Krankheitserscheinungen treten die eosinophilen Granulozyten oft vermehrt im Blut auf (eosinophile Morgenröte). Nach dieser kurzdauernden Eosinophilie kommt es im weiteren Verlauf zu einer vorübergehenden Monozytose und schließlich zu einer etwas länger anhaltenden Lymphozytose.

Während die Linksverschiebung ein allen Infektionskrankheiten gemeinsames Merkmal darstellt, besteht bei den zyklischen Infektionskrankheiten im Generalisationsstadium eine Leukopenie, so daß die Trias Kontinua, relative Bradykardie, relative Leukopenie einen Hinweis auf das Vorliegen einer zyklischen Infektionskrankheit gibt.

Bei Viruskrankheiten haben wir neben der Linksverschiebung und Leukopenie (zyklische Erkrankungen!) frühzeitig eine Lymphomonozytose, oft mit Auftreten atypischer Lymphozyten. Auch Plasmazellen

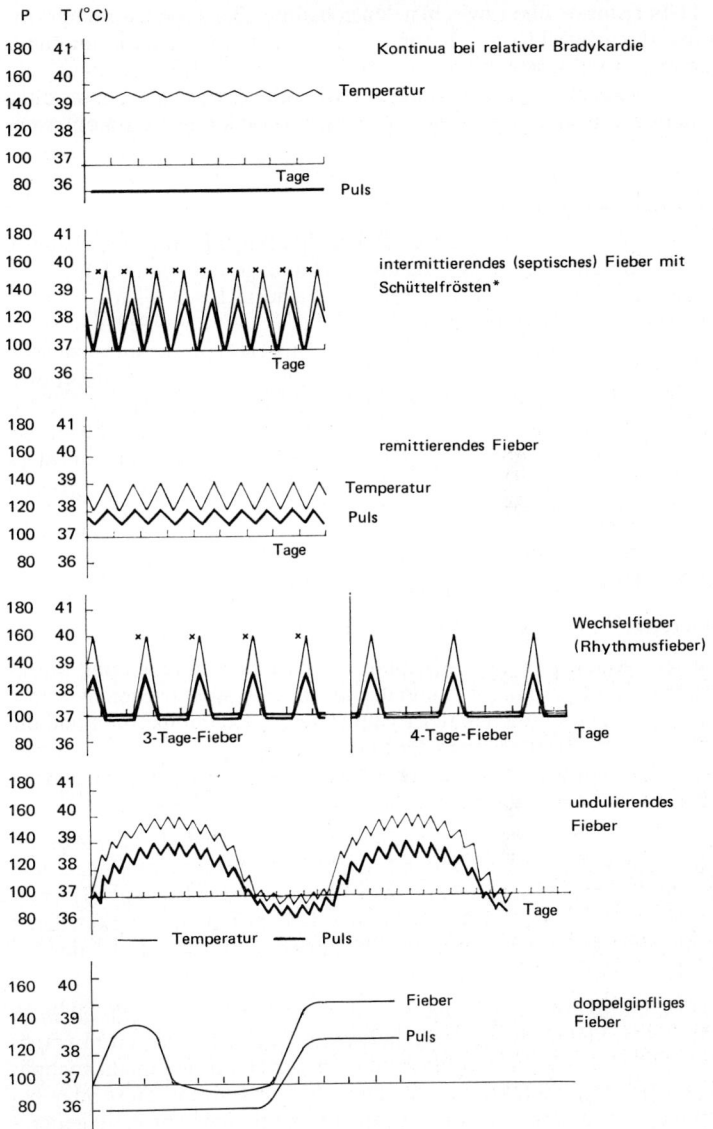

Abb. 3 Fiebertypen

und Übergangsformen zwischen den genannten Zelltypen kommen vor, so daß das Blutbild einen ausgesprochen bunten Charakter annimmt. Derartige Blutbildveränderungen finden sich jedoch nicht ausschließlich bei Virusinfektionen, sondern auch gelegentlich bei bakteriellen (Listeriose, Brucellosen) und Protozoenerkrankungen (Toxoplasmose).

1.5.2.2. Das rote Blutbild

Das retikulohistiozytäre System (RHS) hat bei Infektionskrankheiten einen erhöhten Eisenbedarf, da das in Hämosiderinform in den Zellen des retikulohistiozytären Systems angereicherte Eisen wichtige Funktionen bei der Infektabwehr und der Toxinentgiftung erfüllt. So dient die Eisenverlagerung in das RHS dazu, Transferrin für die unspezifische Infektabwehr freizusetzen. Es kommt daher häufig bei Infektionskrankheiten zu einer Abnahme der Serumeisenkonzentration und somit zu einer hypochromen Anämie. Der Eisensog des retikulohistiozytären Systems ist so stark, daß es weder durch orale noch durch intravenöse Eisenzufuhr gelingt, die *Infektanämie* zu beheben. Sie bessert sich mit Abklingen des Infektes von selbst.

1.5.3. Retikulohistiozytäres System

Zum retikulohistiozytären System gehören:

- die Retikulumzellen der Milzpulpa, der Rindenknötchen und Markstränge der Lymphknoten und des sonstigen lymphatischen Systems,
- die Retikuloendothelien der Lymphsinus, der Lymphknoten und die von Kupffer-Sternzellen in der Leber,
- Retikuloendothelien der Blutsinus der Milz, der Kapillaren des Knochenmarks, der Nebennierenrinde und der Hypophyse.

Das retikulohistiozytäre System spielt eine große Rolle bei der Auseinandersetzung des Wirtes mit den Infektionserregern. Seine Zellen nehmen die Krankheitserreger und ihre Toxine aus der Lymphe (Lymphknoten) und aus dem Blut (Milz und Leber) auf und wirken beim Zustandekommen der zellulären Abwehr (Lymphozyten) und der humoralen Abwehr (Antikörper) mit.

Bei Lokalinfektionen schwellen jeweils die regionären *Lymphknoten* an (z. B. Kieferwinkellymphknoten bei Angina tonsillaris, axilläre Lymphknoten bei Furunkeln und Panaritien an der Hand, inguinale Lymphknoten bei Wundinfektionen an den unteren Extremitäten oder bei Geschlechtskrankheiten). Bei Allgemeininfektionen kann es zu generalisierten Lymphknotenschwellungen und zu Leber- und Milzvergrößerungen kommen. Meist sind Leber und Milz hierbei von weicher Konsistenz. Die infektiösen Milzen sind oft nur geringfügig vergrößert. Dies führt zusammen mit der weichen Konsistenz dazu, daß sie schwer zu tasten sind. Das Vorhandensein einer Milzschwellung spricht gegen eine Lokalinfektion und für eine zyklische Allgemeininfektion oder eine Sepsis.

1.5.4. Exanthem und Enanthem

Das Kapillarsystem der Unterhaut enthält Gewebe, das zum retikulohistiozytären System gehört. Dieses reagiert bei verschiedenen Infektionskrankheiten mit der Bildung von Exanthemen. Bei einigen dieser Exantheme kann man die betreffenden Krankheitserreger im Exanthem nachweisen (z. B. Typhuserreger in den Roseolen). Allergische Exantheme vermögen den infektiösen oft täuschend zu ähneln, unterscheiden sich aber durch Juckreiz, Eosinophilie im Blutbild und entsprechende Anamnese. Ein hämorrhagisches Exanthem ist dadurch charakterisiert, daß es auf Glasspateldruck nicht verschwindet.

Unter *Enanthem* verstehen wir eine Rötung der Schleimhaut. Bei Infektionskrankheiten spielen die diffusen oder fleckförmigen Enantheme des weichen Gaumens eine große Rolle.

1.5.5. Symptome von seiten des Zentralnervensystems

Das Zentralnervensystem mit seinen Teilen (Gehirn, Hirnhäute, Rückenmark) ist eine Einheit, die bei verschiedenen Infektionen miterkranken kann. Vom pathologisch-anatomischen Standpunkt aus handelt es sich bei der Mehrzahl dieser Fälle um Enzephalomeningomyelitiden, d. h. um entzündliche Prozesse aller 3 Systeme. Klinisch stehen jedoch oft die Symptome von seiten der Hirnhäute (Meningitis), des Gehirns (Enzephalitis) oder des Rückenmarks (Myelitis) im Vordergrund.

Zu den klinischen Zeichen der *Meningitis* gehören Kopfschmerzen, Erbrechen, Fieber und Nackensteifigkeit (Meningismus). In schweren Fällen kann die Nackensteifigkeit zum spontanen Nach-hinten-Beugen des Kopfes (Opisthotonus) führen, in leichteren Fällen muß man sie durch bestimmte Untersuchungsmethoden erkennen. Dies sind:

– Die Unmöglichkeit, den Kopf nach vorn zu beugen und das Kinn auf die Brust zu drücken bzw. Schmerzen in der Nackenmuskulatur bei dieser Bewegung. Werden beim Vornüberbeugen des Kopfes reflektorisch die Knie angezogen, so spricht man vom positiven *Brudzinski-Zeichen.*
– Das *Kernig-Phänomen:* Unmöglichkeit, sich bei gestreckten Kniegelenken hochzusetzen, oder Schmerzen bei dieser Bewegung.

- Das *Lasègue-Phänomen*: Unmöglichkeit, das im Kniegelenk ge-
streckte Bein durch Beugung des Hüftgelenkes anzuheben, oder
Schmerzen bei dieser Bewegung.
- Das *Kniekußphänomen*: Unmöglichkeit, sich so weit vorzubeugen,
daß man im Sitzen mit dem Kopf (Stirn oder Mund) die hochgestell-
ten Knie berührt, oder Schmerzen bei dieser Bewegung.
- Das *Dreifußphänomen*: Neigung, im Sitzen beide Arme aufzustüt-
zen, um die Wirbelsäule und damit das Rückenmark zu entlasten.
- Die Sitzprobe: Kombination von Kernig- und Brudzinski-Phänome-
nen.

Sind diese Voraussetzungen oder eine von ihnen erfüllt, so spricht man
von Meningismus. Die empfindlichsten Nachweismethoden sind Ker-
nig, Kniekußphänomen und Sitzprobe. Ob eine Meningitis vorliegt,
ergibt die Lumbalpunktion (Zellvermehrung im Liquor). Wichtig ist es,
vor jeder Lumbalpunktion den Augenhintergrund zu spiegeln, um eine
Stauungspapille auszuschließen, da eine solche einen Hinweis auf eine
intrakranielle Druckerhöhung und somit auf eine Kontraindikation für
die Lumbalpunktion geben würde. In diesen Fällen würde man zunächst eine Computertomographie durchführen.

Vom gleichzeitigen Bestehen einer *Enzephalitis* sprechen wir, wenn
zusätzlich zu den oben genannnten Symptomen folgende Erscheinungen einzeln oder in beliebiger Kombination miteinander bestehen: Benommenheit bis zur Bewußtlosigkeit, spastische Paresen, Steigerung
der Muskeleigenreflexe, positive Pyramidenzeichen, Hirnnervenaus-
fälle, epileptiforme Krämpfe, choreatische oder athetotische Zustandsbilder, EEG-Veränderungen. Im Liquor findet man bei Enzephalitis
eine Zuckererhöhung.

Das gleichzeitige Bestehen einer *Myelitis* ist zu vermuten, wenn neben
den meningitischen Symptomen schlaffe Paresen mit herabgesetzten
oder aufgehobenen Muskeleigenreflexen bestehen, und sich eine Atrophie der Muskulatur entwickelt (z. B. Poliomyelitis).

*Einige Bemerkungenn zur Differentialdiagnose der Meningoenzephaliti-
den:* Zeigt sich bei der Lumbalpunktion trüber, eitriger Liquor, und
ergibt die Differenzierung der Liquorzellen Granulozyten, so handelt es
sich um eine *Meningitis purulenta.*

Sie kann ausgelöst sein:

- durch *Meningokokken (Meningitis epidemica)* oder *Pneumokokken*,
- fortgeleitet von eitrigen Herden im Kopfbereich *(Otitis media, Sinusitis)* oder durch von außen eingedrungene Bakterien bei Schädel-
Hirn-Traumen; die fortgeleiteten Meningitiden können durch verschiedene Krankheitserreger verursacht werden;
- *hämatogen* im Rahmen einer *Sepsis* bzw. Pyämie (ausgehend z. B.

von Abszessen, Thrombophlebitis, bakterieller Endokarditis, Osteomyelitis).

Bei klarem lymphozytären Liquor kann vorliegen:

– eine Meningitis tuberculosa,
– eine Leptospirenmeningitis,
– eine Virusmeningitis.

Die *tuberkulöse Meningitis* ist gekennzeichnet durch einen langsam
schleichenden Beginn über Wochen bis Monate, evtl. durch periphere
Hirnnervenlähmungen (die tuberkulöse Meningitis spielt sich an der
Hirnbasis ab), durch erniedrigten Liquorzucker, durch die Entstehung
eines „Spinnwebgerinnsels", wenn der Liquor 24 Stunden im Kühl-
schrank steht, und durch Nachweis von Tuberkelbakterien im Liquor.

Die *virusbedingten Enzephalomeningitiden* kann man in 2 Gruppen einteilen:

– Die Viruskrankheiten mit bevorzugtem Befall des Zentralnervensystems (Poliomyelitis, Coxsackie-, ECHO-, Arbovirusinfektionen,
  Lyssa, lymphozytäre Choriomeningitis, Encephalitis lethargica, Her-
  pesvirusenzephalitis). Diese Erkrankungen zeigen für jede Erregerart verschiedene, lokalisierte, charakteristische histologische Veränderungen in der Hirnrinde und im Rückenmarksgrau.
– Die Viruskrankheiten mit fakultativem Befall des Zentralnervensystems (parainfektiöse Meningoenzephalomyelitiden). Zu dieser
  Gruppe gehören Masern, Röteln, Varizellen, Zoster, Mumps, Grippe, infektiöse Mononukleose und die postvakzinale Enzephalitis.

Bei allen Enzephalitiden dieser Gruppe findet sich das gleiche pathologisch-histologische Bild, nämlich eine streifenförmige Proliferation der
Mikro- und Oligodendroglia sowie lymphozytäre und plasmazelluläre,
perivaskuläre Infiltrationen, vorwiegend im Mark.

Dieses gleichmäßige histologische Bild gab dazu Veranlassung, einen
gemeinsamen pathogenetischen Mechanismus für die parainfektiösen
und die Impfenzephalitiden anzunehmen.

1.6. Allgemeines zur Therapie von Infektionskrankheiten

1.6.1. Allgemeinbehandlung

Grundsätzlich ist bei allen fieberhaften Infektionskrankheiten Bettruhe
bis mindestens 3 Tage über die Entfieberung hinaus einzuhalten. Bei
schweren, langdauernden Infektionskrankheiten, besonders bei denjenigen, die mit Bewußtlosigkeit einhergehen, spielt eine sorgfältige
Krankenpflege (richtige Lagerung, Mundpflege, Dekubitusprophyla-

xe) eine wichtige Rolle. Sowohl bei akuten als auch bei chronischen Fieberzuständen muß für ausreichende Flüssigkeitszufuhr gesorgt werden. Es ist zu bedenken, daß ein Anstieg der Körpertemperatur auf 38° C eine *zusätzliche Flüssigkeitsaufnahme* von 500 ml und jeder weitere Temperaturanstieg um 1° C eine weitere zusätzliche Flüssigkeitsaufnahme von 1000 ml erfordern. Bei Infektionskrankheiten, die mit Erbrechen oder Durchfällen einhergehen, ist das Flüssigkeitsdefizit entsprechend den Verlusten noch größer.

Genau so wichtig wie die Flüssigkeitszufuhr ist der Ausgleich des *Elektrolythaushaltes*. Durch das Schwitzen kommt es zu beträchtlichen Kochsalzverlusten. Erbrechen und Durchfälle können ein erhebliches Kalium- und Natriumdefizit veranlassen.

Der vermehrte Fettabbau infolge des im Fieber gesteigerten Stoffwechsels führt zusammen mit der Anreicherung saurer Substanzen, wie sie in jedem Entzündungsherd entstehen, häufig zur *Azidose*. Kontrolle des Säure-Basen-Haushaltes ist daher erforderlich.

Beim *Kreislaufversagen (Schock)* muß das durch Exsikkose und Transsudation ins Gewebe entstandene Volumendefizit aufgefüllt werden. In manchen Fällen sind intravenöse Dauertropfinfusionen mit Dopamin oder Dobutamin erforderlich.

Durch Sauerstoffzufuhr mittels Nasensonde oder Sauerstoffzelt wird bei schweren Infektionen die Sauerstoffsättigung des Blutes verbessert. Andererseits kann man den Sauerstoffbedarf durch Temperatursenkung (Eisbeutel, Eismatratzen) und „lytischen Cocktail" (Dolantin/Atosil/Hydergin) herabsetzen.

Wichtig ist es, anderweitige Grundkrankheiten zu behandeln, z.B. kardiale Insuffizienz. Die diätetische und medikamentöse Einstellung eines Diabetikers kann gerade bei Infektionskrankheiten erhebliche Schwierigkeiten bereiten und muß mit besonderer Sorgfalt erfolgen. In der Ernährung muß man bei kurzdauernden, hochfieberhaften Infektionen das Hauptaugenmerk auf genügende Flüssigkeitszufuhr zusammen mit Elektrolyten und Vitaminen richten. Die Kost soll leicht sein und keine blähenden, belastenden Speisen enthalten. Bei länger dauernden fieberhaften Zuständen ist gleichzeitig auf eine kalorisch hochwertige Ernährung zu achten, die auch einen ausreichenden Gehalt an Eiweiß in leicht verdaulicher Form haben soll.

Die Vitaminbehandlung bei Infektionskrankheiten ist teilweise überbewertet worden. Zwar ist der Vitaminbedarf, besonders an Vitamin C, im Fieber gesteigert, doch kann dieser erhöhte Vitaminbedarf in den meisten Fällen durch die Kost (Fruchtsäfte, Obst) oder eventuell durch orale Gaben gedeckt werden. Intravenöse Vitaminzufuhr ist im allgemeinen nur bei Bewußtlosen oder Personen, die aus anderen Gründen künstlich ernährt werden, erforderlich.

Pflegerische Maßnahmen bei bewußtlosen, künstlich beatmeten und sonstigen schwerkranken Patienten: Bei derartigen Patienten kann eine sorgfältige Krankenpflege sehr viele Komplikationen verhüten und wesentlich zur Überwindung des schwerkranken Zustandes beitragen.

Man wird daher für diese Patienten Dauerwachen ansetzen, die folgendes zu beachten haben:

- Regelmäßige Kontrolle der *Vitalfunktionen* (Puls, Atmung, Blutdruck, zentraler Venendruck, Temperatur, Urinausscheidung, Bewußtseinslage) und sofortige Benachrichtigung des Arztes bei Veränderungen im Bereich dieser Parameter.
- *Augenpflege* mit Augentropfen und Augensalbe. Bei Unmöglichkeit, das Auge zu schließen, Uhrglasverband.
- *Nase* mit feuchtem Watteträger reinigen.
- *Mundpflege*: Mundhöhle mit Bepanthenlösung auspinseln, Lippen mit Borglycerin anfeuchten. Bei Verschleimung im Bereich von Mund und Rachen Absaugen mit sterilem Absaugkatheter.
- *Magendauersonde*: Abziehen des Mageninhaltes und Sammeln desselben zur Elektrolytbilanzierung, Spülen des Magens mit physiologischer Kochsalzlösung oder Elektrolytlösung, Messung des pH-Wertes im Mageninhalt mit pH-Papier.
- *Pneumonieprophylaxe*: Abreiben des Rückens mit Kampferspiritus, Inhalieren, krankengymnastische Atemtherapie (manuelle Vibration des Brustkorbes).
- *Blasenkatheter*: Im Abstand von mehreren Stunden – je nach Harnfluß – Urin ablassen, Menge, spezifisches Gewicht und pH-Wert messen, zur Elektrolytbilanzierung aufheben.
- *Dekubitusprophylaxe*: (Antidekubitusmatratze oder Gummiring bzw. Wasserkissen, größtmögliche Sauberkeit, Einreiben mit Kampferspirituslösung, Lagewechsel durch Drehen des Patienten.) Bei beginnendem Dekubitus behandeln mit hautgerbendem Spray. Bei ausgeprägtem Dekubitus – solange Nekrosen vorhanden sind – feuchte Behandlung mit anschließendem Trockenfönen und Abdecken mit Bepanthensalbe und ringsherum Zinksalbe, später Puderbehandlung.

1.6.2. Therapieformen, die die Reaktion des Wirtes beeinflussen

Wir unterscheiden Maßnahmen, welche die „Abwehrreaktionen" des Wirtes verstärken, und solche, die sie abschwächen.

Zur 1. Gruppe gehört die Therapie mit intravenösem γ-*Globulin* bei schweren septischen Zuständen und bei schweren Virusinfektionen.

Bei schweren septischen Zuständen liegt dieser Therapie die Absicht zugrunde, der weiteren extrazellulären Propagation der Krankheitserreger Einhalt zu bieten oder freie bakterielle Toxine zu neutralisieren. Ferner ist die Therapie mit γ-Globulinen bei Vorliegen eines Antikörpermangelsyndroms erforderlich. Bei Störungen der zellgebundenen Immunreaktionen sind γ-Globuline ohne Wirkung.

γ-Globulin besitzt an sich keinen wesentlichen bakteriziden Effekt, ist jedoch geeignet, gewisse Keime zu opsonieren und aufgrund seines Antitoxingehaltes bakterielle Exotoxine zu neutralisieren. Antibiotika und Chemotherapeutika haben dagegen hohe bakterizide und/oder bakteriostatische Wirkungen, aber keinen wesentlichen toxinneutralisierenden Effekt. Aus diesen Gründen sollte man bei schweren bakteriellen Infekten beide Stoffgruppen kombinieren.

Zu den Medikamenten, welche die Entzündungsreaktionen des Wirtes dämpfen, gehören die *Antipyretika*, die zum großen Teil gleichzeitig Antiphlogistika sind. Ihre Anwendung ist dann günstig, wenn durch das übermäßig hohe und langdauernde Fieber der Allgemeinzustand des Patienten wesentlich gestört wird. Es ist andererseits nicht richtig, bei jeder Temperatursteigerung Antipyretika zu verabreichen, da

- sie das Krankheitsbild verschleiern können,
- Fieber eine normale erwünschte Abwehrmaßnahme des Körpers gegen Infektionen ist,
- diese Medikamente eine Reihe von Gefahren und Nebenwirkungen aufweisen (Leukopenien, Agranulozytose, Nierenschäden, Magenulcera, Leberschäden).

Die *Corticosteroide* wirken antipyretisch, antiphlogistisch, antitoxisch und antiallergisch, sie sind daher bei solchen Infektionskrankheiten, die mit einer überschießenden (hyperergischen) Reaktion des Organismus einhergehen, angezeigt. Gleichzeitig dichten sie die Gefäßwände ab, sind im Schock oft lebensrettende Kreislaufmittel und können zur Therapie des Hirnödems eingesetzt werden. Bei relativem oder totalem Erliegen der Nebennierenrindensekretion wirken sie substituierend. Aus dem Gesagten geht hervor, daß die Corticosteroide im Generalisationsstadium zyklischer Infektionskrankheiten kurzfristig und kombiniert mit geeigneten Antibiotika mit Erfolg gegeben werden können, da wir es in diesem Stadium mit einer hyperergischen Reaktionslage zu tun haben.

Die Corticoide wirken steigernd auf die neutrophilen Granulozytyen, hemmend auf die Eosinophilen und Lymphozyten sowie auf die Makrophagen und das retikulohistiozytäre System. Sie sind in der Lage, erregerhaltige RHS-Zellen aufzubrechen und so zu einer Keimverschleppung zu führen. Sie können daher u. U. zu einer Verschlimmerung und septischen Generalisierung von Infektionskrankheiten führen, besonders wenn sie unkontrolliert, zu lange oder ohne ausreichenden Antibiotikaschutz gegeben werden. Auf die sonstigen Nebenwirkungen (Steigerung des Blutzuckers und des Blutdruckes, Na-Retention und K-Verluste, katabole Wirkung, Osteoporose, Begünstigung von Magenblutungen und psychotischen Zuständen) sei hingewiesen.

1.6.3. Auf den Erreger gerichtete Therapieformen (Chemotherapeutika, Antibiotika, Antimykotika)

Ehrlich prägte 1906 den Begriff *Chemotherapie*. Er verstand darunter die Behandlung von Infektionen und Infektionskrankheiten mit direkt antibakteriell wirkenden Substanzen. *Sulfonamide* sind Chemotherapeutika im engeren Sinne, d. h. synthetisch hergestellte Medikamente. *Antibiotika* sind chemische Substanzen, die in der belebten Natur als Produkte von Pilzen, Bakterien und Pflanzen aufgefunden worden sind. Heute wird ein Teil der Antibiotika synthetisch hergestellt, so daß sich diese Trennung nicht mehr aufrechterhalten läßt. Wir unterscheiden 2 verschiedene Wirkungsweisen:

– Den *bakteriostatischen* Wirkungstyp. Die Teilung der Bakterien wird gehemmt; bei der endgültigen Vernichtung der Erreger spielen jedoch die Abwehrreaktionen des Wirtes die Hauptrolle. Wichtig für die Therapie ist eine gleichmäßige Serumkonzentration des Medikamentes. In diese Gruppe gehören die Sulfonamide, die Tetracycline, das Chloramphenicol, die Makrolidantibiotika und die übrigen Antibiotika in niedrigen bis mittleren Dosierungen.

– Den *bakteriziden* Wirkungstyp, bei dem es zu einer irreversiblen Keimabtötung kommt. In vitro wirken viele Antibiotika bakterizid. In vivo kann man Penicillin und seine Weiterentwicklungen, die Cephalosporine und die Aminoglykoside in bakteriziden Dosen verordnen, ohne daß sie Nebenwirkungen hervorrufen. Bakterizide Antibiotika sind besonders bei schweren Infektionen (Endocarditis ulcerosa, Meningitis purulenta, Sepsis, Osteomyelitis) oder bei herabgesetzter Infektabwehrmöglichkeit des Wirtsorganismus angezeigt. Sie können Rückfälle und Keimträgertum besser verhüten als bakteriostatische Medikamente. Voraussetzungen für die bakterizide Wirkung sind optimale Dosierung und Therapiedauer und ausreichende Konzentration im Infektionsherd.

Vor Beginn jeder Antibiotikatherapie soll das betreffende Substrat (Blutkultur, Nasen-Rachen-Abstrich, Sputum) [besser Bronchuslavage oder transtracheales Aspirat], Urin, Liquor, D-Sonde) abgenommen und zur Untersuchung auf Erreger und Antibiotikaempfindlichkeit eingesandt werden. Bei schweren Infektionen muß man sofort nach dieser Entnahme die Therapie mit dem Medikament beginnen, das nach dem klinischen Bild indiziert erscheint, hat aber die Möglichkeit, nach Eintreffen der Resultate aus dem bakteriologischen Labor eventuell die Therapie zu wechseln.

Sulfonamide: Die Wirkung der Sulfonamide beruht auf einem kompetitiven Antagonismus zur Paraaminobenzoesäure, die ein essentieller Wachstumsfaktor der Bakterien ist. Der Wirkungstyp ist in vivo immer bakteriostatisch.

Als Nebenwirkungen kommen allergische Erscheinungen vor. Außerdem können die Sulfonamide in den Tubuli und in den ableitenden Harnwegen auskristallisieren; um dies zu vermeiden, muß bei jeder Sulfonamidmedikation für reichliche Flüssigkeitszufuhr gesorgt werden.

Eine Weiterentwicklung der Sulfonamide ist das Trimethoprim-Sulfamethoxazol (Cotrimoxazol).

β-Lactam-Antibiotika:
1. Penicilline,
2. Cephalosporine.

Penicilline: Die Wirkung der Penicilline und Cephalosporine beruht darauf, daß sie die Biosynthese der Zellwand wachsender empfindlicher Bakterien in der Teilungsphase hemmen. Man soll daher die Penicilline und die Cephalosporine nicht mit bakteriostatischen Medikamenten kombinieren. Wir unterscheiden:

1. Penicillin G für die parenterale Anwendung,
2. orale Penicilline (Penicillin V, Pheneticillin, Propicillin).

Penicillin G und V ist wirksam gegen Streptokokken, Pneumokokken, Gonokokken, Meningokokken, Aktinomyzeten und Spirochäten und stellt bei den durch diese Erreger ausgelösten Krankheitsbildern das Mittel der Wahl dar. In Dosen von 1 Mill.IE/die i.m. oder 3 Mill.IE/die per os wirkt Penicillin bakteriostatisch. Diese Therapie genügt für leichtere Infektionen mit penicillinempfindlichen Erregern (Streptokokkenangina, Scharlach).

Um eine bakterizide Wirkung zu erzielen, muß man die Dosierung auf 20–40 Mill.IE/die steigern und das Medikament in der intravenösen Tropfinfusion in Elektrolyt- oder Kochsalzlösung verabreichen.

Die Penicillinresistenz mancher Staphylokokkenstämme beruht darauf, daß sie ein penicillinzerstörendes Ferment (β-Lactamase, Penicillinase) bilden. Zur Therapie dieser penicillinresistenten Staphylokokken kommen die *penicillinasefesten Penicilline* in Betracht (*Dicloxacillin, Flucloxacillin*).

Aminopenicilline sind sog. Breitspektrumpenicilline, d. h., sie wirken auch auf gramnegative Erreger. Durch Kombination mit Clavulansäure in niedrigen Konzentrationen können β-Lactamasen gehemmt und das Wirkungsspektrum der Penicilline verbreitert werden.

Alle Penicilline, insbesondere die Aminopenicilline, können Allergien hervorrufen. Besonders gefürchtet sind anaphylaktische Reaktionen nach Penicillin.

Eine Weiterentwicklung der Penicilline sind *Carbenicillin, Ticarcillin* und die *Acylaminopenicilline* (Azlocillin, Mezlocillin und Piperacillin), die ein noch breiteres Spektrum haben als die Aminopenicilline.

Die **Cephalosporine** sind bakterizid wirkende Breitspektrumantibiotika, die von der Penicillansäure abgeleitet sind (Cephalotin, Cephalexin, Cefradin, Cephazolin, Cefamandol, Cefoxitin, Cefuroxim, Cefotaxim, Cefmenoxim, Lamoxactam, Ceftriazon).

Imipenem ist ein β-Lactam-Antibiotikum mit breitem Erregerspektrum, das für schwere Infektionen reserviert bleiben sollte.

Aminoglycoside sind vor allem wirksam gegen gramnegative Erreger. Das älteste Aminoglykosid ist das Streptomycin, das heute im wesentlichen der Tuberkulosebehandlung vorbehalten ist. Kanamycin und Neomycin haben so starke toxische Wirkungen, daß man sie nicht parenteral anwenden soll. Neomycin oral kommt zur Darmsterilisierung vor Operationen oder bei der Ammoniakenzephalopathie und beim Coma hepaticum in Frage.

Die neueren Aminoglykoside *(Gentamicin, Tobramycin, Sisomycin, Netilmycin, Amikacin)* sind sehr wirkungsvolle Antibiotika mit breitem Spektrum im gramnegativen Bereich. Bei allen Aminoglykosiden muß auf Nephro- und Ototoxizität geachtet werden.

Die *Tetracycline* sind Antibiotika vom bakteriostatischen Wirkungstyp. Da sie nicht auf die Zellwand, sondern auf das Protoplasma einwirken, können sie auch zur Behandlung von Infektionen mit Erregern, die keine vollständige Zellwand besitzen, benutzt werden (Rickettsien, Chlamydien, Mykoplasmen). Als Nebenwirkungen der Tetracyclintherapie können Stomatitis, allergische Reaktionen und Photodermatosen vorkommen. Bei einer Behandlung mit Tetracyclinen während der Schwangerschaft oder bei Säuglingen und Kleinkindern lagert sich das Medikament im fetalen Skelettsystem ab; Schädigungen an den Knochen und Zähnen sind die Folgen. Tetracycline dürfen nicht bei Schwangeren und nicht bei Kindern unter 8 Jahren gegeben werden.

Chloramphenicol sollte nicht eingesetzt werden, da schwere Schädigungen des hämopoetischen Systems (irreversible aplastische Anämien, Agranulozytose, Thrombozytopenie) beschrieben worden sind. Der Wirkungstyp ist bakteriostatisch.

Makrolidantibiotika: Zu dieser Gruppe gehören Erythromycin, Josamycin, Oleandomycin, Spiramycin, Carbomycin, Novobiocin. Erythromycin wirkt bei Legionellosen und atypischen Pneumonien. Diese Medikamente sind Bakteriostatika, die vorwiegend gegen grampositive Erreger wirken. Sie kommen als Ersatzpräparate bei Penizillinallergien in Frage. Außerdem ist Erythromycin das Mittel der Wahl bei außerhalb des Krankenhauses erworbenen Pneumonien.

Als Nebenwirkung wurden Leberschädigungen beobachtet.

Vancomycin und Teicoplanin sind bakterizid wirkende Breitspektrumantibiotika, die z. B. bei schweren Infektionen mit Staphylokokken, bei Enterokokkenendokarditis mit Penicillinallergie und bei Enterokolitis infolge Clostridium difficile indiziert sind.

Die Chinolinsäurederivate (Gyrasehemmer) stellen ein interessantes Prinzip in der Gruppe der antiinfektiösen Medikamente dar, insbesondere das Ofloxacin und das Ciprofloxacin. Diese Medikamente haben ein breites Wirkungsspektrum, das auch Chlamydien, Mykoplasmen, Klebsiellen, Enterobacter, Salmonellen, Shigellen, Proteus, Enterokokken und Legionellen einschließt.

2. Allgemeine Epidemiologie

2.1. Ätiologie der Seuchen

Trotz mancher offener Teilfragen können heute die meisten Infektions-krankheiten mit einfacher Bakterien- oder Protozoenätiologie als auf-geklärt gelten. Schwieriger ist die Rolle der Mykoplasmen zu beurtei-len, weil Mykoplasmen ubiquitär sind, und weil ihre Pathogenität we-gen der schwierigen Züchtbarkeit nur schwer feststellbar ist.

Die meisten Fragen sind noch bei den durch Virusarten hervorgerufe-nen Infektionskrankheiten offen. Es gibt Infektionen, die durch ein Virus als ätiologisches Agens hinreichend charakterisiert sind (Pocken, Poliomyelitis, Tollwut, Gelbfieber). Über die Virusätiologie mancher Krankheiten wird noch gestritten. Es ist zu erwarten, daß in Zukunft noch manche Seuche als virusbedingt erkannt wird, so wie es mit dem AIDS seit der 2. Auflage geschehen ist.

Trotz der außerordentlichen Arbeitsleistung in der ätiologischen For-schung der vergangenen 100 Jahre gibt es viele offene Fragen. Gehören beispielsweise Lymphogranulomatose und die verschiedenen Karzi-nomformen zu den Viruskrankheiten? Dürfen die genannten Krankhei-ten überhaupt zu den Infektionskrankheiten gerechnet werden?

Da nunmehr feststeht, daß das AIDS durch ein Retrovirus hervorgeru-fen wird, ist die große Gruppe der *Retroviridae* und ihre Rolle bei der Pathogenese des Menschen in einen Brennpunkt der virologischen For-schung gerückt worden, zumal man erkannt hat, daß viele Formen von Tumoren bei Tieren von Retroviren verursacht werden. Auf diesem Gebiet werden in naher Zukunft neue Erkenntnisse gewonnen werden.

Auch bei den sog. Slow-virus-Infektionen (Scrapie, Kuru, Jakob-Creutzfeldt-Krankheit) hat sich noch keine Lehrmeinung gebildet. An der ätiologischen Bedeutung der „Slow viruses" wird heute sehr intensiv gearbeitet. „Langsame Viren" werden sie genannt, weil sie schleichen-de, chronische Infektionskrankheiten mit langer Inkubationszeit verur-sachen.

Hier muß eine bisher völlig offene Frage angesprochen werden. 1983 wurde über ein winziges, infektiöses Protein berichtet, das ein Moleku-largewicht < 30000 besitzt, das nur im Hirnmaterial von Scrapie-infi-zierten Versuchstieren nachweisbar ist, das sich offenbar ohne Nuclein-säure vermehren kann und das Prusiner „Prion" taufte. Die Infektion einer Zelle durch ein so kleines Protein ohne Beteiligung einer noch so kleinen Nucleinsäure widerspricht allen virologischen Erfahrungen. So entbrennt zur Zeit ein alter grundsätzlicher Streit, ob es sich hier um eine Reaktion des Makroorganismus auf einen noch unbekannten Erreger (z. B. eine virusinduzierte Amyloidose [Diringer, 1990]) oder um ein neues Infektionsprinzip handelt. Sein Ausgang wird nicht nur die ätiologische Frage der Slow-virus-Infektionen klären, sondern er wird auch über die Vermutung von Prusiner entscheiden, ob Prionen bei seniler Demenz, multipler Sklerose, rheumatoider Arthritis, Lupus erythematodes und Krebs eine Rolle spielen.

Die Ätiologie der epidemischen Ausbreitung einer Infektionskrankheit ist noch schwieriger aufzuklären, weil der spezifische Krankheitserreger nur eine der vielen Ursachen ist. Für die Entstehung einer Epidemie sind viele sich ergänzende, sich überschneidende, sich gegenseitig bedingende Faktoren notwendig. Nicht nur der Erreger, sondern auch seine Quantität und Qualität (Pathogenität, Virulenz, Therapieresistenz) sind wichtig. Geeignete Infektionsquellen (Ausscheider, inapparente Erkrankungen) und lebende Überträger der Keime oder Gegenstände als indirekte Überträger sind notwendig. Für die Entstehung einer Epidemie spielen der Mensch selbst, seine Resistenz oder Immunität, sein Alter und Geschlecht, seine Konstitution und Psyche, seine Wohn- und Ernährungsverhältnisse sowie sein sozialer Status eine entscheidende Rolle. Diese Faktoren werden überlagert von geomedizinischen Gegebenheiten wie geologischer Formation des Lebensraumes, Klima, Jahreszeit und Wetter. Hiermit ist das Forschungsgebiet der allgemeinen Epidemiologie abgesteckt und skizziert.

2.2. Übertragung der Krankheitserreger

Zur Entstehung einer Infektionskrankheit und ihrer epidemischen Ausbreitung muß ein spezifischer, pathogener Mikroorganismus vorhanden sein. Umgekehrt muß keine Epidemie entstehen, wenn der pathogene Erreger vorhanden ist. Als erstes ist also die Quantität und Qualität des Krankheitserregers für die Epidemieentstehung wichtig (über Pathogenität und Virulenz s. S. **2**).

Der kranke Mensch, der durch direkten Kontakt oder indirekt durch seine Ausscheidungen seine Umwelt gefährdete, war zur Zeit der klassischen Epidemiologie der wichtigste Überträger der Krankheitserreger. Hier konnte der Seuchenbekämpfer am wirksamsten angreifen. Die Isolierung des Infektionskranken und die sorgfältige Desinfektion seiner infektiösen Ausscheidungen waren ein sicherer Weg, die Infektketten zu unterbrechen.

Eines der schwierigsten Probleme für die Seuchenbekämpfer sind die schwer erkennbaren, leicht und atypisch, oft subklinisch verlaufenden

Krankheitsformen, die heute unter Einfluß der Seuchenprophylaxe sehr zugenommen haben. Das *Ausscheidertum* ist neben den atypischen Verlaufsformen der Infektion das zweite noch ungelöste Problem. Seuchenhygienisch ist es unerheblich, ob es sich dabei um Kranke, die in der Rekonvaleszenz den Erreger nicht ganz überwinden und ihn über lange Zeit beherbergen, oder um Menschen handelt, die wissentlich keine Infektion durchgemacht haben. Zwar wird die Suche nach Ausscheidern bei bekannter Anamnese erleichtert, aber die unbekannte Größe der Infektiosität, die Schwierigkeit der Diagnostik und vor allem das Fehlen sicherer prophylaktischer und therapeutischer Methoden sind allen Formen des Keimträgertums gemeinsam. Die Keimträger unterscheiden sich nach Quantität und Qualität der ausgeschiedenen Erreger.

Für das gemäßigte Klima Europas ist die direkte oder indirekte Übertragung der Krankheitserreger von kranken Menschen oder Ausscheidern auf den gesunden Menschen die häufigste. Bei der *Tröpfcheninfektion* werden die Krankheitserreger, die in den oberen Luftwegen angesiedelt sind oder über die Tonsillen ausgeschieden werden, durch Husten, Niesen und Sprechen direkt übertragen (z. B. Masern, Grippe, Pocken, Pertussis, Angina, Tuberkulose). Die beste Abwehr gegen die Tröpfcheninfektion sind Tragen von Schutzmasken bei Kranken und Pflegepersonal und häufiges Gurgeln mit Desinfektionsmitteln. Die *Schmierinfektion* (fäkal-orale Infektion) ist möglich, wenn die Erreger mit Stuhl oder Urin u. ä. ausgeschieden und dann verschmiert und wieder oral aufgenommen werden (z. B. Typhus, Ruhr, Virushepatitis, Enterovirusinfektion). Abwehr: Desinfektion der Ausscheidungen, der Gebrauchsgegenstände und der Hände, Belehrung von Ausscheidern über diese Abwehrmaßnahmen. Ein spezieller Fall der direkten Erregerübertragung von Mensch zu Mensch ist die *intrauterine Infektion des Feten* (z. B. Toxoplasmose, Lues). Abwehr: Überwachung und Behandlung kranker werdender Mütter.

Zur indirekten Übertragung von Mensch zu Mensch gehört die *Infektion durch Nahrungsmittel*, bei der diese durch Schmierinfektion kontaminiert werden (z. B. Verseuchung von Fleisch durch Typhusbakterien ausscheidende Verkäuferin). Abwehr: Suche nach Ausscheidern, ihre Entfernung aus Lebensmittelbetrieben. Besonders gefährlich ist eine spezielle Form der Nahrungsmittelinfektion, der Kontakt zwischen Abwasser, das regelmäßig Krankheitskeime enthält, und einem zentralen Nahrungsmittel (Trinkwasser- und Milchexplosionsepidemien). Abwehr: Gute Überwachung von Molkereien und Abwasser- und Trinkwasserbetrieben. In diese Gruppe gehört schließlich die *Hospitalinfektion*, die von Wunden, Instrumentarium, verschmutzter Wäsche u. ä. ausgehen kann. Abwehr: sorgfältigste Desinfektions- und Sterilisationsmaßnahmen.

Bei den Infektionsketten, bei denen Tiere beteiligt sind, müssen verschiedene Übertragungstypen unterschieden werden. Es können *Tiere als fakultative Überträger* eingeschaltet werden. Aus unbekannter Quelle mit Salmonellen infiziertes Fischmehl wird an Schweine verfüttert; diese erkranken, und nach Schlachtung infiziert sich der Mensch an dem Fleisch. Dieser tierische Überträger ist nicht spezifisch, denn auch andere Nutztiere können ebensogut die Infektion vermitteln, und er ist nicht notwendig, denn der Mensch kann sich an dem infizierten Fischmehl auch direkt infizieren. Abwehr: Stärkung der Einfuhr- und Lebensmittelhygiene. Im Gegensatz hierzu gibt es *Infektionskrankheiten mit obligaten tierischen Überträgern.* Hier ist der Erreger auf einen speziellen Übertragungsweg Mensch → Tier (meist Arthropoden) → Mensch angewiesen (z. B. Malaria, Fleckfieber). Ohne den Überträger gibt es keine Weiterverbreitung der Erkrankung. Malaria- und Fleckfieberkranke sind in einer anopheles- bzw. läusefreien Umgebung keine Ansteckungsquellen. Die Abwehr ist deshalb gelungen, wenn die Arthropoden vernichtet sind.

In jeder Beziehung komplizierter liegen die Verhältnisse, wenn das *Erregerreservoir im tierischen Bereich* liegt und als Überträger (Vektoren) Ektoparasiten notwendig sind (z. B. Beulenpest). Bei diesem Beispiel läuft die Infektkette: pestkranke Ratte → Rattenfloh → Mensch → Rattenfloh → Ratte. Abwehr: Rattenbekämpfung (vor allem in Häfen und auf Schiffen), Insektenbekämpfung (DDT).

Schließlich sind die Infektionskrankheiten zu nennen, bei denen der Mensch, ausgehend von einer *Zoonose*, nur gelegentlich als Endglied der Kette Tier → Mensch befallen wird (z. B. Tollwut, Ornithose, Leptospirose). Wenn unter den Wildtieren eine Tollwut-Enzootie herrscht und ein Mensch von einem kranken Tier gebissen wird, so erkrankt nur er allein, steckt aber unter natürlichen Verhältnissen nicht andere Menschen an.

Als letztes sind die Infektionen aus der *unbelebten Natur* zu nennen (z. B. Tetanus, Gasbrand, Botulismus). Wenn Erde, die Tetanussporen enthält, in eine Wunde kommt, dann kann eine Tetanusinfektion entstehen. Da diese durch Mikroorganismen oder ihre Toxine hervorgerufenen Krankheiten weder bei Tieren noch beim Menschen übertragen werden können, gehören sie nicht zu den Seuchen.

Wie verschieden die Infektionswege bei einem Krankheitserreger sein können, ist beispielhaft am besten an der Pest zu zeigen. Die Pest der dichtbesiedelten Städte Europas wurde im Mittelalter vorwiegend durch den Menschenfloh von Mensch zu Mensch übertragen. Bei der letzten Pandemie war die Ratten- oder Beulenpest in den großen Häfen vorherrschend. Wenn ein sekundärer Lungenbefall hierbei auftrat und die Witterung kalt war, so konnte von solch einem Kranken durch

Tröpfcheninfektion die gefürchtete Lungenpest ausgehen. Heute herrscht die Waldpest vor; in den großen Steppengebieten sind die Wildnager enzootisch befallen; ihre Ektoparasiten infizieren den Menschen nur vereinzelt und gelegentlich als Endglied (Jäger). Daraus ergeben sich vier Schemata für die Infektketten:

Der schwarze Tod des Mittelalters: Mensch → Pulex irritans → Mensch → Pulex irritans...

Die Beulen- oder Rattenpest: Ratte → Xenopsylla cheopis → Mensch → Xenopsylla cheopis → Ratte...

Die Lungenpest: Mensch → Mensch → Mensch...

Die Waldpest: Wildnager – zahlreiche ihrer Ektoparasiten → Mensch.

2.3. Der Mensch und die Infektionskrankheit

Die Infektionskrankheit ist ein steter Wechsel von Angriff und Verteidigung zwischen Mikro- und Makroorganismus, wobei die Variationsbreite der Reaktionsmöglichkeiten bei dem Menschen ebenso groß ist wie bei dem Krankheitserreger. Die Begriffspaare Pathogenität/Apathogenität und Virulenz/Avirulenz auf seiten der Krankheitserreger und Empfänglichkeit/Unempfänglichkeit (Resistenz) und Anfälligkeit (Disposition)/Immunität auf seiten des Wirtsorganismus werden an anderen Stellen ausführlicher besprochen (s. S. 2ff.). Hier sollen nur einige epidemiologisch wichtige Fragen der Disposition kurz besprochen werden.

Die meisten akuten Infektionskrankheiten haben unter natürlichen Verhältnissen eine charakteristische Altersverteilung. Die Morbidität liegt im 1. Lebensjahr niedrig, steigt im Kleinkindesalter an, erreicht im Schulkindesalter ein Maximum und fällt dann zu höheren Altersklassen wieder stetig ab. Die aus dieser Erfahrungstatsache abgeleitete *Altersdisposition* wird heute am einfachsten durch die Annahme erklärt, daß durch die spezifische Durchseuchung im Kindesalter eine zunehmend größere Immunität im Laufe des weiteren Lebens entsteht, die die Morbidität absinken läßt. Die geringe Morbidität der Säuglinge aber kann mit dem von der Mutter passiv übernommenen Schutz oder mit der diesem Lebensabschnitt eigenen geringen Exposition erklärt werden.

Wenig wissen wir über die *Geschlechtsdisposition*. Es ist eine altbekannte, aber noch ungeklärte Tatsache, daß Knaben im 1. Lebensjahrzehnt gegenüber allen Infektionen empfindlicher sind als Mädchen. Es handelt sich hier offenbar um ein allgemeines konstitutionelles Merkmal der Knaben; vermutlich verursacht der höhere Differenzierungsaufwand beim jungen männlichen Organismus eine allgemeine höhere

Anfälligkeit. Unterschiede in der Geschlechtsverteilung der Morbidität in höheren Altersklassen werden in der Regel mit verschiedener Exposition erklärt.

Der *soziale Status* ist ein wichtiger Faktor bei der Infektionsdisposition. Altbekannt ist die Tatsache, daß das enge, lichtlose, feuchte Zusammenleben in niedrigem sozialen Milieu zu Krankheiten disponieren kann (z. B. Tuberkulose). Umgekehrt kennen wir heute Infektionskrankheiten, die erst bei hohem hygienischen und sozialen Status häufig werden (Zivilisationskrankheiten) (z. B. Poliomyelitis). Hier fehlt der häufige Kontakt mit den Krankheitserregern der Unhygiene und damit die unspezifische „Dreckimmunisierung"; so wird der Mensch gegenüber bestimmten Keimen anfälliger.

Der *Konstitutionstyp* des Menschen ist für die Infektionsanfälligkeit wichtig. Für die erhöhte Tuberkulosedisposition des Asthenikers ist dies seit langem bekannt; hier bietet sich eine rein mechanische Erklärung an: Die schlecht beatmete und durchblutete Lungenspitze des Asthenikers stellt einen Locus minoris resistentiae dar. Andererseits ist beispielsweise die Erfahrungstatsache ungeklärt, warum adipöse, lymphatische und rothaarige Kinder besonders infektionsanfällig sind. Wichtige Einblicke gelangen bei der Erforschung des Wechselspiels zwischen hormonaler Steuerung und Infektionsabwehr; auf diesem Gebiet werden in Zukunft Fortschritte zu erwarten sein.

Hierher gehört wahrscheinlich auch die Wechselwirkung zwischen *Psyche* und Infektionsgeschehen. Die Infektion, bei der die Kausalitätskette so klar zu sein scheint, steht bei oberflächlicher Betrachtung der Psychosomatik sehr fern. Und doch kennt jeder Infektiologe Fälle, in denen der Kranke an einer leichten unkomplizierten Infektionskrankheit zugrunde geht, wenn gleichzeitig eine ausweglose, schwere seelische Konfliktsituation vorliegt. Andererseits erleben wir es immer wieder, daß schwere, aussichtslos erscheinende Infektionen mit einem starken, ungebrochenen Lebenswillen gemeistert werden. Und jeder Epidemiologe weiß von Fällen zu berichten, in denen eine übergroße Angst vor Infektion fast zwangsläufig zur Erkrankung führt.

Seit Urzeiten ist bekannt, daß bei großer *Bevölkerungsdichte und -bewegung* die Disposition und damit die Seuchengefahr bedrohlich wächst. Die wichtigste Ursache hierfür dürfte die stärkere Exposition infolge erhöhter Kontaktwahrscheinlichkeit sein; es kommt leichter und schneller zu Infektketten. Treten zu der hohen Populationsdichte auch noch große Bewegungen der Bevölkerung hinzu, wie sie in Bewegungskriegen und in Flüchtlingsbewegungen gegeben sind, so wird die Epidemiegefahr noch zusätzlich erhöht. Hierfür sind folgende Ursachen zu nennen: mangelhafte Durchseuchungsimmunität gegenüber

Keimen im neuen Lande, Unter- und Fehlernährung, Strapazen, klimatische Umstellungen, seelische Belastungen u. ä.

Durch die moderne Entwicklung des Massentourismus, der Gastarbeiter- und Asylantenströme und der technischen und karitativen Entwicklungshilfe sind weltweite Bevölkerungsbewegungen in Gang gesetzt worden, wie sie bisher nicht bekannt waren. Dadurch hat sich das Spektrum der Infektionskrankheiten in Mitteleuropa stark verändert. Nicht nur werden die bereits bei uns in geringem Maße vorkommenden endemischen Infektionskrankheiten stark vermehrt (z. B. werden 75% der Typhus- und Paratyphusfälle bei uns eingeschleppt), sondern es werden auch Tropenkrankheiten in unseren Infektionsabteilungen vermehrt gesehen (Schlafkrankheit, Schistosomiasis, Chagas-Krankheit, Lepra u. v. a.). Die Malaria nimmt in beunruhigendem Maße zu.

2.4. Geomedizinische Faktoren

„Je mehr die moderne Epidemiologie sich um die Feststellung der Infektketten bemühte, um so mehr mußte sie zu dem Schluß kommen, daß am Anfang vieler dieser Ketten ein *geomorphologisches Element* stehe" (s. Weltseuchenatlas, Rodenwaldt, 1952). Beispielsweise haben Versumpfungen an Flußmündungen der Malaria den Weg bereitet, und diese hat früher blühenden Handels- und Hafenstädten den Untergang gebracht. Von der geologischen Oberflächengestalt unserer Erde wird entscheidend das *Klima* beeinflußt, dessen grundlegende Bedeutung für Ausbreitung und Verbreitung der Seuchen seit langem bekannt ist. Vom Klima werden Lebensweise, Ernährung, soziale Struktur, Bevölkerungs- und Verkehrsdichte des Menschen, Lebens- und Vermehrungsmöglichkeiten der Tiere als Erregerreservoire oder als Vektoren geformt, und der Zusammenklang aller dieser Faktoren bestimmt die für jedes Klima charakteristische Zusammensetzung der Seuchen. Die Seuchenstatistik hat seit langem zweifelsfrei bewiesen, daß fast alle Seuchen eine charakteristische *Abhängigkeit von der Jahreszeit* zeigen (Saisonkrankheiten). In den gemäßigten Breiten der nördlichen Hemisphäre kennen wir beispielsweise den Sommergipfel von Typhus, Ruhr und Poliomyelitis, den Herbst-Winter-Gipfel von Diphtherie und Scharlach, den Winter-Frühjahrs-Gipfel der Erkrankungen der oberen Luftwege. Die Ursache für diese jahreszeitlichen Schwankungen der genannten Infektionskrankheiten sind noch immer nicht aufgeklärt. Schließlich ist noch das *Wetter* als dispositioneller Faktor zu nennen. Offensichtlich werden nicht selten Seuchenausbrüche durch bestimmte Wetterlagen ausgelöst, aber bisher sind die Kausalzusammenhänge noch völlig undurchsichtig.

2.5.   Die epidemiologischen Erscheinungsformen

Wenn die bisher beschriebenen Faktoren, welche die Disposition und damit das epidemiologische Geschehen beeinflussen, ungünstig zusammentreffen, kommt es zur Kettenreaktion der Infektionen und damit zur zeitlichen und örtlichen Häufung der Erkrankungen. Nach den Unterschieden der Dauer, des Bereiches und des Umfanges unterscheiden wir verschiedene Formen des Auftretens von Infektionskrankheiten.

Am einfachsten ist in der Regel der Ablauf einer *Explosionsepidemie* zu beschreiben und zu erklären. Hier handelt es sich zumeist um eine plötzliche Infektion einer größeren Population durch ein zentrales Nahrungsmittel (Trinkwasser, Milch, Gemeinschaftsküche). Als Erreger kommen fast ausnahmslos pathogene Darmkeime in Frage.

Diese Epidemieform ist durch schnellen Anstieg der Kurve bis zum Gipfel und einen etwas langsameren Abfall charakterisiert. Der abfallende Schenkel aller akuten Epidemien ist durch das wellenförmige Ausklingen gekennzeichnet, das um so kürzer und schwächer ausgebildet ist, je mehr durch gute Seuchenabwehr sekundäre Kontaktinfektionen vermieden werden.

Es entspricht der allgemeinen Erfahrung, daß durchschnittlich 6 Tage zwischen Erkrankung und der Kenntnisnahme durch das Gesundheitsamt vergehen. Diese Zeitspanne ist von außerordentlicher seuchenhygienischer Bedeutung. Sie bedeutet ein Zuspätkommen aller Abwehrmaßnahmen. Meist ist der Höhepunkt der wirklichen Epidemie bereits überschritten, wenn das Gesundheitsamt wegen zunehmender Zahl der gemeldeten Erkrankungen alarmiert wird.

Die *Kontaktepidemie* beginnt langsamer und wellenförmig. Die nichtisolierten Kranken geben in mehreren Wellen das infektiöse Agens durch Kontakt weiter, bis der Höhepunkt der Epidemie erreicht ist. Er hätte durch früheres Eingreifen (Isolierung der Kranken) vermieden werden können.

Hier ist weiter als besondere Form des akuten epidemiologischen Geschehens die *Provokationsepidemie* zu nennen (Martini 1929). Bei Infektionskrankheiten, die zu hoher latenter Durchseuchung neigen oder die endemisch mit geringer klinischer Manifestationsrate vorkommen (Herpes, Poliomyelitis, Bartonellosen, Trypanosomeninfektionen u. a.), können allgemeine Belastungen der Bevölkerung (Wetter, Strapazen, Unterernährung, Erkältung, andere Infektionskrankheiten, Schutzimpfungen) eine größere Zahl manifester Erkrankungen provozieren und damit zur Epidemie führen.

Ist eine Epidemie örtlich nicht begrenzt und breitet sich über ganze Kontinente aus, so sprechen wir von einer *Pandemie*. Die Zahl der Erkrankungen pflegt sehr hoch zu sein. Der zeitliche Umfang einer

Pandemie kann je nach der Art des Erregers sehr verschieden sein. Bei einer leicht und direkt übertragbaren Infektionskrankheit wie der Influenza genügt ein Jahr, um die ganze Erde zu überziehen und Millionen von Erkrankungen zu verursachen. Bei Krankheiten, deren Infektionsmodus komplizierter ist und bei denen Tierreservoire als Voraussetzung entstehen müssen, kann eine Pandemie Jahrzehnte dauern, wie die Pestpandemie des 20. Jahrhunderts beweist. Dieser Siegeszug der Pest hat Jahrzehnte gedauert, hat Millionen Menschenleben gefordert und hat Erdteile enzootisch verseucht, die bis dahin pestfrei waren. Dabei bleiben die Ursachen für das Kommen und Erlöschen dieser Pandemie sowie ihre eigenartige Rhythmik ungeklärt.

Wenn in einem bestimmten Gebiet eine Infektionskrankheit in sporadischen Fällen ohne zeitliche Begrenzung vorkommt, dann sprechen wir von *Endemie*; dabei sind gelegentliche, örtlich begrenzte Ausbrüche möglich. Vielen endemischen Infektionskrankheiten ist die Eigenschaft gemeinsam, daß sie eine charakteristische, sehr konstante Abhängigkeit von der Jahreszeit zeigen. In Abb. 4 ist als Beispiel einer typisch endemischen, saisonbedingten Infektionskrankheit eine Morbiditätskurve der Poliomyelitis dargestellt. Unabhängig von der Amplitude der

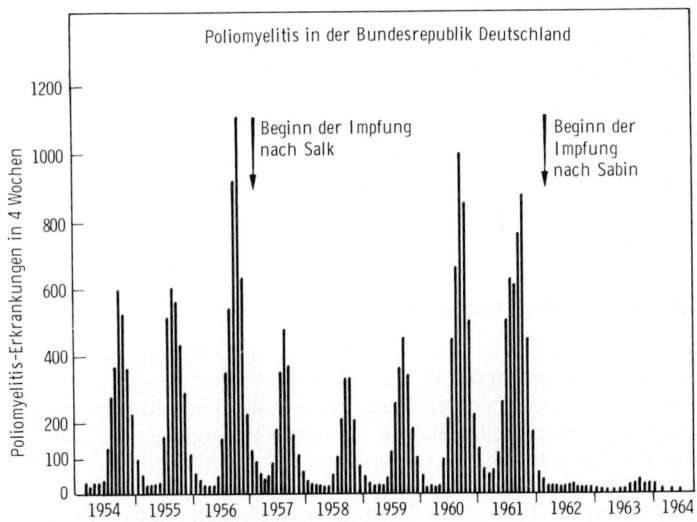

Abb. 4 Die jahreszeitliche Rhythmik der Poliomyelitis in der Bundesrepublik Deutschland von 1954 bis 1964 als Beispiel einer echten Saisonkrankheit und der Wirkung einer Immunprophylaxe

Schwankungen treten sie zu derselben Zeit auf. Diese Rhythmik wird erst durch die „Lebend"virusimpfung durchbrochen (s. S. 114).

In der Epidemiologie sind *säkulare Rhythmen* wiederholt beschrieben worden, aber bisher sind alle Versuche gescheitert, bekannte, in der Natur vorkommende terrestrische oder extraterrestrische Rhythmen mit den epidemiologischen kausal zu verknüpfen.

Zweifelsfrei ist der *abfallende Trend* vieler Infektionskrankheiten in unserem Jahrhundert auf wirksame Bekämpfungsmethoden zurückzuführen. Daß es sich hierbei nicht nur um einen abfallenden, endogenen, säkularen Trend handelt, beweist die Tatsache, daß viele Infektionskrankheiten in Deutschland während der beiden Weltkriege wieder angestiegen sind, weil in diesen Jahren wirksame Abwehrmaßnahmen erschwert oder gar unmöglich gemacht worden waren. Die Morbiditätskurven sind unabhängig davon seit der Jahrhundertwende z. B. bei Diphtherie, Typhus, Ruhr stetig abgefallen. Die abfallenden Trends sind um so höher zu bewerten, als die ständig steigende Bevölkerungszahl und -dichte zu einer Erhöhung der Kontaktwahrscheinlichkeit und damit eigentlich zu einem Anstieg der Kurven führen müßte. Nach dem Zweiten Weltkrieg nähern sich die Seuchen mit fallendem Trend langsam einem optimalen Niveau, das nicht weiter gesenkt werden kann, weil Ausscheider und subklinische Erkrankungen die endemische Verseuchung auf einem Mindeststand halten. Es gibt aber auch Infektionskrankheiten mit *ansteigendem Trend*. In den hochzivilisierten Ländern stieg beispielsweise trotz aller Bekämpfungsmaßnahmen seit Jahrzehnten die Poliomyelitismorbidität stetig an, bevor die Schluckimpfung nach Sabin eingeführt wurde. Nach jüngsten Tierexperimenten ist wahrscheinlich die alte Hypothese richtig, daß der Mensch in Ländern mit ständig steigendem Hygienestandard nicht mehr in dem Maße wie früher durch die natürliche Umwelt grundimmunisiert wird und damit vor allem gegenüber Viruserkrankungen anfälliger wird.

2.6. Seuchenvorhersage

Die vielen ungeklärten Faktoren und Unwägbarkeiten, die von der Quantität und Qualität der Erreger über das Vorhandensein geeigneter Überträger, über den Menschen und seine Disposition, über geomedizinische Gegebenheiten bis zu den säkularen Bewegungen reichen und deren Zusammenspiel erst zur epidemischen Verbreitung der Infektionskrankheiten führt, machen eine richtige Seuchenprognose zu dem schwierigsten Unterfangen in der epidemiologischen Praxis. Mit einiger Sicherheit ist nur gelegentlich eine negative Aussage möglich. So kann beispielsweise vorausgesagt werden, daß in Polarregionen keine Malaria oder Beulenpest vorkommen wird, weil sich die Überträger in diesem Klima nicht entwickeln können. Sehr gefährlich ist eine Verbindung zwischen Abwasser und einem zentralen Lebensmittel; und doch kommt es nicht sofort zum Ausbruch. Bei der Milchepidemie in H. hatte über ein Jahr eine Kommunikation zwischen einem fäkal verseuchten Brunnen und der Molkerei bestanden, und es waren nachweislich in dieser Zeit Typhus- und Paratyphusbakterien in die Milch gelangt, aber erst im Mai 1955 kam es in einer für den Typhus atypischen Jahreszeit zur Explosion. Wahrscheinlich waren zu diesem Zeitpunkt mehrere unglückliche Faktoren zusammengetroffen, die einen Anstieg der Keimzahl in der Milch ermöglichten. Solche Konstellationen der Faktoren kann man nicht vorhersagen.

2.7. Seuchenbekämpfung

2.7.1. Allgemeines

Die speziellen Abwehrmaßnahmen wurden bereits im Abschnitt über Übertragungsmöglichkeiten der Krankheitserreger besprochen. Hier müssen nur noch die Möglichkeiten der allgemeinen Hygiene genannt werden. Sie reichen vom Bau zentraler Wasserversorgungsanlagen über Abwasser- und Abfallbeseitigung, Nahrungsmittelüberwachung, Erhöhung der körperlichen Widerstandskraft durch Körperhygiene und Sport bis zur modernen Wohnhygiene. Alle diese Maßnahmen tragen dazu bei, Infektionen zu vermeiden, und sind ein unveräußerlicher Bestandteil der modernen Seuchenprophylaxe.

Eine allgemeingültige Forderung muß noch für alle seuchenhygienischen Maßnahmen erhoben werden. Für den Erfolg ist folgerichtiges, zielbewußtes, schnelles und energisches Handeln von entscheidender Bedeutung. Alle Halbheiten sind nicht nur nutzlos, sondern gefährlich, weil man sich trügerisch auf sie verläßt. Das gilt für alle Desinfektions- und Entwesungsarbeiten; eine unsachgemäße Entlausung ist schlechter als gar keine, weil man danach einen Herd für saniert hält, der es nicht ist. Das gilt für chemische Mittel, die seuchenprophylaktisch nicht schlagartig und konzentriert, sondern in verzettelten Dosierungen eingesetzt werden; sowohl Krankheitserreger wie übertragende Insekten werden dadurch nicht nur nicht vernichtet, sondern sie können dabei Resistenzgrade erwerben, die eine weitere Bekämpfung sinnlos machen. Das gilt auch für Immunprophylaxe; es ist gefährlich, sich auf Impfungen zu verlassen, wenn infolge von Mängeln in der praktischen Durchführung nur Durchimpfungsraten erreicht werden, die im Falle einer Einschleppung des Erregers die Bevölkerung nicht ausreichend schützen.

2.7.2. Chemoprophylaxe

Nicht nur durch Ausrottung der Überträger und Abschirmung der Infektionsquellen, sondern auch durch spezifische Maßnahmen kann der Gesunde vor Infektionskrankheiten geschützt werden. Die Chemoprophylaxe ist möglich, wenn man einem gesunden Kontaktkind Penicillin gibt, um eine Scharlachinfektion zu verhindern. Ein weiteres wichtiges Beispiel ist die Malariaprophylaxe, der sich jeder Reisende in endemische Malariagebiete unterziehen muß. Die Phagenprophylaxe, die beispielsweise in Indien gegen die Cholera versucht wurde, hat versagt, weil die Krankheitserreger durch Entwicklung einer Resistenz den Schutz durchbrechen konnten. Als wichtigste Maßnahme ist die Immunprophylaxe durch Schutzimpfung zu nennen; sie wird im folgenden Kapital ausführlicher besprochen.

2.7.3. Immunprophylaxe

2.7.3.1. Allgemeines

Der Mensch besitzt von Natur aus eine Reihe von kompliziert und wunderbar ineinandergreifenden Abwehrmechanismen, die ihn dazu befähigen, die mikrobielle Umwelt von dem Inneren seines Körpers fernzuhalten. Die Abwehrmechanismen können angeboren sein, sie können im Laufe des Lebens auf natürliche Weise erworben werden, und sie können durch Impfmaßnahmen künstlich gesteigert werden.

Einleitend müssen die Begriffe genannt werden, die zum Teil schon erwähnt wurden (s. S. 2 ff., 31 ff.) und die zur Klärung der Immunitätsphänomene notwendig sind. Eine gewisse Vereinfachung und Schematisierung ist dabei aus didaktischen Gründen unvermeidlich. Folgende Begriffe werden für die Beschreibung der Abwehrmechanismen, ihrer Entstehung und Wirkungsweise gebraucht:

– *Resistenz* (Unempfindlichkeit – Gegensatz: Empfänglichkeit) als eine artgebundene, genetisch determinierte Infektabwehr gegenüber einer bestimmten Art von Mikroorganismen,
– *Immunität* (Nichtanfälligkeit – Gegensatz: Anfälligkeit) als eine im Laufe des Lebens vom Individuum durch natürlichen Kontakt oder Impfungen erworbene, erregerspezifische Infektabwehr gegenüber bestimmten Krankheitserregern,
– *Spezifität* als eine Infektabwehr, die erregerspezifisch auf die Antigenität eines bestimmten Krankheitserregers eingestellt ist,
– *Paramunität* als eine nichterregerspezifische Infektabwehr, die durch Immunmodulatoren verstärkt werden kann,
– *zelluläre Infektabwehr*, die vorzugsweise auf der Leistung immunkompetenter Zellen gründet, und die *humorale Infektabwehr*, die auf der Wirkung von Antikörpern im Blutserum beruht.

Im nachfolgenden werden wir keinen Leitfaden über die Grundlagen der Immunologie bringen, weil auf diesem wichtigen und immer umfangreicher werdenden Forschungsgebiet gute und spezielle Lehrbücher erschienen sind. Wir wollen in diesem allgemeinen Teil nur die praktische Seite und einige meist vernachlässigte Aspekte der Infektabwehr behandeln.

2.7.3.2. Phylogenese der Infektabwehr

Im Laufe ihrer phylogenetischen Entwicklung mußten die Tiere neben allen übrigen Lebensfunktionen eine Abwehrleistung gegen die Gefahr von Infektionskrankheiten aufbauen. Mit der Höherentwicklung ihrer Körperlichkeit und der zunehmenden Kompliziertheit ihrer Morphologie und Physiologie wurden sie auch anfälliger für Infektionen, also Störungen durch Mikroben. Auf ihrem Wege durch die Jahrmillionen der Evolution waren die Tierarten gezwungen, immer kompliziertere Mechanismen zu entwickeln, um überleben zu können. Mit allen wichtigen Stufen der Evolution wurden neue, zusätzliche Systeme der Infektabwehr entwickelt: Resistenzen und Lektine bei den primitiven Einzellern im Anfang, fremdmaterialfressende Organzellen bei den Protisten, Phagozytose bei den niederen Invertebraten, Makrophagen bei den höheren Wirbellosen. Waren bisher alle Infektabwehrerreger unspezifisch, also Paramunitätsmechanismen, folgen nun die ersten spezifischen, immunologischen Abwehrreaktionen: Immunglobulin-M und Trigemus bei den niederen Vertebraten, Immunglobulin-G bei den Amphibien, weitere RHS-Organe bei den Reptilien, bei den Vögeln und Immunglobulin-E bei den Säugern. In dieser Zeit muß sich auch die Differenzierung der verschiedenen immunkompetenten Zellsysteme des Retikuloendothels herausgebildet haben. Für diese Entwicklung haben wir naturgemäß keine verläßlichen Daten. Der derzeitige Stand bei den Säugetieren und dem Menschen ist wie folgt zu skizzieren: Alle Immunozyten haben ihre Stammzellen im Knochenmark. Bei den Lymphozyten unterscheiden wir die T-Lymphozyten (Thymus-dependent) und die B-Lymphozyten (Bone marrow-dependent) entsprechend ihren entwicklungsgeschichtlichen Abstammungen. Die T-Lymphozyten teilen sich nach Induktion von Makrophagen, die ein Antigen phagozytiert haben, in Helfer- und Suppressorzellen. Die ersteren sind die Träger der zellulären Immunität und fördern die Bildung spezifischer Antikörper durch die B-Lymphozyten. Die Suppressorzellen hemmen diese Reaktion. Nach dem Antigenkontakt teilen sich die B-Zellen und reifen zu Plasmazellen, die Antikörper synthetisieren und sekretieren, also Träger der humoralen Immunität sind. Alle diese Elemente wirken heute nebeneinander als Akkord.

Dazu entwickelte sich das für die Phagozytose wichtige Komplementsystem, zu dem auch das Properdin gehört. Hier sind weiter die Opsonine,

Bactericidine, Lysine, Leukine, Interleukine, Leukotriene und Alexine zu erwähnen. Diese Elemente und Substanzen gewähren in einem sehr komplizierten Zusammenspiel eine funktionsfähige Infektabwehr.

Hier ist auch das Interferon zu nennen, das bei der Vermehrung eines Virus in einer Wirtszelle von dieser gebildet wird, und das sowohl auf das homologe Virus als auch auf andere Virusarten vermehrungshemmend wirkt. Diese Substanz nannten ihre Entdecker Interferon, weil es offensichtlich für die Virusinterferenz verantwortlich ist. Dann entwickeln sich Hemmstoffe an der Oberfläche des Körpers, wie Säurefilm der Haut, Lysozym der Tränenflüssigkeit und Säureschutz des Magensaftes, sowie keimvernichtende adaptive Fermente. Die bisher genannten Abwehrvorgänge sind vorwiegend erregerunspezifisch. Erst später entwickelten sich die erregerspezifischen Antikörper (= Immunglobuline). Zwei verschieden wirksame Gruppen sind hier zu unterscheiden: die auf den Schleimhäuten keimvernichtend wirkenden sekretorischen Immunglobuline und die verschiedenen Arten von Antikörpern im strömenden Blut: Alle genannten Komponenten werden durch das vegetative Nervensystem und durch Hormone der Nebennierenrinde, der Geschlechtsorgane und des Thymus beeinflußt und gesteuert. Dieser hochkomplizierte Abwehrapparat muß, wie alle anderen physiologischen Vorgänge, ständig trainiert werden, wenn er gut funktionieren soll.

2.7.3.3. Ontogenese der Infektabwehr

Dieses Training beginnt beim Menschen am 1. Lebenstag. Das Neugeborene hat eine ungeheure Umstellungsleistung zu vollziehen; vor allem müssen Atmung, Wärmehaushalt und Stoffwechsel völlig neu und schnell reguliert werden. Hinzu kommt die Auseinandersetzung mit der mikrobiellen Umwelt, da das Kind im Mutterleib unter keimfreien Bedingungen lebte. Für eine kurze Zeit wird das Neugeborene hierbei noch durch die von der Mutter diaplazentar übernommenen Immunglobuline unterstützt. Dann aber muß der Säugling und später das Kleinkind aus eigener Kraft alle skizzierten Abwehrleistungen übernehmen. Über die Phasen der dazu notwendigen Entwicklung wissen wir bisher nur Weniges und Ungenaues. Sicher sind bisher nur folgende Tatbestände: Das Kleinkind erwirbt – im strömenden Blut feststellbar – Antikörper gegen alle diejenigen Infektionskrankheiten, die in seinem Lebensraum endemisch vorkommen; hierin sind sich alle Fachleute einig. Nicht einig sind sie sich darüber, wie dieser breite Antikörperbestand entsteht. Die meisten Forscher glauben, mit der Erhebung solcher Antikörperkataster den Durchseuchungsgrad einer Bevölkerung ablesen zu können. Mit allem Nachdruck aber muß festgestellt werden, daß diese Auffassung nicht stimmen kann. Wenn dies richtig wäre, müßte jedes Kleinkind im Laufe von 2−3 Jahren, zumindest subklinisch, an etwa 100 Infektionskrankheiten leiden. Da aus Gründen der Interferenz nicht gleichzeitig 2 Infektionen haften, ist diese Hypothese schon aus zeitlichen Überlegungen nicht annehmbar. Außerdem widerspricht sie der klinischen Erfahrung, nach der Kinder, die in diesem Alter immer „kerngesund" erscheinen, dennoch ein sehr gutes Antikörpermuster erwerben. Die Annahme einer Infektion mit vermehrungsfähigen Mikroorganismen als *einzige* Ursache der Antikörperanstiege ist auch gar nicht notwendig, nachdem aus zahlreichen Experimenten bekannt ist, daß schon nach lokalem Kontakt mit inaktivierten Keimen Antikörper im strömenden Blut auftreten können. Ein Kleinkind, mit Masernantikörpern beispielsweise, braucht sich nicht mit *lebendem* Masernvirus infiziert zu haben; vielmehr genügt im Masernmilieu die Inhalation mit dem Staub von inaktiviertem Virus. Betont sei, daß mit der Antikörperbildung nach natürlicher, lokaler Immunisierung nur ein kleiner, spezifischer Teilbereich angesprochen wird, der dazu noch von untergeordneter Bedeutung für eine wirksame Infektabwehr ist. Über die viel wichtigere, unspezifische Reifung unseres Abwehrsystems ist nur eine sehr allgemeine Aussage möglich. Aufgrund von epidemiologischen Erfahrungen wissen wir, daß Naturvölker infolge der unhygienischen Umweltbedingungen eine optimale Infektabwehr entwickeln. Aus umfangreichen Tierexperimenten ist umgekehrt bekannt, daß keimfrei aufgezogene Säugetiere, bei denen also die natürliche Immunisierung durch lokalen Kontakt mit Mikroorganismen fehlt, diese Reifung des Abwehrsystems vermissen lassen. Es ist heute möglich, beispielsweise bei Schweinen, durch eine sterile Schnittentbindung Neugeborene zu gewinnen, die in besonderen Aufzuchtanlagen keimfrei oder wenigstens ohne Kontakt mit Krankheitserregern oder ihren Antigenen aufgezogen werden können. Solche Anlagen sind technisch außerordentlich aufwendig und kostspielig, lohnen sich aber dennoch, da ihre Anwendung uns sehr wichtige Erkenntnisse über die immunologische Reifung vermittelt. Aus anatomischen und histologischen Studien wissen wir, daß keimfrei aufgezogene Tiere alle Organe oder Organellen des lymphatischen Abwehrapparates sehr kümmerlich ausbilden, daß die Leukozytenzahl im Blut niedrig bleibt, daß die γ-Globuline stark vermindert sind und daß der Thymus sich schlecht entwickelt. Dementsprechend sind diese Tiere gegenüber Infektionen extrem empfänglich. Schon geringe Mengen relativ harmloser, avirulenter Krankheitserreger, die von konventionell aufgezogenen Tieren stammen, genügen, um eine schwere, oft tödliche Infektionskrankheit zu erzeugen. Diese Abwehrunfähigkeit kann schon durch ein geringfügiges Training beseitigt werden. So hat man keimfrei aufgezogenen Meerschweinchen eine Reinkultur von Kolibakterien oral gegeben und damit ihren Darm saprophytär besiedelt (sog. Monokontamination). Wenige Tage danach war ein Teil der Tiere gegenüber einer heterologen, oralen Infektion, die bei Kontrolltieren zum Tode führte, geschützt. Die mikrobielle

Umwelt spielt eine entscheidende Rolle bei der immunologischen Reifung.

Dieser unspezifischen Abwehr werden später erregerspezifische Reize überlagert, die den Menschen gegenüber bestimmten Infektionskrankheiten immun machen können. Das Fehlen eines solchen spezifischen Trainings führt dagegen zu einer hohen Empfänglichkeit gegenüber einem speziellen Erreger. Dafür sprechen ebenfalls Experimente an pathogenfrei aufgezogenen Versuchstieren und viele Beispiele aus der Epidemiologie, wie wir später sehen werden.

2.7.3.4. Paramunität

In den vorangegangenen Kapiteln ist mehrfach auf die Wichtigkeit der unspezifischen Infektabwehr und ihres ständigen Trainings hingewiesen worden. In den letzten Jahren mehren sich die wissenschaftlichen Arbeiten, die sich mit diesen Fragen beschäftigen. Jüngst ist vorgeschlagen worden, alle Erscheinungen der nichterregerspezifischen Infektabwehr unter dem Begriff „Paramunität" zusammenzufassen. Die Einführung eines solchen neuen Begriffes ist notwendig, weil auf diesem Gebiet ein internationaler Wirrwarr besteht, der die Verständigung erschwert.

Unspezifische Immunitätserscheinungen werden häufig als „Resistenz" oder als „nicht- oder unspezifische Immunität" bezeichnet. Dabei verbietet sich der Begriff „Resistenz", weil er, wie oben schon bemerkt, für einen ganz anderen Tatbestand, nämlich für eine artgebundene, genetisch determinierte Infektabwehr, reserviert ist. Andererseits ist der Begriff „unspezifische Immunität" für den Immunologen unannehmbar, weil „Immunität" im engeren Sinne auf einer Antigen-Antikörper-Reaktion beruht, also a priori spezifisch ist. Aus diese Begriffsunsicherheit soll der Begriff „Paramunität" herausführen.

Unsere epidemiologischen und tierexperimentellen Erfahrungen über die Nützlichkeit eines ausgiebigen, natürlichen Trainings der Infektabwehr und über die Schädlichkeit seines Fehlens sind nicht neu. Sie spiegeln sich bei vielen Naturvölkern in uralten Gebräuchen wider, die bewußt oder oft unbewußt nur als Schönheits-, Tapferkeits- oder Mannbarkeitsrituale gelten. Wenn beispielsweise bei den Nubas im Sudan die Männer in schweren Messerduellen jährlich wiederkehrend Schnittwunden erleiden und die Frauen durch multiple Schnitte einer Narbentätowierung unterzogen werden, so ist das nicht nur Tapferkeits- oder Schönheitssymbol, sondern auch ein gutes Immuntraining, denn alle diese Wunden vereitern zwangsläufig und fordern eine kräftige Infektabwehr heraus. Von diesen alten Ritualen führt ein langer, aber gerader Weg zu modernen Tierexperimenten. Wenn man weißen Ratten vielfache, leichte Hautwunden mit dem Rasiermesser beibringt und diese Tiere nach Abheilung der eiternden Wunden widerstandsfähiger gegenüber einer Infektion mit einem Tumorvirus findet als die nichtverletzten Kontrolltiere, so ist dies ein paramunologisches Phänomen. Wenn man Mäuse 10mal mit einem inaktivierten Kolibakterienimpfstoff oral impft und später mit einem Tumorvirus infiziert, so führt diese unspezifische, lokale Immunisierung zu einer erhöhten Widerstandsfähigkeit der Tiere, gemessen an der Angehrate und der Größe der Tumoren. Ein ständiges immunologisches Training durch unspezifische Reize der Umwelt ist also lebensnotwendig. Dabei müssen wir uns darüber klar sein, daß dieses Abwehrtraining in den hochzivilisierten Ländern mit zunehmender Urbanisierung immer geringer wird.

Durch die moderne Hygiene wird dem Menschen in der hochentwickelten Industriegesellschaft eben dieses lebensnotwendige Training in zunehmendem Maße abgenommen. Mit den klassischen Seuchen braucht sich der moderne Mensch kaum mehr auseinanderzusetzen. Das erklärte Ziel der Nahrungsmittelhygiene ist es, alle Verbrauchsgüter wenig mit Mikroorganismen kontaminiert und möglichst sterilisiert in Konserven oder zumindest steril verpackt an den Verbraucher zu bringen. Unser Nutzvieh wird in zunehmendem Maß frei von Krankheitserregern aufgezogen, um schon einen primären mikrobiellen Befall der Nahrungsmittel zu vermeiden. Der moderne Trend zur Perfektion läßt mit Sicherheit erwarten, daß der Mensch in Zukunft immer stärker von dem Kontakt mit der natürlichen mikrobiellen Umwelt abgedrängt wird.

Heute wird sehr intensiv an der Frage gearbeitet, wie man dieser immer deutlicher und gefährlicher werdenden Entwicklung in den modernen Industriegesellschaften begegnen und mit welchen aktiven Methoden man dieses Immundefizit bei Mensch und Tier kompensieren kann. Leider gibt es bis heute noch keine zugelassenen Pharmaka im Handel, die durch paraspezifische Impfmaßnahmen zur Anhebung der Paramunität führen können. An einigen Beispielen sollen die bisher eingeschlagenen Wege aufgezeigt werden.

Schon sehr früh hatte man empirisch erkannt, daß man mit unspezifischen Mitteln die Infektabwehr günstig beeinflussen kann. Man sprach damals von „Reiztherapie" und injizierte beispielsweise zu diesem Zweck Eigenblut, Milch oder Omnadin. Bald nach Einführung von spezifischen Schutzimpfungen erkannte man weiter, daß diese neben der spezifischen Schutzwirkung auch eine paraspezifische besaßen (z.B. Pockenschutzimpfung gegen Herpes-simplex-Infektion). Neben den spezifischen Impfstoffen kennen wir heute zahlreiche Paramunitätsinduktoren; biologische Präparate (Thymus-, Milz- und Embryonalextrakte, pyrogenfreie Bakterien- und Pilzextrakte, bakterielle Ribosomen, Pflanzenextrakte, Hormone und hormonähnliche Substanzen, Lipide, Proteine), Interferoninduktoren (bestimmte Viren, doppel-

strängige Polyribonucleotide, synthetische Polyanionen, lymphozyten-
stimulierende Agentien), Lymphozytenstimulantien (nichtspezifische
Mitogene, Lymphokine, Thymosin), Immunstimulantien (Komplement, Adjuvantien, nichtantigenspezifische Mediatoren) und synthetische Substanzen (2-Cyanaciridine, isotaktische Polyacrylsäuren).

Zusammenfassend stellen wir fest: die Paramunität ist ein sehr komple-
xes, variables und lebenswichtiges Schutzsystem. Sie bezeichnet den
Zustand eines schnell entstandenen, unterschiedlich lange anhaltenden, nichterreger- und nichtantigenspezifischen Schutzes gegenüber
einer Mehrzahl ganz unterschiedlicher Infektionen, Toxine und Antigene. Die funktionellen Grundlagen einer Paramunität beruhen auf einer
Steigerung der Phagozytoseleistung, auf der Stimulierung humoraler
Abwehrfaktoren, auf einer Aktivierung des lymphopoetischen Zellsy-
stems und auf einer Interferonisierung.

Arzneimittel, die eine künstliche Paramunisierung ermöglichen, werden „Paramunitätsinduktoren" oder Immunmodulatoren genannt.

2.7.3.5. Aktive spezifische Immunisierung

In den folgenden Kapiteln werden bei jeder Erkrankung im Abschnitt
„Immunprophylaxe" die speziellen Möglichkeiten von Impfungen ab-
gehandelt werden. Hier sollen die allgemeinen und grundsätzlichen
Gesichtspunkte für die aktiven Schutzimpfungen herausgearbeitet werden. Zunächst sind die heutigen Möglichkeiten der aktiven Immunprophylaxe tabellarisch aufgeführt:

- parenterale Injektion von Toxoiden (Anatoxinen) → Bildung antitoxischer Antikörper im strömenden Blut;
- parenterale Injektion von inaktivierten Bakterien, Viren oder Virus-
  bestandteilen (Hepatitis B) („Totimpfstoffe") → Bildung bakterizi-
  der oder virusneutralisierender Antikörper im strömenden Blut;
- lokale oder parenterale Anwendung von vermehrungsfähigen, virulenzabgeschwächten Erregern („Lebendimpfstoffe") → Bildung einer Krankheitsimmunität nach Impfkrankheit;
- lokale Anwendung von inaktivierten Krankheitserregern → Bildung
  einer lokalen Immunität, vor allem vermittelt durch sekretorisches
  Immunglobulin A auf den Schleimhäuten.

Die aktive Schutzimpfung mit *parenteraler Anwendung von Toxoiden*
gegen die Lokalinfektionen mit Toxinbildnern ist erst möglich, seitdem
nachgewiesen worden ist, daß die Toxine, die man wegen ihrer Giftig-
keit nicht unbehandelt zur Immunisierung des Menschen verwenden
kann, durch Formalinbehandlung ungiftig werden, aber als Antigen
wirksam bleiben. Ramon nannte diese abgeschwächte Form des Toxins
Anatoxin; gebräuchlicher ist heute die angelsächsische Bezeichnung
Toxoid geworden. Nachdem die technischen Voraussetzungen erfüllt

waren, war der Weg für die aktive Immunisierung mit Toxoiden vor allem bei Diphtherie und Tetanus frei.

Heute sind verschiedene Impfstoffmodifikationen im Handel, bei denen das Toxoid an Trägersubstanzen als Adjuvantien wie etwa Aluminiumhydroxid gebunden ist. Die mehrmalige subkutane Injektion des Toxoids führt regelmäßig zu einem Anstieg des antitoxischen Titers im Blute von Mensch und Tier. Die so aktiv gewonnenen Antitoxine neutralisieren im Krankheitsfall die Toxine spezifisch und verhindern damit einen toxischen Krankheitsverlauf. Dabei stehen bei Krankheitsbeginn nicht nur die gerade im Serum vorhandenen Antitoxine des Impflings zur Neutralisation der Toxine zur Verfügung, sondern die ersten Toxineinschwemmungen wirken wie eine Wiederholungsimpfung stimulierend (Boostereffekt, anamnestische Serumreaktion), und demzufolge werden schneller und mehr Antitoxine zusätzlich mobilisiert, als es natürlicherweise beim Nichtgeimpften der Fall gewesen wäre. Die umfangreichen Impfungen gegen Diphtherie und Tetanus haben den Wert dieser individuell wirksamen Immunprophylaxe zweifelsfrei bewiesen. Hier sei festgehalten, daß durch die parenterale Toxoidimpfung kein Seuchenschutz zu erzielen ist, denn die Lokalinfektion wird durch sie nicht verhindert, wohl aber der toxische, klinische Verlauf.

Die *parenterale Injektion inaktivierter, nicht vermehrungsfähiger Erreger* war die gebräuchlichste Form der Schutzimpfung. Der Erreger wird hierbei als Vollantigen oder als gereinigtes Partialantigen parenteral, meist subkutan, gespritzt und veranlaßt den Makroorganismus, vor allem Antikörper und damit eine vorwiegend humorale Immunität zu bilden. Um die Möglichkeit dieser Impfmethoden klar abzugrenzen, muß man sich schematisch den Weg des Erregers und die Schutzfronten im Makroorganismus vergegenwärtigen. Der Erreger kommt aus der Außenwelt, dringt in das Epithel ein und geht über das Blut zum Manifestationsorgan. Wenn durch die Erhöhung der Antikörper im strömenden Blut eine Barriere aufgerichtet wird, dringt der Erreger zwar in das Epithel ein und vermehrt sich hier primär, aber er wird bei dem Übergang in die Blutbahn partiell abgefangen, so daß die Organmanifestation abgeschwächt oder verhindert wird. Bei einer wirksamen parenteralen Impfung mit inaktivierten Erregern wird also die Infektion nicht verhindert, aber das Generalisationsstadium wird abgekürzt. Klinisch resultiert bei dieser Impfart ein verkürzter, leichter Krankheitsverlauf mit weniger Komplikationen und geringerer Letalität. Die epidemiologische Konsequenz ist eine Zunahme der leichten und subklinischen, nicht diagnostizierbaren Fälle und damit eine Verschleierung der Seuchenlage; eine Seuchenbekämpfung mit dem Ziel der Ausrottung der Krankheit kann mit dieser Impfart nicht betrieben werden.

Die *Anwendung vermehrungsfähiger, virulenzabgeschwächter Erreger* ist die Methode der Wahl bei einer Impfprophylaxe bei allen zyklischen Infektionskrankheiten, sofern ein geeigneter Impfstamm zur Verfügung steht. Sie zielt auf eine leichte Impfkrankheit hin, die zwar zu einer wirkungsvollen Krankheitsimmunität führt, aber keine schweren Krankheitssymptome verursacht. Nach der Impfinfektion dringt der Erreger in das primär empfindliche Gewebe (Haut oder Schleimhaut), vermehrt sich hier lokal und durchläuft somit das 1. Stadium der zyklischen Infektion, die Inkubationszeit. Meist kommt es noch zu einer kurzen Einschwemmung des Erregers in das Blut, also zur Generalisation, aber das Stadium der Organmanifestation muß vermieden werden.

Diese aktive Immunisierungsform setzt voraus, daß ein Erregerstamm vorhanden ist, dessen Pathogenität und Virulenz so eingespielt sind, daß er zwar noch infiziert und sich vermehrt, daß er aber keine Organotropie mehr aufweist. Heute sind für die aktive Immunprophylaxe zyklischer Infektionskrankheiten geeignete Impfstoffe erarbeitet worden (Pockenimpfung, 17D-Gelbfieberimpfung, Poliomyelitisimpfung nach Sabin, Masern-, Röteln-, Mumpsimpfung, BCG-Impfung, Typhoral-L-Impfung gegen Typhus abdominalis).

Die *lokale Anwendung inaktivierter Krankheitserreger* ist ebenso alt wie die Injektionsimpfung, doch haben äußere Umstände dazu geführt, daß diese wirksame Impfmethode lange Zeit vernachlässigt wurde. Man ging von der richtigen Vorstellung aus, daß die künstliche Antigenzufuhr auf dem Wege, den auch die Natur zur Immunisierung einschlägt, das primär empfindliche Gewebe in der Abwehr üben könnte. Es wurde deshalb bei Typhus, Ruhr und Cholera die orale Anwendung, bei Influenza die Inhalation des Antigens erprobt. Diese Impfungen zeitigen gute Ergebnisse. Diese Krankheitsimmunität ist bisher nicht so groß wie nach einer natürlichen oder künstlichen Infektion, bei der sich der Erreger vermehrt. Durch Verbesserung des Impfstoffes, der Dosierung und des Impfrhythmus wird die Wirksamkeit noch zu erhöhen sein. Die Vorteile dieser Impfmethode: schnelle Wirksamkeit, leichte und schnelle Organisation von Massenimpfungen in Katastrophengebieten, Durchführung durch ärztliches Hilfspersonal, gute Verträglichkeit, keine Kontraindikation, hoher Durchimpfungsgrad bei Massenimpfungen.

2.7.3.6. Passive Immunisierung

Durch parenterale Injektion von spezifischen, antitoxischen oder antiinfektiösen Antikörpern, die vom Tier (heterologes Serum) oder vom Menschen (homologes Serum) gewonnen werden, kann man prophylaktisch oder therapeutisch passiv immunisieren. Die *Immunseren oder ihre Abkömmlinge* stammen entweder von aktiv hyperimmunisierten großen Säugern (Pferd, Rind, Hammel) oder von Spendern nach Impfung oder natürlicher Infektion. Native Seren werden heute kaum noch benutzt. Die antikörperhaltigen Seren werden entweder zwecks besserer Verträglichkeit gereinigt und konzentriert (Fermoseren), oder die γ-Globulinfraktion wird isoliert, hochgereinigt und als Immunglobulin zum Gebrauch angeboten.

Allgemeines: Zur Prophylaxe sind Immunseren nur dann tauglich, wenn mit dem Ausbruch einer Vergiftung oder Erkrankung in Kürze zu rechnen ist. Dies wird selten der Fall sein. Die Hauptindikation liegt vielmehr bei der Therapie bereits ausgebrochener Infektionskrankheiten oder Vergiftungen. Hier liegt das Problem bei der frühestmöglichen Immunisierung, also bei der Frühdiagnose. Die Immunkörper müssen gegeben werden, bevor die Krankheitserreger oder Gifte irreversibel an das empfindliche Gewebe gebunden sind und dadurch bleibende Schäden verursacht haben.

Zur Vermeidung von anaphylaktischen oder allergischen Zwischenfällen nach heterologer passiver Immunisierung sind die allgemeinen Regeln bei Seruminjektionen, die vom Hersteller auf dem Beipackzettel angegeben sind, streng zu beachten. Eine genaue Anamnese muß eine allergische Belastung klären. Wenn ein Verdacht auf eine solche vorliegt oder eine Anamneseerhebung nicht möglich ist, so sind Vortestungen erforderlich. Beim Intrakutantest werden 0,1 ml des 1:10 verdünnten Serums an der Innenseite des Unterarms intrakutan injiziert. Wenn sich innerhalb von 15 Minuten eine starke Quaddel mit Erythem an der Injektionsstelle bildet, so liegt eine Überempfindlichkeit gegen das verwendete Serumeiweiß vor. Beim Ophthalmotest wird 1 Tropfen des 1:10 verdünnten Serums in den Konjunktivalsack gegeben. Wenn innerhalb von 15 Minuten Juckreiz, Tränenfluß, Lidödem und konjunktivale Injektion auftreten, ist der Test positiv. Jede intravenöse Injektion soll erst 20–30 Minuten nach einer tolerierten intramuskulären Probeinjektion vorgenommen werden. Das Rüstzeug zur Schocktherapie muß bereitliegen. Während der Injektion muß der Empfänger sorgfältig auf beginnende Schocksymptome beobachtet und nach der Injektion mindestens 30 Minuten unter ärztlicher Kontrolle gehalten werden.

Um die Gefahr von Zwischenfällen nach Gaben von Immunglobulinen tierischer Herkunft zu vermeiden, werden in zunehmendem Maß Immunglobuline vom Menschen verwendet. Neben dem Fehlen von Sensibilisierungen haben die Humanpräparate den Vorteil der längeren Verweildauer im menschlichen Organismus. Dementsprechend beträgt die Dauer des Schutzes bei homologen Seren 2–4 Wochen, während bei heterologen Seren nur für 1–2 Wochen mit einem passiven Schutz gerechnet werden kann.

Wenn der schnell einsetzende, aber kurz dauernde Schutz der passiven Immunisierung mit dem länger anhaltenden, aber langsam einsetzenden Schutz der aktiven Impfung kombiniert werden soll, ist eine Simultanimpfung angezeigt. Dann werden Immunseren und Impfstoff gleichzeitig gegeben.

2.7.3.7. Allgemeine Indikationen für Impfungen

Für die Schutzimpfungen aller Art sind 3 grundsätzlich verschiedene Indikationen möglich. Einmal kann der Schutz des einzelnen, der besonders exponiert oder gefährdet ist, bezweckt werden. Dieser *Individualschutz* wird durch die meisten heute eingeführten aktiven Schutzimpfungen erzielt. Zweitens kann ein Schutz der gesamten Bevölkerung eines Landes angestrebt werden. Dies ist Ziel einer *echten Seuchenprophylaxe*, die sinngemäß einer Infektionskrankheit den natürlichen Boden entziehen und sie damit ausrotten soll. Für diese Form der Immunprophylaxe kommen nur Impfverfahren in Frage, die einen wirksamen Schutz gegenüber einer Infektion bieten können. Die Ausrottung der Pocken durch die Vakzinierung ist der bisher einzige Erfolg einer aktiven Schutzimpfung. Drittens wird eine aktive *Schutzimpfung in bestimmten Notfällen* notwendig, wenn die Bevölkerung schnell gegenüber akuten Seucheneinbrüchen geschützt werden muß. Auch diese dritte Form der Immunprophylaxe hat ihre speziellen Impfverfahren und Indikationen.

Ein besonderer Fall des individuellen immunologischen Schutzes ist die Tollwutimpfung, die vor allem bei Personen angewendet wird, die nach einer Bißverletzung verdächtig sind, sich mit Tollwutvirus infiziert zu haben. Es handelt sich hier also um eine Impfung in der frühen Inkubationszeit. Die lange Inkubationszeit der Tollwutinfektion erlaubt dieses Vorgehen, da noch während dieser Zeit ein Impfschutz aufgebaut werden kann.

Ein spezielles Kapitel der individuellen Impfprophylaxe sind die im internationalen Reiseverkehr vorgeschriebenen Impfungen. Sie haben eine doppelte Indikation. Einmal soll vor allem der einzelne bei einer Reise in ein Land, in dem eine Seuche endemisch herrscht und ihn bedroht, vor dieser immunologisch geschützt werden. Zum anderen soll die Schutzimpfung verhindern, daß der Reisende bei seiner Ankunft in einem nicht verseuchten Land den Krankheitserreger einschleppt. Diese zweite, seuchenhygienische Indikation der Impfungen im internationalen Reiseverkehr ist nur dann sachlich begründet, wenn durch die Impfung eine Infektion verhindert wird.

Wenn die epidemiologische Lage schnelles Eingreifen erfordert (Nahrungsmittel-Explosionsepidemien, Überschwemmungskatastrophen,

Erdbebengebiete, Flüchtlingsbewegungen), dann kommen Injektionsimpfungen mit „Totimpfstoffen" zu spät und sind wegen der Provoka-
tionsgefahr bei inkubierten Personen gefährlich. Als „Lebendimpfungen" stehen nur Pocken- und Poliomyelitisimpfungen zur Verfügung.
Die Immunprophylaxe in Notgebieten muß sich aber vor allem gegen
diejenigen Seuchen richten, die beim Zusammenbruch der allgemeinen
Hygiene aufzutreten pflegen: Pest, Fleckfieber, Cholera, Typhus, Paratyphus, Ruhr und Enteritiden durch Salmonellen und Dyspepsiekoli.
Im Katastrophenfall wird man bei Pest und Fleckfieber durch Bekämpfung der Ektoparasiten eine wirkungsvollere und schnellere Abwehr
erreichen als mit einer allgemeinen Immunprophylaxe. Gegenüber den
bakteriellen Infektionskrankheiten des Darms ist aber neben den Mitteln der allgemeinen Seuchenbekämpfung eine allgemeine Immunprophylaxe möglich, die schnell und breit wirksam, gut verträglich und
leicht durchführbar sein muß. Hier ist die orale Immunisierung mit
abgetöteten Bakterien die Methode der Wahl. Die orale Schutzimpfung
gegen Typhus, Paratyphus, Ruhr und Cholera hat in zahlreichen Feldversuchen ihre Wirksamkeit auf die Erkrankungshäufigkeit erwiesen.
Die orale Impfmethode hat für den Gebrauch im Katastrophengebiet
neben ihrer guten Wirksamkeit weitere große Vorteile: schneller und
breiter Schutz, keine Kontraindikationen, hoher Durchimpfungsgrad,
leichte und schnelle Organisation.

2.7.3.8. Allgemeine Kontraindikationen für Impfungen

Alle Injektionsimpfungen mit inaktivierten Mikroorganismen sollen
während akuter fieberhafter oder aktiver chronischer Infekte vermieden werden. Bei Kindern mit Krampfneigung oder sonstigen Schädigungen des Zentralnervensystems, bei Personen mit Neigung zu Überempfindlichkeitsreaktionen, bei älteren Menschen mit Herz- und Kreislaufschäden ist Vorsicht geboten. In Epidemiegebieten sollen homologe Erstimpfungen und heterologe Impfungen vermieden werden, damit
in der Inkubationszeit befindliche Infektionen nicht provoziert und
verschlimmert werden. 4 Wochen nach einer BCG-Impfung, 4 Wochen
nach Pockenerstimpfung und Pockenwiederimpfung mit Pustelreak-
tion, 1 Woche nach Pockenimpfung mit Knötchenreaktion und 4 Wochen nach anderen Impfungen mit lebenden Mikroorganismen sollen
parenterale Impfungen ausgesetzt werden; in jedem dieser Fälle soll
gewartet werden, bis die Impfreaktion abgeklungen ist. Diese Kontraindikationen sind Empfehlungen, die aus praktischen Erfahrungen
entstanden. Im speziellen Einzelfall muß der Arzt in eigener Verant-
wortung unter Berücksichtigung aller besonderen Umstände entscheiden, ob eine individuelle Immunprophylaxe angezeigt ist oder nicht. Er
kann und muß von den genannten Empfehlungen abweichen, wenn eine
Abweichung notwendig ist.

Bei Massenimpfungen sind 2 Gruppen von Kontraindikationen zu unterscheiden. Die erste wird durch die epidemiologische Lage sowie durch *seuchenhygienische und immunologische Überlegungen* bestimmt, die zweite durch die *Reaktionsweisen des Impflings*. Eine Massenimpfung ist dann kontraindiziert, wenn nicht durch Gesetz oder andere geeignete Maßnahmen gesichert wird, daß der Durchimpfungsgrad genügend groß wird und daß durch Wiederholungsimpfungen ein *genügender Dauerschutz* über viele Jahre gewährleistet wird. Weiter wird der Epidemiologe vor einer Massenimpfung abzuwägen haben, ob dieser künstliche Eingriff in das *natürliche immunologische Gefüge* durch eine Schutzimpfung mehr nützt oder schadet. Eine gute, natürliche Durchimmunisierung der Bevölkerung kann durch keine künstliche Impfung gleichwertig ersetzt werden. Eine Massenimpfung ist also bei denjenigen Infektionskrankheiten kontraindiziert, die durch einen hohen Grad der Durchseuchung bei relativer Gutartigkeit des Krankheitsverlaufes für eine optimale natürliche Immunisierung der Bevölkerung sorgen; hier soll in das eingespielte, natürliche immunologische Gleichgewicht nicht eingegriffen werden.

Die Kontraindikationen, die durch die Reaktionsweisen des Impflings bestimmt werden, sind bei Massenimpfungen wegen der Eigenart der Impfstoffe aus vermehrungsfähigen Mikroorganismen umfangreicher. Zunächst gelten hier dieselben allgemeinen Kontraindikationen, die bei den Injektionsimpfungen genannt wurden, mit einer Ausnahme: Die Erfahrung hat gelehrt, daß homologe Impfungen im Epidemiegebiet mit vermehrungsfähigen Viren bei Pocken und Poliomyelitis offenbar infolge von Interferenz zwischen Wild- und Impfviren in der Regel nicht zu einer Provokation oder Verschlimmerung von Erkrankungen führen. Heterologe Provokationen von anderen Infektionskrankheiten während der Inkubationszeit oder von latenten Infekten sind dagegen auch bei „Lebendimpfungen" möglich. Der Impfling soll „gesund" sein, er soll vor allem keine Zeichen für eine konstitutionelle Abwehrschwäche erkennen lassen. Hypo- oder Agammaglobulinämien sind beispielsweise Kontraindikationen. Weiter soll der Impfling nicht unter dem Einfluß einer Streßsituation stehen oder nach der Impfung gestellt werden, solange die Virämie der Impfkrankheit dauert. So sollen Personen, bei denen eine Cortisondauertherapie durchgeführt wird, nicht geimpft werden. Ebenso soll bei Frischoperierten die Impfung ausgesetzt werden, und aufschiebbare Operationen sollen frühestens 14 Tage nach der Impfung stattfinden. Große oder ungewöhnliche körperliche Belastung sollen wenige Tage vor bis 14 Tage nach der Impfung vermieden werden. Bei Sportlern beispielsweise, die zu Wettkämpfen in gefährdete Länder reisen, müssen Impfungen mit vermehrungsfähigen Mikroorganismen 14 Tage vor dem Abschlußtraining eingeplant werden. Schließlich sind große Blutspenden 2 Tage vor der Impfung kontraindiziert.

Abschließend ist noch als spezielles Indikationsgebiet die Schwangerschaft zu nennen. Der Schwangeren soll jede Impfung erspart werden, die nicht unbedingt nötig ist. Impfungen mit vermehrungsfähigen Keimen dürfen während der Schwangerschaft nicht durchgeführt werden.

2.7.3.9. Impfplan

Als Zusammenfassung der verschiedenen Formen der Immunprophylaxe und ihrer Indikationsgebiete ergibt sich der derzeitig realisierbare, bestmögliche Impfkalender für die heutige Seuchenlage in Mitteleuropa. Der Impfplan sieht für die Bundesrepublik Deutschland zur Zeit folgende Impfungen vor:

- Tuberkuloseimpfung mit BCG-Impfstoff von Neugeborenen bei erhöhter Ansteckungsgefahr.
- Zweimalige kombinierte Injektionsimpfung aller Säuglinge gegen Diphtherie und Tetanus im Abstand von 4–6 Wochen, beginnend mit dem 3. Lebensmonat. Wiederholungsimpfungen gegen Diphtherie und Tetanus im 18. Lebensmonat und jeweils vor dem Besuch des Kindergartens oder der Schule. Wiederholungsimpfung gegen Tetanus vor der Schulentlassung oder bei Beginn des Wehrdienstes, weiter in regelmäßigen Abständen von 4–5 Jahren im Erwachsenenalter und bei tetanusverdächtigen Verletzungen. Gesetzliche Diphtherieimpfung aller bedrohten Personen nach § 15 des Bundesseuchengesetzes (BSeuchG) im Falle einer Epidemie. Zweimalige Poliomyelitis-Schluckimpfung nach Sabin im Abstand von 6–8 Wochen (Kombination mit DT-Impfung möglich).
- Im 2. Lebensjahr: Dritte Schluckimpfung gegen Poliomyelitis mit vermehrungsfähigen Viren der gesamten Bevölkerung in öffentlichen Impfterminen vom 2. bis zum 40. Lebensjahr im Abstand von etwa 6 Jahren.
- Dritte Diphtherie/Tetanus-Impfung.
- Subkutane Impfung mit kombiniertem Masern-, Mumps- und Röteln-Lebendimpfstoff im 15. Lebensmonat und bei Schuleintritt.
- 6./7. Lebensjahr: Auffrischimpfung gegen Diphtherie.
- BCG-Impfung, falls Tuberkulinprobe negativ ausgefallen.
- Im 10.–12. Lebensjahr subkutane Röteln-Lebendimpfung bei Mädchen. Wiederholungsimpfungen im Wochenbett werden empfohlen.
- Auffrischimpfungen gegen Poliomyelitis, Diphtherie und Tetanus.
- Gesetzliche Impfung gegen Typhus aller bedrohten Personen nach § 15 BSeuchG im Falle einer schweren Epidemie. Orale Impfung gegen Typhus an 3 aufeinanderfolgenden Tagen mit je 3 Dragées morgens nüchtern im Epidemiegebiet bei örtlichen Ausbrüchen von Typhus. Empfohlene orale Impfungen bei Reisenden in südliche Länder und bei Ärzten und Personal von Infektionsabteilungen und bakteriologischen Laboratorien.

– Vorgeschriebene Impfung gegen Gelbfieber bei Personen, die in Laboratorien mit Gelbfiebervirus arbeiten, und bei Reisenden in Endemiegebiete, ausgenommen Kinder unter 1 Jahr und Schwangere.

Dieser Impfplan ist mit den verfügbaren Impfstoffen in der Bundesrepublik Deutschland realisierbar. Seine ordnungsgemäße zeitliche Durchführung in der ganzen Bevölkerung erfordert funktionsfähige Dauerimpfstellen, die jeden Impfling erfassen, beraten und impfen und jede durchgeführte oder kontraindizierte Impfung sowie Impfzwischenfälle intensiv dokumentieren.

2.7.3.10. Impfschäden

Die Reaktionen auf Schutzimpfungen können sehr verschiedene Ursachen haben und in ihrem Umfang stark schwanken. Wir müssen drei grundsätzlich verschiedene Möglichkeiten von Impfzwischenfällen in Betracht ziehen: die Überempfindlichkeitsreaktionen nach Serumgaben bei passiver Immunisierung, die Schädigungen durch schlechtverträgliche oder fehlerhafte Impfstoffe und die Komplikationen, die durch eine besondere Reaktionsweise des Impflings verursacht werden.

Die Möglichkeit anaphylaktischer oder allergischer Reaktionen auf das Serumeiweiß zwingt bei der Serumprophylaxe und -therapie zu Vorsichtsmaßnahmen, über die bereits im Abschnitt über „Passive Immunisierung" berichtet wurde (S. 46).

Die vom Impfstoff ausgehenden Gefahren können durch zunehmende Erfahrungen und Vervollkommnung der Impfstoffherstellung vollständig gebannt werden.

Die Reaktionsweisen der Geimpften auf die verschiedenen Impfstoffe sind mannigfaltig und streuen breit. Weil die Zahl der möglichen Fehlreaktionen der Geimpften so groß ist und insbesondere bei Massenimpfungen unvermeidlich einzelne Personen erfaßt werden, die nicht hätten geimpft werden dürfen, wird es immer Impfschäden geben. Die allergische Anlage des Impflings kann übersehen werden; latente Infekte beim Impfling können nicht erkannt werden, so daß erregerspezifische oder -unspezifische Provokationen auftreten können; die konstitutionelle Abwehrschwäche ist vor einer Impfung kaum feststellbar. Streßsituationen können nicht immer vermieden werden; die wichtigsten Möglichkeiten, wie Cortisontherapie, Operation, körperliche Überlastung u. a., die bereits unter „Allgemeine Kontraindikationen" genannt wurden, können zu Impfschäden führen. Die Aufgabe eines jeden Impfarztes ist es deshalb, durch sorgfältige Erhebung der Anamnese und durch Abwägen der möglichen Gefahren die Schadensquote bei Schutzimpfungen so klein wie möglich zu halten. Denn das ärztliche Gebot des „Nil nocere" gilt für prophylaktische Maßnahmen besonders dringlich.

2.7.3.11. Ausblick

Bei aktiven Impfmaßnahmen, die nicht auf einen Individualschutz des Impflings, sondern auf die Ausrottung eines Krankheitserregers in der Bevölkerung abzielen, muß vorher überlegt werden, ob gesundheitspolitisch ein genügend hoher Durchimpfungsgrad über genügend lange Zeit praktisch erreichbar ist. Wenn dies nicht der Fall ist, können die Folgen katastrophal sein. Dies soll kurz an 3 Beispielen erläutert werden.

Bei uns sind heute die Masern noch eine relativ harmlose Kinderkrankheit, weil die Durchseuchung trotz der aktiven Immunisierung mit dem Masernvirus allgemein ist und jedes Kind frühzeitig natürlich „durchmasert" wird. Nun gibt es Beispiele für eine fehlende Durchseuchung mit Masern und ihre katastrophalen Folgen. Bei den eingeborenen Indios Südamerikas waren die Masern unbekannt. Als dann Eroberer und Einwanderer aus Europa die Masern mitbrachten, traf diese Infektionskrankheit auf eine völlig untrainierte Urbevölkerung. Folglich wurde hier aus einer harmlosen endemischen Kinderkrankheit eine schwere Seuche mit sehr hoher Sterblichkeit bei allen Altersklassen. Wir haben zuverlässige Berichte darüber, daß ganze Indiostämme durch die Masern ausgerottet wurden.

Wenn es gelingt, durch aktive Masernimpfung das Masernvirus aus einer Bevölkerung zu verdrängen, dann muß laufend in großem Maße weiter geimpft werden, um die frühere natürliche „Durchmaserung" zu simulieren. Erfahrungsgemäß wird der Durchimpfungsgrad bei einer Infektionskrankheit, die ihre Schrecken verloren hat, aber ständig geringer, so daß nach 2–3 Jahrzehnten die Bevölkerung ebenso schutzlos ist wie die Indios Südamerikas. Wenn dann das Virus eingeschleppt wird, kann ein ganzes Kulturvolk untergehen.

Ein anderes sehr instruktives Beispiel für die Störung des ökologischen Gleichgewichtes ist die Poliomyelitis. Bei Naturvölkern war und ist das Poliomyelitisvirus endemisch und virologisch jederzeit nachweisbar. Dennoch waren und sind klinische Fälle von Kinderlähmung dort sehr selten. Durch die starke Schmutzimmunisierung in unhygienischer Umwelt und durch die somit in frühester Kindheit häufigen Darminfekte wird der Organismus immunologisch so gut trainiert, daß das Poliomyelitisvirus in der Regel nicht in das Gefäßsystem und damit zum Rückenmark vordringen kann, um die gefürchteten Lähmungen zu verursachen, sondern als Folge lokaler Reaktion nur eine harmlose Darminfektion hervorruft. Die Richtigkeit dieses epidemiologischen Rückschlusses kann durch Tierexperimente bestätigt werden. Wenn man Mäuse 10mal mit inaktivierten Salmonella-typhi-murium-Bakterien, dem Erreger des Mäusetyphus, oral immunisiert, dann stellt man fest, daß die geimpften Tiere gegenüber einer oralen Infektion mit einem Columbia-

SK-Virus, das bei der Maus eine Poliomyelitis verursacht, signifikant geschützt waren. In der hochentwickelten Industriewirtschaft fehlt aber in zunehmendem Maße das natürliche, lebensnotwendige Training der Paramunität. So nur war es möglich, daß die Poliomyelitis bei uns eine Zivilisationsseuche von bedrohlichem Ausmaß wurde. Daß wir sie heute nicht mehr zu fürchten haben, verdanken wir der Einführung der Schluckimpfung, also einer künstlichen, lokalen Immunisierung mit vermehrungsfähigem, virulenzabgeschwächtem Virus. Sie ist das Beispiel einer idealen, spezifischen Seuchenprophylaxe. Mit ihr werden wir auch in Zukunft die Poliogefahr bannen können, wenn es der Gesundheitsaufklärung gelingt, die Bevölkerung trotz derzeit fehlender Gefährdung in genügendem Maße zu den empfohlenen Wiederholungsimpfungen zu bringen. Gelingt dies nicht, dann wächst eine Generation ohne immunologische Erfahrung mit dem Poliovirus auf. Sollte dieses Virus in etwa 30 Jahren aus irgendeiner Ecke dieser Erde neu bei uns eingeschleppt werden, dann käme es zwangsläufig zu einer Seuchenkatastrophe unvorstellbaren Ausmaßes, für die es keine Beispiele gibt. Es würden dann etwa 10% der Bevölkerung sterben und etwa 30% in irgendeiner Form gelähmt bleiben!

Als drittes Beispiel sollen die Pocken genannt werden. Nachdem in einer grandiosen Aktion der WHO die Pocken weltweit ausgerottet worden sind und folgerichtig gegen Pocken nicht mehr vakziniert wird, wird der heute noch vorhandene, partielle Impfschutz nach einigen Jahrzehnten herausgewachsen sein und eine völlig schutzlose Bevölkerung vorhanden sein. Die Lage wird noch gefährlicher als bei Masern und Poliomyelitis sein, weil das Pockenvirus nicht latent in einer Bevölkerung vorhanden sein und eine stumme Feiung verursachen kann. Wenn also virulentes Pockenvirus in die schutzlose Bevölkerung einbricht, sei es, daß es durch einen Unglücksfall aus einem Laboratorium ausbricht, sei es, daß ein virulenter Pockenvirusstamm in verbrecherischer Absicht im Sinne einer B-Waffe in die Bevölkerung gebracht wird, sei es, daß eine neue menschenpathogene Mutante des Virus aus einem der zahlreichen Pockenvirusarten im Tierreich entsteht (dies ist bisher nicht beobachtet worden, muß aber vor sehr langer Zeit im Laufe der Evolution so geschehen sein), dann ist eine Katastrophe unvorstellbaren Ausmaßes sicher.

Als Beispiel bietet sich der Untergang des Aztekenreiches an. Cortez brachte mit seinen Soldaten die Pocken nach Mexiko in ein Reich von hoher kultureller Entwicklung und mit 25–30 Millionen Einwohnern, bei denen die Pocken bisher unbekannt waren. Während die wenigen Hunderte spanischer Soldaten mit Pocken durchseucht, also immun waren, wütete eine schwere Epidemie unter den Azteken im entscheidenden Augenblick des Kampfes und entschied ihn. In wenigen Jahrzehnten lebten nur noch 1,6 Millionen Azteken, und eine blühende Hochkultur wurde durch die Pocken in kurzer Zeit zerstört.

3. Virusinfektionen

Die Viruskrankheiten zeichnen sich durch das Auftreten einer *nichteitrigen Entzündung* aus, die dadurch zustande kommt, daß die Viren lebende Wirtszellen befallen und sich in ihnen vermehren. Hierdurch entstehen degenerative Zellveränderungen mit umgebendem Ödem. Es kommt nicht zur Eiterung, sondern zu lymphozytär-plasmazellulären Infiltrationen.

Da die meisten Virusinfektionen zyklische Krankheiten hervorrufen, ist nach Abschluß der Inkubationszeit ein zweiphasiger Verlauf (1. Generalisationsstadiuum, 2. Organstadium) charakteristisch, der an dem bei Viruskrankheiten häufigen biphasischen Fiebertyp („Dromedarkurve") erkennbar ist.

Im Blutbild besteht eine Tendenz zur Leukopenie mit Linksverschiebung und relativer Lymphozytose mit atypischen Lymphozyten. Weiterhin ist für verschiedene Viruskrankheiten das Auftreten von Einschlußkörperchen charakteristisch.

3.1. Morbilli (Masern)

Mikrobiologie: Das Masernvirus ist im Elektronenmikroskop darstellbar; es ist rund und hat einen Durchmesser zwischen 120 und 150 nm und Stacheln von etwa 10 nm (= 100 Å) Länge. Das Masernvirus gehört zu den Paramyxoviridae (RNS-Viren) und ist besonders empfindlich gegenüber Ultraschallbehandlung. Es läßt sich auf verschiedenen Gewebekulturarten züchten; es entstehen in ihnen als charakteristische Merkmale vielkernige synzytiale Riesenzellen. Affen sind gegenüber einer experimentellen Infektion empfänglich; sie erkranken unter ähnlichen Symptomen wie der Mensch. Bisher sind keine Antigenvariationen oder -typen bekannt; Masern- und Staupevirus besitzen gemeinsame Antigenkomponenten.

Epidemiologie: Die Masern sind eine weltweit verbreitete Infektionskrankheit mit endemischer Verbreitungsform und hoher Durchseuchung. Unter natürlichen Verhältnissen kommt fast jeder Mensch innerhalb der ersten 10 Lebensjahre mit dem Masernvirus in Berührung: die Durchseuchungsimmunität ist entsprechend hoch. Die endemischen Masern sind deshalb bei uns eine Kinderkrankheit mit relativer Harmlosigkeit; besonders gefährdet sind Säuglinge und Kleinstkinder (1978

= 3 Todesfälle in der Bundesrepublik Deutschland). Wenn die Masern in Bevölkerungen, bei denen sie bisher unbekannt waren, wie bei den Indios vor der Entdeckung Amerikas, eingeschleppt werden, sind sie eine schwere Seuche aller Altersklassen mit hoher Sterblichkeit.

Die Masern häufen sich in der kalten Jahreszeit (Pferchung der Kinder). Ihr Gipfel liegt zwischen Dezember und April; er tritt um so früher ein, je größer die Gesamtzahl der Erkrankungen während einer jahreszeitlichen Welle ist. Alle 2−4 Jahre pflegte ein stärkerer Ausbruch aufzutreten. Man nimmt an, daß dieser Rhythmus auf Durchseuchungsvorgängen beruht; erst wenn eine genügend große Population nicht durchmaserter und nicht ausreichend geimpfter Säuglinge und Kleinkinder nachgewachsen ist, kommt es zu einer größeren Epidemie. Nachdem die Bevölkerung in den USA in ausreichendem Umfange aktiv immunisiert worden war, lag die Masernmorbidität seit dem Jahre 1970 sehr niedrig. Nachdem der Durchimpfungsgrad der Bevölkerung – 95% von der WHO gefordert – unter 60% abgesunken ist, nimmt die Häufigkeit schwerer Masernerkrankungen seit 1988 wieder alarmierend zu. In den Entwicklungsländern kommen schwere Masernepidemien unverändert vor.

Pathogenese: Die Masern gehören zu den akuten Viruskrankheiten mit zyklischem Krankheitsverlauf. Das Virus gelangt durch Tröpfcheninfektion auf die Epithelzellen der Schleimhäute des Respirationstraktes oder auf die Bindehaut des Auges. Von dort kommt es in die regionären Lymphknoten. Am 2. Tag nach der Ansteckung tritt eine primäre Virämie auf. Anschließend vermehrt sich das Virus im Schleimhautepithel und in den Lymphknoten unter Bildung von charakteristischen Riesenzellen. Am 5. Tag nach der Infektion wird das Virus erneut in die Blutbahn eingeschwemmt und gelangt in die Haut und u.U. in das Gehirn. Am 10. Tag beginnt das Prodromalstadium, am 14. Tag nach der Ansteckung das Organstadium mit Exanthem.

Riesenzellen sind 1−3 Tage vor Ausbruch des Exanthems in Tonsillen, Pharynxschleimhaut, Lymphknoten, Appendix und Milz nachweisbar. Die im Prodromalstadium auftretenden Koplik-Flecken an der Wangenschleimhaut sind lokale Nekroseherde mit subepithelialer Ansammlung von Riesenzellen. Die Virämie erreicht ihren Höhepunkt am Ende des Prodromalstadiums beim Übergang zum Organstadium. Wenn das Virus die Blutbahn verläßt, muß es die Endothelien im Kapillargebiet durchwandern. Es kommt hierbei wahrscheinlich zu Endothel- oder Gefäßwandschädigungen, die klinisch ihren Ausdruck in einem positiven Rumpel-Leede-Phänomen vor und nach Ausbruch des Exanthems finden.

Bei der Bronchiolitis und der primären Masernviruspneumonie bilden sich Riesenzellen im Epithel der Bronchiolen und Alveolen. Gleichzeitig entstehen interstitielle pneumonische Veränderungen und kleinzellige Infiltrationen. Masernvirus kann über Jahre persistieren und in seltenen Fällen eine subakute sklerosierende Panenzephalitis verursachen.

Klinische Symptome: Das Prodromalstadium beginnt mit Fieber, das von 38 auf 40° C ansteigt, gleichzeitig werden die Patienten ausgesprochen mißlaunig und unruhig. Es bestehen Konjunktivitis, Rhinitis, Tracheobronchitis und Appetitlosigkeit. Meist liegt eine starke Beeinträchtigung des Allgemeinzustandes vor. Die Konjunktivitis veranlaßt eine beträchtliche Lichtscheu und eine schleimig seröse Sekretion. Der Husten ist ausgesprochen trocken und sonor. Am Ende des Prodromalstadiums finden sich die *Koplik-Flecken*, kleine, weiße, kalkspritzerartige Fleckchen auf gerötetem Grund an der Wangenschleimhaut gegenüber den unteren Prämolaren (Abb. **5** auf Farbtafel I). Am Ende des Prodromalstadiums, welches 3−5 Tage dauert, klingt das Fieber ab, steigt jedoch nach einer kurzen, meist eintägigen Latenz zusammen mit dem Ausbruch des Exanthems erneut an. Der Ausschlag ist grobfleckig, teilweise konfluierend, von dunkelroter Farbe, manchmal mit bräunlichem oder lividem Einschlag. Das Exanthem beginnt am Hals, hinter den Ohren, im Gesicht und an der oberen Thoraxpartie und breitet sich von kranial nach kaudal aus, wobei Handinnenflächen und Fußsohlen ebenfalls befallen werden (Abb. **6−8** auf Farbtafel I). Charakteristisch ist die Beteiligung des Gesichtes, auch der Umgebung des Mundes. Im Blutbild findet man eine Leukopenie mit erheblicher Linksverschiebung.

Ansteckungsfähigkeit besteht vom 8. Tage nach der Infektion bis zum Abklingen des Exanthems.

Diagnose und Differentialdiagnose: Das typische klinische Bild gestattet die Abgrenzung gegenüber den anderen exanthematischen Infektionskrankheiten. Allergische Exantheme, die gelegentlich einen morbilliformen Charakter haben können, unterscheiden sich durch den starken Juckreiz, die Eosinophilie im Blutbild und das Ansprechen auf Antihistaminika. Das Masernvirus kann vom Beginn des Prodromalstadiums bis 2 Tage nach Exanthemausbruch im Blut und bis 4 Tage nach Exanthembeginn in Rachensekret und Konjunktivalflüssigkeit nachgewiesen werden. In der Zellkultur bildet es Riesenzellen.

Humorale Antikörper können mit Hilfe des Hämagglutinationshemmtests, des Neutralisationstests und der Komplementbindungsreaktion am 1. bis 4. Exanthemtag in niedrigen Titern nachgewiesen werden, steigen in den folgenden 3−4 Wochen auf Gipfelwerte an und bleiben nach mäßigem Abfall lebenslang erhalten.

Für die Diagnose von frischen Masern wird zweckmäßigerweise neben der Bestimmung der IgM-Antikörper die Komplementbindungsreaktion benutzt, weil sie leichter durchführbar ist und aufgrund ihrer geringeren Empfindlichkeit und ihres späteren Positivwerdens auch bei zu spät entnommenen Erstblutproben oft noch den Nachweis eines signifikanten Titeranstieges (4 Stufen) gestattet. Für die Serodiagnose werden je eine Vollblutprobe zu 6 ml aus der akuten und aus der Rekonvaleszenzphase benötigt.

Komplikationen: Eine *Laryngitis* ist möglich, sie äußert sich in Heiserkeit und gelegentlich auch in Stenoseerscheinungen.

Bronchopneumonien können auf der Höhe des Exanthemstadiums oder nach seinem Abklingen auftreten. Sie sind zum Teil durch das Masernvirus selbst, zum Teil durch bakterielle Superinfektion bedingt. Die Patienten werden dyspnoisch und zyanotisch. Die perkutorischen und auskultatorischen Zeichen sind oft nur geringgradig ausgeprägt. Das Röntgenbild erinnert durch sein eigentümlich marmoriertes Aussehen an die Miliartuberkulose. Weiterhin zeigt sich entsprechend dem Befall des Bronchialbaumes eine Verdichtung und Vergröberung der Hili. Auch Pleurabeteiligung, sogar Pleuraempyem und Lungenabszeß kommen gelegentlich vor.

Eine weitere häufige Komplikation ist die Otitis media infolge bakterieller Superinfektion. Sie hat eine relativ günstige Prognose und wird selten chronisch. In wenigen Fällen wurden Retinitis und retrobulbäre Neuritis beobachtet.

Im EKG kommen gelegentlich Endstreckenveränderungen und Verlängerungen der AV-Überleitungszeit vor.

Als Komplikation von seiten des Zentralnervensystems treten alle Übergänge von leichter Meningitis bis zu schwerer, tödlicher Enzephalitis auf. Die Masernenzephalitis gehört zur Gruppe der parainfektiösen Enzephalitiden (S. 19). Sie tritt meist zwischen dem 3. und 9. Tage nach Beginn des Exanthems auf. Es gibt jedoch auch Mitteilungen über Enzephalitis in der Inkubationszeit. Die Letalität variiert zwischen 10 und 30 %. Als eine weitere durch das Masernvirus hervorgerufene Komplikation gilt die subakute sklerosierende Panenzephalitis. Sie tritt erst durchschnittlich 6 Jahre nach unauffällig verlaufenen Masern auf. Die Masernätiologie dieser Erkrankung wurde zunächst aufgrund des histologischen bzw. fluoreszenzimmunologischen Nachweises von Einschlußkörperchen und Masernantigen im Gehirngewebe und der hohen Masernantikörpertiter im Liquor vermutet. Sie konnte inzwischen durch die Isolierung mehrerer Masernviren ähnlicher Stämme aus Hirnbiopsiematerial gestützt werden.

Da während der Masern die Widerstandskraft des Organismus herabgesetzt ist, kann es leicht zu Mischinfektionen kommen. Besonders gefürchtet sind Diphtherie und Keuchhusten.

Masern begünstigen eine Tuberkuloseinfektion oder sind in der Lage, eine bereits bestehende Tuberkulose zu verschlimmern. Tuberkulinpositive Patienten verlieren während eines Masernexanthems die Reaktionsfähigkeit für Tuberkulin.

Therapie: Bei Masern als Viruskrankheit gibt es keine spezifische Behandlung. Man wird sich daher in unkomplizierten Fällen auf symptomatische Maßnahmen beschränken. Wichtig ist Bettruhe bis mindestens 3 Tage über die Entfieberung hinaus. Wegen der Konjunktivitis wird ein Schutz vor greller Beleuchtung als angenehm empfunden. Völliges Verdunkeln ist nicht erforderlich.

Die Kost soll ausreichend Flüssigkeit und Vitamine, z. B. in Form von Fruchtsäften, enthalten. Eine sorgfältige Mundpflege zur Verhütung einer Stomatitis ist notwendig. Inhalationen dienen zur Bekämpfung der Tracheobronchitis.

Bei bakteriellen Superinfektionen (Bronchopneumonie, Otitis media) muß antibiotische Behandlung erfolgen.

Immunprophylaxe: Die Maserninfektion hinterläßt eine lebenslängliche Immunität; dabei ist heute noch nicht geklärt, ob hierfür nicht ein wiederholter subklinischer Kontakt im Laufe des Lebens notwendig ist.

Bei Säuglingen ab 4. Lebensmonat, bei schwächlichen und konstitutionell gefährdeten Kleinkindern kann bei einer Masernexposition passiv immunisiert werden.

Für die aktive Immunisierung stehen heute Impfstoffe aus vermehrungsfähigen, virulenzabgeschwächten Viren zur Verfügung. Diese „Lebendimpfstoffe" sollten im 15. Lebensmonat gegeben werden und können mit dem Mumps- und Röteln-Lebendimpfstoff kombiniert werden. Er wird subkutan injiziert und ist gegenüber Wärme und Licht sehr empfindlich. Seine Restvirulenz führt bei einigen Kindern (3−5%) zu Temperaturerhöhungen und/oder zu leichtem Masernexanthem. Nach der Masernimpfung ist die Tuberkulinempfindlichkeit für mindestens 4 Wochen herabgesetzt (falschnegative Tuberkulinreaktion).

Eine dauerhafte Senkung der Masernmorbidität wird nur erreicht, wenn der Durchimpfungsgrad in der Bevölkerung ständig über 60% gehalten wird. Die kombinierte Masern-Röteln-Mumps-Impfung wird bei Schuleintritt wiederholt.

3.2. Rubeolen (Röteln)

Mikrobiologie: Der Mensch ist offensichtlich die einzige Spezies, die dem Rötelnvirus als Wirt dienen kann. Erst 1962 gelang die Anzüchtung auf Gewebekulturen als Voraussetzung für eine Impfstoffherstellung. Das Rötelnvirus wird heute als Rübivirus bei den Togaviridae eingeordnet; es gehört zu den ätherempfindlichen, einsträngigen RNS-Viren. Außerhalb des menschlichen Körpers ist es sehr hinfällig; darauf beruht offensichtlich die relativ geringe Kontagiosität des Rötelnvirus.

Epidemiologie: Die Röteln sind auf der ganzen Welt endemisch. Da die Anfälligkeit gering ist und der Mensch häufig erst bei wiederholter Exposition erkrankt, sind echte Rötelnepidemien selten. Doch kommen kleine Haus- oder Anstaltsepidemien vor. Eine Häufung der Erkrankungen im Frühjahr wird beschrieben.

Die Röteln sind eine typische Erkrankung der Kinder und Jugendlichen. Der epidemiologisch wichtigste Tatbestand ist die im folgenden Absatz besprochene Embryopathia rubeolosa. Da die Röteln sonst eine harmlose Viruskrankheit sind, empfahl man früher, junge Mädchen vor dem geschlechtsreifen Alter absichtlich einer Rötelninfektion auszusetzen, heute werden sie aktiv immunisiert (s. Immunprophylaxe).

Pathogenese: Die Röteln sind eine zyklische Infektionskrankheit mit einer Inkubationszeit von 14−16 Tagen, einem kurzen Generalisationsstadium, das klinisch meist nicht in Erscheinung tritt, und einem Organstadium mit Beteiligung von Haut, Lymphknoten, evtl. auch der Milz.

Bei serologisch bestätigten frischen Rötelninfektionen in den ersten 3−4 Monaten der Schwangerschaft wurden in 90% plazentare und in 25−90% fetale Infektionen nachgewiesen. Die Gesamtmißbildungsrate wird für das *1. Trimenon* mit 25−35% angegeben. Der häufigste Defekt betrifft die Augenlinse und führt meist beiderseitig zu einer subtotalen Katarakt. Außerdem kommen konnatale Herz- und Gefäßmißbildungen (offener Ductus arteriosus [Botalli], hohe Ventrikelseptumdefekte, Vorhofseptumdefekte, Aorten- und Pulmonalstenosen, Fallot-Tetralogien) vor. Weitere Manifestationen der Embryopathia rubeolosa sind kongenitale Taubheit, Schmelzdefekte und Hypoplasien an den Milchzähnen, Mikrozephalie, Retardierung der psychomotorischen Entwicklung, Spina bifida und Kryptorchismus.

Art und Häufigkeit der konnatalen Defekte ist vom Zeitpunkt der mütterlichen Erkrankung abhängig. Es kann angenommen werden, daß bei einer mütterlichen Virämie die Viruspartikel auf dem Blutwege an die Implantationsstelle gelangen und das Chorionepithel und die Zottengefäße befallen. Von dort kommen sie in den embryonalen Kreislauf und infizieren zunächst das Endokard, dessen Zellen nekrotische Veränderungen erfahren. Abgestoßene Endo- und Myokardnekrosen werden über die Arterienbahn in die übrigen Organe des Feten verschleppt, in denen sie sich zum Teil vermehren. Die Virusmultiplikation führt teilweise über die Stoffwechselstörung zur Mitosehemmung in der Zelle bzw. die Zellen werden durch die zytolytische Aktion des Virus zerstört. Trifft die Noxe ein Organ im empfindlichen Zeitpunkt seiner Entwicklung, so kommt es zu Mißbildungen.

Klinische Symptome: Ein kurzes Prodromalstadium von 1- bis 2tägiger Dauer kann vorausgehen. Es äußert sich in Mattigkeit, Kopfschmerzen und leichten katarrhalischen Erscheinungen. Diese Symptome sind jedoch oft so geringfügig, daß sie von den Patienten nicht beachtet werden.

Das Exanthem zeigt zartrosa bis hellrote, fein- bis mittelfleckige, einzeln stehende Effloreszenzen (Abb. **9** auf Farbtafel II). Es beginnt hinter den Ohren und im Gesicht und breitet sich auf Stamm und Extremitäten aus, wobei der Rücken und die Streckseiten der Extremitäten bevorzugt befallen sind. Das Kinn-Mund-Dreieck ist am Exanthem beteiligt. Die Körpertemperatur beträgt etwa 38−38,5 °C. Temperaturen über 39 °C sind selten. Oft ist gar kein Fieber vorhanden. Lymphknotenschwellungen treten schon vor Ausbruch des Exanthems auf und sind noch nach Abklingen des Hautausschlages nachweisbar. Besonders betroffen sind die nuchalen, okzipitalen und retroaurikulären Lymphknoten, aber auch die übrigen Lymphknotengruppen, die Milz und gelegentlich die Leber können beteiligt sein. Im Blutbild besteht eine Leukopenie mit mäßiger Linksverschiebung, relativer Lymphopenie und einzelnen atypischen Lymphozyten.

Diagnose und Differentialdiagnose: Zur Abgrenzung gegenüber den Masern dienen der leichtere Verlauf, das schnellere Sichausbreiten und wieder Verschwinden des fein- bis mittelfleckigen, nicht konfluierenden Exanthems, das Fehlen der katarrhalischen Erscheinungen, der Nachweis der Nackenlymphknoten und der atypischen Lymphozyten sowie das Fehlen der Koplik-Flecken (s. auch differentialdiagnostische Tabellen).

Vom Scharlach unterscheiden sich die Röteln durch den Befall des Kinn-Mund-Dreieckes und die Bevorzugung von Rücken und Streckseiten der Extremitäten durch das Exanthem, die Schwellung der Nackenlymphknoten und das Fehlen von Angina tonsillaris, Enanthem, Kieferwinkellymphknoten und Himbeerzunge, das geringere Fieber und die Leukopenie mit atypischen Lymphozyten im Blutbild.

Die durch Entero-, Adeno-, Reo- und Epstein-Barr-Virus bedingten Exantheme vermögen differentialdiagnostische Schwierigkeiten zu bereiten.

Das Rötelnvirus kann 1 Woche vor bis 1−4 Wochen nach Exanthemausbruch besonders im Rachenspülwasser, seltener im Urin, Stuhl, Liquor und Zervikalsekret nachgewiesen werden. Im Blut gelingt dies von 8 Tagen vor bis 2−3 Tage nach Beginn des Exanthems. Serologisch beweisend für eine frische Rötelninfektion sind Titeranstieg im Hämagglutinationshemmtest, im Neutralisationstest, im Immunfluoreszenztest oder in der Komplementbindungsreaktion um mindestens 4 Stufen im Doppelserum oder der Nachweis von Makroglobulin-(IgM-19S-)Rötelnantikörper im Einzelserum. Dabei muß für die Serodiagnose bei frischen Rötelninfektionen die 1. Blutprobe 1−7 Tage, die 2. Blutprobe 10−20 Tage nach Exanthembeginn abgenommen werden. Bei positivem IgM-Rötelnantikörpernachweis vermag die frische Infektion 1−10 Monate zurückzuliegen, was den diagnostischen Wert dieses Befundes einschränkt. Die hämagglutinationshemmenden und neutralisierenden Antikörper sind schon 1−4 Tage nach Exanthemausbruch meßbar, erreichen 4−5 Wochen danach ihren Höhepunkt und bleiben nach einem gewissen Titerabfall lebenslang bestehen. In der Komplementbindungsreaktion und im Immunfluoreszenztest (IFT) sind die Antikörper erst 5−7 Tage nach Exanthembeginn nachweisbar. Sie haben einen späten Höhepunkt und sind häufig 1−2 Jahre nach der Infektion entweder nur in niedrigen Titern oder gar nicht mehr vorhanden.

Komplikationen: Eine parainfektiöse Enzephalomeningitis kann vorkommen, ist aber nicht so häufig wie bei Masern. Sie setzt meist mit dem Exanthem oder kurz nach dessen Beginn ein. Die gefürchtetste Komplikation ist die Rubeolenembryopathie (S. 60 f.). Die kritische Zeit für die Entstehung von Katarakten liegt in der 5. Schwangerschaftswoche, für Herz- und Gefäßmißbildungen in der 5.−7. Gravidätswoche und für Innenohrschädigungen in der 8.−9. Woche. Keimschädigungen treten somit fast ausschließlich nach Infektionen im 1. Trimenon auf, wobei die Mißbildungs- (etwa 35−50%) und die Absterberate (14% Aborte) in den ersten beiden Monaten am höchsten ist. Isolierte Gehörschäden werden in zunehmendem Maße auch bei Infektionen der Mutter im 3.−4. Schwangerschaftsmonat beobachtet.

Therapie: Eine Behandlung ist bei unkomplizierten Röteln nicht erforderlich. Bei Fieber ist Bettruhe angezeigt. Bei Rubeolenenzephalitis kommt Corticosteroidtherapie in Frage.

Immunprophylaxe: Eine aktive Immunisierung gegen Röteln ist nur zur Verhütung der Embryopathia rubeolosa angezeigt. Eine subkutane Impfung mit einem Impfstoff aus vermehrungsfähigem, virulenzabgeschwächtem Rötelnvirus wird deshalb bei Mädchen im 11.−14. Lebensjahr, also vor der Gestationsfähigkeit der Frau, empfohlen. Bei seronegativen Frauen im zeugungsfähigen Alter soll 2 Monatszyklen vor bis 2 Monatszyklen nach der Impfung eine Schwangerschaft sicher ausgeschlossen werden. Weiter kann die Impfung gefahrlos im Wochenbett durchgeführt werden.

Eine passive Immunisierung mit intramuskulärer Gabe von speziellem Immunglobulin oder konventionellem γ-Globulin ist als postexpositionelle Rötelnprophylaxe für Schwangere angezeigt.

3.3. Erythema infectiosum (Ringelröteln)

Mikrobiologie: Der Erreger ist das humane Parvovirus B 19. Zielzellen sind fetale Erythroblasten. In der Schwangerschaft führt die Virusinfektion zu Anämie, Hydrops fetalis und/oder Fruchttod (Letalität etwa 25%).

Epidemiologie: Die Ringelröteln sind in der ganzen Welt endemisch verbreitet und treten gelegentlich in Epidemien auf. Die Übertragung erfolgt vor allem durch Tröpfcheninfektion. Die Ringelröteln sind relativ selten und befallen vorwiegend das Kindesalter; ihre Kontagiosität ist viel geringer als die der Masern.

Pathogenese: Nach Aufnahme des Virus über die oberen Luftwege kommt es zu einer zyklischen Infektionskrankheit, deren Generalisationsstadium nicht ausgeprägt ist. Die Inkubationszeit liegt zwischen 6 und 14 Tagen.

Klinische Symptome: Die verhältnismäßig leichte Erkrankung beginnt ohne wesentliche Prodromi. Gelegentlich werden Appetitlosigkeit, Mattigkeit und Kopfschmerzen im Vorstadium angegeben.

Das Exanthem erscheint schmetterlingsförmig konfluierend auf den Wangen und hat einen leicht lividen Charakter. Das Kinn- und Munddreieck bleibt im Gegensatz zu Masern und Röteln immer frei. Der Ausschlag am Stamm ist zu Beginn feinfleckig, im weiteren Verlauf kommt es – besonders an den Streckseiten der Extremitäten (Gesäß) – zu einem konfluierenden, Girlanden und Figuren bildenden Exanthem, das der Krankheit den Namen Ringelröteln gegeben hat (Abb. **10** auf Farbtafel II). Meist sind die Patienten fieberfrei, gelegentlich bestehen subfebrile Temperaturen bis 38 °C. Komplikationen kommen nicht vor. Die Krankheitserscheinungen klingen in der Regel innerhalb von 8–10 Tagen ab; Rezidive sind selten.

Infektionen während der Schwangerschaft können zu Hydrops fetalis und intrauterinem Fruchttod führen.

Differentialdiagnose: Die Abgrenzung von Masern und Röteln ergibt sich durch das bei Ringelröteln freie Kinn-Mund-Dreieck und durch die übrigen Symptome der beiden anderen Krankheiten.

Im Anfangsstadium ist aufgrund der Gesichtsrötung mit perioraler Blässe und dem zunächst feinfleckigen Exanthem am Stamm u. U. die Differentialdiagnose zum Scharlach zu erwägen. Diese ergibt sich daraus, daß bei Erythema infectiosum die sonstigen für Scharlach typischen Zeichen (Angina tonsillaris, Kieferwinkellymphknotenschwellungen, Enanthem, Himbeerzunge, Fieber, Leukozytose) fehlen und das Exanthem in den folgenden Tagen das für Ringelröteln typische Girlanden und Figuren bildende Aussehen annimmt.

Von allergischen Exanthemen ist das Erythema infectiosum durch den fehlenden Juckreiz abzugrenzen.

Therapie: Eine Behandlung ist nicht erforderlich. Nur wenn die Körpertemperatur erhöht ist, sollte Bettruhe eingehalten werden.

3.4. Exanthema subitum (Roseola infantilis, Dreitagefieberexanthem)

Mikrobiologie: Der Erreger ist das humane Herpesvirus 6 (HHV 6). Es handelt sich um ein T-lymphotropes Virus, das in Speichel- und Bronchialdrüsen nachgewiesen wurde.

Epidemiologie: Das Exanthem subitum ist eine auf der ganzen Welt verbreitete endemische Erkrankung der Kleinkinder vom 6. Lebensmonat bis zum 3. Lebensjahr. Eine streng lebensaltergebundene Anfälligkeit ist offensichtlich. Über die Infektionswege und die Virusreservoire ist nichts Näheres bekannt. Gelegentliche Epidemien sind beschrieben worden.

Pathogenese: Es handelt sich um eine zyklische Infektionskrankheit mit einer Inkubationszeit von 6–9 Tagen.

Klinische Symptome: Die Erkrankung beginnt mit hohem Fieber zwischen 39 und 40 °C, das 3–4 Tage lang intermittierend oder als Kontinua anhält und dann mit Auftreten des Exanthems (Organstadium) absinkt. Leichte katarrhalische Erscheinungen wie Pharyngitis oder Tonsillitis können vorhanden sein. Bei einem Teil der Kinder sind bereits vor dem Auftreten des Exanthems die subokzipitalen, retroaurikulären oder zervikalen Lymphknoten gering vergrößert.

Das Exanthem ist hellrot, kleinfleckig oder wenig papulös, am dichtesten am Stamm und am Nacken lokalisiert. Es kann auch konfluieren und sich auf das Gesicht und seltener auf die Extremitäten ausbreiten. Das Exanthem klingt nach 1–2 Tagen wieder ab, ohne daß es zu einer Schuppung oder einer Pigmentierung kommt.

Diagnose und Differentialdiagnose: Im Fieberstadium ist eine sichere Diagnose nicht möglich. Erst das Auftreten des Exanthems erlaubt die Diagnose. Bei Epidemien wird man vielleicht schon im Fieberstadium die Verdachtsdiagnose stellen können. Mit Auftreten des Exanthems zeigt sich eine Leukopenie mit einer relativen Lymphozytose von 70–98%, während das Blutbild im Fieberstadium ziemlich unauffällig ist. Die Diagnose kann durch Antikörpernachweis gegen HHV 6 mit Hilfe der indirekten Immunfluoreszenz bestätigt werden.

Komplikationen: Bei 1–6% der Fälle treten während des Fieberstadiums Komplikationen von seiten des Zentralnervensystems auf. In erster Linie handelt es sich um sog. Fieberkrämpfe, die in der Regel nicht länger als 1–2 Tage bestehen und keine Folgen haben. Auch Meningismus und in seltenen Fällen Meningoenzephalitiden mit Hemiparesen und persistierenden Krampfleiden wurden beobachtet. **Therapie:** Antibiotika und Sulfonamide sind wirkungslos. Bei hohem Fieber gibt man Antipyretika, bei Krämpfen Antikonvulsiva. Das Herpes-6-Virus ist relativ resistent gegen Aciclovir, besser empfindlich gegen Ganciclovir und Foscarnet. Diese mit starken Nebenwirkungen belasteten Medikamente kommen jedoch bei unkomplizierten Fällen nicht in Frage.

3.5. Varizellen: Windpocken – Zoster (Herpes zoster, Gürtelrose)

Mikrobiologie: Der Erreger der Varizellen und des Herpes zoster ist ein ovales bis quaderförmiges Virus von einer Größe von 130 nm × 250 nm und gehört der Herpesgruppe (DNS-Viren) an. Er läßt sich auf verschiedenen Geweben züchten und auf Menschenaffen, nicht aber auf andere Laboratoriumstiere übertragen. Früher meinte man, daß das Zostervirus ein anderer Virustyp sei. Heute ist durch morphologische und immunologische Untersuchungen sowie durch Kreuzübertragungen nachgewiesen, daß Varizellen- und Herpes-zoster-Erkrankungen durch dasselbe Virus verursacht werden. Am überzeugendsten beweist die Identität des Varizellen- und des Zostererregers ihre völlig übereinstimmende Antigenität.

Epidemiologie: Die Varizellen sind eine weltweit verbreitete, endemische Infektionskrankheit, die auch zu Epidemien führen kann. Sie haben einen sehr hohen Kontagionsindex, befallen bevorzugt Kinder vom 2.–6. Lebensjahr und sind in der kalten Jahreszeit infolge Pferchung häufiger als in der warmen. Der gewöhnliche Weg der Ansteckung ist die Tröpfcheninfektion. Die Windpocken stecken vom 1. Tag vor Auftreten der klinischen Zeichen bis zum Abfall der Schorfe an. Die Krankheit hinterläßt eine dauerhafte Immunität, das Varizellenvirus kann aber latent im Körper überleben.

Wenn Träger des latenten Virus in ihrer Immunitäts- und Abwehrlage gestört werden, kann es zur Zostererkrankung kommen. Deshalb tritt diese provozierte Form der Infektion mit Varizellenvirus sporadisch vor allem im höheren Erwachsenenalter auf.

Pathogenese: Die Windpocken entstehen infolge einer Primärinfektion mit dem Varizellen-Zoster-Virus bei empfänglichen Personen, die keine Antikörper gegen dieses Virus haben. Die Inkubationszeit beträgt 14 (–21) Tage. Das Virus breitet sich auf dem Blutwege aus (Generalisationsstadium), im Sinne einer an Lymphozyten gebundenen Virämie, und befällt im Organstadium die Haut. Es handelt sich um eine zyklische Infektionskrankheit, die eine gute Immunität hinterläßt. Diese Immunität beruht darauf, daß der Erreger nach Überstehen der Krankheit im Wirtsorganismus verbleibt, auf neuralem Wege zum Ganglion gelangt und in den Spinalganglien persistiert. Wenn diese Personen im Laufe ihres Lebens einen Teil ihrer Immunität eingebüßt haben und provozierende Einflüsse hinzukommen, kann das latente Virus aktiviert werden und zum *Zoster* in dem betreffenden Spinalganglienbereich führen. Dies ist besonders bei solchen Patienten der Fall, die an anderen schweren Krankheiten leiden (Leukämien, insbesondere die lymphatische Leukämie, Lymphogranulomatose, Tumoren, AIDS, Intoxikationen), auch unter Corticosteroidbehandlung. Es kommt hierbei zu lymphoplasmazellulären Infiltrationen der Spinalganglien. Bei weitgehendem Verlust der Immunität kann es auch zum generalisierten Zoster kommen, der klinisch nicht von Windpocken zu unterscheiden ist. Das Virus hat seinen Sitz in den Spinalganglien bzw. den hinteren sensiblen Wurzeln; die vorderen motorischen Fasern sind nur sehr selten mitbeteiligt. Die Ausbreitung erfolgt entlang der Wurzelscheide und manifestiert sich in den Hautarealen des betreffenden Segmentes.

Bei Erwachsenen, die als Kind Windpocken durchgemacht und in höherem Alter einen Teil ihrer Immunität verloren haben, kann auch ohne das Vorliegen einer schweren Grundkrankheit bei neuerlichem Windpockenkontakt Zoster auftreten.

Klinische Symptome: *Varizellen:* Prodromi sind nicht oder nur geringgradig vorhanden (z. B. Gliederschmerzen). Mit Beginn des Exanthems tritt ein 2–3 Tage lang anhaltendes, uncharakteristisches Fieber auf. Manchmal kommt es zu einem flüchtigen, feinfleckigen Vorexanthem („rash"). Das eigentliche Varizellenexanthem zeigt sich in zahlreichen, ziemlich weit auseinanderstehenden, über den ganzen Körper verteilten Effloreszenzen. Diese sind stecknadelkopfgroß, zum Teil etwas größer und beginnen als rötliche Fleckchen, im weiteren Verlauf werden sie zu Knötchen, dann zu Bläschen mit wasserhellem Inhalt. Die Bläschen erreichen höchstens Erbsengröße und sind meist von einem roten Hof umgeben. Nach einiger Zeit verschorfen sie und heilen ab. Im Bläschenstadium besteht Juckreiz. Charakteristisch für die Windpocken ist das schubweise Auftreten der Effloreszenzen, das meist am Rumpf beginnt, sich zunächst rasch auf Gesicht und behaarte Kopfhaut und dann auf die Extremitäten ausbreitet. Das Exanthem verläuft in Schüben, so daß zur gleicher Zeit Fleckchen, Knötchen, Bläschen, Schorfe und abgestoßene Schorfe vorhanden sind (Abb. **11** und **11a** auf Farbtafel II). Auch die Schleimhäute können befallen sein, besonders die Mund- und Wangenschleimhaut. Die Körpertemperatur liegt im allgemeinen zwischen 38 und 38,5 °C, besonders bei Erwachsenen kommen auch höhere Temperaturen vor. Bis zur Eintrocknung und zum Abfall aller Schorfe vergehen 1−3 Wochen.

Zoster (Herpes zoster): Die Erkrankunng beginnt mit Allgemeinbeschwerden – oft auch mit Fieber – und mit heftigen Schmerzen in einer einseitigen, einem oder mehreren Rückenmarksegmenten entsprechenden Hautzone. Die Schmerzen setzen meist 4−5 Tage vor den Hauterscheinungen ein. Regionäre Lymphknotenschwellungen sind meist vor Beginn der Hautveränderungen nachweisbar. In diesem Bereich kommt es zum Auftreten von rötlichen, in Gruppen stehenden Fleckchen, die im weiteren Verlauf, ähnlich wie bei den Varizellen, zu Knötchen und dann zu Bläschen werden. Die Bläschen haben zunächst einen klaren Inhalt, der später u. U. trübe oder eitrig, manchmal auch hämorrhagisch werden kann. Die äußerst heftigen Schmerzen pflegen den Hauterscheinungen im Durchschnitt um 4−5 Tage voranzugehen. Im Laufe etwa einer Woche trocknen die Bläschen ein und verschorfen. Wenn sich die Schorfe abstoßen, kann es zur Narbenbildung und Pigmentierung kommen. Schmerzen in dem betreffenden Dermatom halten oft noch lange Zeit nach Abheilung der Hauterscheinungen an.

Ohne Komplikationen heilt der Zoster innerhalb von 2−4 Wochen ab. Bei Auftreten postzosterischer Neuralgien (Zosterneuritis) wird die Krankheitsdauer wesentlich verlängert.

Diagnose und Differentialdiagnose: Das Windpockenexanthem unterscheidet sich durch den schubweisen Verlauf (Fleckchen, Knötchen, Bläschen, Verschorfung) vom Pockenexanthem. Außerdem ist der Rumpf bei Windpocken am stärksten, bei Pocken am wenigsten befallen. Die Pockenbläschen liegen tiefer, sind gekammert und hinterlassen Narben, während die Varizellenbläschen dünnwandig und meist einkammerig sind. Weiterhin fehlen bei Windpocken epidemiologische Pockenkontakte in der Anamnese und das für Pocken typische 3 Tage vor Beginn des Exanthems auftretende hohe Fieber mit Kreuzschmerzen.

Das Windpockenvirus läßt sich im Bläscheninhalt, bei Vorliegen eines Enanthems auch in der Mundspülflüssigkeit und bei zentralnervösen Komplikationen im Liquor nachweisen, auf verschiedenen Geweben züchten und auf Menschenaffen übertragen. Die serologische Bestätigung gelingt mit Hilfe der Komplementbindungsreaktion und des Neutralisationstests, wobei ein Titeranstieg von 4 Stufen beweisend ist.

Im Blutbild findet sich sowohl bei Zoster als auch bei Varizellen eine relative Lymphozytose, zum Teil mit Auftreten atypischer Lymphozyten bei Leukopenie.

Für die Diagnostik des Zoster ist die segmentale Anordnung der Effloreszenzen wichtig (Abb. **12** und **12a** auf Farbtafel III). Im Liquor findet sich bei Zoster häufig eine geringe Eiweiß- und Zellvermehrung, auch wenn klinisch kein Meningismus besteht. Das Zostervirus läßt sich im Bläscheninhalt, evtl. auch in der Mundspülflüssigkeit oder im Liquor nachweisen. Zur Serodiagnostik ist bei Zoster die Komplementbindungsreaktion am gebräuchlichsten, aber auch ELISA, IFT und Nachweis spezifischer IgM-Antikörper sind möglich.

Komplikationen: Bei Varizellen kann eine Meningoenzephalitis vorkommen. Sie tritt meist am 3.–10. Tage nach Ausbruch des Exanthems auf, selten vor dem Exanthem oder zugleich mit demselben. Diese Meningoenzephalitis gehört zur Gruppe der parainfektiösen Meningoenzephalitiden. Ihre Prognose ist meist gut, in etwa 80% der Fälle erfolgt vollständige Wiederherstellung, die Letalität liegt unter 5%. Auch eine Polyradikuloneuritis (Guillain-Barré-Syndrom) kann auftreten.

Gelegentlich, besonders bei Neugeborenen, kommen Varizellenpneumonien vor, die röntgenologisch diffuse knötchenförmige Lungeninfiltrate zeigen. Auch bei Erwachsenen, besonders bei solchen, die unter längerdauernder Steroidbehandlung standen, wurden derartige Pneumonien beobachtet.

Übergreifen der Varizellenbläschen auf die Konjunktiven führt meist zu schwerem Lidödem. In seltenen Fällen können auch andere Augenkomplikationen wie Keratitis, Iridozyklitis und Neuritis retrobulbaris entstehen.

Bei Patienten, die unter einer längerdauernden Steroidmedikation stehen, wurden wiederholt schwere hämorrhagische Verläufe der Varizellen mit Hypoprothrombinämie, Nasenbluten, Hämatemesis, Hämaturie, Teerstühlen und Hautblutungen beobachtet.

Beim *Herpes zoster* zeigt der Liquor oft eine geringe Eiweiß- und Zellvermehrung, erhebliche meningitische Symptome sind jedoch selten. Beim Zoster im Trigeminusbereich kann eine Meningoenzephalitis auftreten.

Bei Zoster des 2. und 3. Trigeminusastes bilden sich häufig Bläschen in der Mundhöhle. Besonders gefürchtet ist der Zoster ophthalmicus (1. Trigeminusast), bei dem es zu Bläschen und Ulzerationen an den Konjunktiven mit Lidödem und infolge Übergreifens auf die tieferen Schichten des Auges zu Skleritis, Keratitis und Iridozyklitis kommen kann. Selten wird Panophthalmie und eitrige Einschmelzung des Auges gesehen.

Der Zoster oticus kann neben dem äußeren Ohr auch das Innenohr befallen und zu einer homolateralen Fazialisparese führen. Er macht heftige Beschwerden (Otalgien, Hypo- oder Hyperakusie, Drehschwindel, Erbrechen). Die Trias, die aus Zosterläsionen im Ohrbereich,

Fazialisparese und neuralgiformen Gesichtsschmerzen besteht, wird als Ramsay-Hunt-Syndrom bezeichnet.

Veränderungen im Bereich der inneren Organe entsprechen dem Innervationsbezirk der jeweils befallenen Rückenmark- und Hirnnerven. Der Zoster generalisatus kommt bei etwa 2–5% aller Zosterfälle vor. Die disseminierten Bläschen rufen ein Bild wie bei Varizellen hervor (Zoster varizelliformis). Dieses Bild ist die Folge des Zusammenbruchs der Abwehrleistung des Organismus und kommt besonders bei schweren Grundkrankheiten (Diabetes mellitus, Lymphogranulomatose, Leukämie, Tuberkulose, AIDS, metastasierende Karzinomen, Morbus Hodgkin, Dermatomyositis) vor.

Therapie: Eine Behandlung ist bei unkomplizierten Varizellen nicht erforderlich. Man sollte lediglich bis 3 Tage über die Entfieberung hinaus Bettruhe einhalten lassen. Eine Lokaltherapie der Bläschen z. B. mit Vioform lotio ist anzuraten. Bakterielle Sekundärinfektionen müssen antibiotisch behandelt werden.

In schweren Fällen von Windpocken und Zoster kommt Therapie mit Aciclovir in Frage (10 mg Zovirax/kg Körpergewicht/die über 5 Tage bzw. 5 × 800 mg Aciclovir/die oral). Das gleiche gilt bei Komplikationen der Varizellen (z. B. Pneumonie oder Meningoenzephalitis). Bei Varizellen in der Schwangerschaft gibt man 4 Tage vor der Geburt 10 mg Aciclovir/kg Körpergewicht alle 8 Stunden über 5 Tage und setzt diese Therapie bei dem Neugeborenen bis zum Abklingen der Bläschen fort. In den ersten Krankheitstagen bewähren sich bei Zoster Puder-Watte-Verbände, 0,5%ige Pyoctaninlösung, Solutio castellani oder eine 0,5–1%ige Vioform-Schüttelmixtur. Wenn Krusten vorhanden sind, erfolgt die Behandlung mit antibiotikahaltigen, ggf. salicylsäurehaltigen Salben. Bei Schmerzen verordnet man Analgetika.

Corticosteroide können in den ersten Tagen der Zosterinfektion, d. h. in der virämischen Phase, die Dissemination des Virus fördern. Sie sollen insbesondere beim Zoster ophthalmicus zumindest in der Anfangsphase nicht gegeben werden.

Immunprophylaxe: Eine Massenprophylaxe ist wegen der Harmlosigkeit der Windpocken nicht notwendig. Impfstoffe sind bisher nicht entwickelt worden. Bei besonders gefährdeten, exponierten Kindern kommt als Individualprophylaxe die passive Immunisierung mir Rekonvaleszentenserum oder γ-Globulin in Betracht.

3.6. Herpes simplex

Mikrobiologie: Das Herpes-simplex-Virus hat ein sehr breites Wirtsspektrum; alle Laboratoriumtiere und viele Gewebe lassen sich infizieren. Das Virus hat einen Innenkörper (78 nm ∅), ein Kapsid (105 nm ∅) aus 162 Kapsomeren und eine umhüllende Membran (180 nm ∅). Die Morphologie des Herpes-simplex-Virus schwankt nach Alter und Herkunft der Virusteilchen. Nach inapparenter oder klinischer Erkrankung entstehen neutralisierende und komplementbindende Antikörper.

Wir unterscheiden die beiden Herpes-simplex-Typen 1 und 2, die sich serologisch, in der Gewebekultur und im Tierversuch verschieden verhalten. Der Typ 2 wird vorwiegend beim Befall des Genitalbereiches (Herpes genitalis) nachgewiesen. Noch ungelöst ist die Frage, ob der Typ 2 eine ursächliche Rolle bei der Karzinogenese im Genitalbereich spielt; jedenfalls sind bei Frauen mit Genitalkarzinom höhere Antikörpertiter gegen Typ 2 festgestellt worden als in Kontrollgruppen.

Das humane Herpesvirus 6 ist der Erreger des Exanthema subitum und wurde außerdem bei chronisch-rezidivierender Müdigkeit nachgewiesen (Lake-Tahve-Disease).

Epidemiologie: Die Herpes-simplex-Infektion gehört zu den häufigsten Virusinfekten des Menschen mit allgemeiner Durchseuchung. Dementsprechend haben fast alle Menschen nach dem 2. Lebensjahr Antikörper. Der Mensch ist offensichtlich das alleinige Virusreservoir. Nach den meisten Erstinfektionen bleibt das Virus latent im Körper. Die Tröpfcheninfektion ist die wahrscheinlichste Übertragungsweise, doch können auch Schmierinfektionen vorkommen, da das Virus im Stuhl nachgewiesen werden kann. Das Herpes-simplex-Virus ist weltweit verbreitet, es handelt sich um eine typisch endemische Infektionskrankheit ohne besondere jahreszeitliche Verteilung. Kleine Epidemien sind selten.

Pathogenese: Die meisten Menschen infizieren sich im Säuglings- oder Kleinkindesalter mit dem Herpes-simplex-Virus, wobei die Infektion bei 99% der Fälle subklinisch verläuft. Nur 1% der Infizierten bietet das Bild einer akuten virämischen fieberhaften Erkrankung von etwa 6–10 Tagen Dauer. Im Rahmen dieser Primärinfektion kann es zu folgenden Krankheitszuständen kommen: primäre Gingivostomatitis, Vulvovaginitis, Pustulosis varioliformis, Eczema herpeticatum Kaposi, Keratoconjunctivitis herpetica, Meningoenzephalitis, zum generalisierten viszeralen Herpes der Neugeborenen oder zum Herpes simplex. Nach der Erstinfektion dringt das Herpes-simplex-Virus von den Schleimhäuten in die Nervenendigungen ein und gelangt mit dem axonalen Strom in die sensiblen und autonomen Ganglien.

Der Erreger bleibt lebenslang im menschlichen Organismus und gibt zu endogenen Rezidiven Anlaß. Die Rezidive kommen durch eine Aktivierung des latent vorhandenen Virus zustande, wenn dessen Gleichgewichtszustand mit dem Organismus gestört ist. Diese Beeinträchtigung kann durch fieberhafte Infekte (insbesondere Pneumokokkenpneumonie, Meningokokkenmeningitis, Malaria), durch starke Besonnung, gastrointestinale Störungen, psychische Traumen, körperliche Anstrengungen und hormonelle Einflüsse (Menstruation) zustande kommen.

Das histologische Charakteristikum aller herpetischen Manifestationen ist das Auftreten intranukleärer azidophiler Einschlußkörperchen in den Zellkernen.

Klinische Symptome und Komplikationen: Bei 99% der Fälle verläuft die Primärinfektion mit dem Herpes-simplex-Virus *inapparent* und ist nur am Anstieg der Antikörper im Serum zu erkennen. Höchstens 1% der Infizierten erkranken bei ihrem 1. Kontakt mit dem Virus.

Der *Herpes simplex* ist durch das Aufschießen gruppenweise angeordneter Bläschen auf entzündlich gerötetem Grund charakterisiert. Er tritt vorzugsweise an den Umschlagstellen von Haut und Schleimhäuten auf (Herpes labialis, Herpes nasalis bei Typ-I-Infektion, Herpes genitalis, Herpes perianalis bei Typ-II-Infektion). Der Inhalt der Bläschen und der sich später entwickelnden Krusten ist infektiös. Subjektiv bestehen Juckreiz, Brennen und Spannungsgefühl. Manchmal schwellen die regionären Lymphknoten an und sind druckempfindlich. Bei Frauen mit Herpes genitalis ist oft auch die Portio befallen.

Die häufigste primäre Herpes-simplex-Erkrankung ist die *Stomatitis herpetica* – auch Stomatitis aphthosa (Mundfäule) genannt. Nach einer Inkubationszeit von 4–6 Tagen tritt als Zeichen des Generalisationsstadiums Fieber auf, gleichzeitig bestehen Übelkeit und allgemeine Abgeschlagenheit. Im weiteren Verlauf bilden sich Bläschen auf der Schleimhaut der Mundhöhle (Zahnfleisch, Gaumen, Wangenschleimhaut, Zunge, Rachen); manchmal sind diese Bläschen auch im Bereich des Lippenrotes und der Umgebung des Mundes nachweisbar. Die Bläschen können platzen und zu schmerzhaften Erosionen führen. Starker Speichelfluß und fauliger Foetor ex ore gesellen sich hinzu. Die regionären (submandibulären) Lymphknoten schwellen an und sind stark druckschmerzhaft. Infolge der durch die Schmerzhaftigkeit eingeschränkten Nahrungs- und Flüssigkeitsaufnahme kann sich ein bedrohlicher Exsikkosezustand entwickeln. Das *Aphthoid* ist eine schwere Verlaufsform der Stomatitis aphthosa bei abwehrgeschwächten Kindern. Hierbei können die Herde auch im Pharynx, im Ösophagus sowie in der Vulva und im Kehlkopf auftreten. Die Effloreszenzen konfluieren, verkrusten und wandeln sich bei schweren Formen geschwürig um.

Die *Keratoconjunctivitis herpetica* kann als primäre und sekundäre Herpesläsion auftreten. Sie geht mit einer serösen bis eitrigen Sekretion aus dem Bindehautsack und Bläschen im Bereich der umgebenden Haut einher. Auch hierbei kommt es zu Fieber, Lymphknotenschwellungen und allgemeinem Krankheitsgefühl. Häufig ist ein Übergreifen auf die Kornea (Keratitis dendritica). Nach Abheilung können Hornhauttrübungen zurückbleiben, Rezidive sind möglich.

Die *Vulvovaginitis herpetica* ist eine Herpesprimärerkrankung der Genitalschleimhaut, die mit Bläschenbildung in Vagina, Vulva und umgebender Haut, Fieber und Schwellung der regionären Lymphknoten einhergeht. Auch am Penis, vorwiegend im Sulcus coronarius, sowie perianal vermag sich ein Primärherpes anzusiedeln. Da eine hohe Wahrscheinlichkeit des Zusammenhanges zwischen Herpes genitalis und Portiokarzinom diskutiert wird, sollte der Herpes genitalis behandelt werden.

Das *Eczema herpeticatum Kaposi* tritt meist bei Kindern mit primär vorgeschädigter Haut auf, z. B. bei solchen, die an Ekzem oder Neurodermitis leiden. Es handelt sich demnach um eine Superinfektion eines Hautleidens mit dem Herpesvirus. Die Krankheit beginnt mit hohem Fieber und schwerer Beeinträchtigung des Allgemeinzustandes. Im weiteren Verlauf entwickeln sich auf der geschädigten Haut Blasen, die infolge bakterieller Sekundärinfektion vereitern können. Oft stehen sie so dicht, daß sie miteinander konfluieren. Es handelt sich um eine schwere Allgemeinerkrankung mit einer Letalität von etwa 10%. An Komplikationen sind Stomatitis aphthosa, Konjunktivitis, Keratitis dendritica sowie Meningoenzephalitis zu nennen.

Die *Meningoencephalitis herpetica* beginnt akut mit hohem Fieber, meningitischen Erscheinungen und Benommenheit; Krämpfe, Sprachstörungen, motorische Herdsymptome und Halluzinationen können auftreten. Meist ist das Temporalhirn befallen. Ein letaler Verlauf ist nicht selten, der Tod tritt bei den akuten Formen meist zwischen dem 10. und 15. Krankheitstag ein. Das Virus konnte von verschiedenen Autoren aus dem Liquor angezüchtet werden.

Auch Polyneuritiden infolge Herpes-simplex-Infektion kommen vor.

Die Übertragung des Herpesvirus auf das *Neugeborene* erfolgt häufig durch einen primären mütterlichen Herpes genitalis. Manche Kinder erkranken einige Tage nach der Geburt an einer *schweren Allgemeininfektion* mit dem Herpesvirus mit intermittierenden Temperaturen, Ikterus, Lebervergrößerung und Hautblutungen. Es ist dies eine schwere generalisierende Herpesinfektion mit Virämie, jedoch keine Sepsis, da die Erreger nicht von einem Herd aus kontinuierlich oder dauernd in das Blut abgegeben werden. Die Letalität beträgt 50%. In 20% der Fälle ist mit Restschäden zu rechnen. Die Diagnose dieser Herpesinfektion des Neugeborenen ist schwierig zu stellen, weil Hauterscheinungen oder eine Stomatitis herpetica nicht in allen Fällen vorhanden sind. Es treten Krämpfe, Benommenheit, diffuse Blutungen, Ernährungsstörungen, Zyanose und Herz- und Kreislaufversagen auf. Die Erkrankung führt im Verlaufe von 2−14 Tagen zum Tode. Befallen werden vor allem die Leber (Lebernekrosen), die Schleimhäute von Mund, Pharynx, Ösophagus, die Haut, die Konjunktiven, die Nebennieren und das Gehirn *(Encephalitis herpetica)*.

Diagnose und Differentialdiagnose: Bei der akuten schweren Herpesinfektion des Neugeborenen sind differentialdiagnostisch folgende Krankheiten in Betracht zu ziehen: Erythroblastose, Listeriose, Lues, Toxoplasmose, Zytomegalie, Virushepatitis, intrakranielle Geburtstraumen. Die Haut- und Schleimhauterscheinungen des Herpes simplex sind leicht zu diagnostizieren. Die Abgrenzung der Herpesenzephalomeningitis gegen andere Virusenzephalomeningitiden kann Schwierigkeiten machen.

Der Erregernachweis kann versucht werden: im Stadium der Virämie aus dem Blut, ferner aus Bläscheninhalt, Abstrichen von Geschwüren, Liquor, bei Prozessen in der Mundhöhle aus Speichel, Rachenspülwasser und Stuhl. Zur Isolierung des Herpes-simplex-Virus eignen sich am besten Hühnerembryonen, außerdem ist der Virusnachweis auf der Kaninchenkornea möglich. In der Serodiagnostik ist ein 4facher Titeranstieg in der Komplementbindungsreaktion bzw. im Neutralisationstest beweisend. Die Diagnostik der Herpesenzephalitis gelingt frühzeitig mit dem NMR. Im Computertomogramm zeigen sich erst am 5. Tag die typischen hypodensen Areale. Auch im EEG sind frühzeitig Veränderungen nachweisbar.

Therapie: Bei schweren Herpesinfektionen wird Aciclovir angewendet. Man gibt bei Herpesenzephalitis 30 mg Aciclovir/kg Körpergewicht/ i.v., verteilt auf 3 Dosen. Bei Eczema herpeticum und Neugeborenenherpes wird man zusätzlich Antibiotika geben, um eine eventuelle Sekundärinfektion zu bekämpfen oder zu verhindern. Eczema-herpeticum-Fälle sollen unbedingt in eine Hautklinik eingewiesen werden. Bei Herpes genitalis oder analis behandelt man mit Aciclovir per os 5mal täglich 200 mg über 5 Tage. Diese Therapie kann abhängig vom klinischen Zustand verlängert werden, bei häufig rezidivierendem genitalem Herpes simplex Typ II bis zu einem Jahr. In anderen Fällen steht die Lokalbehandlung im Vordergrund. Bei bereits bestehenden Eruptionen behandelt man mit austrocknenden Tinkturen. Sitzbäder mit desinfizierenden und adstringierenden Zusätzen lindern die Beschwerden bei der Vulvovaginitis. Bei Stomatitis herpetica ist sorgfältige Mundpflege unerläßlich (Spülungen mit Kamillentee, Austupfen mit Myrrhentinktur). Wenn keine ausreichende orale Flüssigkeits- und Nahrungszufuhr möglich ist, muß eine künstliche Ernährung erfolgen. In den ersten 7−10 Krankheitstagen einer primären Herpesinfektion sollen keine Corticoide gegeben werden, da sie die Generalisation des Virus begünstigen können. In der Schwangerschaft ist Aciclovir normalerweise kontraindiziert. Bei Gefahr für Mutter und Fötus können jedoch bei *primärem* Herpes genitalis 5 mg/kg Körpergewicht alle 8 Stunden über 5 Tage als Infusion gegeben werden. Vereinzelt wurde über Resistenz des Herpesvirus Typ II gegen Aciclovir und Ansprechen auf Foscarnet berichtet.

3.7. Variola (Pocken), Alastrim, Vakzinia

Mikrobiologie: Das Variolavirus gehört zu der großen Gruppe der Poxviren (Poxviridae), die im Tierreich weit verbreitet sind. Es hat eine quaderförmige Gestalt, ist kompliziert aufgebaut und hat Abmessungen von etwa 200×300 nm.

Das Alastrimvirus unterscheidet sich vom Variolavirus nur durch seine geringe Menschenpathogenität.

Variola-, Alastrim- und Vakziniavirus sind morphologisch, biochemisch und serologisch nicht unterscheidbar. Ihre Antigenität stimmt weitgehend überein. Deshalb besteht eine Kreuzimmunität zwischen Variola-, Alastrim- und Vakziniainfektion. Weiter ist allen 3 Erregertypen eine große, genetische Stabilität eigen, denn bisher wurde in keinem Fall ein Übergang von einer Form der Erreger in eine andere beobachtet.

Epidemiologie: Das Pockenvirus, hochinfektiös und sehr leicht übertragbar, hat zu den schwersten Seuchenzügen in der Menschheitsgeschichte geführt. Noch im 19. Jahrhundert starben Hunderttausende auch in Europa an Pocken. Erst nach der Einführung der Pockenimpfung und den weltweiten Massenimpfungen unter Leitung der WHO gelang es, das Variolavirus auszurotten (s. auch S. 54).

1977 wurde der letzte Pockenfall in Somalia beobachtet, 1978 trat in England eine Laborinfektion auf und 1980 konnte die WHO die Welt für pockenfrei erklären. Ein großartiger Erfolg moderner internationaler Seuchenbekämpfung!

Da die Pocken ausgerottet worden sind, wurden national und international alle Impfgesetze und -regelungen aufgehoben.

Da die aktive Pockenschutzimpfung aufgehört hat, wird die Pockenimmunität der Bevölkerung mit der Zeit immer geringer werden, so daß in einigen Jahren kein Pockenschutz mehr vorhanden sein wird. Auf die Gefährlichkeit dieser Situation wurde im Kapitel „Allgemeine Epidemiologie" bereits hingewiesen (s. S. 37).

3.8. Parotitis epidemica (Mumps)

Mikrobiologie: Das Mumpsvirus gehört zu den Paramyxoviren. Die Elementarkörperchen sind annähernd rund (150−200 nm ∅). Das Virus läßt sich auf dem bebrüteten Hühnerei und anderen Geweben gut unter charakteristischen Veränderungen (Zelldegeneration, Zytolyse, synzytiale Riesenzellen) züchten. Affen erkranken nach künstlicher Infektion an typischen Symptomen. Das Mumpsvirus besitzt 1 Hämolysin, 1 Hämagglutinin, 1 Zytolysin, 2 komplementbindende Antigene und 1 Antigen, das im Wirt eine Allergie auslösen kann.

Die Diagnose kann serologisch und virologisch geführt werden. Am gebräuchlichsten ist die Komplementbindungsreaktion. Das Virus läßt sich aus frischem Speichelmaterial in der Amnionhöhle von Hühnerembryonen oder auf Affennierenzellkulturen züchten.

Epidemiologie: Die Parotitis epidemica ist eine weltweit verbreitete endemische Seuche. Der Kontagionsindex liegt hoch, aber niedriger als bei den Masern und Windpocken. Dementsprechend sind Epidemien selten. Kleinraumepidemien in Schulen, Lagern u. ä. kommen vor. Die Hauptansteckungsquelle ist der infizierte Mensch, der vom 6. Tag vor Krankheitsausbruch und bis 3 Wochen danach ansteckungsfähig ist. Der wichtigste Übertragungsweg ist die Tröpfcheninfektion von Mensch zu Mensch.

Die passiv von der Mutter übernommenen Antikörper schützen das Kind in den ersten 8 Lebenswochen. Warum die Mumpserkrankungen in den ersten 3 Lebensjahren trotz Exposition selten sind, ist noch nicht geklärt (Thymus?). Das typische Erkrankungsalter liegt zwischen dem 4. und 15. Lebensjahr. Da viele Mumpsinfektionen subklinisch verlaufen, haben 80−90% der 15jährigen in Deutschland Mumpsantikörper.

Morbidität, Schweregrad und Komplikationsrate der Parotitis epidemica schwanken stark im Laufe der Jahre. Zur Zeit häufen sich auffallend Mumpsmeningoenzephalitiden im 2. und 3. Lebensjahrzehnt, die früher sehr selten waren. Auch die Orchitisrate ist großen Schwankungen unterworfen, ohne daß wir die Ursachen für solche Pathomorphosen kennen.

Die Mumpserkrankung hinterläßt eine dauerhafte Immunität, doch werden sichere Zweiterkrankungen, bei denen dann auffallenderweise besonders die bei der ersten Erkrankung unbeteiligten Organteile befallen werden, beschrieben.

Pathogenese: Die Inkubationszeit beträgt 18−22 Tage. Das Mumpsvirus gelangt durch Tröpfcheninfektion in den Nasen-Rachen-Raum oder auf die Konjunktiven. Man nimmt an, daß das Virus sich primär im Epithel des Respirationstraktes vermehrt und von dort in die Blutbahn kommt. Für diese Virämie spricht die Tatsache, daß der Erreger am

Ende der Inkubationszeit und am 1. Krankheitstage aus dem Blut isoliert werden konnte. Der Befall der Speicheldrüsen und der anderen
Organe, die im Rahmen von Komplikationen miterkranken, erfolgt
demnach auf dem Blutwege. Das Mumpsvirus wurde wiederholt aus
dem Liquor und den anderen betroffenen Organen angezüchtet. In den
Speicheldrüsen, besonders in der Parotis, entsteht eine serofibrinöse,
nichteitrige Entzündung mit lymphozytär-plasmazellulären Infiltraten.
Im Bereich der Hoden können im Rahmen einer komplizierenden
Orchitis Nekrosen des Samenepithels mit begleitender serofibrinöser
Entzündung auftreten. Als Folgezustand ist eine Hodenatrophie mit
Fibrose möglich. Die Mumpsenzephalomeningitis entspricht patholo-
gisch-histologisch der parainfektiösen Enzephalitis (S. 19).

Mumpsinfektionen im 1. Trimenon der Schwangerschaft können zu
Mißbildungen beim Embryo führen. Auch ist bei diesen Graviden die
Aborthäufigkeit größer. Die Seltenheit von Mumpsinfektionen bei Erwachsenen macht es jedoch unwahrscheinlich, daß die Zahl von Aborten und Mißbildungen nach Parotitis epidemica nennenswert ist.

Klinische Symptome: Die Parotitis epidemica ist eine zyklische Infektionskrankheit, deren Generalisationsstadium dem Prodromalstadium
entspricht. Die Krankheit beginnt mit allgemeiner Mattigkeit, Abgeschlagenheit, Kopfschmerzen und subfebrilen Temperaturen.

Im Organstadium zeigt sich eine Anschwellung der Parotis, die in der
Regel einseitig, meist links, beginnt (Abb. **13** auf Farbtafel **III**), und
nach 1−2 Tagen auf die andere Parotis übergreift. Die Patienten haben
erhebliche Schmerzen beim Kauen. Die Schwellung der Ohrspeichel-
drüse mit Abstehen des Ohrläppchens führt zu einem charakteristischen Aussehen. Bei der Inspektion der Mundhöhle erkennt man in der
Wangenschleimhaut gegenüber den oberen Prämolaren die geschwolle-
ne und gerötete Mündung des Ausführungsganges der Glandula parotis. Die submandibulären Speicheldrüsen schwellen im weiteren Verlauf ebenfalls an. Das Verhalten der Körpertemperatur ist nicht einheit-
lich. Man beobachtet alle Übergänge von subfebrilen Temperaturen bis
zu Werten über 40 °C. Im Blutbild findet sich zu Beginn der Erkrankung
eine Leukopenie mit Lymphomonozytose. Die Amylasewerte im Blut
und Urin sind auch bei unkompliziertem Mumps erhöht. Das ist leicht
verständlich, da in der Parotis etwa 30% der für die Kohlenhydratver-
dauung notwendigen Amylase gebildet wird.

Diagnose und Differentialdiagnose: Das charakteristische Aussehen
der Patienten bei der eigentlichen Parotitis epidemica bietet kaum
Schwierigkeiten. Das Virus läßt sich aus frischem Speichel in der Amnionhöhle von Hühnerembryonen oder auf Affennieren-Zellkulturen
züchten. Die Diagnose kann durch die Komplementbindungsreaktion
(Titeranstieg um mindestens 4 Stufen bei 2maliger Blutentnahme) ge-

stützt werden. Bei der isoliert auftretenden Mumpsmeningoenzephalitis stellt sich die Differentialdiagnose gegenüber anderen Virusenzephalomeningitiden.

Bei Speicheldrüsenschwellung ist differentialdiagnostisch an eitrige Parotitis, Speichelstein und Parotistumoren zu denken.

Komplikationen: Bei den im folgenden zu beschreibenden Manifestationen des Mumps kann man nicht von Komplikationen im eigentlichen Sinne sprechen, da diese Krankheitserscheinungen auch isoliert, ohne Parotitis, als einzige Zeichen der Mumpserkrankung auftreten. Die Häufigkeit der Miterkrankung anderer Drüsen mit innerer oder äußerer Sekretion und des Zentralnervensystems steigt mit zunehmendem Lebensalter.

So ist die Orchitis vor der Geschlechtsreife sehr selten, danach tritt sie bei 10 bis 40% der Fälle auf. Meist steigt 1 Woche nach Beginn der Parotitis das Fieber erneut, die Testes schwellen in $\frac{2}{3}$ der Fälle einseitig, bei $\frac{1}{3}$ der Patienten doppelseitig an und sind sehr schmerzhaft. Oft besteht eine begleitende Epididymitis. Bei stärkerer Schwellung des Hodens kann es infolge der fehlenden Elastizität der Tunica albuginea zu Drucknekrosen kommen und eine Atrophie die Folge sein. Sterilität entsteht nur bei doppelseitigem Befall und vollständiger Atrophie. Die Orchitis wird als allergische Reaktion auf die Infektion mit dem Mumpsvirus angesehen. Oophoritis, Mastitis, Thyreoiditis und Hepatitis sind seltene Manifestationen der Mumpserkrankung.

Etwas häufiger ist die Pankreatitis; sie muß aus dem klinischen Bild und den Lipasewerten und nicht allein aufgrund der Amylasewerte diagnostiziert werden, da letztere auch bei der unkomplizierten Parotitis epidemica erhöht sind. Eine Pankreatitis äußert sich wie jede andere akute Pankreatitis und vermag auch das Inselzellsystem zu schädigen.

Die *Mumpsenzephalomeningitis* kann gleichzeitig mit der Parotitis, zu einem späteren Zeitpunkt oder auch isoliert auftreten. Die Meningitis steht meist im Vordergrund. Latente Liquorveränderungen werden im Stadium der Speicheldrüsenschwellung bei 25–85% der Fälle gefunden. Die akuten Symptome (Kopfschmerzen, Nackensteifigkeit, Erbrechen, Fieber) bessern sich oft schon nach der ersten entlastenden Lumbalpunktion; die endgültige Normalisierung der Liquorwerte und damit die Ausheilung des Krankheitsprozesses kann jedoch bis zu 6 Wochen dauern. Eine Enzephalitis mit Benommenheit, Bewußtlosigkeit, Tremor, Athetose und Hirnnervensymptomen (meist im Bereich des N. abducens, seltener des N. trigeminus und des N. facialis) ist nicht so häufig wie eine Meningitis. Bei Beteiligung des Rückenmarks in Form einer Myelitis können Krankheitsbilder entstehen, die an Poliomyelitis oder an Querschnittslähmungen erinnern. Als Folge einer Infektion der Hörnerven wurden entzündliche Prozesse im Labyrinth mit Gleichgewichtsstörungen, Nystagmus und Schwindelzuständen sowie ein- oder doppelseitige Taubheit beobachtet. Nach jeder Mumpsenzephalitis sollte daher eine Hörprüfung und ggf. eine audiologische Behandlung erfolgen.

Einzelne Fälle von Insulinmangeldiabetes und von Thrombozytopenie nach Mumps sind beschrieben worden. Mumpsmyokarditiden – auch ohne Parotitis – können vorkommen, außerdem in seltenen Fällen Nephritis, Arthralgien, Exantheme.

Therapie: Eine kausale Behandlung gibt es nicht. Therapie mit Mumps-immunglobulin (0,5 ml/kg Körpergewicht) oder γ-Globulin wird besonders bei Jugendlichen in der Pubertät wegen der Gefahr der Orchitis und bei Erwachsenen zur Vermeidung von Komplikationen empfohlen.

Bettruhe ist bei unkomplizierten Fällen bis 3 Tage über die Entfieberung, sonst bis zum Abklingen der Komplikationen, bei entzündlichen Erscheinungen des Zentralnervensystems bis zur Normalisierung des Liquors einzuhalten. Die Kost soll flüssig-breiig sein, um Schmerzen beim Kauen zu verhindern. Mundpflege durch Spülen mit Kamillentee ist empfehlenswert.

Die lokale Schwellung wird mit warmen Ölverbänden behandelt. Bei Orchitis wird das erkrankte Organ hochgelagert und mit Alkoholverbänden versehen. In schweren Fällen kann man zur Vermeidung von Druckatrophien eine Spaltung der Tunica albuginea durchführen. Eine Pankreatitis ist nach den üblichen Richtlinien zu behandeln. Bei Orchitis und Meningitis kann eine symptomatische Therapie mit Antiphlogistika erfolgen. In schweren Fällen werden Corticosteroide empfohlen. Man beginnt beim Erwachsenen mit einer Dosierung von 50 mg pro Tag und reduziert diese schrittweise je nach Verlauf.

Immunprophylaxe: Für die Immunprophylaxe gegen Mumps steht heute ein Impfstoff aus vermehrungsfähigem, virulenzabgeschwächtem Mumpsvirus (Stamm Jeryl-Lynn) zur Verfügung, dessen Anwendung im 15. Lebensmonat und bei Schuleintritt, kombiniert mit Masern- und/oder Rötelnlebendimpfstoff empfohlen wird. Vor allem sollte das männliche Geschlecht geimpft werden, um die gefürchtete Mumpsorchitis (Sterilität!) zu verhindern. Auch die häufiger werdenden Meningoenzephalitiden werden durch die gut wirksame und lange schützende Mumps-„Lebendimpfung" vermieden.

Nach einer Exposition kann bei Schwangeren und bei schweren Fällen zur Verhütung von Komplikationen eine passive Immunisierung mit Mumps-Immunglobulin versucht werden.

3.9. Newcastle disease

Mikrobiologie: Der Erreger der Newcastle disease (NDV) gehört zu den Myxoviren, ist annähernd rund (60−80 nm ⊘) und führt zu einer Hämagglutination vom Typ der Influenzaviren, mit denen er eng verwandt ist.

Epidemiologie: Das NDV ist der Erreger der atypischen Geflügelpest, die beim Geflügel den Respirations-, den Gastrointestinaltrakt und das ZNS befällt und in der Regel zum Tode der Tiere führt. Diese schwere Epizoonose führt nur gelegentlich bei starker Exposition zu Kontaktinfektionen beim Menschen (Arbeiter auf Geflügelfarmen, Laboratoriumspersonal).

Pathogenese: Die wichtigste Eintrittspforte ist die Konjunktiva. Der Erreger gelangt durch den Ductus nasolacrimalis in die Nase und den Rachen und wurde gelegentlich auch im Blut und Urin nachgewiesen, so daß eine Allgemeininfektion anzunehmen ist.

Klinische Symptome und Komplikationen: Nach einer Inkubationszeit von 1−4 Tagen entsteht eine Konjunktivitis mit Lidödem, die sich häufig auf die untere Übergangsfalte beschränkt. Bei 50% der Patienten entwickelt sich eine druckschmerzhafte, präaurikuläre Lymphadenitis. Grippeartige Bilder mit Rhinitis, Pharyngitis und Bronchitis kommen vor. Sehr selten entwickelt sich − auch ohne Augenbeteiligung − eine atypische Viruspneumonie.

Diagnose: Das Virus kann während der ersten Krankheitstage aus Augensekret und -spülwasser, Speichel sowie Nasen- und Rachenspülflüssigkeit − selten aus Blut und Urin − isoliert werden. Die am besten eisgekühlt verschickten Untersuchungsproben werden in 10tägige Hühnerembryonen gespritzt und auf Zellkulturen gebracht. Zur Komplementbindungsreaktion benötigt man eine Serumprobe aus dem akuten Stadium und eine aus der Rekonvaleszenz. Beweisend ist nur ein Titeranstieg der Antikörper um 4 Stufen.

3.10. Zytomegalie

Mikrobiologie: Das Zytomegalievirus gehört zu den Herpesviren (Untergruppe B). Das vom Menschen isolierte Virus ist streng menschenpathogen; viele von Tieren isolierte Zytomegalieviren sind ebenfalls tierspezies-spezifisch. Nach der Infektion treten neutralisierende und komplementbindende Antikörper im Serum auf.

Epidemiologie: Das Zytomegalievirus wird sowohl horizontal durch Schmier- und Tröpfcheninfektion und Bluttransfusion als auch vertikal von der Mutter auf das Kind diaplazentar übertragen. Dieses Virus ist ubiquitär nachweisbar und neigt stark zur Latenz. Nur ein sehr kleiner

Teil der Infektionen wird klinisch manifest. Bei Schwangeren kann eine in den ersten 6 Monaten der Gravidität manifest auftretende Infektion schwere Embryonalschäden verursachen.

Intrauterine Infektionen sind möglich, wenn die Mutter mit dem Zytomegalievirus infiziert ist. Bei den Müttern finden sich hierbei höchstens leichte, uncharakteristische Infekte oder völlig asymptomatische Verläufe. Trotzdem kommt es bei der Mutter zur Virämie und damit zur diaplazentaren Übertragung des Erregers.

Pathogenese: Postnatal wird das Virus im Speichel ausgeschieden und kann durch Tröpfchen- oder Schmierinfektion übertragen werden. In den meisten Fällen verläuft die Infektion subklinisch. Wenn jedoch aufgrund anderer schwerer Allgemeinerkrankungen eine erhebliche Resistenzminderung besteht, kann es auch bei Erwachsenen zu schweren Zytomegalieerkrankungen kommen. Dies ist besonders bei AIDS-Patienten der Fall.

Die Zytomegalie ist gekennzeichnet durch das Vorkommen von Riesenzellen mit Kern- und Zytoplasmaeinschlußkörpern. Außerdem finden sich interstitielle zellige Reaktionen, Gewebsnekrosen und Organumgestaltungen. Betroffen sind Speicheldrüsen, Nieren, Lungen, Leber, Gehirn, Herz, Nebennieren und Augen.

Klinische Symptome: *Neugeborenenzytomegalie:* Die Kinder werden oft zu früh oder untergewichtig geboren. Es finden sich Vergrößerungen von Leber und Milz, Icterus gravis, Anämie mit Vorkommen von Erythroblasten im Blutbild, petechiale und flächenhafte Blutungen als Ausdruck einer Thrombozytopenie, intrakranielle Verkalkungen, die im Gegensatz zur Toxoplasmose meist periventrikulär liegen, sowie Skelettveränderungen. Als Zeichen einer Enzephalitis können Krämpfe und ein Hydrozephalus auftreten.

Infantile Form der Zytomegalie: Im Säuglings- und Kleinkindesalter unterscheidet man verschiedene Formen:

– Die *zerebrale Form*, die unter dem Bilde einer Enzephalitis häufig mit Krämpfen verläuft. Oft findet man gleichzeitig eine Chorioretinitis. Die Kinder bleiben in ihrer Entwicklung zurück, wenn es zu Defektheilungen kommt. Auch Blindheit kann die Folge sein.
– Die *hepatosplenale Form* mit Ikterus, Leber- und Milzvergrößerung und Erhöhung der Serumtransaminasen kann im weiteren Verlauf die Ursache für eine chronische Hepatitis und Leberzirrhose sein.
– Die *renale Form* geht oft mit nur geringgradigen Urinbefunden einher, man kann jedoch die Riesenzellen im Urin nachweisen.
– Die *pulmonale Form* verläuft in der Regel unter dem Bilde einer interstitiellen plasmazellulären Pneumonie, aber auch alveoläre Infil-

trate kommen vor. Es besteht eine positive Syntropie zur Pneumozystispneumonie.

– Die *gastrointestinale Form* führt zur Dystrophie.

Erwachsenenform der Zytomegalie: Die Zytomegalie scheint die häufigste und wichtigste Virusinfektion bei Patienten mit Organtransplantationen zu sein. Meistens weisen diese Patienten Fieber und eine Leukopenie auf. Die Infektion kann disseminiert als schwere Allgemeininfektion verlaufen oder zu einer Pneumonie führen. Das höchste Risiko besteht 1−4 Monate nach der Immunsuppression. Eine CMV-Pneumonie tritt bei fast 20% der Empfänger von Knochenmarktransplantationen auf, die Letalität beträgt hierbei nahezu 90%. Bei *AIDS*-Patienten kann eine disseminierte Zytomegalie mit Beteiligung von Lungen, Gastrointestinaltrakt, Leber, Gallenblase, Zentralnervensystem und Augen vorkommen. Im Ösophagus, Magen, Dünndarm und Kolon vermögen Ulzera zu entstehen. Im *Augenhintergrund* finden sich frühzeitig kleine, weiße, retinale Nekrosen, die sich zentrifugal ausdehnen und später von Hämorrhagien, Gefäßverkleidungen und retinalem Ödem begleitet sind. Es besteht die Gefahr der Erblindung. Deshalb ist frühzeitige Kontrolle des Augenhintergrundes bereits im Stadium von LAS oder ARC anzuraten (s. S. 148). Bei nicht immunsupprimierten Patienten kann die Zytomegalie Krankheitsbilder hervorrufen, die an infektiöse Mononukleose erinnern. Die mittlere Fieberdauer beträgt 20 Tage. Es bestehen Kopf- und Abdominalschmerzen, Splenomegalie, Tonsillitis und eine Lymphozytose mit atypischen Lymphozyten.

Beim *Perfusionssyndrom* tritt innerhalb von 2−3 Wochen nach Frischblutgabe ein Krankheitsbild auf, das der infektiösen Mononukleose ähnelt. Mononukleäre Verlaufsformen kommen aber auch ohne vorangegangene Bluttransfusionen bei der Zytomegalie vor. Nierentransplantationen mit immunsuppressiver Therapie sowie AIDS können Zytomegalievirusinfektionen begünstigen. Außerdem vermag die Zytomegalie latent zu verlaufen, so daß der isolierte Befall der Speicheldrüsen ein Zufallsbefund bei der Sektion ist.

Diagnose und Differentialdiagnose: Die charakteristischen Riesenzellen lassen sich im Urin und Speichel, seltener auch im Liquor nachweisen. Der Virusnachweis in Urin, Sperma, Zervixsekret, Blut (Leukozyten) oder Speichel erfolgt auf Gewebekulturen von menschlichen Fibroblasten aus Haut und Muskulatur. Am besten bewährt hat sich die Virusisolierung direkt aus Lungengewebe. Der histologische Nachweis des Erregers ist anderen Methoden um das 6fache überlegen. Ähnlich empfindlich wie die Kultur, aber schneller ist die DNA-Hybridisierung. Der Virusnachweis klärt jedoch nicht, ob eine primäre Infektion oder eine Reaktivierung vorliegt, da eine Virusausscheidung nach Infektion lange Zeit (Monate evtl. Jahre) bestehen kann. Spezifische IgM-Antikörper sind ein guter Hinweis auf eine Infektion. Der Antikörperanstieg kann jedoch bei immunsupprimierten Patienten unterbleiben. Biopsie- oder Sektionsmaterial wird histologisch auf „Eulenaugen" untersucht. Der positive Nachweis ist diagnostisch verwertbar, jedoch läßt sich eine Infektion durch einen negativen Befund nicht ausschließen. Der serologische Nachweis der Antikörper kann mit Hilfe der Komplementbindungsreaktion oder des Neutralisationstestes geführt werden. Beweisend ist jedoch nur ein Titeranstieg um 4 Stufen, möglichst im Zusammenhang mit der Virusisolierung. Bei hochfieberhaften Zuständen bei immunsupprimierten, organtransplantierten und AIDS-Patienten ist neben Sepsis, Miliartuberkulose, Infektion mit Mykobacterium avium immer auch an Zytomegalie zu denken.

Komplikationen: Die Zytomegalie tritt häufig zusammen mit anderen Erkrankungen (z. B. Pertussis, Pneumozystispneumonie) auf. Myokarditis mit kardialer Dekompensation infolge Zytomegalie wurde beschrieben, ebenso Befall der Nebennieren, der zu Kreislaufschock führte, und Beteiligung der Nebenschilddrüsen mit Hyperparathyreoidismus, der Schilddrüse und des Pankreas sowie Hörsturz. Die Zytomegalievirusinfektion selbst führt zu einer zusätzlichen zellulären Immunsuppression, die wichtige Infektionen (Klebsiellen, Legionella pneumophila, Aspergillus fumigatus, Candida albicans) begünstigt. Bei Befall des Gastrointestinaltraktes können Darmperforationen vorkommen.

Therapie: Bei Neugeborenen mit einer Bilirubinämie über 342 μmol/l (= 20 mg%) führt man Austauschtransfusionen durch. Das Nucleosidderivat Ganciclovir wird bei zytomegalovirusbedingter Retinitis, Kolitis, Pneumonie und bei den anderen Manifestationen bei Erwachsenen eingesetzt. Die Dosierung beträgt 2×5 mg/kg Körpergewicht/die, jeweils in der i.v. Infusion über eine Stunde über 14 Tage. Leider hat dieses Medikament schwerwiegende Nebenwirkungen auf das Knochenmark mit Anämie, Leukopenie und Thrombozytämie.

Außerdem kommt Foscarnet in Frage. Man gibt 230 mg/kg Körpergewicht/die, verteilt auf drei 1- bis 2stündige i.v. Infusionen, über 3–4 Wochen.

3.11. Influenza (Virusgrippe)

Mikrobiologie: Der Erreger der Influenza (1933 entdeckt) gehört zu den Myxoviren. 3 Typen A, B und C sind serologisch definiert und unterscheidbar. Es sind RNS-Viren; die RNS (Ribonucleinsäure) wird von Eiweiß, Kohlenhydraten und Lipiden umgeben, die ihrerseits durch eine weiche Hüllenmembran zusammengehalten werden; diese Membran enthält Teile der Wirtszelle und 2 für viele Myxoviren spezifische Anteile; 1 Hämagglutinin und 1 Neuraminidase. Kleine Stacheln („spikes") durchbrechen die Membran, welche die Träger der hämagglutinierenden Aktivität sind. Die Virusteilchen zeigen einen Durchmesser von 80—100 nm. Für den Virustyp A sind Fadenformen von demselben Durchmesser und einer Länge von einigen nm charakteristisch.

Das Hämagglutinin ist der Hauptträger der immunologischen und antigenen Aktivität des Virus. Darauf baut die Antikörperbestimmung mit der Hämagglutinationshemmung auf, die stammspezifisch reagiert. Daneben gibt es ein lösliches S-Antigen des Influenzavirus, das nur in der Komplementbindung reagiert und typspezifisch ist.

Der Typ A des Influenzavirus neigt besonders dazu, seine serologisch faßbaren Eigenschaften zu verändern (Antigen-Shift); deshalb sind uns bei ihm zahlreiche Subtypen bekannt, die beim Typ B und C nicht vorkommen. Die Neigung zu kleineren Änderungen im Antigenbestand (Antigendrift) des Influenza-A-Virus ist epidemiologisch besonders wichtig. Weil die hämagglutinationshemmenden Antikörper typspezifisch sind, können mit ihrem Nachweis Ursprung und Ausbreitung der einzelnen Epidemiezüge verfolgt werden. Da die Antikörper über Jahrzehnte nachweisbar bleiben, konnten retrospektiv sogar die Subtypen früherer Seuchenzüge bestimmt werden.

Diese immer eingehender differenzierten Veränderungen der Subtypen führten zu einem neuen Nomenklatursystem für Influenza-A-Viren. Die unterschiedlichen Hämagglutinine (H) und Neuraminidasen (N) werden durchnumeriert. Neben der Stammbezeichnung schreibt sich beispielsweise das Asia-Virus des Jahres 1957 als H2N2. Als das Hongkong-Virus von 1963 ein neues Hämagglutinin zeigte, wurde es mit H3N2 bezeichnet. Als Ursachen für das Auftreten neuer Subtypen macht man Spontanmutationen oder Rekombinationen zwischen humanen und animalen Influenzaviren verantwortlich.

Epidemiologie: Die Influenza tritt in 3 epidemiologischen Formen auf: Pandemien, die in großen Seuchenzügen mit hoher Expansion und Morbidität die Erde überziehen, Epidemien, die vorwiegend im Winter auftreten und örtlich begrenzt bleiben, und endemisches Auftreten mit einzelnen sporadischen Streufällen. Pandemien und Epidemien werden fast ausschließlich durch Typ A, sporadische Fälle vorwiegend durch Typ B und C verursacht.

Aufgrund serologischer Untersuchung wurde die Pandemie 1889/90 durch den Subtyp A_2, die Pandemie 1918/20 durch Subtyp A swine (Schweineinfluenza) und die Pandemie 1957 wieder durch den Subtyp A_2 verursacht. Epidemien von Influenza kommen bei Pferden und Schweinen vor; Verbindungen zur Epidemiologie des Menschen sind wahrscheinlich. Die Ursachen der Pandemien und ihrer Rhythmik sind unbekannt, Prognosen neuer Seuchenzüge sind bisher immer fehlgeschlagen. Vermutlich entsteht dann eine Pandemie, wenn an irgendeiner Stelle der Erde infolge Mutation ein neuer Subtyp mit neuer (oder sehr alter) Antigenstruktur und hoher Virulenz entsteht. Der Charakter der Pandemien wird entscheidend mitbestimmt von den Bakterien, die die eitrigen

Komplikationen verursachen. Während der Pandemie 1918/20 wurden vorwiegend Influenzabakterien, während der von 1957 antibiotikaresistente Staphylokokken nachgewiesen. Virulenz und Invasivität des Influenzavirustyps auf der einen Seite und Gefährlichkeit und Toxizität der Begleitbakterien auf der anderen bestimmen die Schwere einer Pandemie.

Lokal begrenzte Epidemien treten in jedem Lande im Abstand von wenigen Jahren auf. Auch ihre Rhythmik ist ungeklärt; klimatische und meteorologische Konstellationen wurden wiederholt für ihre Auslösung beschrieben, ohne daß sich daraus brauchbare prognostische Hinweise ergeben hätten. Vielleicht ist eine Prognose der Epidemien möglich, wenn regelmäßige und repräsentative Antikörper-Durchuntersuchungen in der Bevölkerung durchgeführt werden und ein allgemeiner Titerabfall einen neuen Ausbruch ankündigt.

Über die Streufälle aller 3 Typen sind epidemiologische Aussagen kaum möglich, weil wahrscheinlich die meisten Erkrankungen nicht diagnostiziert werden. Die gelegentlichen, positiven Virusbefunde zeigen nur, daß das Influenzavirus endemisch immer gegenwärtig ist.

Empfänglich für das Influenzavirus sind alle Altersklassen. Besonders anfällig für schwere Verlaufsformen sind Säuglinge und Kleinkinder sowie betagte Personen. Bei diesen Altersklassen ist auch die Letalität am höchsten. Ein eigenartiges Charakteristikum der großen Pandemien ist ein 3. Sterblichkeitsgipfel zwischen dem 17. und 28. Lebensjahr. Eine Erklärung für diesen Gipfel wurde noch nicht gefunden.

Pathogenese: Die Übertragung des Grippevirus erfolgt durch Tröpfcheninfektion (Husten und Niesen). Die Inkubationszeit beträgt 1−3 Tage. Die Eintrittspforte ist der Nasen-Rachen-Raum, wobei das Virus eine ausgesprochene Affinität zu den Epithelzellen des Respirationstraktes besitzt. Die Virusinfektion der Epithelzellen führt zu einer entzündlichen Schleimhautschwellung. Die Infektion schreitet deszendierend über den Kehlkopf und die Trachea in die Bronchien und Bronchiolen fort. Infolge der Schädigung der Epithelzellen der Schleimhäute des Respirationstraktes durch das Virus kann es leicht zu bakteriellen Superinfektionen kommen. Tierexperimentelle Untersuchungen sprechen dafür, daß es sich bei der Influenza nicht um eine Lokalinfektionskrankheit handelt, sondern daß zu Beginn der Erkrankung ein Generalisationsstadium vorliegt. Die Annahme eines − wenn auch nur kurzen − Generalisationsstadiums würde gut mit den klinischen Beobachtungen übereinstimmen, bei denen zu Beginn der Grippeerkrankung die Allgemeinerscheinungen im Vordergrund stehen. Die Grippe verursacht eine schwere Alteration des peripheren Gefäßsystems, die sich klinisch in Schock-, Ödem-, Blutungsneigung, pathologisch-anatomisch in Gefäßerweiterungen, hämorrhagischen Pneumonien, Gehirnödem und Purpura cerebri äußert.

Erfolgt der Tod in den frühen Stadien der Grippe, ohne daß eine bakterielle Superinfektion hinzutritt, so sieht man subpleural, aber auch in Herz, Nieren und Gehirn toxisch bedingte petechiale Hämorrhagien.

Klinische Symptome: Die Erkrankung beginnt plötzlich mit hohem Fieber (39–40 °C) bei relativer Bradykardie, schwerem allgemeinem Krankheitsgefühl, retrobulbären Kopfschmerzen und Gliederschmerzen, trockenem Reizhusten, Brennen im Rachen, Schmerzen hinter dem Sternum im Bereich der Trachea. Oft bestehen Konjunktivitis oder Nasenbluten. Der Kreislauf ist häufig stark beeinträchtigt, die Patienten klagen über Schwindelgefühl und Ohnmachtsneigung. Eine Rhinitis gehört nicht zum Bild der Influenza; allerdings besteht oft gleichzeitig eine Infektion mit einem der rhinitisauslösenden Viren. Neben diesen schweren Grippeinfektionen kommen auch leichtere Formen der Erkrankung vor. Im Blutbild findet sich eine Leukopenie mit Linksverschiebung. Eine Leukozytose deutet auf eine bakterielle Superinfektion hin. Die Blutsenkungsreaktion bleibt bei der unkomplizierten Grippe oft normal oder ist nur leicht erhöht.

Diagnose und Differentialdiagnose: Das Grippevirus läßt sich im Rachenspülwasser mit Hilfe des bebrüteten Hühnereis bis zum 4. Krankheitstag nachweisen. Für serologische Untersuchungen ist die Komplementbindungsreaktion am besten geeignet. Die komplementbindenden Antikörper erscheinen am Ende der 1. Krankheitswoche im Serum und erreichen ihren höchsten Wert am Ende der 2. Woche. Der Titerabfall beginnt zwischen dem 15. und 25. Krankheitstag. Nach etwa 10–12 Monaten ist der präinfektiöse Ausgangstiter wieder erreicht. Bei Kindern unter 6 Jahren ist zusätzlich der Hämagglutinationshemmtest erforderlich, weil die Komplementbindungsreaktion bei einem Teil der Kinder noch nicht anspricht.

Komplikationen: Es gibt bei der Influenza sowohl echte *Viruspneumonien* als auch durch *bakterielle Sekundärinfektionen* bedingte *Lungenentzündungen*. Die Abgrenzung zwischen diesen beiden Formen kann in den meisten Fällen klinisch erfolgen. Bei der primären Viruspneumonie haben wir niedrige bis normale Leukozytenwerte und relativ geringfügige perkutorische und auskultatorische Pneumoniezeichen, bei oft deutlichem Röntgenbefund, im Sputum lassen sich keine Erreger nachweisen. Die bakteriellen Superinfektionen zeichnen sich durch Leukozytose und typische physikalische Pneumoniebefunde aus, die betreffenden Bakterien lassen sich meist im Sputum nachweisen. Superinfektionen kommen selten vor dem 3.–4. Tag der Grippeerkrankung vor.

Über die Häufigkeit einer Myokarditis bei Grippe weichen die Angaben der Literatur weit voneinander ab. Ob es sich im einzelnen Fall um eine echte Myokarditis oder um schon länger bestehende EKG-Veränderungen anderer Ursache handelt, muß das klinische Bild entscheiden (Fieber, Leukozytose, Beschleunigung der BSR, Erhöhung der SGOT im

Serum bei Myokarditis). Während bei der unkomplizierten Influenza Bradykardie vorliegt, weisen Tachykardie, Rhythmusstörungen und neu auftretende Herzgeräusche auf die Möglichkeit einer Myokarditis hin.

Die Beteiligung des peripheren Kreislaufs bei Grippe in Form einer oft bis lange in die Rekonvaleszenz hinein anhaltenden Hypotonie und orthostatischen Kreislaufregulationsstörungen ist allgemein bekannt. Besonders bei älteren und kardial vorgeschädigten Menschen können im Verlaufe einer Grippeinfektion schwere kardiale Dekompensationserscheinungen auftreten. Das gilt besonders für Patienten mit Emphysembronchitis und Cor pulmonale, wenn zusätzlich im Rahmen einer Influenzaerkrankung eine Pneumonie besteht.

Eine Mitbeteiligung des *Zentralnervensystems* kann in verschiedenen Formen auftreten:

– als Meningismus ohne Liquorveränderungen,
– als sog. aseptische lymphozytäre Meningitis,
– als eitrige Meningitis infolge bakterieller Superinfektion,
– als Enzephalitis und
– als Enzephalomyelitis bzw. Polyneuritis.

Bei den Enzephalitiden treten zerebrale Krampfanfälle, Halbseitensymptome, Augenmuskelparesen, psychische Störungen bis zu schweren Halluzinationen und EEG-Veränderungen auf. In schweren Fällen findet sich Hyperpyrexie und Somnolenz oder Sopor. Pathologisch-anatomisch wurde das Bild einer parainfektiösen Enzephalitis mit Entmarkung und Mikrogliaproliferation in der Umgebung der Gefäße nachgewiesen. Weiterhin wurden Fälle von Hörsturz infolge endolymphatischer Labyrinthitis nach A_2- und B-Virusgrippe beschrieben.

Therapie: Wie bei anderen Viruserkrankungen ist auch bei Influenza eine kausale Behandlung nicht möglich. Man muß sich daher auf Bettruhe bis mindestens 3 Tage über die Entfieberung hinaus, auf allgemeine pflegerische Maßnahmen und symptomatische Therapie beschränken. Gegen das Fieber und die oft unangenehmen Gliederschmerzen bewähren sich Antipyretika und Analgetika. Der tägliche Bedarf an Vitamin C für den Erwachsenen beträgt 75−120 mg. Die Wirkung von Vitamin C bei der Infektabwehr ist unspezifisch. Ein kausalprophylaktischer Effekt großer Dosen Vitamin C bei Grippe ist nicht bewiesen. An weiteren symptomatischen Maßnahmen kommen Inhalationen und krankengymnastische Atemtherapie in Frage.

Antibiotika sollen bei unkomplizierter Grippe nicht gegeben werden, sondern nur bei bakteriellen Superinfektionen. In diesen Fällen empfehlen sich Breitspektrumantibiotika (Tetracycline, Aminopenicilline) oder bei Staphylokokkeninfektion penicillinasefeste Penicilline (Dicloxacillin, Flucloxacillin). In jedem Fall soll vor Beginn der antibiotischen Therapie Sputum zur bakteriologischen Untersuchung und zur Bestimmung der Antibiotikaempfindlichkeit eingesandt werden. Selbstverständlich wird man diese Untersuchungsergebnisse nicht abwarten, sondern nach der Entnahme des Sputums die antibiotische Behandlung beginnen, wenn klinisch der Verdacht auf eine bakterielle Superinfektion besteht. Zweckmäßig ist die Anfertigung eines Gram-Präparates, das rascher als die Kultur Auskunft über die Art der Erreger gibt. Bei Komplikationen von seiten des Herzens und Kreislaufs sind die üblichen Maßnahmen (Digitalisierung, evtl. Sauerstoffzufuhr, Absaugen von Sekret) durchzuführen. Bei schwerer exspiratorischer Dyspnoe oder drohendem Larynxödem kann eine rechtzeitige Tracheotomie lebensrettend wirken.

Immunprophylaxe: Da das Überstehen einer Influenzaerkrankung aus ungeklärten Gründen nur eine relative und kurzdauernde Immunität hinterläßt, darf auch von einer aktiven Immunisierung nicht zuviel erwartet werden.

Seit 1942 wird an der Verbesserung inaktivierter Impfstoffe zur Injektion gearbeitet. Heute ist die beste Form die 2malige Gabe eines polyvalenten Influenzavirusimpfstoffes im Abstand von 4 Wochen. Solche Impfstoffe enthalten entweder inaktiviertes Vollvirus der Influenza-A- und -B-Typen oder Spaltprodukte daraus. Die Behringwerke verzichten neuerdings bei ihrem Influenzaspaltimpfstoff (Begrivac) auf die Adsorption an Aluminiumhydroxid, um die lokale Verträglichkeit zu verbessern. Die Zusammensetzung der Impfstoffstämme wird auf Empfehlung der WHO jährlich der epidemiologischen Situation angepaßt. Dementsprechend ist die Wirksamkeit in Jahren mit geringer Antigendrift besser als in Jahren mit hoher. Diese „Totimpfstoff"-Immunisierung muß jährlich wiederholt werden. Überempfindlichkeitsreaktionen gegen Hühnereiweiß sind heute nicht mehr zu befürchten, weil die Impfstoffe hoch gereinigt werden. Da die Epidemien unerwartet und schnell kommen, kommt die Impfung im Epidemiegebiet immer zu spät.

Eine allgemeine Impfung ist in Deutschland nicht angezeigt und auch schwer zu verwirklichen. Ärzte, Pflegepersonal und Angehörige lebenswichtiger Betriebe und von Schlüsselindustrien sollten regelmäßig zu Beginn der kalten Jahreszeit geimpft werden.

Die nasale, orale oder inhalative Gabe von vermehrungsfähigen, abgeschwächten oder inaktivierten Impfstoffen ist mit großem Erfolg erprobt worden. Aus theoretischen Erwägungen und nach tierexperimentellen Ergebnissen ist die Immunisierung über die Schleimhäute erfolgversprechender als die parenterale Gabe der Antigene. In der Bundesrepublik Deutschland sind Impfstoffe für die lokale Immunisierungsart noch nicht zugelassen.

Die prophylaktische, passive Immunisierung mit Rekonvaleszentenseren, γ-Globulin oder Hyperimmunseren von Tieren ist wegen mangelhafter Wirkung heute nicht mehr zu empfehlen.

3.12. Parainfluenzavirusinfektionen

Mikrobiologie: Parainfluenzaviren sind eine sehr große Gruppe von Myxoviren, die als *Paramyxoviridae* zusammengefaßt werden und kein gemeinsames Gruppenantigen besitzen, deren jeder Typ aber zumindest zu einem anderen dieser Gruppe antigene Beziehungen hat. Mit den übrigen Myxoviren haben sie Morphologie, Ätherempfindlichkeit, Hämagglutininbildung, Neuraminidaseaktivität und RNS-Typ gemeinsam.

Bisher sind 4 Prototypen von Parainfluenzaviren beschrieben, die sich in ihrem Wirtsverhältnis zu Mensch und Tier, in den hämagglutinationshemmenden, komplementbindenden und neutralisierenden Antikörpern, die sie hervorrufen, und in ihren klinischen Bildern unterscheiden.

Zu dieser Gruppe wird weiter das „*R*espiratory-syncytial-(RS-)Virus" gerechnet, ein außerordentlich labiles, pseudoriesenzellenbildendes, ätherempfindliches Virus, das eine große Rolle bei Infektion des kindlichen Respirationstraktes spielt.

Epidemiologie: Die Parainfluenzaviren sind endemisch über die ganze Erde verteilt. Einige Besonderheiten der geographischen Verteilung: Das Sendai-Virus, das zuerst in Japan isoliert wurde und zum Typ 1 gehört, wurde bisher nur in Asien und der UdSSR, der Typ 4 bisher nur in den USA nachgewiesen.

Die Durchseuchung muß sehr früh im Leben einsetzen, denn Antikörper gegen Parainfluenzaviren werden bei 50% der Kinder bereits im 1. Lebensjahr nachweisbar; bis zum 4. Lebensjahr haben sich fast alle Kinder mit diesen Antigenen auseinandergesetzt. Die Immunität ist trotz dieser Antikörper nicht hoch und dauerhaft, denn Zweiterkrankungen sind in jedem Lebensalter häufig.

Das Virus wird durch Tröpfcheninfektion übertragen. Der Mensch ist aber nicht die einzige Ansteckungsquelle; verschiedene Tierarten sind natürlicherweise gegenüber Parainfluenzaviren empfänglich und können als Virusreservoir dienen.

Pathogenese: Das Virus haftet in den Zellen der Schleimhaut von Nase und Rachen und breitet sich per continuitatem in die tieferen Luftwege aus. Virämien konnten gelegentlich nachgewiesen werden. Die Ersterkrankung erfolgt in der Regel im Säuglingsalter als hochfebriler Infekt der Atemwege, der mit einer schweren klinischen Symptomatik einhergeht. Bei Erwachsenen ist das Krankheitsbild weniger schwer.

Klinische Symptome: Die Inkubationszeit beträgt 2−6 Tage. Das Parainfluenzavirus führt bei Erwachsenen zu einer fieberhaften Rhinitis und Laryngitis. Die Erkrankung beginnt plötzlich mit Kopf-, Glieder- und Muskelschmerzen und Temperaturen zwischen 38 und 39 °C. Manchmal sind auch die tieferen Luftwege beteiligt. Dann entstehen Heiserkeit und trockener Husten als Zeichen einer Tracheobronchitis.

Diagnose und Differentialdiagnose: Während der ersten 3−4 Krankheitstage kann das Virus in Nasen- und Rachenabstrichen, Gurgelwasser und Sputum, bei Meningitis im Liquor nachgewiesen werden. Wegen der Instabilität der Erreger soll das Untersuchungsmaterial sofort nach der Entnahme zum Transport eisgekühlt werden. Die Serodiagnose mit Hilfe der Komplementbindungsreaktion ist schwierig, da eine Antigenverwandtschaft mit anderen Myxoviren – z.B. auch mit Mumpsvirus – besteht.

Komplikationen: Das *Parainfluenzavirus 1* (Sendai-Virus) führt bei Neugeborenen zu schweren Pneumonien, die durch plötzlichen Beginn mit hohem Fieber, deutliche Zyanose und Dyspnoe und blutig-eitriges Sputum gekennzeichnet sind. Es handelt sich um hämorrhagische Pneumonien, die nur geringfügige physikalische Symptome, aber ausgedehnte Verschattungen im Röntgenbild hervorrufen. Gelegentlich treten gleichzeitig meningitische Zeichen auf.

Bei Säuglingen und Kleinkindern entsteht durch Infektion mit dem *Parainfluenzavirus 2* häufig eine akute Laryngotracheobronchitis mit *Pseudokrupp*. Die Erkrankung beginnt mit katarrhalischen Erscheinungen. Nach einigen Tagen kommen Heiserkeit, trockener bellender Husten und inspiratorischer Stridor hinzu.

Therapie: Bei unkomplizierten Fällen genügt Bettruhe; evtl. Inhalieren. Bakterielle Sekundärinfektionen erfordern antibiotische Behandlung. Bei drohendem Pseudokrupp sollte unbedingt Bettruhe eingehalten und eine sofortige Behandlung mit Breitspektrumantibiotika und Prednisolon sowie sedierenden Medikamenten eingeleitet werden. Unterstützend wirken Frischlufttherapie oder Anfeuchten der Luft mit Hilfe des Bronchitiskessels oder Kaltluftverneblers sowie Sauerstoffgaben und Aerosolinhalationen. Eine notwendige Tracheotomie oder Intubation sollte nicht zu lange hinausgeschoben werden.

3.13. Virusinfektionen des Respirationstraktes (der sog. grippale Infekt, Erkältungskrankheiten)

Mikrobiologie: Der sog. grippale Infekt oder Virusschnupfen ist keine einheitliche ätiologische Gruppe. Die „leichte Erkältung" kann durch eine große Zahl verschiedener Virusarten und -typen verursacht werden: Parainfluenzaviren, hier vor allem das RS-Virus, die Rhinoviren, die Reo-Viren („respiratory entero orphan"), die Common-cold-Viren, einige Typen der Adenoviren und Enteroviren u. a. Jedes Jahr werden bei „grippalen Infekten" neue Virusstämme isoliert.

Die Terminologie und Systematik dieser Viren ist noch uneinheitlich und international ungeklärt (Tab. 1).

Epidemiologie: Es handelt sich vor allem um weltweit endemisch verbreitete Virusarten, die durch Tröpfcheninfektion übertragen werden. Sie hinterlassen nach Erkrankung kaum eine Immunität, denn neue Erkrankungen sind innerhalb einer Saison häufig. Die Erkrankungen sind von Herbst bis Frühjahr gehäuft; begrenzte Epidemien in dieser Zeit sind die Regel.

Die systematische Unsicherheit, die Vielfältigkeit der Erregertypen und die schlechte Immunisierbarkeit des Menschen haben bisher eine erfolgreiche Immunprophylaxe verhindert.

Pathogenese: Schnupfen ist eine Lokalinfektion. Allgemeinsymptome und Fieber sind gering. Das Virus haftet im Epithel des Nasen-Rachen-Raumes und vermehrt sich dort. Die Schleimhäute von Nase und Rachen sind zu Beginn der Erkrankung gerötet und geschwollen, später tritt seröse Sekretion auf. Ob es nach der Übertragung der Viren zu einer Erkrankung oder zu einer inapparenten Infektion kommt, hängt von einer Reihe konditionierender Faktoren ab. Neben präexistierenden Antikörpern sind für Resistenz oder Empfänglichkeit u. a. von Bedeutung: die Beschaffenheit der Nasenschleimhaut, ihre Durchblutung, Höhe und Art ihres Epithels, Zusammensetzung und Menge der sie bedeckenden Schleimhaut, ihr spezifischer, lokaler Antikörper- und Interferongehalt.

Klinische Symptome: Bei Erwachsenen ist die *Rhinovirusinfektion* die häufigste Ursache des Schnupfens. Die Inkubationszeit beträgt 1−4 Tage. Die Erkrankung beginnt mit Kratzen im Rachen, Niesen und Absonderung von wäßrigem Nasensekret. Im weiteren Verlauf wird der Schnupfen eitrig, die Nase ist verstopft, die Nasenatmung behindert. Manche Patienten leiden unter Abgeschlagenheit, Kopfschmerzen, Frösteln und subfebrilen Temperaturen. Bei Kindern kommt gelegentlich eine Beteiligung der tieferen Luftwege vor. Beim Kleinkind sind in der Regel die regionalen Lymphknoten vergrößert und druckschmerzhaft.

Tabelle **1**

Virusgruppe	Typ	Krankheit
Myxoviren (RNS-haltig, ätherlabil)	Influenza A, B, C	Influenza, Pneumonie
	Parainfluenza 1, 2, 3, 4	Pneumonie, Krupp (bei Kleinkindern), Influenza, Schnupfen
	RS-Virus (respiratory syncytial)	Schnupfen, Bronchitis, Bronchiolitis, Pneumonie (bei Kleinkindern),
Adenoviren (DNS-haltig)	endemische Typen: 1, 2, 5, 6	endemische Erkältungskrankheiten, Rachenkatarrh, pharyngokonjunktivales Fieber
	epidemische Typen: 3, 4, 7, 14, 21	Pneumonie
Picornaviren (RNS-haltig, ätherresistent)	Rhinovirus, 90 Typen	Schnupfen, gelegentlich Rachenkatarrh, Bronchitis
	Coxsackie-Virus A 21 B 1−6	Schnupfen fieberhafte Erkältungskrankheit
	ECHO-Virus II, 20, 28	fieberhafte Erkältungskrankheit
Coronaviren	Virus der infektiösen Bronchitis der Hühner	Schnupfen
	Virus der Mäusehepatitis	Schnupfen
	menschliche Coronaviren	Schnupfen

Die Infektion mit *Reoviren* kann ebenfalls zum Schnupfen führen.

Nach Infektion mit dem *RS-Virus* kommt es bei Erwachsenen meist zu Schnupfen, Husten und Fieber. Bei Säuglingen treten im weiteren Verlauf häufig Bronchitis, Bronchiolitis und Bronchopneumonien auf, die mit exspiratorischer Dyspnoe einhergehen. Letztere kommt dadurch zustande, daß der Luftabstrom bei der Ausatmung in den entzündlich verengten Bronchiolen behindert wird. Die Erkrankung kann infolge Herz- und Kreislaufversagens bei jungen Säuglingen zum Tode führen.

Die Tab. **1** gibt eine Übersicht über die verschiedenen respiratorischen Viren.

Diagnose und Differentialdiagnose: Die Anzüchtung der Rhinoviren aus Gurgelwasser ist nicht möglich. RS-Viren können auch aus Rachenabstrichen isoliert werden. Der Nachweis von Reoviren gelingt am besten aus dem Stuhl. Der serologische Antikörpernachweis kann für Rhinoviren mit Hilfe des Neutralisationstests, für RS-Viren mittels Komplementbindungsreaktion und Neutralisationstest und für Reoviren durch den Neutralisations- und den Hämagglutinationshemmtest durchgeführt werden.

Differentialdiagnostisch sind andere Ursachen des Schnupfens, z.B. Allergien (Heuschnupfen) oder vasomotorische Störungen (Rhinitis vasomotorica) auszuschließen.

Komplikationen: Komplikationen in Gestalt von *Pneumonien* kommen häufig bei RS-Infektionen von Säuglingen und Kleinkindern vor. Bei bakterieller Superinfektion der Virusinfektion des oberen Respirationstraktes können auch bei älteren Kindern und Erwachsenen Sinusitis und Otitis media auftreten.

Therapie: Es kommt nur eine symptomatische Behandlung in Frage. Im Anfangsstadium werden Schwitzkuren mit heißem Lindenblütentee und Acidum acetylosalicylicum als angenehm empfunden. Zur Abschwellung der Nasenschleimhäute kann man Nasentropfen oder Kamillendampfbäder geben. Eine antibiotische Behandlung kommt nur bei bakteriellen Superinfektionen in Frage.

3.14. Adenovirusinfektionen

Mikrobiologie: Die Gruppe der Adenoviren ist sehr groß und pathogenetisch uneinheitlich. Bisher sind beim Menschen 31, bei verschiedenen Säugetieren 16 immunologisch unterscheidbare Typen nachgewiesen. Sie alle reagieren in der Komplementbindungsreaktion gruppenspezifisch, die Typenspezifität ist im Neutralisationstest feststellbar. Durch 3 verschiedene Hämagglutinine können die Adenoviren in 5 Untergruppen gegliedert werden.

Die Virusteilchen haben einen Durchmesser von 80 nm, eine Ikosaederform, ein Kapsid mit 252 Kapsomeren; Adenoviren vermehren sich im Zellkern und können hier parakristalloide Strukturen bilden. Sie gehören zum DNS-Typ und sind ätherresistent; sie können auf zahlreichen Gewebekulturen vermehrt werden; bisher ist es aber noch nicht sicher gelungen, mit Adenoviren des Menschen Laboratoriumstiere zu infizieren.

Der Erreger der Hundehepatitis ist ein Adenovirus, 3 Adenovirustypen erzeugen bei Übertragung auf neugeborene Hamster Tumoren (Sarkome, Lungen- und Lebergeschwülste). Deshalb sind sämtliche Versuche zur Entwicklung von Impfstoffen für den Menschen eingestellt worden. Zuvor muß die eigenartige Neigung einiger Adenoviren zur Onkogenität abgeklärt werden.

Epidemiologie: Da die Adenoviren ubiquitär sind und in ihrer Pathogenese von leichten Pharyngitiden bis zur Tumorerzeugung reichen, ist heute noch keine befriedigende epidemiologische Beschreibung möglich.

Nur soviel ist sicher: Der Mensch wird nach Antikörperuntersuchungen frühzeitig im Kindesalter und in hohem Maße mit Adenoviren durchseucht. Etwa ein Drittel aller Virusinfekte der Luftwege werden durch Adenoviren verursacht. Die Tröpfcheninfektion ist wahrscheinlich der übliche Übertragungsweg. Besondere Alters-, Geschlechts- oder Jahreszeitabhängigkeiten sind nicht ausgeprägt.

Eine besondere Rolle spielt die Keratokonjunktivitis, die durch Wasser in Schwimmbädern oder durch nicht genügend desinfiziertes Instrumentarium bei Augenuntersuchungen iatrogen übertragen werden kann.

Pathogenese: Eintrittspforte der Adenoviren sind die Schleimhäute der oberen Luftwege oder die Konjunktiva. Das Angehen einer Infektion ist abhängig von der Immunitätslage des Wirtes.

Im allgemeinen ist die Prognose von Adenovirusinfektionen gut, so daß nur wenig pathologisch-anatomische Beschreibungen vorliegen. In Europa und in den USA haben bereits 30−50% der Kinder im Alter von 6−12 Monaten serologische Titer gegen mindestens einen Adenovirustyp. Im Schulalter weisen rund 90% der Kinder Antikörper gegen mehrere Adenovirustypen auf.

Klinische Symptome und Komplikationen: Die Adenoviren sind in der Lage, verschiedene Krankheitsbilder auszulösen.

– Das *pharyngokonjunktivale Fieber* beginnt nach einer Inkubationszeit von 5−7 Tagen plötzlich mit Temperaturen von 39−40 °C, Kopfschmerzen, Halsschmerzen aufgrund einer Pharyngitis und Konjunktivitis. Im weiteren Verlauf kommt es zu Lymphknotenschwellungen. Die Erkrankung dauert üblicherweise 4−8 Tage. Rezidive der Konjunktivitis kommen vor. Im Vorschulalter verläuft die Krankheit häufig nur als abakterielle Pharyngitis.
– *Akute Respirationserkrankungen* wurden hauptsächlich bei Erwachsenen beobachtet und unterscheiden sich vom pharyngokonjunktivalen Fieber durch eine stärkere Beteiligung der unteren Luftwege. Es kommen jedoch Übergangsformen zwischen diesen Erkrankungen vor. Die akuten Respirationstrakterkrankungen beginnen nach einer Inkubationszeit von 5−7 Tagen, oft mit Fieber, Kopfschmerzen, allgemeiner Abgeschlagenheit, Schnupfen, Pharyngitis, Laryngitis, Bronchitis.
– Die *epidemische Keratokonjunktivitis* beginnt einseitig, die Augenbindehäute sind gerötet und geschwollen, es treten typische, runde,

subepitheliale Hornhauttrübungen auf. Die Erkrankung heilt meistens innerhalb eines Zeitraumes von 2−4 Wochen aus.

Diagnose und Differentialdiagnose: Die Adenoviren können aus Konjunktival-, Rachen- und Rektalabstrichen sowie aus dem Stuhl und Urin mittels der Gewebekultur isoliert werden. Sie verursachen ausgedehnte zytopathogene Effekte in verschiedenen stabilen primären Zellkulturen (He-La-Zellen, FL-Zellen). Zur serologischen Diagnostik sind mindestens 2 Blutproben erforderlich, wovon die eine möglichst aus den ersten 5 Krankheitstagen, die andere aus der 2.−3. Krankheitswoche stammen sollte. Die Komplementbindungsreaktion ist einfacher durchzuführen als der Neutralisationstest. Ein Titeranstieg um mindestens 4 Stufen erlaubt die Diagnose.

Differentialdiagnostisch kommen bei pharyngokonjunktivalem Fieber Grippe und infektiöse Mononukleose, bei den akuten Respirationstrakterkrankungen ebenfalls Grippe sowie andere Viruspneumonien und Ornithose in Betracht.

Komplikationen: Atypische Pneumonien kommen bei Patienten mit akuten Respirationserkrankungen durch Adenoviren vor. Weiterhin wurden Bläschenbildung in der Mundhöhle und Fälle von Hörsturz beschrieben.

Therapie: Bettruhe und symptomatische Therapie, bei starken Kopfschmerzen und hohem Fieber Analgetika und Antipyretika.

3.15. Infektiöse Mononukleose (Pfeiffer-Drüsenfieber)

Mikrobiologie: Der Erreger der infektiösen Mononukleose ist das Epstein-Barr-Virus (EB-Virus). Es gehört zu den Herpesviren, und bisher ist nur ein Antigentyp bekannt. Spezifische Antikörper sind mit der Komplementbindungsreaktion nachweisbar.

Epidemiologie: Die infektiöse Mononukleose, 1889 von E. Pfeiffer erstmals als Drüsenfieber beschrieben, wurde früher nur sporadisch und selten gesehen. Seit dem 2. Weltkrieg wird sie in vielen Ländern bei Kindern und Jugendlichen beobachtet. Im Beginn unseres Jahrhunderts war die Diphtherie eine gefürchtete Seuche und die infektiöse Mononukleose eine Rarität; heute ist diese relativ harmlose Infektionskrankheit häufig und jene eine Seltenheit geworden.

Die infektiöse Mononukleose ist heute endemisch; nur selten werden kleine Ausbrüche in Kinderheimen, Rekrutenverbänden u. ä. beobachtet. Etwa 85% der Erwachsenen besitzen Antikörper gegen das EB-Virus. Eine jahreszeitliche Abhängigkeit besteht nicht. Die Inkubationszeit beträgt 5−12 Tage. Die Infektion wird von Mensch zu Mensch durch Tröpfchen oder Speichel ("kissing disease") übertragen. Jugendliche erkranken am häufigsten. Einmaliges Überstehen der Erkrankung hinterläßt eine dauerhafte Krankheitsimmunität.

Eine eigenartige Beziehung besteht zwischen der infektiösen Mononukleose und dem Burkitt-Lymphom, einem bösartigen Tumor der Lymphknoten bei Kindern in bestimmten Gegenden Zentralafrikas. Man nimmt einen Zusammenhang zwischen dem EB-Virus und dem Burkitt-Lymphom an, weil in Lymphozyten von Tumorpatienten elektronenmikroskopisch Partikel nachweisbar sind, die dem EB-Virus gleichen, und weil die Membranantigene von Tumorzellen und von Kulturlymphozyten bei infektiöser Mononukleose identisch sind. Serologische Untersuchungen, Hybridisierungsexperimente u. a. sprechen ebenfalls für die Identität des Erregers von infektiöser Mononukleose und Burkitt-Lymphom. Dabei bleibt zunächst völlig ungeklärt, warum das EB-Virus einmal eine harmlose Infektion der Jugendlichen und zum anderen einen bösartigen Tumor auslöst.

Pathogenese: Es handelt sich um eine zyklische Infektionskrankheit, bei der das Prodromalstadium dem Generalisationsstadium entspricht. Die Erkrankung zeichnet sich durch eine Beteiligung des gesamten lymphoretikulären Systems aus. In den Lymphknoten besteht eine Hyperplasie des Retikulums mit Infiltraten großer retikuloendothelialer Zellen, von denen sich alle Übergänge bis zu den im peripheren Blut auftretenden atypischen Lymphozyten finden. Solche Zellen entstehen nicht nur im lymphatischen System, sondern auch im retikulohistiozytären System von Milz und Leber und vielleicht auch in anderen Organen. Es handelt sich um pathologische Zellen, die unter dem Reiz einer besonderen Gruppe von Erregern gebildet und in das Blut ausgeschwemmt werden. Die Reaktion in Milz und Lymphknoten geht derjenigen des Blutes deutlich voraus und klingt auch rascher wieder ab. Die retikuläre Proliferation findet sich auch im Knochenmark, wo sie herdförmigen Charakter besitzt. Gleichartig zusammengesetzte, meist perivaskuläre Infiltrate sind in Myokard, Tonsillen, Lungen, Darm, Meningen, Nieren und Nebennieren beschrieben worden. Im Bereich des Zentralnervensystems ließen sich ebenfalls Infiltrate und Umscheidung einzelner intrazerebraler Gefäße mit Lymphoidzellen und hämorrhagischer Durchsetzung erkennen. Ein Teil der Komplikationen, wie Thrombopenie, Anämie und Leukopenie, dürfte auf einen Hypersplenismus zurückzuführen sein.

Klinische Symptome: Die Erkrankung beginnt mit einem protrahierten Prodromalstadium. Abgeschlagenheit, Mattigkeit, Leistungsminderung können der akuten fieberhaften Krankheit einige Tage bis Wochen vorausgehen. Im weiteren Verlauf treten zunächst Schwellungen der retroaurikulären und nuchalen Lymphknoten auf, die zu spannenden Schmerzen bei Kopfbewegungen führen und u. U. einen Meningismus vortäuschen können. Im weiteren Verlauf steigt das Fieber auf Werte zwischen 38 und 40 °C an. Charakteristisch ist das fehlende Ansprechen auf antibiotische Therapie. Eine Angina lacunaris tritt meist erst nach den Lymphknotenschwellungen hinzu.

Auf dem Höhepunkt der Erkrankung bieten die Patienten ein charakteristisches Bild. Häufig besteht eine leichte Konjunktivitis, und die Augen wirken infolge einer Schwellung der Oberlider klein. Die Nasenatmung ist durch Rhinitis und mehr noch durch Schwellung der Rachenmandel behindert, so daß die Patienten mit offenem Munde atmen (Abb. **18**). Am weichen und auch am harten Gaumen – besonders beim Übergang zwischen beiden – findet sich ein petechiales hämorrhagisches Enanthem (Abb. **14** auf Farbtafel **III**). Die Tonsillen sind stark geschwollen, gerötet und mit konfluierenden gelblichen Belägen versehen, die leicht abzustreifen sind, keine Blutungen hinterlassen und nicht auf die Umgebung der Tonsillen übergreifen. Es besteht fauliger Foetor ex ore.

Weiterhin finden sich generalisierte Lymphknotenschwellungen oft in Schüben – von kranial nach kaudal – auftretend. Leber und Milz sind ebenfalls vergrößert, von weicher Konsistenz. Skarlatiniforme, rubeoliforme und morbilliforme, nichtjuckende Exantheme kommen vor. Außerdem treten bei antibiotischer Behandlung – besonders mit Aminopenicillinen – juckende, allergische Exantheme auf.

Das lymphatische Gewebe der Appendix kann im Sinne einer Appendizitis miterkranken. Im Blutbild besteht eine Vermehrung der Lymphozyten mit Auftreten charakteristischer atypischer Lymphozyten (Abb. **15** auf Farbtafel **III**). Sie sind größer als normale Lymphozyten und zeigen einen aufgelockerten Kern und stark basophiles Protoplasma. Es handelt sich um B-Lymphozyten, die auf dem Wege sind, sich in Plasmazellen umzuwandeln.

Diagnose und Differentialdiagnose: Charakteristisch sind das relativ lange Prodromalstadium, das Anschwellen der retroaurikulären Lymphknoten *vor* der Angina, Ödeme der Augenoberlider, Hyperplasie der Rachenmandel, petechiales Enanthem am Übergang vom harten zum weichen Gaumen, Angina lacunaris mit faulig-fötidem Mundgeruch, in Schüben verlaufende, generalisierte Lymphknotenschwellungen, Leber- und Milzvergrößerung, eventuell Exanthem und das oben beschriebene Blutbild. Die Sicherung der Diagnose erfolgt mittels der Paul-Bunnell-Reaktion, durch den Monosticon-Test (Objektträgeragglutination mit Latexpartikeln als Schnelltest) oder durch einen Titeranstieg in der Komplementbindungsreaktion auf Epstein-Barr-Virus.

1932 machten Paul u. Bunnell die Beobachtung, daß Serum von Mononukleosepatienten Hammelerythrozyten in erhöhtem Maße agglutiniert. Im allgemeinen ist diese Reaktion vom 7. Krankheitstage an positiv, manchmal jedoch erst nach 2–3 Wochen. Die erhöhten Titerwerte halten etwa 2−12 Wochen an, können aber auch noch nach 10 Monaten nachweisbar sein. Bei negativer Paul-Bunnell-Reaktion und negativer Komplementbindungsreaktion auf Epstein-Barr-Virus muß die Richtigkeit der Diagnose „infektiöse Mononukleose" in Frage gestellt werden. Differentialdiagnostisch ist an Listeriose, Toxoplasmose, das Anfangsstadium der HIV-Infektion und Brucellose zu denken.

Neuerdings sind auch Pferdeerythrozyten in die Serodiagnostik der infektiösen Mononukleose eingeführt worden. Stabilisierte, monatelang haltbare Erythrozyten, auch solche vom Pferd, können für Schnelltests verwendet werden. Die Industrie bietet mehrere Schnelltestfertigpackungen an (z. B. den „Monosticon" genannten Test der Firma Organon, bei dem zur Absorption nichtmononukleärer Antikörper dem Tropfen Blut bzw. Serum des Patienten 1 Tropfen Meerschweinchennierenextrakt hinzugefügt wird).

Komplikationen: Die Leberbeteiligung bei der infektiösen Mononukleose ist nicht als Komplikation zu werten, sondern sie gehört zum eigentlichen Krankheitsbild. Histologisch sieht man eine mononukleäre Infiltration der interlobären Gebilde und der periportalen Felder sowie eine Proliferation der von Kupffer-Sternzellen, während die Schädigung der Leberzellen selbst sehr gering ist. Ein Ikterus ist bei der infektiösen Mononukleose eine Seltenheit, kommt aber gelegentlich vor.

Bei der Milzpalpation soll man behutsam vorgehen, um eine Ruptur zu vermeiden.

Im EKG wurden wiederholt Veränderungen beschrieben, die als Zeichen einer Myokarditis angesehen wurden (PQ-Verlängerungen, ST-Senkung und T-Inversion). Endokarditiden wurden nicht beobachtet.

Von seiten des Zentralnervensystems werden neben serösen Meningitiden meningoenzephalitische und enzephalitische Krankheitsbilder mit allen Graden der Bewußtseinsstörung beschrieben. Im Liquor lassen sich mono- und lymphozytoide Zellen feststellen. Zwischen der Schwere des Krankheitsverlaufs der Grundkrankheit und der Häufigkeit von Komplikationen im Bereich des Zentralnervensystems besteht keine gesetzmäßige Abhängigkeit. Manchmal tritt die Meningitis als scheinbar einzige Krankheitserscheinung auf, die Lymphknotenschwellungen kommen erst später. Die Diagnose muß auch in diesen Fällen aufgrund des Blutbildes und der serologischen Befunde gestellt werden. Neurologische Erscheinungen können die Krankheit als Frühsymptome einleiten, kurz auf die Prodromi folgen oder als Spätkomplikation bis zu mehreren Wochen nach Beginn der Erkrankung auftreten. Auch Fälle von Polyradikuloneuritis sind beschrieben worden.

Bakterielle Superinfektionen können die Tonsillen betreffen. Hierbei handelt es sich meist um Streptokokken oder um die Erreger der Angina Plaut-Vincenti. Außerdem kommen bakterielle Superinfektionen im Bereich der Atemwege (Rhinitis, Sinusitis und Laryngitis, Bronchitis, Pneumonien) vor (Abb. **16, 17** u. **18** auf Farbtafel IV). Die Hiluslymphknoten sind nur selten im Rahmen der allgemeinen Lymphknotenschwellung vergrößert. Häufig ist Nasenbluten. Ein Pharynx- oder Larynxödem kann zu bedrohlichen Zuständen führen, die eine Tracheotomie oder Intubation nötig machen.

Als Komplikationen im Bereich des hämopoetischen Systems wurden Leukopenien, Agranulozytosen und Thrombozytopenien mit hämorrhagischer Diathese beschrieben. Auch hämolytische Anämien mit Nachweis von Autoantikörpern und Kälteagglutininen wurden beobachtet. Wir sahen 2 schwere Fälle von Pleuritis exsudativa.

Therapie: Eine kausale Behandlung der infektiösen Mononukleose gibt es nicht. Bettruhe bis mindestens 3 Tage über die Entfieberung hinaus ist dringend anzuraten. Bei stärkerer Milzschwellung empfiehlt sich Schonung bis zum Rückgang der Splenomegalie, da bei Belastung die Gefahr der Milzruptur besteht. Auch bei Leberschädigung ist Bettruhe bis zur Normalisierung von Bilirubin und Transaminasen angezeigt. Antibiotika sind nur bei Superinfektionen indiziert, z. B. bei einer zusätzlichen Streptokokkenangina Penicillin V. Aminopenicilline sind kontraindiziert, da nach ihrer Anwendung häufig allergische Exantheme auftreten.

Wenn Fieber und Schmerzen das Allgemeinbefinden wesentlich beeinträchtigen, kann man Acetum acetylosalicilium geben. Bei Komplikationen im Bereich des hämopoetischen oder Zentralnervensystems bewähren sich Corticosteroide. Ein Pharynx- oder Larynxödem kann unter der Corticosteroidmedikation reduziert werden und damit eventuell eine sonst indizierte Tracheotomie unnötig machen. In unkomplizierten Fällen ist Behandlung mit Glucocorticoiden nicht sinnvoll.

3.16. Virushepatitis A, B, C, D und E

Mikrobiologie: Das Hepatitis-A-Virus (HAV) wurde durch Übertragung auf Marmoset-Affen isoliert. Es wird heute zu den Picornaviridae gerechnet. Elektronenmikroskopisch lassen sich im Stuhlextrakt von Patienten sehr kleine Viruspartikel (24–29 nm) nachweisen. Mehrere serologische Tests sind zum Nachweis spezifischer Antikörper entwickelt: Komplementbindung, Immunadhärenz-Hämagglutination, Radioimmunassay und Enzymimmunassay (ELISA). Das HAV ist nur in der Inkubationszeit und in den ersten Tagen nach Beginn des Ikterus im Stuhl des Patienten nachweisbar. Bisher ist nur ein Serotyp des HAV bekanntgeworden. Die Gewebekultur des HAV ist bisher nicht in ausreichendem Maße gelungen, um einen Impfstoff herzustellen.

Blumberg u. Mitarb. beschrieben 1965 in Seren von Patienten mit akuter Hepatitis B einen komplex zusammengesetzten Eiweißkörper (ohne
Nucleinsäure) elektronenmikroskopisch (20−22 nm große, runde Partikel) und nannten ihn Australia-Antigen (AuAg, Hepatitis-associated-
Antigen [HAA], SH-Antigen). Heute bezeichnet man das Australia-
Antigen als Hepatitis-B-surface-antigen = HB$_s$Ag. Dieses Antigen hat
mehrere subtypenspezifische Determinanten und führt zur Bildung eines spezifischen Antikörpers (= Anti-HB$_s$). 1970 entdeckten Dane
u. Mitarb. kugelige Partikel (42−45 nm ∅), die einen DNS-Innenkörper mit DNS-Polymerase besitzen und in deren Membran das HB$_s$Ag
lokalisiert ist. In der Hülle des Innenkörpers wies man ein von dem
HB$_s$Ag unterschiedliches Hepatitis-B-core-antigen (HB$_c$Ag) nach.
Man ist heute sicher, daß das Dane-Partikel der Erreger der B-Hepatitis
(HBV) ist. Auch gegen das HB$_c$Ag werden im Verlaufe der Erkrankung
spezifische Antikörper gebildet. Hochgereinigte Präparationen von
Dane-Partikeln und die DNS-Polymerase sind bereits in der späten
Inkubationszeit im Patientenserum nachweisbar und verschwinden bald
nach Ausbruch der Erkrankung. HB$_s$Ag erscheint wahrscheinlich bereits früher, erreicht seinen Höhepunkt zur Zeit des Transaminasenanstiegs und fällt mit diesem langsam ab. Dann tritt das anti-HB$_c$ auf und
persistiert über viele Jahre. Das anti-HB$_s$ erscheint auffallenderweise
erst in der späten Rekonvaleszenz, oft erst mehrere Wochen nach dem
Verschwinden des HB$_s$Ag.

Als man bei Patienten mit infektiöser Hepatitis weder Antikörper gegen das HAV noch solche gegen das HBV fand, nannte man diese Fälle
Non-A-non-B-Hepatitis. Heute unterscheiden wir C, D und E.

Epidemiologie: Die Virushepatitis A (Hepatitis epidemica, epidemische Gelbsucht) ist endemisch weltweit verbreitet. Sie wird auf dem
fäkal-oralen Weg übertragen und ist dadurch charakterisiert, daß ein
hoher Prozentsatz der Infektion subklinisch und ohne Ikterus verläuft.
Neben Streufällen kommen Explosionsepidemien vor, die in der Regel
durch viruskontaminierte Lebensmittel oder Trinkwasseranlagen verursacht werden. Die Morbiditätskurve nahm in den Industrieländern
mit säkularen Schwankungen ständig zu. Dieser Trend scheint neuerdings abgebrochen. In Europa besteht zur Zeit ein Süd-Nord-Gefälle
der Morbidität (im Süden häufiger als im Norden). Jüngst wurde ein
neuer Hepatitiserreger beschrieben (Typ E), dessen systematische Einordnung noch nicht festliegt. Die Übertragungsweise des HEV ähnelt
dem HAV. Die E-Hepatitiden sind bisher vor allem in der Dritten Welt,
in Japan und China verbreitet, wo bereits große Epidemien mit hoher
Sterblichkeit beschrieben worden sind.

Die Virushepatitiden B und C sind ebenfalls weltweit verbreitet. Sie
werden in der Regel durch parenteralen Kontakt eines empfänglichen
Organismus mit virushaltigem Blut oder Blutabkömmlingen übertra

gen. Beide können außerdem durch Sperma, Vaginalsekret und Menstrualblut übertragen werden. Entsprechend dieser Übertragungsweisen gibt es für die B- und C-Hepatitiden keine ausgeprägte Alters- oder Jahreszeitverteilung.

Neuerdings ist ein weiterer Faktor isoliert worden: das δ-Agens, D-Hepatitis oder HDV. Dieses Agens wird bisher nur bei HBV-Erkrankungen isoliert und führt dann zu besonders schweren klinischen Verlaufsformen.

Pathogenese und pathologische Anatomie: Es handelt sich um zyklische Erkrankungen. Die Inkubationszeit beträgt bei der Hepatitis A 2−6 Wochen, bei der Hepatitis B 6 Wochen bis 6 Monate, bei der Hepatitis C 3−4 Wochen oder 6−8 Wochen. Das Generalisationsstadium entspricht klinisch dem sog. Prodromalstadium, bei dem sich das Virus im Blut befindet.

Das Hepatitis-B-Virus befällt bereits in der Inkubationszeit die von Kupffer-Sternzellen der Leber und wird hier zum Teil phagozytiert, zum Teil kann es sich vermehren. Zu diesem Zeitpunkt ist das Hepatitis-B-surface-antigen bereits im Serum nachweisbar, zur gleichen Zeit findet sich das Hepatitis-B-core-antigen in den Leberzellen. Antigen und Antikörper vermögen Komplexe zu bilden, die auf Gefäßwand und Zellen toxisch wirken. Auf diese Weise entstehen im Prodromalstadium Gelenkschmerzen und Fieber. Wenn sich das Virus in den von Kupffer-Sternzellen vermehrt, kommt es im Organstadium zum Befall der Hepatozyten. Erst zu diesem Zeitpunkt treten Übelkeit, Völlegefühl und sonstige auf die Leber hinweisende Symptome auf. Für das Angehen der Infektion in der Leber spielt die zelluläre Immunität eine wichtige Rolle.

Bei der klassischen akuten Hepatitis mit guter Prognose wird immunhistologisch kein Antigen im Lebergewebe abgelagert, nur ganz selten findet sich etwas Core-Antigen. Diese Form wird als *Eliminationstyp* bezeichnet. Es kommt zum Anstieg von Hepatitis-B$_s$-Antikörpern im Serum und zu völliger klinischer Ausheilung.

Der Ikterus ist aufgrund elektronenmikroskopischer Untersuchungen als Folge der Dysfunktion der Leberzellen aufzufassen, dergestalt, daß die Leberzellen die Fähigkeit verlieren, Bilirubin festzuhalten, so daß das Bilirubin in die Disse-Räume und von dort in das Blut abfließt. Die Glukuronierung des indirekten Bilirubins zum direkten Bilirubin ist nicht wesentlich beeinträchtigt, so daß der Hauptanteil des Bilirubins im Blut als direktes Bilirubin nachweisbar ist, und zwar beträgt der Anteil des direkten Bilirubins auf dem Höhepunkt des Ikterus rund 70% des Gesamtbilirubins.

Bei der cholostatischen Form der Virushepatitis spielt neben der Dysfunktion der Leberzellen eine Verschlußkomponente infolge Bildung von Gallenzylindern in den kleinsten Gallengängen eine Rolle.

Bei der akuten Virushepatitis treten im Leberparenchym, besonders im Zentrum der Leberläppchen, Einzelzellnekrosen auf. Außerdem kommt es zu zahlreichen Mitosen als Ausdruck einer Regeneration der intakt gebliebenen Parenchymzellen und zu einer Wucherung der von Kupffer-Sternzellen. In den Läppchenzentren findet sich eine Anhäufung von Gallenpigment in den Parenchymzellen und in den von Kupffer-Sternzellen als Zeichen der Gallenstauung. In den periportalen Feldern sieht man histiozytäre und lymphozytäre Infiltrationen (Abb. 19 auf Farbtafel V). Bei der cholostatischen Hepatitis stehen die Zeichen der Gallenstauung stärker im Vordergrund, während die anderen Veränderungen zurücktreten.

Die Bauchspeicheldrüse kann in Form einer interstitiellen Pankreatitis miterkranken. Die Milz bietet das Bild einer akuten bis subakuten Splenitis mit Retikulumhyperplasie.

Klinische Symptome: Die Erkrankung beginnt mit einem Prodromalstadium, dessen Dauer mehrere Tage bis einige Wochen betragen kann. Die Patienten fühlen sich elend und abgeschlagen, oft bestehen Kopfschmerzen. Charakteristisch sind heftige Gelenk- und Gliederschmerzen, die zu verschiedenen Diagnosen wie Rheumatismus oder Neuralgien führen können. Oft sind subfebrile Temperaturen vorhanden, manchmal, besonders bei Kindern und Jugendlichen, auch höheres Fieber, das im Zusammenhang mit den Kopfschmerzen zur Annahme einer Meningitis oder anderer Infektionskrankheiten wie Typhus oder Grippe Veranlassung geben kann. Teilweise wurde behauptet, daß die Hepatitis A ein kurzes Prodromalstadium mit hohem Fieber, weniger mit Gelenk- und Gliederschmerzen, die Hepatitis B und C dagegen ein langes Prodromalstadium ohne Fieber mit deutlichen Gelenk- und Gliederschmerzen haben soll. Bei 15−20% aller Hepatitisfälle fehlen die Prodromi vollständig oder werden von den Patienten nicht wahrgenommen. Am Ende des Prodromalstadiums treten die ersten Erscheinungen von seiten des Verdauungskanals auf. Dies sind Übelkeit, Erbrechen, Völlegefühl im rechten Oberbauch, Appetitlosigkeit, Widerwillen gegen fette und gebratene Speisen. Gleichzeitig mit dem Ikterus kommt es bei den meisten Patienten zu einer auffallenden Besserung des Allgemeinbefindens, zum Abklingen der Temperaturen und zum Rückgang der Kopf-, Gelenk- und Gliederschmerzen, während die Oberbauchbeschwerden noch einige Tage bestehen bleiben können und sich dann auch zurückbilden. Der Ikterus macht sich zunächst an den Skleren, dann auch an der Haut und den Schleimhäuten bemerkbar. Wenn die direkten Bilirubinwerte im Serum über 34 µmol/l (= 2 mg%) liegen, tritt Bilirubin in den Urin über. Der Harn ist dunkelbraun mit gelbem Schüttelschaum. Aufgrund einer Mitbeteiligung der kleinen Gallengän-

ge am Krankheitsgeschehen kann der Stuhl vorübergehend entfärbt
sein. Im Gegensatz zum Verschlußikterus normalisiert sich die Stuhlfar-
be bei unkomplizierten Fällen nach einigen Tagen wieder. Die Leber ist
deutlich vergrößert, scharfrandig, weich und von glatter Oberfläche.
Eine Milzschwellung ist ebenfalls fast immer vorhanden, sie entzieht
sich aber aufgrund der weichen Konsistenz der Milz häufig dem Nachweis. Im akuten Stadium der Krankheit, zum Zeitpunkt der Leber- und
Milzschwellung, besteht eine ausgesprochene Oligurie. Der Umschlag
in eine polyurische Phase wird als Zeichen dafür angesehen, daß der
Höhepunkt der Krankheit überschritten ist und langsame Besserung
eintritt.

Nasenbluten, Zahnfleischblutungen und Hautblutungen treten bei
schweren Verläufen auf und weisen auf eine Störung in der Synthese der
Gerinnungsfermente in der Leber hin.

Laboratoriumsbefunde: Im Urin ist Bilirubin positiv und Urobilinogen
vermehrt. Wenn eine vorübergehende Verstopfung der kleinen Gal-
lenkanälchen vorliegt, kann jedoch im akuten Stadium auf der Höhe des
Ikterus für kurze Zeit eine Urobilinogenverminderung auftreten. Das
gleiche ist bei der cholostatischen Form der Hepatitis der Fall. Im
Blutbild finden sich normale bis leicht erniedrigte Gesamtleukozyten-
zahlen und eine relative Lymphozytose mit atypischen Lymphozyten.
Der Nachweis von atypischen Lymphozyten kann als Frühsymptom der
akuten Hepatitis gewertet werden, ist jedoch quantitativ nicht so ausgeprägt wie bei der infektiösen Mononukleose. Die Blutsenkungsreaktion
ist bei unkomplizierter frischer Hepatitis nicht beschleunigt; sie steigt
erst im weiteren Verlauf der Erkrankung an und ist insbesondere bei der
chronischen Hepatitis deutlich erhöht.

Die Serumbilirubinkonzentration ist mehr oder weniger stark erhöht.
Es kommen alle Übergänge von anikterischen Hepatitiden bis zur ex-
zessiven Hyperbilirubinämie vor.

Die im Zytoplasma nachweisbare, weitgehend leberspezifische Se-
rumglutamatpyruvattransaminase (SGPT) und die sowohl in den Mito-
chondrien als auch im Zytoplasma vorhandene Serumglutamatoxalat-
transaminase (SGOT) steigen auf das 10- bis 200fache ihrer Normalwer-
te an, wobei die GPT der führende Wert ist. Bei GPT-Werten über
300 U/l ist die Diagnose akute Virushepatitis wahrscheinlich. Die Schädigung der einzelnen Leberparenchymzellen ist meist relativ leicht, das
quantitative Ausmaß der betroffenen Zellen dagegen groß. Der De-
Ritis-Quotient GOT durch GPT sinkt unter 1.

Die alkalische Phosphatase und die γ-Glutamyltranspeptidase (γ-GT)
weisen bei starker Erhöhung auf eine cholostatische Komponente hin.
Sie sind jedoch auch bei der unkomplizierten Virushepatitis leicht bis
mäßig erhöht.

Die Cholinesterase ist bei Virushepatitis erniedrigt, ebenso in schweren Fällen das Estercholesterin. Die Gerinnungsfaktoren sinken je nach Schwere des Krankheitsbildes mehr oder weniger stark ab und bessern sich – im Gegensatz zum Verschlußikterus – nach parenteraler Vitamin-K-Gabe nicht. Eine Erniedrigung des Prothrombins unter 25% gilt als prognostisch ungünstiges Zeichen.

Die Serumeisenkonzentration ist in der Regel auf Werte zwischen 27 bis 54 μmol/l (= 150 und 300 μg/100 ml) erhöht, da die Leber infolge des nekrotischen Zerfalls der Epithelzellen die Fähigkeit zur Eisenspeicherung verliert, so daß Ferritin in die Blutbahn abgegeben wird.

In der Elektrophorese findet sich zu Beginn der akuten Virushepatitis eine leichte Vermehrung des α- und des γ-Globulins; im weiteren Verlauf nimmt die γ-Globulin-Vermehrung zu und erreicht bei der chronischen Hepatitis und Leberzirrhose hohe Werte. Bei der Hepatitis A kommt es 3−4 Tage nach Anstieg der SGPT zu einer Erhöhung der IgM-Globuline.

Besondere Verlaufsformen: Das ikterische Stadium einer unkomplizierten Hepatitis beträgt 2−6 Wochen. Es kommen jedoch auch *anikterische* Formen vor, besonders im Kindesalter. Im Anschluß an den Ikterus können Mattigkeit und mäßige Lebervergrößerung noch längere Zeit fortbestehen. Auch eine posthepatitische Hyperbilirubinämie vermag noch jahrelang anzuhalten.

Bei manchen Fällen von Virushepatitis steht eine *intrahepatische Cholostase* im Vordergrund. Alkalische Phosphatase, Serumkupferkonzentration und Serumcholesterin sind erhöht. Die Patienten klagen über heftigen Juckreiz infolge der Anwesenheit von Gallensäuren im Blut und haben einen entfärbten Stuhl.

Die *akute protrahierte Hepatitis* darf nicht mit der chronischen Hepatitis verwechselt werden. In manchen Fällen bleiben die Transaminasen nach Überstehen einer akuten Virushepatitis noch 3−6 Monate lang leicht erhöht, ohne daß sich wesentliche Veränderungen der Eiweißelektrophorese und der quantitativ bestimmten Immunglobuline zeigen. Bei diesen Patienten findet sich laparoskopisch eine große rote Leber wie bei der akuten Hepatitis, und die Leberbiopsie zeigt entzündliche Veränderungen, die oft schwer von einer chronischen Hepatitis zu unterscheiden sind. Trotzdem haben diese Fälle in der Regel eine gute Prognose. Sie bedürfen keiner Therapie mit Corticosteroiden oder Immunsuppressiva, sondern nur einer sorgfältigen Überwachung und Vermeidung von Alkohol und sonstigen leberschädigenden Noxen.

Diagnose und Differentialdiagnose: Verwertbar sind die typische Anamnese mit den charakteristischen Prodromi, der klinische Befund mit Leber- und Milzschwellung, das Blutbild mit Auftreten atypischer

Lymphozyten, die Erhöhung der Serumtransaminasen, insbesondere der GTP, die Steigerung der Serumeisenkonzentration, die erniedrigte Thromboplastinzeit auch nach Vitamin-K-Zufuhr und die Elektrophorese. In unklaren Fällen, insbesondere zur Abgrenzung der Hepatitis C oder E von toxischen Schäden kann eine Leberpunktion angewendet werden. Bei der cholostatischen Form kann die Differentialdiagnose gegenüber dem Verschlußikterus Schwierigkeiten machen und wird am besten durch Sonographie zu klären sein.

Bei der Hepatitis B ist es möglich, die Diagnose durch Nachweis des Hepatitis-B_s-Antigens und des HBe-Antigens im Blut mit Hilfe des Radioimmunassays oder ELISA-Tests zu sichern. Außerdem lassen sich bei diesen Patienten Antikörper gegen das Hepatitis-B_s-Antigen, gegen das HBc-Antigen und gegen das HBe-Antigen mit radioimmunologischen Methoden nachweisen.

Das Hepatitis-A-Virus kann in der Inkubationszeit im Stuhl nachgewiesen werden. Diese Methode wird jedoch nicht routinemäßig durchgeführt. Man stellt die Diagnose durch 2malige Bestimmung der HAV-Antikörper im Blut im Abstand von einer Woche oder durch 1malige Bestimmung der HAV-IgM-Antikörper.

Es besteht keine serologische Kreuzverwandtschaft zwischen den Antigenen des Hepatitis-A-Virus und des Hepatitis-B-Virus. Neuerdings gibt es einen Antikörpertest gegen Hepatitis C, der aber oft erst 9 Monate nach der akuten Hepatitis positiv wird.

Das δ-Antigen ist ebenfalls radioimmunologisch nachweisbar.

Komplikationen: Die gefürchtetste Komplikation ist die *fulminante Hepatitis* mit ihrer klinischen Folgeerscheinung, dem *Leberzerfallskoma*. Infolge ausgedehnter Nekrosen des Leberparenchyms kommt es dabei zu einem Versagen der Leberfunktion. Die Patienten sind zunächst schläfrig, apathisch, leiden unter Übelkeit und hochgradiger Appetitlosigkeit. Manchmal bestehen motorische Unruhezustände und deutliche Zeichen einer hämorrhagischen Diathese infolge mangelnder Bildung der Gerinnungsfaktoren in der Leber (*Praecoma hepaticum*). Wenn in dieser Phase keine entscheidende Therapie einsetzt, geht der Zustand zuerst in ein Stadium hochgradiger motorischer Unruhe und Exzitation und dann in tiefe Bewußtlosigkeit über. Es besteht ein erdiger Foetor ex ore (*Foetor hepaticus*). Weiterhin tritt eine deutliche Tachykardie und Hypotonie auf; die Leber wird von Tag zu Tag kleiner, der Ikterus nimmt zu. Entscheidend für den klinischen Verlauf ist neben dem Ausfall der Leberfunktion auch die Intoxikation mit Leberzerfallsprodukten. Die Ammoniakkonzentration im Serum steigt an. Natrium- und Kaliumkonzentration im Serum nehmen ab, es kommt zur Azidose. Neben dem Ammoniak spielen Aminosäuren eine Rolle für das Zustandekommen des Komas. Im Harn werden vermehrt Aminosäuren ausgeschieden. Infolge des Kreislaufversagens (Schockzustand, Blutdruck-abfall mit kleinem, weichem, frequentem Puls) ist die Nierendurchblu-tung gestört. Die Harnmenge nimmt ab. Es entsteht eine Anurie mit Stickstoffretention (früher fälschlich als sog. hepatorenales Syndrom gedeutet). Innerhalb von 2—5 Tagen tritt der Exitus letalis ein.

In ca. 5—10% der Fälle geht die akute Hepatitis B, in fast 50% der Fälle die Hepatitis C in ein *chronisches Stadium* über. Die Patienten klagen über Müdigkeit, Abgeschlagenheit, Appetitlosigkeit, Unverträglich-keit bestimmter Speisen, Völlegefühl im Oberbauch, Meteorismus und Stuhlunregelmäßigkeiten, wobei sowohl Verstopfung als auch Durch-fälle auftreten können. Die Leber ist vergrößert, meist derb und die Milz ebenfalls häufig geschwollen. Ein Subikterus kann bestehen, ist aber nicht obligatorisch. Häufig ist morgendliches Nasenbluten als Fol-ge herabgesetzter Gerinnungswerte. Dieser Krankheitszustand kann sich direkt im Anschluß an die akute Hepatitis entwickeln oder auch nach einem freien Intervall von mehreren Monaten oder Jahren auftre-ten. Serumtransaminasen sind häufig, aber nicht immer pathologisch verändert. Die Diagnose wird durch die histologische Untersuchung eines Leberpunktats gestellt. Man unterscheidet die chronisch persistie-rende und die chronisch aggressive Hepatitis. Ein Teil der chronischen aggressiven Hepatitiden geht in eine posthepatitische Leberzirrhose über.

Leichte Myokarditiden kommen gelegentlich als Komplikation vor und machen sich aufgrund von EKG-Veränderungen bemerkbar. Man nimmt an, daß sie durch direkte Viruswirkung zustande kommen. Wei-terhin können begleitende Pankreatitiden auftreten, so daß sich zum Ausschluß dieser Störungen die Kontrolle der Serumamylase und -lipa-se empfiehlt.

Vereinzelt wurden Wochen bis Monate nach einer Virushepatitis Fälle von Panmyelopathie mit Vermehrung der Plasmazellen im Kno-chenmark beschrieben.

In der Schwangerschaft verläuft die Virushepatitis nicht schwerer als außerhalb der Gravidität. Die Zahl der Frühgeburten ist bei hepatitis-kranken Schwangeren deutlich größer.

Therapie: Bettruhe soll bis zur Besserung der Bilirubinwerte und der Serumtransaminasen eingehalten werden. In Übereinstimmung mit an-deren Autoren sahen auch wir häufig Rezidive und Verschlechterungen des Krankheitsbildes bei verfrühtem Aufstehen. Die Diät soll kalorisch ausreichend, kohlenhydrat- und vitaminreich und relativ fettarm sein. In der akuten Krankheitsphase, d. h. etwa in der 1. Ikteruswoche, wenn deutliche Inappetenz besteht, soll die Ernährung auch relativ eiweiß-arm sein. Erst mit beginnender Rückbildung der Serumtransaminasen- und Bilirubinerhöhung, d. h. je nach Schwere und Verlauf des Krankheitsfalles Ende der 1. bzw. in der 2. Krankheitswoche, geht man auf eine eiweißreiche Diät über. Als Eiweißträger kommen Quark, Buttermilch, magerer Käse, mageres Fleisch, magerer Fisch und Eier in Betracht. Der Gesamtfettgehalt der Kost soll 40−60 g/die betragen. Die Eiweißmenge soll normal, aber nicht überreichlich sein. In jedem Falle ist darauf zu achten, daß die Diät vollwertig, in der Zusammensetzung der Nahrung ausgeglichen, schmackhaft und appetitanregend ist. Alkohol ist mindestens 1 Jahr nach Überstehen der Hepatitis verboten.

Die ausreichende Vitaminzufuhr ist im allgemeinen durch die Nahrung (Fruchtsäfte) zu decken. Eine medikamentöse Therapie der akuten Virushepatitis gibt es nicht.

Barbiturate, Promazine, Morphinderivate, Salicylate, Sulfonamide, Östrogene, Diazepam, Oxyphenisatine und sennahaltige Abführmittel sind kontraindiziert. Zur Beruhigung sind lediglich Baldrian- oder Hopfenpräparate erlaubt.

Die oft hartnäckige Obstipation bekämpft man entweder diätetisch oder durch Karlsbader Salz bzw. Magnesium sulfuricum, das zu diesem Zweck morgens nüchtern in reichlich Wasser schnell getrunken werden muß. Die cholagoge Wirkung von Karlsbader Salz oder Magnesium sulfuricum, die bei langsamem Trinken in kleinen Schlucken über die Dauer von 15−20 Minuten morgens nüchtern zustande kommt, ist im akuten Stadium der Virushepatitis nicht erwünscht.

Da wir gegen die akute Hepatitis als Viruskrankheit keine spezifische Therapie zur Verfügung haben, sind wir auf die Mithilfe der Abwehrfunktionen des Patienten angewiesen. Es ist nicht sinnvoll, die Antigen-Antikörper-Reaktionen und daher die antikörperbildenden Zellen durch Prednisolon zu unterdrücken. Eine Therapie mit Glucocorticoiden ist daher nicht vertretbar.

Therapie des Präkoma und Coma hepaticum bei Hepatitis infectiosa: Eine der wesentlichen Ursachen des Coma hepaticum ist die Ansammlung von Eiweißabbauprodukten (Ammoniak, Aminosäuren und Phenolen) im Blut. Es muß daher bei schweren akuten Hepatitiden und dystrophischen Schüben und erst recht beim Präkoma und Coma hepaticum ein vollständiger Eiweißentzug in der Nahrung erfolgen. Um die Ammoniakbildung der Darmbakterien zu unterbinden, verordnet man orale Breitspektrumantibiotika, z. B. Neomycin 6 g täglich, außerdem hohe Darmeinläufe.

Weiterhin gibt man Dauertropfinfusionen mit reichlich Kohlenhydratzufuhr in Form von Glucose, Vitamine, besonders Vitamin K, wegen der meist vorhandenen hämorrhagischen Diathese. Wichtig ist die Beachtung des Elektrolyt-Flüssigkeits- und des Säure-Basen-Haushaltes mit Kontrolle der Serumelektrolyte, der Hämatokritwerte, des Standardbikarbonats, des pH-Wertes und einer genauen Elektrolytbilanz mit quantitativer Erfassung der Einfuhr und der Ausfuhr. Im Vordergrund steht häufig eine schwere Hypokalie, deren Hauptursachen der mit dem Eiweißabbau und der Stickstoffausscheidung verbundene Austritt von Kalium aus der Leberzelle und die Störung der Fähigkeit der Leberzelle sind, Kalium gegen das Konzentrationsgefälle erneut in der Leberzelle anzureichern. Eine kausale Therapie ist die Lebertransplantation, die in entsprechenden Zentren durchgeführt wird.

Immunprophylaxe: Seit einigen Jahren steht für die aktive Schutzimpfung gegen die Hepatitis-B-Erkrankung ein nichtinfektiöser, inaktivierter Impfstoff aus dem Oberflächenantigen (HBsAg) des Hepatitis-B-Virus (H-B-Vax) zur Verfügung. Ausgangspunkt für die Impfstoffproduktion sind Plasmapools von klinisch gesunden Spendern mit Hepatitis-B-Antigenämie. In einem aufwendigen Reinigungsverfahren, in das auch Inaktivierungsschritte eingebaut sind, wird das Antigen für den Impfstoff gewonnen. Eine aktive Immunisierung ist bei Personen mit erhöhtem Infektionsrisiko angezeigt. Die Grundimmunisierung erfolgt 3mal intramuskulär nach Vorschrift des Herstellers; Auffrischimpfung frühestens nach 5 Jahren wird empfohlen.

Eine postinfektionelle Simultanimpfung ist möglich. H-B-Vax und Hepatitis-B-Immunglobulin werden gleichzeitig, aber in kontralateralen Körperstellen intramuskulär verabreicht.

Jüngst ist H-B-Vax durch einen gentechnologisch hergestellten Impfstoff (Gen-H-B-Vax) abgelöst worden, um von dem kostbaren Ausgangsmaterial loszukommen und einen höheren Reinheitsgrad des Antigens zu erzielen.

3.17. Enterovirusinfektionen

3.17.1. Poliomyelitis (Kinderlähmung, Heine-Medin-Krankheit)

Mikrobiologie: Der Erreger der Poliomyelitis gehört zu den *Picornaviridae*. Diese sind charakterisiert durch: RNS-Typ der Nucleinsäure, runde Virionen von 28 nm Durchmesser, Ätherresistenz und Resistenz gegenüber pH 3,0. Drei serologische Typen des Poliomyelitisvirus I, II und III sind unterscheidbar; sie sind antigenkonstant. Komplementbindende, neutralisierende und präzipitierende Antikörper entstehen nach natürlicher oder künstlicher Infektion.

Der Mensch und Primaten sind für das Poliomyelitisvirus natürlich empfänglich. Es gibt einige künstlich adaptierte Stämme, die nach intrazerebraler Infektion auch für Laboratoriumstiere pathogen sind.

In Zellkulturen aus verschiedenen Geweben des Menschen oder Affen ist das Poliomyelitisvirus vermehrbar. Der Typ I neigt stärker zur epidemischen Ausbreitung als die Typen II und III.

Die 3 Typen sind so verschieden in ihrer Antigenität, daß keine Kreuzimmunität besteht. Die wenigen Fälle gesicherter Zweiterkrankungen sind deshalb durch verschiedene Typen zu erklären. Nicht nur die Poliomyelitisvirustypen untereinander, sondern alle Picornaviren zeigen eine ausgesprochene Interferenz, d. h., daß sich kein Virustyp im Darm des Wirtes vermehren kann, wenn sich bereits ein anderer Typ angesiedelt hat. Dies ist nicht nur von epidemiologischer Bedeutung, sondern auch die Grundlage für die schnelle Wirksamkeit der Lebendvirusimpfung.

Die Virulenz der 3 Poliovirustypen ist schon in der Natur sehr schwankend, sie kann darüber hinaus durch künstlichen Wechsel des Wirtes beeinflußt werden. Beide Wege hat man sich zunutze gemacht, um virulenzabgeschwächte Virusstämme zu erhalten, die nach künstlicher oraler Infektion (Lebendvirusimpfung) zwar zu einer Ansiedlung und Vermehrung im Darm des Menschen, nicht aber zu einer Organmanifestation im Zentralnervensystem führen.

Epidemiologie: Die Poliomyelitis hat in den letzten 100 Jahren sehr große Veränderungen erfahren. Im 19. Jahrhundert war sie eine selten beobachtete, sporadische Erkrankung, die neben den großen Seuchen (Pocken, Cholera, Typhus, Ruhr, Diphtherie) keine epidemiologische Rolle spielte. Zu Beginn unseres Jahrhunderts wurden die ersten großen Epidemien in Skandinavien und den USA beobachtet. Ab 1920 stieg in allen Ländern mit hohem Hygienestandard die Zahl der jährlichen Krankheiten an und erreichte nach 1950 bedrohlichen Umfang. Nach Einführung der Massenimpfungen mit Lebendvirusimpfstoffen wurde in allen Ländern mit genügend hohem Durchimpfungsgrad die Poliomyelitis innerhalb weniger Jahre fast ausgerottet. Ein außerordentlicher Erfolg der Immunprophylaxe! Heute werden in Deutschland nur noch vereinzelte Streufälle gemeldet, die in Gegenden auftreten, die einen mangelhaften Durchimpfungsgrad aufweisen.

Erst aus jüngsten Tierversuchen ergibt sich ein erster Anhalt für die Ursachen der säkularen Zunahme der Poliomyelitis (Raettig 1965). Mäuse, die oral mit Mäusetyphusbakterien geimpft werden, sind unspezifisch gegenüber einer virulenten Infektion mit virulentem Mäusepoliomyelitisvirus geschützt. Danach ist die Annahme erlaubt, daß die hohe und frühe Durchseuchung mit zahlreichen bakteriellen Darminfektionen im vorigen Jahrhundert der Bevölkerung einen hohen, unspezifischen Schutz gegenüber der Poliomyelitis verlieh. Erst mit erfolgreicher Bekämpfung der Seuchen der „Unkultur" verliert sich dieser paraspezifische Immunschutz, und die Poliomyelitis kann in die epidemische Form fortschreiten. Für diese Auffassung spricht die epidemiologische Tatsache, daß die Poliomyelitis in einem Lande immer dann die epidemische Form annimmt, wenn die allgemeine Mortalität der Säuglinge und Kleinkinder, die ja vor allem durch Infektionskrankheiten verursacht wird, einen charakteristischen Schwellenwert unterschritten hat. Damit charakterisiert sich die Poliomyelitis als typische Zivilisationsseuche.

Die Poliomyelitis ist eine Saisonkrankheit, deren Kurve je nach geographischer Lage zu bestimmten Wochen des Hochsommers regelmäßig ihren Gipfel erreicht. Die Ursachen dieser jahreszeitlichen, epidemiologischen Häufung sind unbekannt. Ursprünglich eine typische Erkrankung des Kindesalters, wurden mit zunehmendem Nachlassen der allgemeinen Abwehr auch höhere Altersklassen befallen. Wie im vorigen Jahrhundert ist die Poliomyelitis heute noch in tropischen Entwicklungsländern eine vorwiegend endemische Seuche. Das Virus der 3 Typen ist dort ubiquitär; alle Kleinkinder machen unter dem Schutz der guten, paraspezifischen Immunität eine fast ausschließlich subklinische Poliomyelitis ohne Lähmungsstadium durch und erwerben dabei eine sichere Krankheitsimmunität.

Die Poliomyelitis besaß und besitzt eine sehr ausgeprägte Eigenschaft. Unter natürlichen Umweltbedingungen verlaufen viele Krankheiten subklinisch, und viele Infektionen bleiben latent. Aus diesem harmlosen Zustand können sie durch äußere, die Abwehr schädigende Einflüsse zu schweren Lähmungsformen provoziert werden. Eine solche Provokation können andere Infektionskrankheiten, Traumen, körperliche Überlastungen, Injektionen aller Art und ähnliches auslösen. Wenn sich in einem bestimmten Raum solche Schädigungen häufen, so kann es zu Provokationsepidemien kommen (Raettig 1967). Ein klassisches Beispiel ist die Poliomyelitisepidemie auf Tahiti, die durch umfangreiche, intramuskuläre Injektionen (Chemoprophylaxe gegen Treponemeninfektionen) ausgelöst wurde in einem Gebiet, in dem bis dahin keine epidemische Form der Poliomyelitis vorgekommen war.

Pathogenese: Nach oraler Infektion kommt es zu einer 1. Virusvermehrung sowohl im Rachenepithel als auch besonders im Darmtrakt. Es handelt sich um eine zyklische Infektionskrankheit, bei der das Prodromalstadium dem Generalisationsstadium entspricht. Bei der Mehrzahl der Patienten ist damit die Auseinandersetzung mit dem Krankheitserreger abgeschlossen. Es kommt zur stillen Feiung. Bei anderen tritt nach einer Latenzphase, in der sich das Virus im RHS aufhält, das Organstadium auf, das sich zunächst in Form einer lymphozytären Meningitis äußert. Bei einer größeren Gruppe von Patienten heilt diese Meningitis ohne wesentliche Mitbeteiligung von Gehirn und Rückenmark aus. Nur bei einer verhältnismäßig kleinen Anzahl von Erkrankten entwickelt sich das eigentliche Lähmungsstadium.

Die wichtigsten pathologisch-anatomischen Veränderungen finden sich im Bereich der motorischen Ganglienzellen im Vorderhorn des Rückenmarks. Je nachdem in welchem Segment sich diese Alterationen abspielen, treten schlaffe Lähmungen der betreffenden Muskelgruppen auf. Außerdem sind jedoch auch sensible, vegetative und extrapyramidale Zellgruppen am Krankheitsprozeß beteiligt. Aufgrund der pathologisch-anatomischen Befunde ist demnach die Poliomyelitis eine diffuse Enzephalomyelomeningitis.

Schon 24−28 Stunden nach der Infektion läßt sich das Poliomyelitisvirus im Tonsillarabstrich nachweisen. Am 3.−4. Tag nach der Infektion ist das Virus im Stuhl vorhanden und wird dort noch sehr lange bis in die Rekonvaleszenz hinein ausgeschieden. Die Verbreitung des Virus in das Zentralnervensystem erfolgt auf dem Blutwege.

Klinische Symptome: Die Inkubationszeit beträgt im Durchschnitt 7−9 Tage bis zum Beginn der Prodromi und 14 Tage bis zum Beginn der Lähmungen. Im *Prodromalstadium* erkranken die Patienten mit Fieber, allgemeiner Abgeschlagenheit, Halsschmerzen und Erbrechen. Gelegentlich kommen auch katarrhalische Erscheinungen, Leibschmerzen, Durchfälle oder Verstopfung vor. Dieses Prodromalstadium dauert gewöhnlich 1−3 Tage. Bei der Mehrzahl der Patienten ist damit die Poliomyelitisinfektion überwunden (ca. 90%). Bei anderen kommt es nach einer *Latenzzeit* von 3−4 Tagen, in welcher der Patient beschwerdefrei ist, und sich das Virus im retikulohistiozytären System befindet, zum *meningitischen Stadium*. Das Fieber steigt erneut an, zugleich bestehen heftige Kompfschmerzen, Erbrechen und mehr oder weniger ausgeprägte Nackensteifigkeit. Eine in diesem Zeitraum durchgeführte Lumbalpunktion ergibt eine mäßige lymphozytäre Zellvermehrung bei mäßiger Eiweißvermehrung. Die Zellzahlen im Liquor liegen etwa zwischen 50/3 und 500/3. Zunächst herrschen Granulozyten vor, später mehr Lymphozyten und große mononukleäre Zellen.

Am Ende der meningitischen Phase besteht bereits eine allgemeine Adynamie, und die Patienten klagen häufig über Schmerzen im Bercich der später gelähmten Muskelpartien. In vielen Fällen ist die Erkrankung mit dem meningitischen Stadium abgeschlossen, die Poliomyelitis verläuft unter dem Bilde der „serösen Meningitis" (aparalytische Poliomyelitis). Bei anderen geht das meningitische Stadium ohne scharfe Grenze nach Stunden oder Tagen in das *Lähmungsstadium* über. Die ersten Phasen treten auf dem Höhepunkt des Fiebers auf und entwickeln sich mehr oder weniger schnell im Laufe von Stunden oder Tagen. Man muß bis zum 10. oder 12. Krankheitstag mit Auftreten von Lähmungen rechnen.

Es handelt sich um schlaffe Paresen, die vorwiegend die proximalen Muskelgruppen betreffen und nicht streng symmetrisch angeordnet sind. Sensibilitätsstörungen gehören nicht zum typischen Bild der Poliomyelitis. Die Patienten klagen jedoch häufig über heftige Schmerzen im Bereich der befallenen Muskelgruppen.

Als Zeichen einer Mitbeteiligung vegetativer Zentren finden sich oft Tachykardie, Schweißneigung, Schlaflosigkeit und hoher Blutdruck. Die häufigste Verlaufsform ist die myelitische, wobei die proximalen Muskelgruppen der unteren Extremitäten doppelt so häufig befallen sind wie die der oberen Gliedmaßen. So sind folgende Muskeln bevorzugt betroffen: M. quadriceps, M. iliopsoas, Adduktoren, M. deltoideus und M. triceps. Oft erkranken zunächst die unteren Extremitäten, dann die Rumpfmuskulatur, später die oberen Extremitäten. Gefährlich ist es, wenn der Prozeß im Rückenmark bis in die Segmente hinaufsteigt, welche die Interkostalmuskulatur versorgen, oder wenn sogar C 3 betroffen ist, wo der N. phrenicus entspringt, der das Zwerchfell innerviert.

Bei allen Patienten, bei denen Rumpf- oder Armlähmungen bestehen, ist daher eine genaue Überwachung der Atmung dringend erforderlich, um beginnende Störungen sofort zu erkennen und entsprechende therapeutische Maßnahmen (Intubation oder Tracheotomie und künstliche Beatmung) einzuleiten. Genaue Beobachtung der Atemexkursionen, der Bauchdeckenreflexe, der Atem- und Pulsfrequenz und des Blutdrucks ist notwendig. Prüfungen der Vitalkapazität und Blutgasanalysen sind weitere Maßnahmen zur Früherkennung von Atemstörungen. Während eine periphere Atemlähmung eine relativ gute Prognose hat, sind die Aussichten bei der zentralen Atemlähmung im Rahmen der bulbopontinen Form der Poliomyelitis dubiös.

Man rechnet bei paralytischen Poliomyelitiserkrankungen in etwa einem Drittel der Fälle mit *bulbopontinen* Verlaufsformen. Bei diesen Patienten besteht besonders hohes Fieber (oft 41 °C) und eine Beteiligung der Hirnnerven, besonders des N. facialis, des N. glossopharyngeus, des N. abducens, aber auch des N. hypoglossus, des N. oculomotorius und des N. trigeminus. Wenn nur die oberen Hirnnerven betroffen sind, ist die Prognose relativ günstig. Bei Befallensein des 10., 11. und 12. Hirnnerven ist der Schluckakt gestört, die Patienten müssen künstlich ernährt werden. Am gefährlichsten sind die Formen, bei denen das Atem- und Kreislaufzentrum in der Medulla oblongata vom Krankheitsprozeß ergriffen wird.

Weiterhin kennen wir eine *enzephalitische Form* der Poliomyelitis. Es finden sich dabei Bewußtseinstrübungen, Störungen des Schlaf-Wach-Rhythmus, extrapyramidale Veränderungen mit Hyperkinesien und ataktischen Symptomen, vegetative und vasomotorische Symptome in Form von starken Schweißausbrüchen, Blutdruckschwankungen, Jackson-Anfälle und spastische Halbseitenlähmungen mit deutlich positiven Pyramidenzeichen.

Diagnose und Differentialdiagnose: Charakteristisch für die Poliomyelitis ist der doppelgipflige Fieberverlauf (sog. Dromedarkurve) mit Prodromalstadium, Latenzstadium, lymphozytärer Meningitis und schlaffen Paresen. Zum Unterschied von der Polyneuritis betreffen die Lähmungen bei der Poliomyelitis vorwiegend die proximalen Muskelgruppen und sind meist nicht seitengleich ausgeprägt. Oft sind einzelne Muskeln paralytisch, während andere ihre volle Beweglichkeit haben. Sensibilitätsausfälle fehlen.

Die Poliomyelitisviren können mit Hilfe der Gewebekultur (Affennierenzellen oder He-La-Zellen) aus Stuhl, Rachenabstrichen, Gurgelwasser oder Liquor gezüchtet werden. Zur serologischen Diagnostik eignen sich Neutralisationstest und Komplementbindungsreaktion. Wie bei allen serologischen Verfahren müssen mindestens 2 Blutproben im Abstand von 8–14 Tagen entnommen werden, da nur ein Titeranstieg diagnostische Rückschlüsse erlaubt. Die komplementbindenden Antikörper entstehen schneller, verschwinden aber auch eher als die neutralisierenden.

Komplikationen: Die verschiedenen Verlaufsformen wurden bereits bei der klinischen Symptomatik besprochen. Infolge von Lähmungen der Atemmuskulatur kann es, besonders bei Kindern, zur Atelektase eines Lungenlappens oder einer ganzen Lunge kommen. Die linke Lunge wird häufiger befallen als die rechte. Außerdem treten auch atelektatische Pneumonien auf. Das EKG zeigt in 26–40% der Fälle pathologische Veränderungen, die als Zeichen einer Myokarditis bewertet werden. Im Rekonvaleszenzstadium sind häufig Störungen des Schlaf-Wach-Rhythmus, mangelnde Ausdauer, herabgesetzte Konzentrationsfähigkeit und Müdigkeit zu beobachten.

Therapie: Eine kausale Therapie gibt es nicht. Antibiotika sind zwecklos. Die Behandlung kann daher nur symptomatisch sein. Wichtig ist Bettruhe bereits im präparalytischen Stadium. Es gibt kein sicher wirksames Mittel, das Fortschreiten der Lähmungen zu verhindern. Eine γ-Globulin-Therapie kommt in der Regel zu spät. Intramuskuläre Injektionen sollten vermieden werden.

Wenn Lähmungen vorhanden sind, kommt es sehr auf die richtige Lagerung an. Patienten mit Paresen der Rücken- und Bauchmuskeln sollen flach auf harter Unterlage liegen, um Verbiegungen der Wirbelsäule zu vermeiden. Zur Verhinderung von Kontrakturen sollen die Arme im Schultergelenk abduziert, im Ellenbogengelenk leicht gebeugt, die Beine im Kniegelenk leicht flexiert werden. Besser als diese pflegerischen Lagerungsmaßnahmen ist die Anfertigung von Gipsschalen für die gelähmten Extremitäten oder u. U. eines ganzen Gipsbettes. Bei Blasenlähmungen muß katheterisiert werden.

Bei den im akuten Stadium oft quälenden Muskelschmerzen und Spasmen im Bereich der gelähmten Muskelgruppen bewähren sich feuchtheiße Packungen. Sie sollen so heiß gemacht werden, daß sie eben vom Patienten noch vertragen werden und alle 4 Stunden wiederholt werden. Außerdem kann man Antiphlogistika zur Schmerzlinderung und Fiebersenkung geben.

Die früher geübte Therapie mit hypertonischen Traubenzuckerlösungen, welche die Ödemkomponente beeinflussen sollte, wird heute besser durch diuretische Medikamente (Furosemid) ersetzt. Die Wirksamkeit hoher Vitamindosen ist nicht gesichert, auch nicht die von Vitamin B_{12}. Die Ernährung soll eiweiß- und vitaminreich sein. Wichtig ist es, die durch das starke Schwitzen bedingten Flüssigkeits- und Elektrolytverluste auszugleichen.

Etwa 14 Tage nach Krankheitsbeginn, wenn das Fieber abgeklungen ist und keine neuen Lähmungen mehr auftreten, soll mit einer krankengymnastischen Übungsbehandlung zunächst mit passiven, später aktiven Bewegungsübungen begonnen werden. Im weiteren Verlauf können diese Maßnahmen durch Elektrotherapie und Unterwasserbewegungsübungen ergänzt werden.

Therapie der bulbären Verlaufsformen: Beim Auftreten von Schluckstörungen muß auf eine Sondenernährung oder intravenöse Ernährung unter genauer Bilanzierung übergegangen werden. In dieser Krankheitsphase benötigen die Patienten eine Dauerwache, die Atmung, Puls und Blutdruck in kurzen Abständen mißt. Bei der Atmung ist darauf zu achten, ob sie beschleunigt ist, ob die Atemexkursionen seitengleich, sowohl im Bereich des Zwerchfells als auch der Interkostalmuskulatur ausreichend sind, ob die Atemhilfsmuskeln betätigt werden, ob der Hustenstoß genügend kräftig ist. Außerdem achte man darauf, wie lange der Patient zählen kann, ohne zu inspirieren. Blutgaswerte sollten kontrolliert werden.

Bei starker Verschleimung und Schwierigkeiten beim Abhusten soll eine Tracheotomie durchgeführt werden, die ein Absaugen des oft zähen Schleims aus dem Bronchialsystem erlaubt. Bei Ateminsuffizienz wird ein Respirator angeschlossen. In Notfällen wird man zu diesem Zweck eine Intubation durchführen, die jedoch wegen der Gefahr von Drucknekrosen nicht lange liegen darf. Besser ist es, gleich zu tracheotomieren.

Die künstliche Beatmung erfolgt mit Hilfe der intratrachealen Überdruckventilation. Das Ziel der künstlichen Beatmung besteht darin, die akute lebensgefährliche Phase der Krankheit zu überbrücken in der Hoffnung, daß eine ausreichende Zahl von Ganglienzellen im Medullazentrum und von motorischen Einheiten im Rückenmark sich wieder erholt, so daß später eine selbständige Atmung des Patienten möglich ist. In manchen Fällen muß die künstliche Beatmung jedoch jahrelang aufrechterhalten werden.

Die Dauer der Respiratorbehandlung soll so kurz wie möglich sein. Beim Absetzen der künstlichen Beatmung verringert man zunächst die Unterstützung des Atmungsapparates durch Herabsetzen der Frequenz auf 10−14/min und durch Verringerung des Drucks. Auf diese Weise kann man abschätzen, ob der Patient in der Lage ist, mit eigener Muskelkraft mitzuatmen. Ratsam ist es, dabei den Blutdruck zu messen und den Patienten wieder künstlich zu beatmen, wenn der Blutdruck steigt. Später schaltet man den Respirator zunächst für kürzere, dann für zunehmend längere Zeitspannen ab.

Die Nachbehandlung der Poliomyelitispatienten nach Abschluß des infektiösen Stadiums erfolgt zumeist auf orthopädischen Abteilungen. Außer der aktiven Bewegungstherapie, die bis 2 Jahre nach Beginn der Erkrankung noch Besserung bringen kann, kommen orthopädische Operationen in Betracht.

Im Rehabilitationsstadium ist eine gute psychische Führung und Berufsberatung zwecks Wiedereingliederung in den Arbeitsprozeß unerläßlich.

Immunprophylaxe: Als die Poliomyelitis zwischen 1910 und 1920 in die epidemische Form überging, begann man sofort mit Versuchen einer Immunprophylaxe. Als noch die Virusanzüchtung fehlte, versuchte man die passive Immunisierung mit Rekonvaleszenten und Immunseren, später auch mit γ-Globulinen. Frühzeitig angewendet hatten diese Verfahren einigen Nutzen; heute sind sie durch die weit besseren Methoden der aktiven Schutzimpfung verdrängt.

Die ersten Antigene für eine aktive Impfung wurden aus dem Gehirn von polioinfizierten Affen gewonnen. Brodie (1934) entwickelte daraus einen inaktivierten Injektionsimpfstoff; Kolmer (1934) versuchte den ersten „Lebend"virusimpfstoff mit natürlich virulenzschwachem Stamm. Der 1. scheiterte an der fehlenden Impfstoffmenge, weil nicht genügend Affen verfügbar waren, der zweite an der zu hohen Restvirulenz der Virusstämme, die zu schweren Impfschäden führte. Erst die Entdeckung der Gewebekultur für die Poliomyelitisviren ermöglichte die heute gebräuchlichen Impfverfahren.

Salk entwickelte den formaldehydinaktivierten Impfstoff zur Injektion. In Massenimpfungen hat er die Lähmungen je nach Güte des Impfstoffes bis zu 90% vermieden. Dieser „Tot"virusimpfstoff kann aber erfahrungsgemäß nicht die Infektion mit Poliovirus verhindern, ist auch grundsätzlich dazu nicht in der Lage (S. 45). Koprowski, Sabin und Cox entwickelten gleichzeitig und auf verschiedenen Wegen Lebendvirusimpfstoffe zur oralen Anwendung. Die virulenzabgeschwächten Virusstämme vermehren sich im Darm des Impflings, verhindern sofort infolge der Interferenz die gleichzeitige Vermehrung von Wildviren und hinterlassen eine belastbare, aber befristete Krankheitsimmunität.

Die parenterale Impfung nach Salk ist als Individualprophylaxe bei dem speziellen Risikokind und bei denjenigen Personen angezeigt, bei denen eine Lebendvirusimpfung kontraindiziert ist. Spezielle Kontraindikationen gibt es für die Salk-Impfung nicht.

Für die Massenprophylaxe ist die Lebendvirusimpfung das Mittel der Wahl. Sie soll im 2. Lebenshalbjahr zum erstenmal angewendet und in etwa 6jährigem Abstand wiederholt werden. Sie ist kontraindiziert bei Personen mit Mißbildungen im Bereich des Zentralnervensystems, bei Impflingen, die in den letzten 4 Wochen eine andere Lebendimpfung erhalten haben (s. S. 49), bei frisch im Gebiet des Hals-Nasen-Rachen-Raumes Operierten und bei Personen mit Prednisolondauertherapie. Nach der Lebendvirusimpfung (14 Tage = Zeit der Impfvirämie) sollen ungewohnte körperliche Belastungen, nicht dringliche Operationen und andere starke Reizwirkungen (starke Besonnung, Unterkühlung) vermieden werden.

Bei der Impfplanung muß auf eine laufende, hochprozentige Durchimpfung der Bevölkerung mit Lebendvirusimpfstoff gedrungen werden; ein Nachlassen des Impfwillens ist sehr gefährlich. Eine Bevölkerung, der ein genügender Impfschutz und eine natürliche Durchseuchung mit Wildviren fehlt, ist gegenüber Neueinschleppungen des Poliomyelitisvirus sehr empfänglich und gefährdet.

3.17.2. Coxsackie-Virus-Infektionen (Bornholm-Krankheit u. a.)

Mikrobiologie: Die 2. große Gruppe der Enteroviren bilden die Coxsackie-Viren, deren 1. Vertreter von Dalldorf 1948 in dem Ort Coxsakkie isoliert worden ist. Für diese Virusgruppe, die ebenfalls zu den Picornaviridae gehört, ist die selektive Pathogenität für Nagetiere im Säugealter charakteristisch; die Schäden zeigen vorwiegend degenerative Muskelveränderungen.

Die Coxsackie-Viren werden in 2 Hauptgruppen A und B unterteilt. Gruppe A umfaßt heute 24 Serotypen. Gruppe B weist 6 Serotypen auf, die sich durch einen ausgesprochenen Neutrotropismus vor allem bei Tieren auszeichnen.

Als Picornaviren haben die Coxsackie-Viren dieselbe Struktur wie die Poliomyelitisviren: kleine, runde Virusteilchen mit RNS-Kern. Sie lassen sich in Gewebekulturen von Affen und Babymäusen fortzüchten und durch neutralisierende Antikörper typisieren. Auch hier sind die

komplementbindenden Antikörper gruppenspezifisch und zeigen, im
Kranken nachgewiesen, nur an, daß dieser eine Coxsackie-Virus-Infektion irgendeines Typs durchgemacht hat.

Epidemiologie: Die Coxsackie-Viren sind weltweit endemisch verbreitet. Gelegentlich werden eng begrenzte Epidemien beschrieben, die aus
unbekannten Gründen bestimmte Orte bevorzugen (Bornholm). Die
Coxsackie-Virus-Infektion ist eine Schmutz- und Schmierinfektion. Die
Durchseuchung der Bevölkerung ist nach Antikörperuntersuchungen
groß. Sehr viele Infektionen verlaufen subklinisch. So sind die Coxsak-
kie-Viren ubiquitär; die Isolierung eines Typs aus dem Stuhl ist noch
nicht gleichbedeutend mit seiner kausalen Rolle. Eine befriedigende
epidemiologische Beschreibung der Coxsackie-Infektionen ist deshalb
noch nicht möglich. Neuerdings mehren sich die zentralnervösen Verlaufsformen.

Pathogenese: Die Coxsackie-Viren lösen beim Menschen verschiedene
Krankheitsbilder aus, und zwar verursachen die Coxsackie-A-Viren:

– Herpangina,
– Sommergrippe,
– lymphozytäre Meningitis bzw. Meningoenzephalitis,
– poliomyelitisähnliche Krankheitsbilder mit Lähmungen und
– fieberhafte Erkrankungen mit rubeoliformen Exanthemen.

Die Coxsackie-B-Viren kommen ätiologisch für folgende Erkrankungen in Betracht:

– Sommergrippe,
– lymphozytäre Meningitis bzw. Meningoenzephalitis,
– die Bornholmer Krankheit (Myalgia epidemica, epidemische Pleuro-
  dynie, Teufelsgriff),
– Myokarditis, Enzephalomyokarditis der Neugeborenen sowie Perikarditis,
– Hepatitis.

Es handelt sich in allen Fällen um zyklische Erkrankungen.

Klinische Symptome: Coxsackie-A-Virus-Erkrankungen: *Herpangina*
(Abb. **20** auf Farbtafel V): Die Inkubationszeit beträgt 2−6 Tage. Die
Erkrankung beginnt akut mit Allgemeinbeschwerden (Kopf-, Muskelschmerzen, Fieber). Im weiteren Verlauf bilden sich auf der Schleimhaut des vorderen Gaumenbogens, am weichen Gaumen, an der Uvula
und an den Tonsillen kleine, stecknadelkopf- bis linsengroße Bläschen,
die von einem roten Hof umgeben sind (Abb. **20**). Die Herpangina kann
zusammen mit einer der anderen Erscheinungsformen der Coxsackie-
Infektion auftreten, z. B. gleichzeitig mit einer Meningitis.

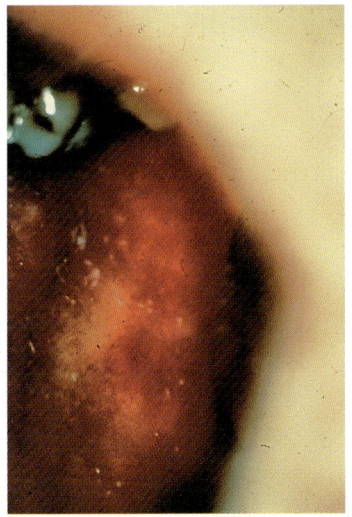

Abb. **5** Koplik bei Masern

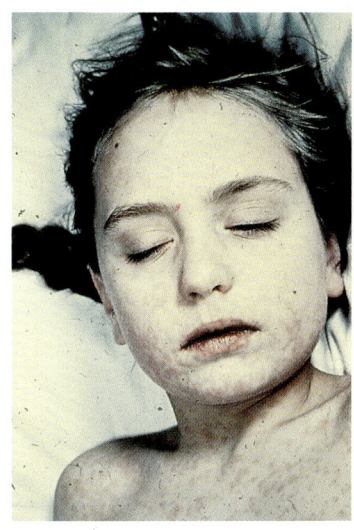

Abb. **6** Masern, 1. Exanthemtag

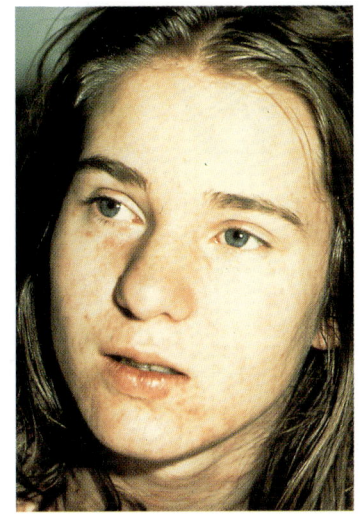

Abb. **7** Masern, 4. Exanthemtag

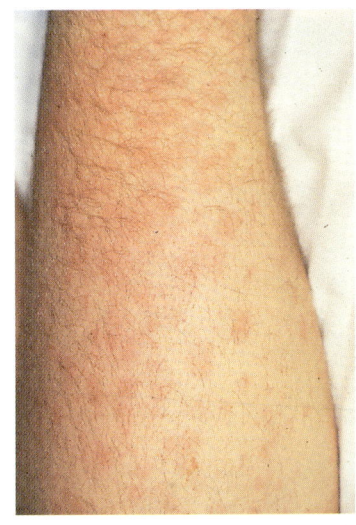

Abb. **8** Masern, 4. Exanthemtag

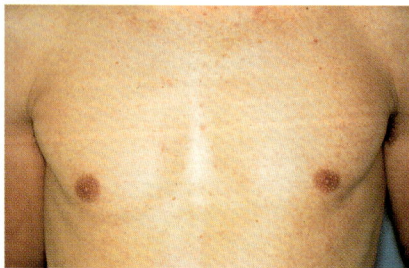

Abb. **9**   Rubeolen

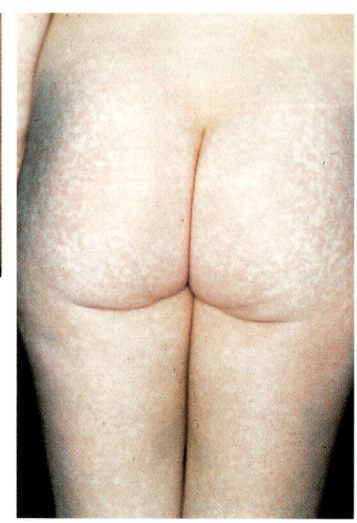

Abb. **10**   Erythema infectiosum

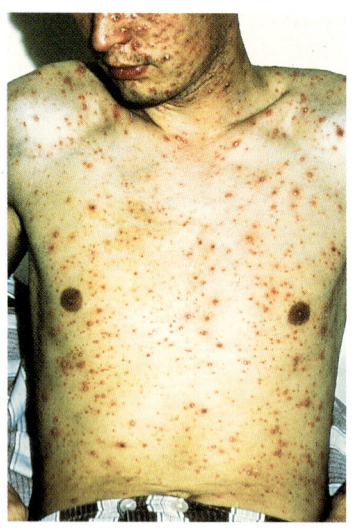

Abb. **11**   Varizellen, Gesamtansicht

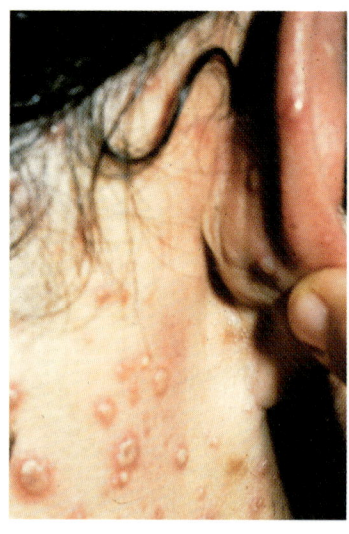

Abb. **11a**   Varizellen, Nahaufnahme

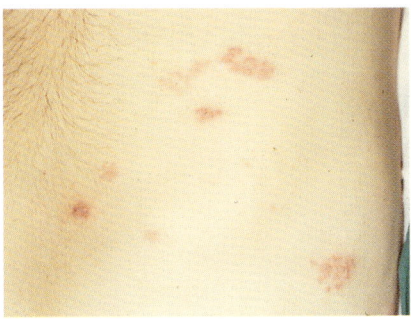

Abb. **12** Herpes zoster im Trigeminusbereich

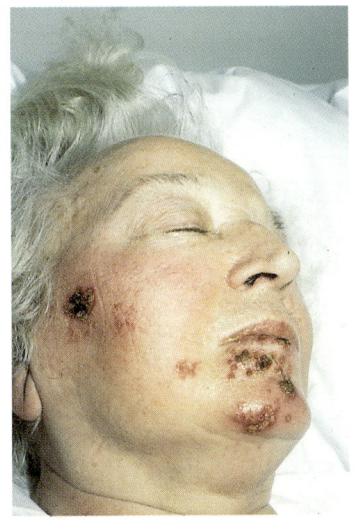

Abb. **12a** Herpes zoster im Lendenbereich

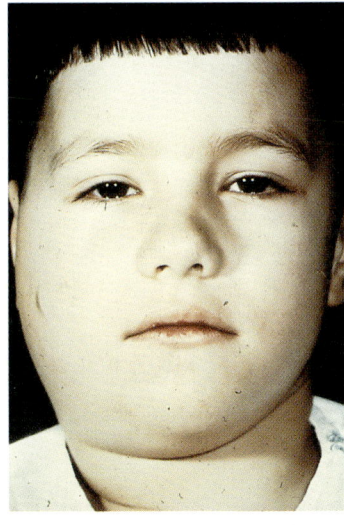

Abb. **13** Parotitis epidemica

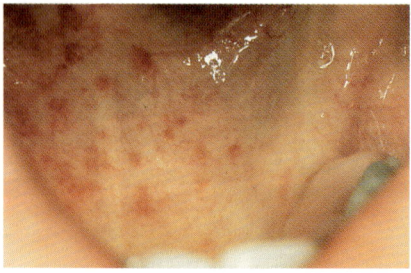

Abb. **14** petechiales Enanthem

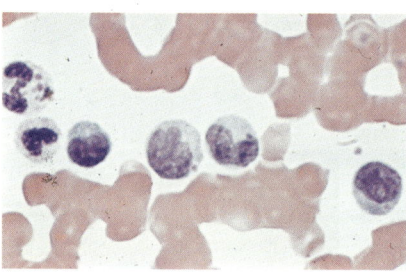

Abb. **15** Blutbild bei Infektiöser Mononukleose

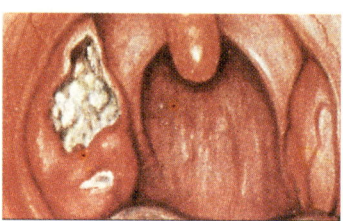

Abb. **16** peritonsillärer Abszeß

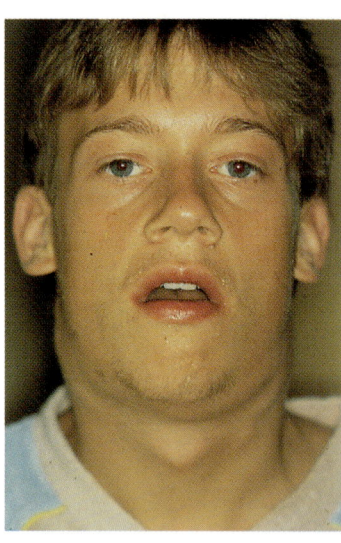

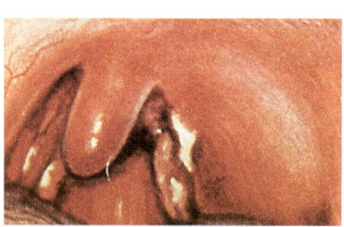

Abb. **17** Angina Plaut Vincenti

Abb. **18** Lamphadenitis colli und Mundatmung bei Infektiöser Mononukleose

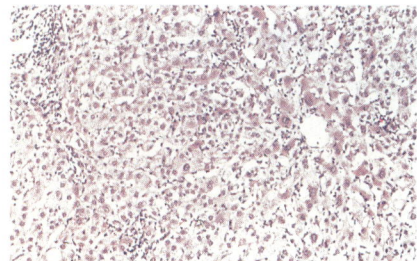

Abb. **19** Leberpunktat bei akuter Virushepatitis

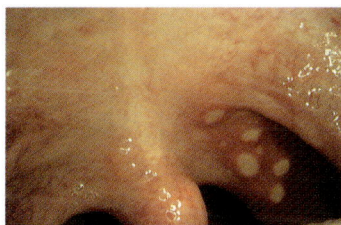

Abb. **20** Herpangina

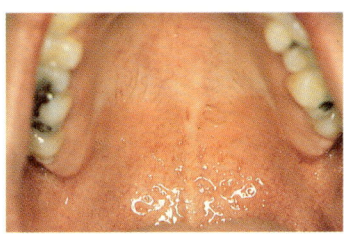

Abb. **22** Scharlachanthem

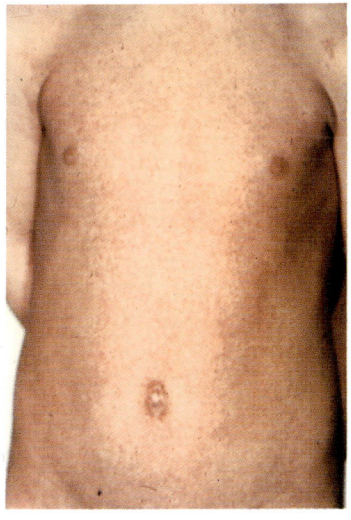

Abb. **23** Scharlachexanthem

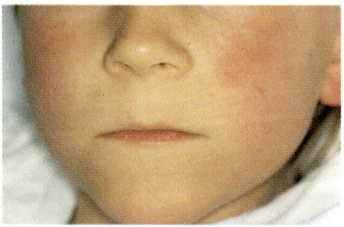

Abb. **24**   Scharlach: Periorale Blässe

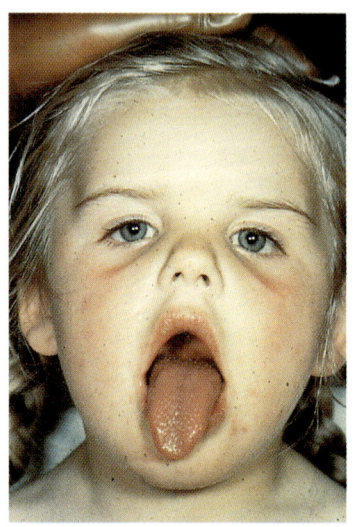

Abb. **25**   Scharlach: Periorale Blässe und Himbeerzunge

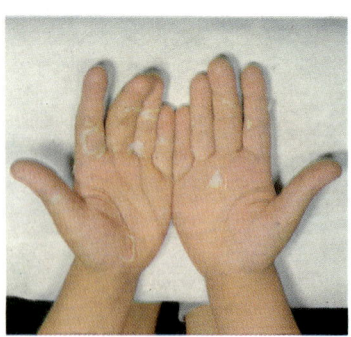

Abb. **26**   Scharlach,   groblamelläre Schuppung der Hände in der 2. Krankheitswoche

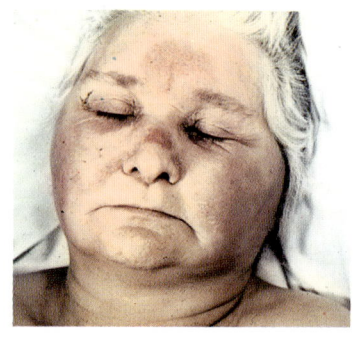

Abb. **27**   Gesichtserysipel, derbe Infiltration und scharf gegen die Umgebung abgesetzte Rötung.

Sommergrippe entspricht praktisch dem Prodromalstadium der Coxsackie-Meningitis, analog zum Prodromalstadium der Poliomyelitis. Es handelt sich um eine 2−5 Tage anhaltende fieberhafte Erkrankung mit Kopf- und Gliederschmerzen, die, wie alle Enterovirusinfektionen, vorwiegend im Sommer auftritt.

Meningitis bzw. Meningoenzephalitis: Es kommt zunächst zu einem 2−5 Tage anhaltenden Prodromalstadium (Sommergrippe) mit Kopfschmerzen, Fieber, Müdigkeit, manchmal auch Gliederschmerzen. Nach einer Latenzzeit von 1−2 Tagen treten unter erneutem Temperaturanstieg Kopfschmerzen, Erbrechen und Nackensteifigkeit auf. Im Liquor finden sich lymphozytäre Pleozytosen zwischen 50/3 und 500/3 Zellen und leicht erhöhte Eiweißwerte. Das Prodromalstadium ist nicht immer vorhanden, so daß der Fieberverlauf auch monophasisch sein kann.

Bei etwa 10% der Fälle ist die Meningitis mit einer Enzephalitis verbunden, die sowohl leichte als auch schwerste klinische Erscheinungen verursachen kann. Es finden sich in diesen Fällen Streckkrämpfe, Bewußtseinsverluste bis zur Bewußtlosigkeit, spastische Paresen, Ataxie, Tremor und Charakterveränderungen.

Poliomyelitisähnliche Krankheitsbilder: 1952 wurde in Rußland eine poliomyelitisähnliche Epidemie mit Lähmungserscheinungen beobachtet. Als Erreger wurde Coxsackie-A-Virus isoliert. Ähnliche Beobachtungen wurden in der Folgezeit auch in anderen Teilen der Welt beschrieben. Im allgemeinen sind die Paresen bei Coxsackie-Virus-Infektionen gutartiger und zeigen eine bessere Rückbildungstendenz als bei Poliomyelitis, der Fieberverlauf ist häufig monophasisch, ausgeprägte Muskelatrophien fehlen. Am schwersten betroffen ist meist der Schultergürtel.

Fieberhafte Erkrankungen mit rubeoliformen Exanthemen: Bei ihnen werden hauptsächlich die Coxsackie-Viren A 2, A 4, A 5, A 9 und A 10 isoliert. Die Exantheme sind morphologisch sehr vielgestaltig. Häufig weisen Mund, Lippen und Genitalschleimhaut gleichzeitig Bläschen auf. Bei Coxsackie-A-16-Infektionen bestehen Bläschen an Handtellern und Fußsohlen, kombiniert mit einer Stomatitis.

Coxsackie-B-Virus-Infektionen: *Bornholm-Krankheit*: Die Inkubationszeit beträgt 2−6 Tage. Die Krankheit beginnt akut mit heftigen gürtelförmigen Muskelschmerzen im Bereich des Thorax oder des Oberbauches, die häufig zu Fehldiagnosen (Pleuritis, Herzinfarkt, Nieren- oder Gallenkoliken, Pankreatitis) führen. Gleichzeitig besteht Fieber. Bei Bewegungen, bei tiefem Durchatmen oder Husten verstärken sich die Schmerzen. Die betroffenen Muskeln sind druckschmerzhaft und verhärtet. Manchmal werden neurologische Symptome, z.B. ein- oder beidseitiges Fehlen bzw. Steigerung der Muskeleigenreflexe, Parästhesien und Hyperästhesien gefunden. Zusätzlich bestehen Kopfschmerzen, besonders hinter den Augen. Die Bornholm-Krankheit kann mit einer Meningitis gemeinsam auftreten. Auch Polyradikuloneuritiden werden gelegentlich durch Coxsackie-Viren verursacht.

Myokarditis bzw. Perikarditis: wurde besonders häufig und schwer bei Neugeborenen und jungen Kindern, oft zugleich mit einer Enzephalitis, beobachtet, kommt aber auch bei Erwachsenen vor. Meist handelt es sich um Infektionen mit den Typen B 2 und B 4. Die Krankheit beginnt mit unspezifischen Prodromalerscheinungen, wie Müdigkeit und Appetitlosigkeit. Im weiteren Verlauf treten Blässe, Zyanose, ängstliche Unruhe, Tachykardie und Galopprhythmus hinzu. Häufig bestehen Anzeichen für Rechts- und Linksinsuffizienz des Herzens. Die SGOT ist erhöht. EKG-Veränderungen sind oft erst 24 Stunden nach Beginn der Erkrankung nachweisbar. Die Myokarditis kann auch zu Reizleitungsstörungen führen und in einem chronischen Schub in einen progredienten, bösartigen Verlauf übergehen.

Bei der Perikarditis bestehen heftige Schmerzen hinter dem Sternum, Reizhusten, Dyspnoe, perikarditisches Reiben und entsprechende EKG-Veränderungen (Hebung der ST-Strecke). Auch Perikardergüsse kommen vor.

Meningitis bzw. Meningoenzephalitis: auch ohne Myositis kommt hauptsächlich durch Infektion mit den Typen B 2 und B 5, aber auch B 1, B 3, B 4 und B 6 vor. Enzephalitische Verläufe wurden besonders bei Isolierung der Typen B 2 und B 3 beobachtet. Auch *Viruspneumonien* wurden beschrieben.

Die Coxsackie-B-Virushepatitis zeigt meist einen leichteren Verlauf als die übliche Virushepatitis. Vereinzelt kommen aber auch Krankheitsbilder vor, die klinisch nicht von der Virushepatitis A, B, C oder E zu unterscheiden sind.

Diagnose und Differentialdiagnose: Das Coxsackie-Virus läßt sich in Rachenspülwasser oder -abstrich (Herpangina), Stuhl und Liquor nachweisen. Die Isolierung von Coxsackie-A-Virus erfolgt im Tierversuch bei der saugenden Babymaus. Die Mäuse zeigen 3−5 Tage nach der Infektion eine allgemeine Müdigkeit, kurz danach treten Extremitätenparesen auf. 1−2 Tage später sterben die Tiere. Bei der Obduktion findet sich eine allgemeine Destruktion der quergestreiften Muskulatur.

Die Coxsackie-B-Viren können mit Hilfe der Gewebekultur (Affennierenzellen, Zellkultur aus menschlichem Amnion oder He-La-Zellen) nachgewiesen werden.

Der serologische Nachweis ist sowohl bei Coxsackie-A- als auch bei Coxsackie-B-Viren mit Hilfe des Neutralisationstests oder der Komplementbindungsreaktion möglich. Beweisend ist ein Titeranstieg um mindestens 4 Stufen. Die Komplementbindungsreaktion zeigt eine frische Erkrankung an und bleibt nur 4−5 Monate positiv, während die neutralisierenden Antikörper am 5. Krankheitstage auftreten und das ganze Leben über nachweisbar sind.

Differentialdiagnostisch kommen bei der Bornholm-Krankheit, wenn sich die Schmerzen im Thoraxbereich lokalisieren, Pleuropneumonien und Herzinfarkt, bei abdomineller Form Nieren- und Gallenkoliken, Pankreatitis, Cholezystitis und Appendizitis in Frage. Bei der meningitischen und meningoenzephalitischen Verlaufsform müssen andere Virusmeningitiden ausgeschlossen werden (s. differentialdiagnostische Tabellen, S. 359 ff.).

Komplikationen: Komplikationen entstehen in erster Linie dadurch, daß sich 2 oder mehrere der oben beschriebenen Verlaufsformen der Coxsackie-Virus-Infektion miteinander kombinieren, z. B. Enzephalitis und Myokarditis. Wegen der Gefahr der Myokarditis ist bei allen Coxsackie-Virus-Infektionen ausreichend lange Bettruhe einzuhalten, und sind EKG-Kontrollen durchzuführen.

Weitere seltenere Organkomplikationen sind Pankreatitis und Orchitis.

Therapie: Eine spezifische Therapie gibt es nicht. Wichtig ist genügend lange Bettruhe. Bei der Bornholm-Krankheit sind wegen der heftigen Schmerzen Analgetika erforderlich. Bei der Herpangina gibt man ebenfalls schmerzstillende Medikamente; außerdem verordnet man lauwarme, flüssigbreiige Kost und läßt mit Kamille spülen bzw. gurgeln. Bei Enzephalitis und Myokarditis empfiehlt sich u. U. Prednisolon. Eine Herzinsuffizienz im Verlauf einer Myokarditis wird nach den üblichen Regeln mit Kardiaka, Diuretika und Sauerstoff behandelt.

3.17.3. ECHO-Virus-Infektionen

Mikrobiologie: Die Gruppe der ECHO-Viren bildet die 3. große Gruppe der Enteroviren, die heute 34 serologische Typen umfaßt. Hier werden alle Picornaviren zusammengefaßt, die zwar mit den Poliomyelitis- und Coxsackie-Viren gleiche Morphologie und gleichen enteralen Infektionsweg haben, aber dennoch serologisch nicht bei ihnen eingeordnet werden konnten; daher der Name: „*e*nteric *c*ytopathogenic *h*uman *o*rphan viruses".

Die ECHO-Viren vermehren sich wie die Coxsackie-Viren nur auf der saugenden Maus und auf höheren Affen. Besonders empfindlich sind Gewebekulturen von Menschen und Affen; nach ihrem Zellspektrum werden ECHO-Viren in 3 Gruppen, A, B und C, unterteilt.

Nach einer ECHO-Virus-Infektion werden neutralisierende und komplementbindende Antikörper nachweisbar; einige Typen besitzen auch Hämagglutinine. Der Neutralisationstest ist typspezifisch; die Komplementbindungsreaktion und der Hämagglutinationshemmtest sind sehr unspezifisch und reagieren sogar gelegentlich kreuzweise mit anderen Enteroviren außerhalb der ECHO-Gruppe.

Epidemiologie: Die ECHO-Viren sind wie die anderen Enteroviren weltweit endemisch verbreitet und führen durch subklinische Infektionen zu einer allgemeinen Durchseuchung. Antikörperuntersuchungen zeigen, daß schon das Kleinkind mit dem Antigen der meisten ECHO-Viren in Kontakt kommt.

Schmier- und Schmutzinfektionen sind die Regel, Tröpfcheninfektionen offenbar selten. In den gemäßigten Zonen liegt das Maximum der Erkrankungen im Sommer. Kleine Epidemien kommen vor. Die in einer Gegend vorherrschenden Typen können schnell wechseln.

Pathogenese: Der Erreger vermehrt sich primär in den Zellverbänden des Darmtraktes und kann 1−2 Tage nach der Infektion bereits im Stuhl nachgewiesen werden. In den meisten Fällen kommt es bald zusätzlich zu einer Virämie, und die Viren gelangen auf dem Blutwege in die jeweils am Krankheitsprozeß beteiligten Organe (obere Luftwege, Haut, Zentralnervensystem). Es handelt sich somit um eine zyklische Infektionskrankheit. Männer erkranken bevorzugt an aseptischer Meningitis, Frauen mehr an Virusexanthem. Die Dauer der Virusausscheidung im Darm variiert, überschreitet aber nur selten 14 Tage.

Klinische Symptome und Komplikationen: ECHO-Viren sind in der Lage, eine Reihe verschiedenartiger Krankheitsbilder auszulösen.

Lymphozytäre Meningitis mit und ohne Exanthem: Die Inkubationszeit beträgt 5−10 Tage. Die Erkrankung setzt meist plötzlich mit Kopfschmerzen, Erbrechen, Nackensteifigkeit und Fieber ein und unterscheidet sich bei Fehlen eines Exanthems nicht wesentlich von anderen Virusmeningitiden. Manchmal ist der Verlauf biphasisch. Das oft gleichzeitig vorhandene Exanthem ist mittelfleckig, makulopapulös und gelegentlich mit einem Enanthem verbunden. Im Liquor kommen Pleozytosen bis 1000/3 Zellen (Lymphozyten), in seltenen Fällen auch darüber, vor. Nach Abklingen der meningitischen Erscheinungen können bei Erwachsenen noch für längere Zeit vegetative Fehlregulationen wie Schlafstörungen, Schwindel- und Kollapsneigung, Schweißausbrüche und witterungsabhängige Kopfschmerzen bestehen. Umfangreiche Epidemien von benigner lymphozytärer Meningitis wurden besonders auf die Typen 4, 6, 9, 16 und 30 zurückgeführt.

Enzephalitische Beteiligung ist nicht häufig. Wenn sie auftritt, äußert sie sich in Form von Bewußtseinstrübung und Schläfrigkeit, gelegentlich auch in Halluzinationen und motorischer Unruhe. Als Ausdruck einer Myelitis können im meningitischen Stadium Muskeleigenreflexe abgeschwächt sein oder flüchtig schlaffe Paresen, vorwiegend der unteren Extremitäten, auftreten.

Exanthematische Erkrankungen kommen auch ohne Meningitis vor. Zunächst bestehen Fieber und Störungen des Allgemeinbefindens. Erst später, oft zusammen mit der Entfieberung, treten rosa- bis lachsfarbene makulöse oder makulopapulöse Effloreszenzen von 1−2 mm Durchmesser auf, vorwiegend im Gesicht, auf der Brust und am Rücken. Manchmal sind gleichzeitig Enantheme mit kleinen Bläschen und Ulzerationen im Bereich der Mundschleimhaut vorhanden.

Sommerdiarrhöen: Vorwiegend bei Kindern wurden im Rahmen von Durchfallserkrankungen nach Ausschluß einer andersartigen Ätiologie ECHO-Viren aus dem Stuhl isoliert und im weiteren Verlauf ein Antikörpernachweis im Serum gegen das betreffende Virus geführt.

Respiratorische Infekte: Eine stärkere Beteiligung der oberen Luftwege mit Halsschmerzen, Kopf- und Gliederschmerzen, gelegentlich auch Schnupfen bei mäßigem Fieber wurde vor allem für die Typen ECHO 4, 7, 11, 19, 20 und 28 beschrieben.

Weiterhin wurde *Bläschenbildung in der Mundhöhle* beobachtet.

Diagnose und Differentialdiagnose: Der Erreger kann mit Hilfe der Gewebekultur in Rachenspülflüssigkeit, Stuhl und Liquor nachgewiesen werden. Allerdings darf der Nachweis von ECHO-Viren im Stuhl allein nicht zu dem Schluß führen, daß bestimmte Krankheitserscheinungen durch dieses Virus ausgelöst sind, da ECHO-Viren auch im Darm von Gesunden normalerweise anwesend sind. Unerläßlich ist daher für die Diagnose der gleichzeitige Nachweis eines signifikanten Titeranstieges in den serologischen Reaktionen. Man bestimmt die neutralisierenden Antikörper nach Möglichkeit in den ersten Krankheitstagen und ein zweites Mal in der 2.−3. Krankheitswoche.

Therapie: Die Behandlung ist rein symptomatisch, da es sich um eine Viruserkrankung handelt (s. unter Coxsackie-Virus-Infektionen).

3.18. Enzephalomyokarditis (Parapoliomyelitis)

Mikrobiologie: Der Erreger, das Columbia-SK-Virus (EMC) wird als Cardiovirus in der Familie Picornaviridae eingeordnet, dessen allgemeine Eigenschaften es besitzt. Das EMC-Virus wird oft als Modellversuch für die Picornaviren im Tierversuch benutzt.

Epidemiologie: Die Übertragung des EMC-Virus ist noch ungeklärt, nur soviel ist sicher, daß die Erkrankung des Menschen im Endglied in einer enzootischen Infektkette ist. Das Virusreservoir ist vermutlich bei wilden Nagern zu suchen; die Übertragung durch Mücken wird nicht ausgeschlossen. Die Erkrankung des Menschen ist selten, dann aber schwer.

Pathogenese: Die Erkrankung wird durch das Columbia-SK-Virus ausgelöst. Nach der Infektion kommt es zu einer raschen lokalen Virusvermehrung, dann zu einer Virämie und anschließend zur Organmanifestation im Zentralnervensystem. Es handelt sich somit um eine zyklische Erkrankung.

Klinische Symptome und Komplikationen: Nach einer Inkubationszeit von 5−8 Tagen steigt die Temperatur an, dann gibt es eine kurze Remission und anschließend einen erneuten Fieberschub (biphasischer Verlauf) mit Kopfschmerzen, allgemeiner Hyperästhesie, Nackensteifigkeit und Liquorpleozytose; gelegentlich treten enzephalitische oder poliomyelitisähnliche Erscheinungen, auch Myokarditiden auf.

Diagnose und Differentialdiagnose: Das Virus kann mit Hilfe des Tierversuches bei der Maus und beim Hamster aus Blut, Stuhl und Organmaterial nachgewiesen werden. Für die serologische Diagnostik stehen Neutralisationstest, Komplementbindungsreaktion und Hämagglutinationshemmungsreaktionen zur Verfügung.

Therapie: Eine spezifische Therapie ist nicht möglich.

3.19. Arbovirusinfektionen

Mikrobiologie: Die durch Insekten übertragenen Arboviren (*ar*thropode *bo*rne viruses) sind die größte und in ihrer Pathogenese uneinheitlichste Gruppe, die neuerdings in zwei große Familien unterteilt wurde: die Togaviridae und die Bunyaviridae. Etwa 160 Arten sind bisher beschrieben worden. Ihre systematische Unterteilung ist noch unübersichtlich und unbefriedigend, weil zu verschiedene Eigenschaften zur Bildung von Untergruppen benutzt werden.

Es handelt sich um kleine RNS-Viren, deren Größe erheblich, zwischen 20 und 120 nm Durchmesser, schwankt. Wichtigstes Unterscheidungsmerkmal gegenüber den Picornaviren (Entero + Rhinoviren) ist ein Gehalt an Lipiden, die sie ätherempfindlich machen. Eine weitere wichtige Eigenschaft der Arboviren ist ein Hämagglutinin, das zur serologischen Diagnostik und Typisierung benutzt werden kann. Außerdem entstehen nach einer Infektion neutralisierende Antikörper.

Die Arboviren lassen sich im Labor auf saugenden Mäusen und verschiedenen Gewebekulturen anzüchten.

Epidemiologie: Die Mehrzahl der Arboviren stammt aus tropischen und subtropischen Gebieten. Infolge ihrer Übertragung durch spezielle Insektenarten sind sie an bestimmte charakteristische Biotope gebunden. Dementsprechend beeinflussen Klima und Mikroklima die Saisonabhängigkeit der Arbovirusinfektionen und den Vermehrungszyklus und die Entwicklungsstadien der Vektoren. Die Arboviren sind in den endemischen Gebieten ubiquitär und führen nach Antikörperuntersuchungen zu einer hohen allgemeinen Durchseuchung bei Mensch und Tier. Das Wirtsspektrum der verschiedenen Arbovirusarten ist sehr speziell und unterschiedlich.

Zeckenenzephalitis: Sie ist eine Arbovirusinfektion des Menschen, der sich durch den Biß infektiöser Zecken infiziert. Man unterscheidet eine östliche und eine westliche Form. Die östliche Form kommt vor allem in der russischen Taiga-Landschaft vor und wird *russische Frühsommerenzephalitis* genannt; die Zecke Ixodes persulcatus ist der Vektor. Die westliche Form kommt in Ost- und Mitteleuropa vor, wird von Ixodes ricinus übertragen und wird *zentraleuropäische Enzephalitis* genannt. Die Durchseuchung der europäischen Naturherde ist nach virologischen Untersuchungen von Zecken relativ gering. Innerhalb der Biotope wird das Virus auf wildlebende Warmblüter und Weidetiere übertragen, so daß das Virusreservoir auch ohne den Menschen erhalten bleibt. Der Mensch wird nur gelegentlich infiziert, wenn er mit dem Naturherd in Berührung kommt. Der Mensch kann sich auch an Milch von arbovirustragendem Vieh, vor allem Ziegen, infizieren. Eine allgemeine Prophylaxe ist in den Naturherden durch Schutzkleidung für Waldarbeiter und Bauern und durch Vermeiden des Trinkens roher Milch möglich.

Gelbfieber: Die tropischen Zonen Afrikas und Amerikas sind die endemischen Gelbfiebergebiete. Das natürliche Virusreservoir bilden vor allem die Affen; die Überträger sind Stechmücken, insbesondere Aëdes aegypti. Als gelbfiebergefährdet gelten alle diejenigen Gebiete, in denen übertragende Mücken vorkommen, und das sind fast alle Länder mit warmem Klima.

In den endemischen Gebieten des Tropenwaldes kommen nur vereinzelte Erkrankungen beim Menschen durch infizierte Waldmücken vor (*Dschungel- oder Buschgelbfieber*). Das gefürchtete, klassische Gelbfieber ist das „*Stadtgelbfieber*", bei dem das Virus durch Stechmücken von Menschen in der virämischen Phase auf andere Menschen übertragen wird, und das früher zu schweren Epidemien geführt hat. Deshalb wurde das Gelbfieber zu einer gemeingefährlichen, quarantänepflichtigen Krankheit. Internationale Präventivmaßnahmen haben das epidemische Stadtgelbfieber unter Kontrolle gebracht und verhindern neue Ausbrüche.

Denguefieber: Wie das Gelbfieber wird das Denguevirus im tropischen Urwald von Affen → Aëdes → enzootisch weitergegeben. Von hier aus wird der Mensch durch Mückenstich infiziert, und dann geht die Infektkette Mensch → Aëdes aegypti → Mensch sehr schnell weiter. So entstehen in warmen Ländern auch heute noch große Epidemien. Voraussetzung für eine Epidemie ist eine große Mückendichte und eine mittlere Temperatur von mindestens 15 °C. Wenn diese Temperatur unterschritten wird, kann das Virus nicht mehr infektionstüchtig übertragen werden, und die Epidemie bricht zusammen.

Pappatacifieber: Das Pappatacifieber ist in Eurasien zwischen dem 20. und 45. Breitengrad endemisch, und das Virus wird durch den Biß der Sandfliege, Phlebotomus papatasii, übertragen. In diesen Endemiegebieten ist die Durchseuchung der Bevölkerung hoch. Zu Epidemien kann es kommen, wenn nichtdurchseuchte Menschengruppen (Militär) in Endemiegebiete verlegt werden. Bisher konnte kein Säugetier als Zwischenträger des Pappatacivirus nachgewiesen werden; offenbar geht der Infektionsweg nur Mensch → Fliege → Mensch (Tab. 2).

Pathogenese: Der Erreger gelangt nach dem Stich der Arthropoden auf dem Lymphwege von der Haut in die regionären Lymphknoten, wo eine primäre Virusvermehrung stattfindet. In vielen Fällen ist damit die Infektion beendet, und oft ist der spätere Nachweis neutralisierender Antikörper der einzige Hinweis auf eine unbemerkt durchgemachte Arbovirusinfektion.

In anderen Fällen kommt es nach einem symptomfreien Intervall zur Virämie und damit zur Verschleppung des Virus in bestimmte Organe, z. B. Leber (Gelbfieber), Zentralnervensystem oder Mesenchym. Es handelt sich um zyklische Infektionskrankheiten. Die meisten Arbovirusinfektionen haben einen biphasischen Krankheitsverlauf, wobei der 1. Fiebergipfel dem Generalisationsstadium (Virämie), der 2. dem Organstadium (in vielen Fällen Enzephalitis) entspricht.

Histologisch handelt es sich bei den Arbovirusenzephalitiden um Panenzephalitiden, d. h. um Beteiligung der grauen und der weißen Substanz des Gehirns am Krankheitsgeschehen.

Klinische Symptome und Komplikationen: Klinisch unterscheiden wir:

– die durch Arboviren verursachten Enzephalomyelitiden,
– Gelbfieber,
– Denguefieber,
– Pappatacifieber.

Die durch Arthropoden (in der Regel Zecken) übertragenen Enzephalomyelitiden werden nach geographischen Gesichtspunkten in folgende Gruppen eingeteilt:

– amerikanische Gruppe (östliche, westliche und venezolanische Pferdeenzephalomyelitis, St.-Louis-Enzephalitis),
– fernöstliche Gruppe (japanische B-Enzephalitis, Murray-Valley- [australische] Enzephalitis),

Tabelle 2   Übersicht der wichtigsten Arbovirusinfektionen

Gruppe	Krankheit	Erreger	Verbreitung	Überträger	Krankheitsbild
Alpha-viren	equine Enzephalomyelitis (östliche)	EEE-Virus	Amerika	Mücken	Inkubationszeit 5–10 Tage, biphas. Verl., im 2. Stadium Enzephalitis, z. T. Heilung nach dem 2. Stadium
	equine Enzephalomyelitis (westliche)	WEE-Virus	Amerika	Mücken	biphas. Verl., 1. Stadium Allgemein-infekt, 2. Stadium Enzephalitis
	equine Enzephalomyelitis (Venezuela)	VEE-Virus	Südamerika	Mücken	biphas. Verl., 1. Stadium Allgemein-infekt, 2. Stadium Enzephalitis
	Chicungunya	Chicungunya-Virus	Asien, Afrika	Mücken	plötzl. Fieber 39–40,5 °C, Kopf- und Muskelschmerzen, Lichtscheu, Exan-theme
	O'Nyong-nyong (ONN)	O'Nyong-nyong-Virus	Afrika	Mücken	plötzl. Fieberbeginn, Kopf- und Gelenk-schmerzen, Lymphadenitis, juckende Exantheme
	Mayaro-Fieber	Mayaro-Virus	Südamerika	Mücken	leichtes Fieber, Kopfschmerzen, Magen-Darm-Stör., Muskelschmerzen, z. T. Ikterus
Flaviviren	Dengue	Denguevirus	Tropen und Subtropen	Mücken	s. S. 130
	Gelbfieber	Gelbfiebervirus	tropisches Afrika und Südamerika	Mücken	s. S. 129

Tabelle 2   Übersicht der wichtigsten Arbovirusinfektionen (Fortsetzung)

Gruppe	Krankheit	Erreger	Verbreitung	Überträger	Krankheitsbild
	St.-Louis-Enzephalitis	SLE-Virus	Amerika	Mücken	Enzephalitis mit hohem Fieber, Sprach-Bewußtseins-Störungen, Lichtscheu
	Japan-B-Enzephalitis	JBE-Virus	Ostasien	Mücken	meist inapparenter Verlauf, in schweren Fällen Enzephalitis, Lungenerscheinungen
	Murray-Valley-Enzephalitis	MVE-Virus	Australien	Mücken	Inkubationszeit 1–3 Wochen, Fieber, Meningoenzephalitis
	West-Nil-Fieber	WN-Virus	Afrika, Nahost, Asien, Indien	Mücken	Inkubationszeit 3–6 Tage, makulopapul. Exantheme, Fieber, in einigen Fällen Meningoenzephalitis
Zeckenenzephalitiden	Louping-ill	LI-Virus	Schottland und Nordengland	Zecken	biphas. Verl., 1. Stadium Allgemeininfekt., 2. Stadium Enzephalitis
	russische Frühsommerenzephalitis, zentraleuropäische Enzephalitis	ZE-Virus	Asien	Zecken	plötzl. Krankheitsbeginn, Temp. 39 °C, Enzephalitis mit Bewußtlosigkeit, epileptiformen Krämpfen, Hemiparesen, Schädigung des vegetativen Nervensystems
			Europa	Zecken	
	Kyasanur-Wald-Krankheit	KFD-Virus	Indien	Zecken	plötzl. Fieberbeginn, Konjunktiv., Bradykardie, Hypotonie, z. T. hämorrhag. Syndrom
	Omsker hämorrhagisches Fieber	OHF-Virus	Sibirien	Zecken	plötzl. Beginn, Fieber, Kopf-Glieder-Schmerzen, Konjunktiv., Enanthem, Lymphknotenschwellung, Somnolenz, hämorrhagisches Syndrom

Tabelle 2   Übersicht der wichtigsten Arbovirusinfektionen (Fortsetzung)

Gruppe	Krankheit	Erreger	Verbreitung	Überträger	Krankheitsbild
Buna-viren	Bunaviren	brasilianische Arboviren	Amazonas	Mücken	Fieber, Schüttelfrost, Kopf-Muskel-Gelenk-Schmerzen, Konjunktivitis
		Bunyamwera-Virus, Cache-Valley-Virus, Chittoor-Virus u.a.	verschiedene Plätze auf der ganzen Erde	Mücken	Fieber, Kopf- und Gliederschmerzen, gelegentlich Enzephalitis
Ungrup-piert	Kolorado-Zeckenfieber (Colorado tick fever)	CTF-Virus	Nordamerika	Zecken	plötzl. Fieberanstieg, Muskelschmerzen, Lichtscheu, biphas. Verl., z.T. Meningoenzephalitis
	Rift-Tal-Fieber (Rift Valley fever)	RVF-Virus	Afrika	Mücken	plötzl. Fieberanstieg, Kopf-Muskel-Gelenk-Schmerzen, Lichtscheu, Inkubationszeit 5–6 Tage
	Pappatacifieber	Pappatacivirus	trockenwarme Gebiete Europas, Nordafrika und Asiens	Phlebotomen	s. S. 130
Bunya-viridae	Tahyňa		Europa, USA		s. S. 129

– eurasische Gruppe (russische Frühjahrs-Sommer-Enzephalitis, zentraleuropäische Enzephalitis, Louping-ill),
– afrikanische Gruppe (West-Nil-Enzephalitis). Unsere Tab. **2** gibt eine Übersicht über die verschiedenen Arbovirusinfektionen, die wichtigsten Krankheitsbilder sind anschließend im Text eingehender besprochen.

Die *japanische B-Enzephalitis* verläuft in vielen Fällen inapparent mit leichtem Fieber und Kopfschmerzen. Die Inkubationszeit beträgt 4–14 Tage. Manchmal kommt es zu einem kurzen Prodromalstadium, in anderen Fällen tritt sofort das meningoenzephalitische Syndrom auf.

Die *russische Frühjahrs- und Sommerenzephalitis* hat eine Inkubationszeit von 7–14 Tagen und beginnt ohne Prodromi plötzlich aus völliger Gesundheit heraus. Es bestehen Temperaturen über 39 °C, psychische Störungen, Bewußtseinstrübungen, Schläfrigkeit, später Bewußtlosigkeit, epileptiforme Krämpfe vom Jackson-Typ und spastische Paresen. Außerdem finden sich meningitische Zeichen und Bradykardie. Charakteristisch sind Störungen des vegetativen Nervensystems, z. B. Wärmeregulationsstörungen, vasomotorische Labilität, Dermographismus.

Krankheitsbilder: Die Inkubationszeit der *zentraleuropäischen Enzephalitis* beträgt 7–14 Tage. Die Erkrankung hat einen biphasischen Verlauf. Sie beginnt mit Allgemeinerscheinungen, Kopfschmerzen, Fieber, eventuell gastrointestinalen Symptomen oder Katarrh der oberen Luftwege. Diese virämische Phase dauert 4–6 Tage. Bei der Mehrzahl der Fälle ist die Erkrankung hiermit beendet. Bei anderen Patienten kommt es nach einem Latenzstadium von einigen Tagen unter erneutem Fieberanstieg zum Befall des Zentralnervensystems. Es handelt sich um mannigfaltige Krankheitsbilder von der Mono- und Polyneuritis über die Polyradikuloneuritis vom Guillain-Barré-Typ, aszendierende Formen von Querschnittssyndromen und Tetraplegien bis zur schweren Enzephalitis mit bulbärer Beteiligung, Schluck- und Atemlähmung. Die Enzephalitis manifestiert sich klinisch mit meningealem Syndrom, Fieber, Bewußtseinstrübungen, Delirium, Hirnnervenlähmungen, Kleinhirnstörungen und extrapyramidalen Erscheinungen mit Tremor und Hypomimie sowie leichten motorischen Störungen mit Steigerung der Muskeleigenreflexe und Pyramidenzeichen. Von der Encephalitis lethargica unterscheidet sich die Zeckenenzephalitis durch das Fehlen der Augenbeteiligung und der Veränderungen im Schlaf-Wach-Rhythmus sowie durch das Bestehen pyramidaler Störungen, die der Enzephalitis epidemica vollkommen fremd sind. Die Rekonvaleszenz dauert ziemlich lange, und es kommen pseudoneurasthenische Syndrome vor, die bis zu einem Jahr anhalten können. Im Blutbild finden sich Leukopenie bei Linksverschiebung und relative Lymphozytose. Der Liquor ist klar und zeigt bei den meningoenzephalitischen

Verlaufsformen eine lymphozytäre Pleozytose mäßigen Grades sowie eine deutliche Eiweißvermehrung.

Das *Louping-ill* (enzephalitische „Drehkrankheit" der Schafe in Schottland) ist beim Menschen eine ziemlich seltene Erkrankung. Der Verlauf ist biphasisch und entspricht weitgehend dem der zentraleuropäischen Enzephalitis. Das Virus des Louping-ill hat eine besondere Affinität zu den Purkinje-Zellen des Kleinhirns.

Das *West-Nil-Fieber* beginnt plötzlich mit Temperaturen bis 39 °C, Kopf- und Rückenschmerzen, Myalgien und Lymphadenitis. Oft besteht ein diskreter makulopapulöser Rash. Das West-Nil-Fieber verläuft in den meisten Fällen gutartig. Meningoenzephalitische Formen kommen vor, jedoch selten mit tödlichem Ausgang.

Tahyňa-Virus-Infektion: In den USA ruft das Kaliforniavirus vorwiegend bei Kindern schwere fieberhafte mit Anfällen einhergehende Enzephalomeningitiden hervor. In Europa verlaufen Infektionen durch Tahyňa-Virus meist abortiv und grippeähnlich und führen zur Bildung von Antikörpern. Das Tahyňa-Virus wird auch als Erreger von fieberhaften Erkrankungen mit Kopfschmerzen, Myalgien, Pharyngitiden, Rhinitiden und Konjunktivitiden gefunden.

Das *Gelbfieber* wird durch Mücken übertragen. Es hat eine Inkubationszeit von 3–6 Tagen. Danach tritt plötzlich Fieber von 39–40 °C, verbunden mit starkem Krankheitsgefühl, Kopf- und Rückenschmerzen und Konjunktivitis, auf. In schweren Fällen sind bereits in dieser Krankheitsphase die ersten Zeichen einer hämorrhagischen Diathese nachweisbar. Nur in diesem Anfangsstadium der Erkrankung liegt eine Virämie vor. Nach mehrtägigem Fieber tritt eine kurzdauernde Remission ein, danach kommt es unter erneutem Fieberanstieg zu Ikterus, Nierenschädigung mit Oligurie, Anurie und hämorrhagischer Diathese, die sich in heftigen Blutungen aus Zahnfleisch, Nase, Magen-Darm-Kanal, Harnwegen, Uterus und in die Haut äußert. Der Puls ist zu Beginn der Erkrankung beschleunigt, später verlangsamt. Die Bilirubinkonzentration im Serum ist selten höher als 10 mg%. Die Leber ist mäßig vergrößert bei weicher Konsistenz. Bei schwerer Schädigung des Leberparenchyms kann ein Coma hepaticum eintreten. In manchen Fällen von Gelbfieber vermögen Erscheinungen von seiten des Nervensystems wie Erregungs- und Angstzustände, später auch Benommenheit und Krämpfe aufzutreten. Eine seröse Meningitis mit Liquordrucksteigerung, gering vermehrter Zellzahl und erhöhtem Eiweißgehalt im Liquor ist wiederholt beschrieben worden. Die heftigen Blutungen, besonders im Bereich des Verdauungskanals, können zum Kreislaufschock führen. Im EKG wurden Reizbildungs- und Reizleitungsstörungen nachgewiesen. Neben schweren perakuten Verlaufsformen der Erkrankung, die innerhalb von 2–3 Tagen zum Tode führen, gibt es auch leichte und inapparente Fälle, bei denen das Organstadium ausbleibt. In schweren Fällen tritt der Tod entweder durch Urämie oder durch Herz- und Kreislaufversagen gewöhnlich am 6.–8. Tag ein. „Wer die Sonne des 10. Tages erblickt, ist gerettet" (alte Volksregel). Bei Wendung zum Guten fällt die Temperatur remittierend bis zum 12. Tag zur Norm ab, und die Rekonvaleszenz tritt relativ schnell mit völliger Rückbildung aller Organsymptome ein. Der „klassische" Verlauf des Gelbfiebers hat eine Letalität von etwa 80%.

Die Inkubationszeit des *Denguefiebers* liegt zwischen 5 und 8 Tagen. Die Erkrankung beginnt plötzlich, manchmal mit Schüttelfrost, mit Temperaturanstieg auf 39–40 °C, starken Kopf-, Muskel- und Gelenkschmerzen. 6–12 Stunden vor dem Fieberbeginn werden flüchtige Exantheme beobachtet. Nach 2–3 Tagen fällt das Fieber lytisch ab, steigt aber nach 2- bis 2 ½tägiger, allerdings meist unvollständiger Remission erneut auf 40 °C an. Im Vordergrund des Krankheitsbildes stehen Kopf- und Gliederschmerzen sowie Steifheit in den Gelenken und im Kreuz, wodurch ein „dandyhafter Gang" zustande kommt, Pulsverlangsamung, retrobulbäre Schmerzen, Lichtscheu, gelegentlich Lymphknotenschwellungen, während die Milz nur bei 10–25% der Fälle vergrößert ist. Am 3.–5. Tage tritt an Brust, Rumpf, Bauch und Extremitäten ein morbilliformes oder skarlatiniformes, gelegentlich auch urtikarielles Exanthem auf. Im Blutbild besteht eine Leukopenie mit Linksverschiebung. Insbesondere aus Südostasien (Hinterindien, Philippinen, Indonesien) sind bei Kindern schwere Fälle von hämorrhagischem Fieber mit Schock und Krämpfen beschrieben worden.

Das *Pappatacifieber* hat eine Inkubationszeit von 3–6 Tagen und beginnt meist ohne Prodromi mit Fieberanstieg auf 39–40 °C, Stirnkopfschmerzen, Augenbrennen, Lichtscheu, Gliederschmerzen, Schwindel, Appetitlosigkeit, Übelkeit, Verstopfung oder Durchfall. Das Gesicht ist stark gerötet, die Konjunktiven sind injiziert. Das Fieber klingt im allgemeinen nach 2–3 Tagen ab, es kommt jedoch zu Rezidiven. Dabei besteht eine relative Bradykardie. Im Blutbild findet sich eine Leukopenie mit Lymphozytose.

Diagnose und Differentialdiagnose: Bei der Diagnosestellung sind epidemiologische Gesichtspunkte zu berücksichtigen. Es muß geklärt werden, ob der Patient in einem Gebiet war, in dem Arbovirusinfektionen (Mücken oder Zecken) vorkommen. Bei den durch *Arboviren* verursachten *Enzephalomyelitiden* kann der Virusnachweis im Blut im Frühstadium der Erkrankung durch intrazerebrale Verimpfung auf Mäuse und intraperitoneale Injektion bei Kaninchen und Meerschweinchen geführt werden. Jedes isolierte Agens wird anschließend im Neutralisationstest identifiziert.

An serologischen Methoden kommen Neutralisationstest und Komplementbindungsreaktion in Frage. Neutralisierende Antikörper sind schon während der ersten Krankheitstage nachweisbar, während komplementbindende Antikörper erst am Ende der 1. Krankheitswoche feststellbar sind. Es ist daher ratsam, die 1. Serumprobe möglichst frühzeitig zu Beginn der Erkrankung, die 2. etwa 10 Tage später einzusenden.

Das *Gelbfiebervirus* kann in den ersten 5 Krankheitstagen nach intrazerebraler Injektion von Blut des Patienten im Mäuseorganismus isoliert und anschließend im Mäuseschutzversuch mit Hilfe spezifischen Immunserums identifiziert werden. Es empfiehlt sich, nach 5 Tagen den Mäuseschutzversuch zu wiederholen, um einen eventuellen Anstieg des Antikörpertiters festzustellen. Außerdem kann auch ein mindestens 4facher Titeranstieg im Neutralisationstest zur Diagnose beitragen. Als besonders spezifisch und leistungsfähig hat sich bei Primärinfektionen die Komplementbindungsreaktion erwiesen.

Das charakteristische histopathologische Bild der Gelbfieberleber (versprengte Nekrosen in der intermediären Zone der Leberläppchen und eine Verfettung und trübe Schwellung der Leberzellen ohne reaktive Veränderungen) ist pathognomonisch.

Zur Diagnose von *Denguefieber* kommen Virusisolierung, Mäuseschutztest und Komplementbindungsreaktionen in Frage.

Bei *Pappatacifieber* eignet sich – neben der Virusisolierung aus dem Blut innerhalb der ersten Krankheitstage – der Neutralisationstest für die Diagnostik.

Therapie: Eine spezifische Therapie gegen Arbovirusinfektionen gibt es nicht. Absolute Bettruhe ist erforderlich. Die allgemeinpflegerischen Maßnahmen und die symptomatische Therapie sind die gleichen wie bei anderen Enzephalomyelitiden. Beim Gelbfieber ist eine sorgfältige Überwachung von Herz und Kreislauf und ggf. eine einschlägige Therapie unerläßlich. Die Ernährung soll kalorienreich und leicht verdaulich sein. Reichliche Flüssigkeitszufuhr oder intravenöse Infusionen unter Kontrolle des Elektrolyt-Säure-Basen- und Wasserhaushaltes sind angezeigt. In der Rekonvaleszenz ist auf leichte Kost Wert zu legen. Bei der zentraleuropäischen Frühjahrs-Sommer-Meningoenzephalitis wird die Gabe von 0,3 ml/kg Körpergewicht FSME-Hyperimmun-γ-Globulin am Tage der Krankenhausaufnahme empfohlen.

Immunprophylaxe: *Zeckenenzephalitis*: Heute steht ein formaldehydinaktivierter Adsorbatimpfstoff zur Injektion zur Verfügung. Die Impfung ist als Individualprophylaxe bei Waldarbeitern und Bauern in Naturherden sowie bei Laboratoriumspersonal, das mit dem Virus arbeitet, angezeigt. Bei Ungeimpften kann, noch während der Inkubationszeit gegeben (Laborinfektion), ein Schutz durch Gaben von γ-Globulin oder Rekonvaleszentenserum erzielt werden.

Gelbfieber: Mehrere Impfstoffe aus vermehrungsfähigen, abgeschwächten Viren und mehrere Anwendungsformen sind verursacht worden. Heute ist von der WHO allein der aus Hühnerembryonalgewebe gewonnene Impfstoff mit dem 17D-Stamm zugelassen, für den genaue internationale Bestimmungen zur Herstellung und Prüfung herausgegeben wurden und der einmal subkutan injiziert wird. Diese Impfung schützt in hohem Grade gegenüber einer Gelbfieberinfektion. Die Gültigkeitsdauer einer Impfung beträgt 10 Jahre. Nach den internationalen Gesundheitsvorschriften sind alle Personen zu impfen, die auf internationalen Routen endemische Gelbfiebergebiete berühren (über Abstände zu anderen Impfungen S. 49 ff.). Neben den allgemeinen Kontraindikationen für Lebendvirusimpfstoffe sollen Gelbfieberimpfungen bei Kindern unter einem Jahr wegen der Gefahr vom Impfenzephalitiden und bei Schwangeren vermieden werden.

3.20. Lassa-Fieber und andere hämorrhagische Fieber

Mikrobiologie: Der Erreger ist ein RNS-haltiges Arenavirus. Es ist auf permanenten Affennierenzellkulturen züchtbar und für Mäuse nach intrazerebraler Infektion pathogen.

Epidemiologie: Das Lassa-Fieber hat seinen Namen nach dem Ort der ersten Beobachtung dieser Krankheit in NO-Nigeria im Jahre 1969. Seither sind einige Ausbrüche in Ländern südlich der Sahara beschrieben worden. 1973 wurde die erste Einschleppung nach Europa beobachtet. Als tierisches Reservoir gilt eine südlich der Sahara weit verbreitete Rattenart: Mastomys natalensis. Man nimmt an, daß der direkte oder indirekte Kontakt mit den Ratten oder ihren Ausscheidungen zur Infektion des Menschen führt. Hierfür spricht auch die Tatsache, daß das Lassa-Fieber zur Regenzeit seinen epidemiologischen Gipfel zeigt, also zu einer Zeit, in der die Mastomys das Feld verläßt und in die menschlichen Behausungen eindringt. Direkte Übertragungen von erkrankten auf gesunde Menschen sind nachgewiesen. Für die Mitwirkung von Athropoden bei der Übertragung liegen bisher keine Anzeichen vor.

Pathogenese: Bei den wenigen bisher mitgeteilten Sektionsbefunden fanden sich Blutungen unter der Leberkapsel sowie eosinophile Nekrosen in der Leber. Die schweren Leberschäden, verbunden mit einem Prothrombinmangel, spielen wahrscheinlich eine ursächliche Rolle bei der Entstehung der hämorrhagischen Diathese, die als Komplikation im Verlauf des Lassa-Fiebers gefürchtet wird. An den Kreislauforganen war ein generalisierter Kapillarschaden mit erhöhter Wanddurchlässigkeit festzustellen. Das Myokard war ödematös und zeigte Blutungen.

An den Lungen bestanden herdförmige Pneumonien. An den Nieren zeigten sich ebenfalls in einigen Fällen Hämorrhagien.

Klinisches Bild: Die Inkubationszeit variiert zwischen 3 und 16 Tagen. Die Krankheit beginnt mit Abgeschlagenheit, Muskel- und Gliederschmerzen, Übelkeit und Kopfschmerzen. Das Fieber steigt oft unter Schüttelfrost auf 40 °C und zeigt im weiteren Verlauf eine Kontinua. Zwischen dem 3. und 7. Krankheitstag stellen sich Entzündungserscheinungen im Rachen ein, später weißliche Beläge und Ulzerationen. Die Patienten sind schwerkrank, häufig apathisch und leicht benommen. Die zervikalen Lymphknoten sind vergrößert und schmerzhaft. Um den 7. Tag wird oft ein makulopapulöses Exanthem im Gesicht, am Hals, an den Armen beginnend, sich dann auf den ganzen Körper ausbreitend, beobachtet. Um die gleiche Zeit treten kolikartige Bauchschmerzen auf, die Stuhlentleerungen sind breiig bis durchfällig, auch Erbrechen kann sich einstellen. In einigen Fällen kommt es zu einer generalisierten Lymphknotenschwellung. Die Krise tritt gewöhnlich zwischen dem 7. und 14. Tag ein. Schwellungen und Ulzerationen der Rachenschleimhaut erschweren die Nahrungsaufnahme. Auch Atemnot kann bestehen. Die meisten Patienten weisen eine Hepatosplenomegalie auf. Die Gerinnungsfermente sind vermindert und die Thrombozytenzahl ist normal. Auf die Nierenbeteiligung weisen eine Proteinurie und Mikrohämaturie hin. Nach der anfänglichen Fieberperiode von 5–7 Tagen kann es zu einer kurzen Entfieberung und zu einem neuerlichen Fieberanstieg nach weiteren 3–5 Tagen kommen. Die Prognose ist im ganzen ernst.

Diagnose und Differentialdiagnose: Die Sicherung der Diagnose ist durch den Erregernachweis in der Rachenspülflüssigkeit, im Pleura- oder Aszitespunktat oder durch den Titeranstieg in der Komplementbindungsreaktion zu stellen. Beide Untersuchungen sind zur Zeit nur im Center for Disease Control, Atlanta (USA), durchführbar.

Differentialdiagnostisch kommen Malaria und Typhus in Frage.

Komplikationen: Eine gefürchtete Komplikation ist die hämorrhagische Diathese, die sich meist zwischen dem 5. und 8. Tag einstellt, weiterhin die Pneumonie, u. U. mit Begleitpleuritis und Erguß. Sie tritt häufig in der 2. Woche auf und ist in einigen Fällen Todesursache gewesen. Auch Ergüsse in anderen Körperhöhlen, z. B. Aszites, wurden vereinzelt gesehen. Zentralnervöse Erscheinungen wie Meningismus, Verwirrtheitszustände, zeitweilige Benommenheit und Übergang in ein Koma wurden bei schweren Fällen beobachtet. Die Hörschwäche kann noch als Spätfolge die eigentliche Erkrankung überdauern. Die Rekonvaleszenz ist in vielen Fällen deutlich verzögert. Eine Kreislaufschwäche kann noch längere Zeit nach dem Überstehen der Infektion zurückbleiben.

Therapie: Eine spezifische Therapie ist nicht bekannt. In 6 Fällen wurde Rekonvaleszentenserum gegeben. Diese therapeutische Maßnahme war in 5 Fällen erfolgreich. Das Serum soll nach Möglichkeit zwischen dem 5. und 8. Tag in einer Dosis von 100−250 ml 2mal im 12-Stunden-Abstand gegeben werden. Sorgfältige Pflege ist selbstverständlich. Das Fieber kann mit Acetylsalicylsäure gesenkt werden, auf ausreichende Flüssigkeitszufuhr, notfalls durch Infusionen, ist zu achten. Eine genaue Kreislaufüberwachung ist notwendig. Bei Blutungsneigung sollte Blut oder Frischplasma transfundiert werden. Wahrscheinlich handelt es sich in diesen Fällen um eine Verbrauchskoagulopathie.

3.21. Lymphozytäre Choriomeningitis (LCM)

Mikrobiologie: Das LCM-Virus ist rund und klein (33−60 nm); es wird systematisch bei den RNS-haltigen Arenaviren eingeordnet. Affen und Laboratoriumsnager (außer Kaninchen) sind für eine Infektion empfänglich. Beim Menschen entstehen nach Infektion komplementbindende und neutralisierende Antikörper.

Epidemiologie: Die Hausmaus ist das wichtigste Reservoir für das weltweit verbreitete LCM-Virus. Die immer nur sporadischen Erkrankungen des Menschen gehen fast ausschließlich von den virushaltigen Ausscheidungen der Mäuse als Schmier- oder Nahrungsmittelinfektionen aus. Deshalb erkrankt vorzüglich die Landbevölkerung. Auch in Deutschland sind die Hausmäuse enzootisch mit dem LCM-Virus verseucht.

Pathogenese: Nach Infektion über den Verdauungs- oder Respirationstrakt kommt es zunächst zu einer virämischen Phase mit ausgeprägten Allgemeinerscheinungen, dann zum Organstadium mit Befall des Zentralnervensystems. Es handelt sich somit um eine zyklische Infektionskrankheit.

Klinische Symptome und Komplikationen: Die Inkubationszeit beträgt 6−13 Tage. Nach den klinischen Erscheinungen lassen sich 3 Formen unterscheiden:

− die grippeähnliche Form,
− die meningitische Form und
− die meningoenzephalitische oder enzephalomyelitische Form.

Zunächst steigt die Temperatur unter schwerer Beeinträchtigung des Allgemeinzustandes, Muskel- und Gelenkschmerzen, katarrhalischen Erscheinungen und Konjunktivitis. Dieses grippeähnliche Vorstadium, das mit einer Virämie einhergeht, dauert nur wenige Tage. Dann steigt nach einer kurzen Remissionsperiode das Fieber erneut an, diesmal verbunden mit Kopfschmerzen, Erbrechen und Nackensteifigkeit, oft auch mit Lichtscheu und retrobulbären Schmerzen. Die meningitischen

Erscheinungen treten jedoch nicht in jedem Fall auf, sie sind oft nur geringfügig ausgeprägt; manchmal entwickeln sich gleichzeitig die Symptome einer Enzephalitis mit Bewußtseinstrübung, Hirnnervenlähmungen, Differenzen der Muskeleigenreflexe, positiven Pyramidenzeichen, eventuell mit deliranter Unruhe, zerebralen Paresen oder Hyperkinesen. Auch enzephalomyelitische Verlaufsformen sind beobachtet worden. Im Blutbild besteht eine Leukopenie mit relativer Lymphozytose. Im Liquor findet sich eine lymphozytäre Pleozytose. Zu den seltenen Manifestationen zählen leichtere Infiltrate der Lungen, Pleuritis, Myokarditis, Perikarditis, Parotitis oder Orchitis sowie von seiten des blutbildenden Systems leukämoide Reaktionen mäßigen Grades.

Während der Schwangerschaft wurden Infektionen mit dem LCM-Virus bisher nur vereinzelt beobachtet. In der frühen Schwangerschaft kommt es möglicherweise zur Fehlgeburt. In der späteren Schwangerschaft kann der Erreger Chorioretinitis, eine Meningoenzephalitis mit Hydrozephalus und in der Folge eine verzögerte Entwicklung des Kindes auslösen.

Diagnose und Differentialdiagnose: Das Virus vermag während des febrilen Stadiums der ersten Krankheitstage aus dem Blut und zu Beginn des meningealen Stadiums aus dem Liquor isoliert zu werden. Wie bei allen Virusisolierungen müssen Blut und Liquor eisgekühlt aufbewahrt und versandt werden.

Komplementbindende Antikörper erscheinen manchmal schon in der 1. Krankheitswoche im Blut, steigen in der 2.−3. Krankheitswoche an, erreichen in der 5.−8. Krankheitswoche ihre Höchstwerte und fallen nach einem halben Jahr wieder ab. Gelegentlich sind noch 3−4 Jahre nach der Infektion komplementbindende Antikörper in geringer Titerhöhe nachweisbar.

Neutralisierende Antikörper zeigen sich erstmals in der 2.−3. Woche nach Krankheitsbeginn, steigen in der 5.−6. Krankheitswoche an, erreichen nach einigen Monaten maximale Werte und bleiben jahrelang nachweisbar. Somit ist der Neutralisationstest mehr für epidemiologische Untersuchungen, die Komplementbindungsreaktion für diagnostische Zwecke geeignet.

Differentialdiagnostisch kommen sämtliche anderen Virusmeningoenzephalitiden in Betracht. Ein vereinzeltes Auftreten einer Meningitis im Winter, Lymphknotenschwellungen, eine mäßige Beschleunigung der Blutsenkung und ein vorausgegangener Kontakt zu Hausmäusen oder Goldhamstern können den Verdacht auf eine Infektion mit dem LCM-Virus lenken.

Therapie: Eine kausale Therapie ist nicht möglich. Antibiotika sind nur bei bakteriellen Komplikationen angezeigt. Bei schweren enzephalitischen Erscheinungen kann man Corticosteroide geben.

3.22. Encephalitis lethargica (Economo-Enzephalitis)

Epidemiologie: Im Winter 1916/17 wird von Economo die erste kleine Epidemie in Wien beschrieben. Im Frühjahr 1918 beginnt sich die Encephalitis lethargica über Europa auszubreiten. Nachdem diese Seuche auch die atlantische Küste der USA befallen hatte, erreichte sie im Winter 1919/20 ihre größte Intensität. 1925 erlosch das epidemische Auftreten, ohne daß der Erreger nachgewiesen werden konnte (ein Virus wurde vermutet) und ohne daß eine Ursache für das Kommen und Gehen dieser Seuche gefunden wurde.

Pathogenese und pathologische Anatomie: Mikroskopisch sind Untergang der Ganglienzellen, Gliazellvermehrung und perivaskuläre Infiltrate nachweisbar. Die graue Substanz des Gehirns wird bevorzugt befallen, und zwar ist der Schwerpunkt der Läsionen im Zwischenhirn, im Mittelhirn, in der Brücke und in der Medulla oblongata zu finden. Am stärksten wird die Substantia nigra zerstört. Über Ätiologie und Pathogenese ist nichts Sicheres bekannt.

Das nahe zeitliche Zusammentreffen der Encephalitis-lethargica-Epidemie mit der Influenzapandemie 1918 ließ an einen Zusammenhang dieser Erkrankungen denken, besonders deswegen, weil die ersten Symptome der Enzephalitis zunächst als Grippe gedeutet wurden. Rückwirkend muß man echte ätiologische Beziehungen zwischen diesen beiden Krankheitsbildern verneinen. Während sich bei der Influenzaenzephalitis pathologisch-anatomisch das Bild der parainfektiösen Enzephalitis mit perivaskulärer Demyelinisierung und zellulärer Infiltration findet, sah man bei der Encephalitis lethargica Ganglienzelldegenerationen, bisweilen mit Neuronophagie, gliöse Reaktionen und erst in späteren Stadien perivaskuläre Infiltrationen. Befallen war der Hirnstamm, und zwar besonders die Gebiete um den basalen Teil des 3. Ventrikels, um den Aquädukt und die ventrikelnahen Teile der Medulla oblongata. Die Influenzaenzephalitis ist dagegen hauptsächlich in der grauen Substanz der Hirnrinde lokalisiert, was sich klinisch durch die Häufigkeit von Hirnrindensymptomen (Epilepsie, Lähmungen) bemerkbar macht.

Klinische Symptome und Komplikationen: Nach einer Inkubationszeit von 10−14 Tagen entsteht nach unbestimmten Prodromi wie Kopfschmerzen, Schwindel und geringer Temperaturerhöhung bald ein Krankheitsbild mit 3 Stadien:

– Das *akut-febrile Stadium*, das einen fulminanten Verlauf nehmen kann und in 2 verschiedenen Formen vorkommt:
  a) als *lethargisch-ophthalmoplegisches Syndrom* mit meningealer Reizung, Augenmuskellähmungen und Schläfrigkeit oder Lethargie,
  b) als *hyperkinetische Form* mit Exzitation, choreiformen Bewegungen und myoklonischen Kontraktionen.

– Das Stadium der *psychoneurotischen Störungen* mit Kopfschmerzen, Schlaflosigkeit, Reizbarkeit, Müdigkeit und psychischer Depression,
– das Stadium des *Parkinson-Syndroms* (Tonusvermehrung der Muskulatur, Maskengesicht, Spracherschwerung und ausgeprägte vegetative Störungen wie Salbengesicht, Schweißsekretionsstörungen und Hypersalivation).

Diagnose und Differentialdiagnose: Klinisch stehen im akuten Stadium Fieber, Lethargie, Augenmuskellähmungen und in anderen Fällen Hyperkinesen im Vordergrund. Eine ätiologische Diagnose ist nicht möglich, da ein Virusnachweis bisher nie gelungen ist.

Differentialdiagnostisch kommen sämtliche anderen Virusenzephalitiden in Betracht.

Therapie: Eine kausale Behandlung gibt es nicht. Die Therapie des akuten Stadiums ist symptomatisch. Die Behandlung des postenzephalitischen Parkinsonismus erfolgt mit den gleichen Methoden wie bei dem genuinen Parkinsonismus.

3.23. Tollwut (Lyssa, Rabies)

Mikrobiologie: Obwohl die Tollwut seit 100 Jahren eingehend erforscht wird, und obwohl seit vielen Jahrzehnten dagegen geimpft wird, ist der Erreger recht spät näher beschrieben worden. Er wird zu den Rhabdoviren gerechnet, hat eine Stäbchenform (180 nm lang und $\emptyset$ von 60 nm) und einen RNS-Kern. Das Tollwutvirus besitzt eine Oberflächenmembran, ist sensibel gegenüber Äther und wird im Zytoplasma der Wirtszelle synthetisiert. Es ähnelt dem Erreger der hämorrhagischen Septikämie der Forelle und einigen Insekten- und Pflanzenviren. Alle Warmblüter sind für das Tollwutvirus empfänglich; nach der Infektion entstehen komplementbindende und neutralisierende Antikörper. In bebrüteten Hühnereiern und in verschiedenen Gewebekulturen ist eine Zellzüchtung möglich.

Epidemiologie: Die Tollwut ist eine weltweit verbreitete Zoonose; der Mensch ist in der Regel nur Schlußglied in einer Infektkette. Seit dem 2. Weltkrieg macht die Tollwut einen eigenartigen epidemiologischen Wandel durch. Früher waren Hunde die wichtigsten Überträger; jetzt sind vorwiegend wildlebende Tiere wie Füchse, anderes Raubwild sowie Rehe bei uns infektionsgefährdet. In geringem Prozentsatz werden Haustiere befallen, und zwar nach Häufigkeit geordnet: Katze, Rind, Hund u. a. Die an Lyssa erkrankten Tiere sterben an der Infektion. Daher ist ein Virusreservoir anzunehmen; es ist aber bei uns noch nicht entdeckt worden. Bisher konnte man nur blutsaugende Fledermäuse als latente Tollwutvirusträger nachweisen; sie bilden in Amerika wahrscheinlich das natürliche Virusreservoir.

Der Mensch wird durch den Biß oder den Speichel eines tollwütigen Tieres infiziert. Die Infektion von Mensch zu Mensch ist sehr selten; der Speichel des Tollwutkranken ist infektiös und kann bei engem Kontakt als Überträger dienen. Früher genügte die energische Bekämpfung wildernder Hunde, um die Tollwut unter Kontrolle zu halten. Heute reicht dies nicht mehr aus. Neben dem Leinen- und Maulkorbzwang für Hunde in Tollwutgebieten muß die Bevölkerung darüber belehrt werden, daß alle wildlebenden Tiere, die sich unnatürlich verhalten und den Menschen grundlos angreifen, verdächtig sind und daß das Anfassen von Tierkadavern zu vermeiden ist.

Pathogenese und pathologische Anatomie: Durch den Biß eines tollwütigen Tieres tritt virushaltiger Speichel in eine Wunde. Die Häufigkeit des Ausbruches der Erkrankung nach dem Biß eines tollwütigen Tieres wird in der Literatur unterschiedlich mit 3−50% angegeben. Das Virus gilt als ausgesprochen neurotrop. Lokalreaktionen an der Eintrittspforte werden durch den Erreger nicht verursacht. Von pathogenetischem Interesse ist die Beobachtung, daß tollwutinfizierte Zellen in vitro durch virusspezifische Antikörper in Gegenwart von Komplement aufgelöst werden.

Die meisten Autoren nehmen an, daß die Virusausbreitung nicht auf dem Blutwege, sondern entlang der peripheren Nerven erfolgt. Es kommt zu einer Polioenzephalitis mit fleckförmigen Herden, die sich besonders im Bereich von Pons, Medulla oblongata, Hirnstamm und Thalamus finden. Charakteristisch ist der Nachweis der Negri-Körperchen, besonders im Bereich des Ammonshornes. Es handelt sich um runde bis ovale azidophile Einschlüsse der Nervenzellen, die eine deutliche basophile Innenstruktur zeigen. Bei 10−20% aller Tollwutfälle sind die etwa 2−10 µm großen Gebilde, die zum größten Teil aus Nukleokapsidmaterial und Virusteilchen bestehen, nicht nachweisbar.

Klinische Symptome und Komplikationen: Die Inkubationszeit liegt zwischen 10 Tagen und 8 Monaten. Wunden an Kopf und Nacken haben die kürzeste Inkubationszeit. Je größer die Verletzung und je massiver die Infektion, desto kürzer ist die Inkubationszeit. 2−4 Tage vor dem Ausbruch der eigentlichen Tollwut finden sich *Prodromalerscheinungen* in Gestalt von Kopfschmerzen, Depressionen und Nervosität. Es besteht ein wundes, rauhes Gefühl in Mund und Kehle. Im weiteren Verlauf zeigt sich eine zunehmende abnorme Empfindlichkeit der Bißstelle und der ganzen entsprechenden Körperseite. Gleichzeitig klagen die Patienten über erhöhte Reizbarkeit. Der Muskeltonus ist allgemein erhöht, die Muskeleigenreflexe sind gesteigert. Temperaturerhöhungen und eine beschleunigte Pulsfrequenz werden beobachtet.

An diese Frühsymptome schließt sich die *Erregungsphase* an. Die Kranken laufen ruhelos umher und zeigen eine hochgradige motorische

Unruhe. Bei jedem Versuch zu schlucken treten schmerzhafte spastische Kontraktionen der Schluckmuskulatur auf, später sogar schon beim Anblick von Flüssigkeit oder beim Gedanken daran (Hydrophobie). Durch die mangelhafte Flüssigkeitsaufnahme entsteht eine Exsikkose; die Atmung wird unregelmäßig; es zeigen sich fibrilläre Zuckungen und Konvulsionen der Muskulatur, Tremor und tonisch-klonische Krämpfe. Die Patienten sind hochgradig erregt, schlagen um sich, manche beißen sogar. Diese Perioden starker Erregung wechseln mit solchen ab, in denen der Kranke voll orientiert ist. Meist tritt am 3.–4. Tag während einer Erregungsphase der Tod ein. Wenn der Patient das Erregungsstadium überlebt, entsteht nach einer kurzdauernden Remission das *paralytische* oder *Lähmungsstadium*. Frühzeitig machen sich Augenmuskelparesen und Lähmungen im Bereich der Körperseite, an welcher der Biß erfolgt ist, bemerkbar. Meningitische Zeichen können vorkommen. Die Paresen schreiten schnell fort, der Tod erfolgt an Atemlähmung.

Im Liquor findet sich nur eine gering erhöhte Zellzahl sowie eine leichte Eiweißvermehrung. In den meisten Fällen wird eine Hyperglykämie beobachtet.

Diagnose und Differentialdiagnose: Als Frühsymptome sind Sensibilitätsstörungen im Bereich der Bißwunde zu erwähnen.

Wichtig ist die rechtzeitige Feststellung, ob bei dem Tier, das gebissen hat, Tollwut vorliegt. Man beobachtet daher das Verhalten dieses Tieres genauestens. Die Diagnose wird durch den Nachweis der Negri-Körperchen im Ammonshorn des Tieres, durch den Tierversuch an Kaninchen, Mäusen oder Meerschweinchen oder durch den fluoreszenzmikroskopischen Virusnachweis im Gehirn des Tieres gesichert.

Die Isolierung des Erregers aus dem Liquor und dem Speichel kann durch intrazerebrale Injektion bei Albinomäusen versucht werden. Sie hat aber ebenso wie serologische Methoden in der Praxis keine Bedeutung erlangt.

In neuerer Zeit wurde ein Verfahren entwickelt, das eine Intra-vitam-Diagnose gestatten soll, der Kornealtest. Die Methode beruht auf dem fluoreszenzserologischen Virusnachweis in Epithelzellen der Hornhaut, die dazu mit einem Objektträger abgetupft werden. Ein negativer Kornealtest schließt das Vorliegen von Tollwut jedoch nicht aus.

Therapie: Eine Behandlung der manifesten Tollwut ist nicht möglich. Es muß daher größter Wert auf die Prophylaxe (richtige und intensive Lokalbehandlung der Wunde und Schutzimpfung) gelegt werden. Bei ausgebrochener Tollwut muß für größtmögliche Ruhe, Vermeidung optischer und akustischer Reize gesorgt werden. Parenterale Ernährung sowie die Einleitung eines Dauerschlafes mit Barbituraten, Phenothiazinen oder Paraldehyd sind zu empfehlen. Morphium ist kontraindiziert, da kleine Dosen die Erregung des Patienten steigern können. Bei Schluckkrämpfen ist künstliche Ernährung erforderlich. Außerdem müssen rechtzeitig Tracheotomie und künstliche Beatmung erfolgen. Hibernation kann versucht werden. Aber auch mit Hilfe dieser Maßnahmen wird der letale Ausgang in der Regel nicht abgewendet.

Das Pflegepersonal sollte angewiesen werden – zur eigenen Sicherheit – Schutzbrillen, Gesichtsmasken und Gummihandschuhe zu tragen.

Immunprophylaxe: Bei schweren Bißwunden im Gesichts- und Halsbereich ist eine passive Immunisierung mit humanem Antirabies-Immunserum angezeigt, und zwar 20 IE/kg Körpergewicht. Diese Dosierung soll nicht überschritten werden, weil sonst die gleichzeitig einsetzende aktive Immunisierung neutralisiert werden kann.

Die postexpositionelle, aktive Immunisierung nach tollwutverdächtiger Verletzung ist nur deshalb möglich, weil die Inkubationszeit in der Regel ungewöhnlich lang ist. In der frühen Inkubationszeit kommt die Wirkung der Impfung noch frühzeitig genug, um den Ausbruch der Erkrankung zu verhindern. Verschiedene inaktivierte Tollwutimpfstoffe wurden erprobt (Phenolimpfstoff nach Semple; phenolätherextrahierter Impfstoff nach Hempt; Entenembryovakzine; UV-inaktivierter Impfstoff). Seit 1977 wird in der Bundesrepublik ein Tollwutimpfstoff, der auf humanen Diploidzellkulturen vermehrt worden ist, und seit 1985 ein Impfstoff auf der Basis einer Hühnerfibroblastenkultur angeboten, die beide hochwirksam und gut verträglich sind. Beide Impfstoffe werden 6mal intramuskulär in einer Dosierung von 1 ml injiziert, und zwar am 0., 3., 7., 14., 30. und 90. Tag. Dieser Impfstoff besitzt eine höhere Immunogenität und eine bessere Verträglichkeit als die bisher benutzten Impfstoffe.

Eine echte Immunprophylaxe vor der Bißverletzung bei besonders exponierten Personen (Forstpersonal, Tierärzte u. ä.) ist mit diesen Impfstoffen ebenfalls möglich. Es werden dann 3 Injektionen im Abstand von 1 Monat und eine Auffrischimpfung nach 12 Monaten gegeben, die im Abstand von 3 Jahren wiederholt werden kann. Bei einer Exposition von bereits früher geimpften Personen sollen Auffrischimpfungen nach Angaben des Impfstoffherstellers durchgeführt werden.

3.24. Stomatitis epidemica (Maul- und Klauenseuche)

Mikrobiologie: Der Erreger ist eines der kleinsten Viren mit 23 nm ∅, mit einem Kapsid aus wahrscheinlich 42 Kapsomeren und einem RNS-Kern. Systematisch wird er bei den Picornaviren eingeordnet. Serologisch sind verschiedene Typen und Subtypen unterscheidbar. Der Virusnachweis gelingt in der Gewebekultur und auf der saugenden Maus.

Für die serologische Diagnose ist die Komplementbindungsreaktion am geeignetsten.

Epidemiologie: Die Maul- und Klauenseuche ist eine weltweite Zoonose. Nur wenige Länder haben durch strenge Abwehrmaßnahmen eine Verseuchung vermeiden können (USA, Australien). Die Krankheit tritt in großen Panzootien auf. Bei diesen wird das Virus gelegentlich auch auf den Menschen übertragen, der mit erkrankten Tieren direkten Kontakt hat. Eine Übertragung von Mensch zu Mensch ist bisher nicht nachgewiesen worden.

Pathogenese und pathologische Anatomie: Die Übertragung auf den Menschen kann durch Bläscheninhalt und Speichel der Tiere oder durch Trinken von roher Milch von infizierten Tieren erfolgen. Es handelt sich um eine zyklische Infektionskrankheit, bei der Generalisations- und Organstadium fließend ineinander übergehen. Histologisch zeigt sich eine Hyperkeratose der Haut, die durch ein eiweißreiches Ödem vom Stratum granulosum getrennt ist.

Klinische Symptome: Nach einer Inkubationszeit von 3−8 Tagen treten Mattigkeit, Kopf- und Kreuzschmerzen sowie mäßiges Fieber auf. Die Patienten klagen über Trockenheit und Brennen im Munde. Die Primärblase entwickelt sich an der Eintrittspforte der Krankheitserreger. Nach 1−2 Tagen kommt es zum Generalisationsstadium mit Fieberanstieg. Nun treten auf Lippen, Wangenschleimhaut, Zunge und Rachen linsengroße Bläschen auf, die ein zunächst klares, später milchig getrübtes Sekret enthalten. Manche Patienten haben zur gleichen Zeit Blasen an den Zehen und Fingern sowie im Bereich von Innenhand, Fußsohlen und Fußrändern. Eine Mundschleimhautbeteiligung kann auch völlig fehlen. Die Temperaturen klingen meist nach 2−3 Tagen, die Haut- und Schleimhautveränderungen nach 5−14 Tagen ab.

Diagnose und Differentialdiagnose: Der Erregernachweis wird mit Bläscheninhalt im Tierversuch beim Meerschweinchen durchgeführt.

Das Serum des Patienten kann im Meerschweinchenschutzversuch oder mit Hilfe der Komplementbindungsreaktion auf Antikörper untersucht werden. Derartige Untersuchungen werden in Deutschland nur in der Bundesforschungsanstalt für Viruskrankheiten der Tiere in Tübingen durchgeführt.

Differentialdiagnostisch kommen Herpangina, Stomatitis herpetica und Erythema exsudativum multiforme in Frage.

Komplikationen: Gefährlich sind bakterielle Superinfektionen. Von ihnen ausgehend können sich Lymphangitiden und Lymphadenitiden entwickeln. Außerdem sind schwerste schleimig-blutige Enteritiden und entzündlich degenerative Myokardläsionen beschrieben worden.

Therapie: Zur Bekämpfung von Sekundärinfektionen gibt man Antibiotika. Wichtig ist strenge Bettruhe (Vermeidung einer Herzbelastung), sorgfältige Mundpflege (halbstündliche Spülungen mit 2%iger Wasserstoffsuperoxidlösung). Die Ernährung erfolgt mit flüssiger, gekühlter Kost, in schweren Fällen parenteral.

Bei starken Schmerzen gibt man Analgetika und Sedativa. Bei Myokardschädigung mit Herzinsuffizienz sind Glykoside erforderlich.

Erkrankte Hautpartien werden mit 1%iger Rivanollösung behandelt.

3.25. Molluscum contagiosum („Dellwarzen")

Mikrobiologie: Der Erreger des Molluscum contagiosum ist ein Virus, das zu der Pockenvirusgruppe gehört. Es ist etwa 320 nm × 250 nm groß, ist auf Laboratoriumstiere oder Hühnerembryonen nicht übertragbar, aber im infizierten Gewebe auch lichtmikroskopisch erkennbar.

Epidemiologie: Das Molluscum contagiosum ist weltweit verbreitet, befällt vorwiegend Kinder und Jugendliche und tritt gelegentlich infolge direkten oder indirekten Kontakts in Kinderheimen usw. gruppenweise auf. Übertragung durch den Geschlechtsverkehr ist ebenfalls beobachtet worden.

Pathogenese: Das Molluscum-contagiosum-Virus dringt durch Rhagaden in die Epidermis ein und verursacht dort eine Lokalinfektion. Es handelt sich um einen rein epidermalen Tumor von Stecknadelkopf- bis Walnußgröße.

Klinische Symptome: Es finden sich stecknadelkopf- bis erbsengroße, prall elastische Geschwülste der Epidermis, die manchmal eine zentrale Einsenkung mit einem Hornpfropf aufweisen. In Einzelfällen erreichen sie Walnußgröße und werden dann Molluscum contagiosum giganteum genannt. Auf leichten Druck läßt sich aus ihnen eine weißliche krümelige Masse auspressen, in der man Einschlußkörperchen nachweisen kann. Die Veränderungen finden sich häufig im Bereich des Penis, der Augen, des Halses, der Schlüsselbeingruben und des Schenkeldreiecks.

Diagnose und Differentialdiagnose: Die Diagnose wird durch Nachweis der Einschlußkörperchen gestellt. Differentialdiagnostisch kommen maligne Tumoren der Haut in Frage.

Komplikationen: Wenn das Molluscum contagiosum auf den Augenlidern sitzt, kann es zur Beteiligung von Konjunktiven und Kornea führen.

Therapie: Die einzelnen Gebilde werden mit Hilfe einer feinen gebogenen Pinzette mit dafür geeigneten Branchen entfernt. Danach ist die

Haut mit Jodtinktur zu desinfizieren. Bei kleinen Kindern mit großer Aussaat sollte die Entfernung stationär unter ausreichender Sedierung vorgenommen werden. Außerdem wird bei ausgedehntem Befall empfohlen, einmal täglich Vitamin-A-Säure in 0,1%iger Lösung anzuwenden.

3.26. Virusdysenterie (Rotavirusinfektionen, Astrovirus, Coronavirus, Parvovirus)

Mikrobiologie: Neben den Picornaviren (Poliomyelitisviren, Coxsackie-Viren, ECHO-Viren) und den Hepatitisviren als Enteroviren im weitesten Sinne gibt es noch andere Gruppen von Virusarten, die eine Enteritis beim Menschen erzeugen und deren Systematik noch in ständigem Fluß ist. Hier sind vor allem die Reoviridae (*respiratory-enteric-orphan*) zu nennen, die eine doppelsträngige RNS, eine doppelschichtige Kapsidstruktur und einen Durchmesser von 70 nm besitzen. Die Familie der Reoviridae wird heute in 3 Genera geteilt, die jede in serologisch bestimmbaren Arten eine große Erregergruppe bilden: die eigentlichen Reoviren, die Rotaviren und die Orbiviren. Zur Gruppe der Parvoviren (27 nm ∅) zählt das Norwalk-Agens und verwandte Virusarten, die in jüngster Zeit bei Epidemien kindlicher Dysenterien isoliert worden sind.

Epidemiologie: Soweit bisher bekannt ist, sind diese Virusarten weltweit stark verbreitet. Sie werden durch Schmierinfektion direkt von Mensch zu Mensch übertragen. Bei Bevorzugung des Kindesalters können alle Altersklassen befallen werden. Diese Formen der virusbedingten Dysenterien sind nach den „banalen" Infekten der oberen Luftwege die häufigste Krankheitsgruppe. Die Reoviridae sind nicht nur beim Menschen, sondern bei vielen Tierarten und in Pflanzen anzutreffen.

Pathogenese: Die Virusdysenterie ist eine akute, gewöhnlich leichte, gelegentlich fiebrige Infektion von kurzer Dauer, die wahrscheinlich von verschiedenen Viren verursacht wird und sporadisch, epidemisch und pandemisch auftritt. Charakteristische Anzeichen sind reichliche, wäßrige Durchfälle, Übelkeit, Schwindelgefühl und Kopfschmerzen. Gelegentlich sind auch der Respirationstrakt und das Zentralnervensystem einbezogen. Die Viren gelangen durch Tröpfcheninfektion oder Schmierinfektion in den Magen-Darm-Trakt. Wahrscheinlich besteht auch eine Virämie. Das abrupte Einsetzen von Erbrechen und Durchfall ohne Entzündung des Darmes kann von einem zentralnervösen oder autonomen Reiz herrühren. Die Hyperpermeabilität erklärt die große Flüssigkeitstranssudation.

Klinische Symptome: Die Inkubationszeit beträgt 1–4 Tage. Unwohlsein, Kopfschmerzen, Appetitlosigkeit, Unbehagen im Abdomen und gelegentlich auch Erkältungserscheinungen gehen der Erkrankung voraus. Die Patienten erkranken akut mit Erbrechen, Durchfall oder beidem zugleich. Es folgen Bauchkoliken und reichliche wäßrige Stühle. Die Schwere der Erkrankung reicht von meist leichten vorübergehenden Störungen bis zu deutlichen Erschöpfungszuständen. Bei Säuglingen und entkräfteten oder alten Personen kann der Tod folgen. Bei mittelschweren Fällen (10–40 wäßrige Entleerungen am Tag) treten Erbrechen und Koliken auf. Schüttelfrost, Schweißausbruch, Fieber, Gänsehaut, Sehstörungen und Parästhesien, verbunden mit Kopfschmerzen, Schwindelgefühl und retrobulbären Schmerzen, deuten darauf hin, daß das Zentralnervensystem in Mitleidenschaft gezogen ist. Zuweilen tritt auch eine Zellvermehrung im Liquor auf. Bei schwerer Dehydratation folgen Hypovolämie und Oligurie oder auch ein schockähnlicher Zustand. Der Patient erholt sich in der Regel in einem Zeitraum von einigen Stunden bis zu 4 oder 5 Tagen ohne Komplikationen oder Folgeerscheinungen. Rückfälle kommen vor. Spätere Wiederholungen der Erkrankung können durch das gleiche oder ein anderes Virus verursacht werden. Die Immunität ist nur schwach und von kurzer Dauer. Im Gegensatz zu bakteriellen Dysenterien sind die reichlichen und wäßrigen Stühle geruchlos und enthalten nur wenige Leukozyten oder Bakterien.

Diagnose und Differentialdiagnose: Mit dem Elektronenmikroskop kann man in Stuhl und Schleimhaut Viren, virusähnliche Partikel und Zelleinschlüsse feststellen. Da es zur Virämie kommt, bilden sich spezifische Antikörper.

Bei isolierten Fällen oder den ersten Fällen einer epidemischen Virusdysenterie kann sich die klinische Diagnose leicht irrtümlich auf andere Diarrhöen beziehen. Erst epidemiologische Charakteristika weisen auf die Virusdysenterie hin. Die Sigmoidoskopie zeigt eine ödematöse, nicht entzündete Mukosa.

Differentialdiagnostisch ist wichtig, daß bei Epidemien von Nahrungsmittelvergiftungen durch Staphylokokken die Patienten innerhalb weniger Stunden nach dem Essen erkranken.

Therapie: Leichte Erkrankungen bedürfen keiner Behandlung. Bettruhe ist angezeigt, Wärme auf den Leib wird als angenehm empfunden. Außerordentlich wichtig ist die Flüssigkeits- und Elektrolytzufuhr. Wenn der Patient trinken kann, sollte man ihm eine Lösung von 20 g Glucose, 4 g Kochsalz, 4 g Natriumbicarbonat und 2 g Kaliumchlorid je Liter Wasser anbieten. Anderenfalls sind Infusionen von isotonischer Kochsalzlösung und 4 g Natriumbikarbonat je Liter notwendig, um das spezifische Gewicht des Blutes wieder herzustellen. Kalium sollte nach Bedarf hinzugefügt werden.

3.27.   HIV-Infektionen (AIDS)

Mikrobiologie: Das 1983 als Ursache der AIDS-Erkrankung nachgewiesene HIV1 (*h*uman *i*mmunodeficiency *v*irus) und das 1986 in Afrika
isolierte HIV-2-Virus werden bei den nichtonkogenen Lentiviren eingeordnet und mit den Onkoviren und Spumaviren in der Familie der
Retroviren zusammengefaßt.

In der Familie der Retroviridae werden alle RNS-Viren zusammengefaßt, die das Enzym Revertase enthalten, mit dessen Hilfe die RNS in
komplementäre DNS umgeschrieben werden kann, und die Gene besitzen, die für die maligne Transformation verantwortlich sind.

Von den übrigen Eigenschaften des HIV sei hier nur noch festgestellt,
daß dieses Retrovirus sehr empfindlich auf schädigende Umwelteinflüsse reagiert. Zu seiner Abtötung reichen deshalb die üblichen Desinfek-
tionsmittel völlig aus. Diese Aussage ist beruhigend für alle diejenigen,
die beruflich mit AIDS-Kranken und -Gefährdeten zu tun haben.

Epidemiologie: AIDS-Erkrankungen sind in der Bevölkerung Zentralafrikas endemisch vorhanden. Diese Aussage stützt sich auf Antikör-
perbestimmungen an Seren der schwarzen Bevölkerung aus dem Jahre
1972, die aus anderen Gründen entnommen und seither aufbewahrt
worden waren; diese Seren erwiesen sich zu 15% als AIDS-positiv, und
zwar in gleichem Maße bei Männern und Frauen! AIDS ist also offensichtlich schon seit langem in Zentralafrika endemisch. Dabei sei festgestellt, daß bei dieser Bevölkerung die Homosexualität bei Männern fast
unbekannt ist.

Man vermutet, daß das HIV bereits mit Transporten von Negersklaven
aus Zentralafrika nach Haiti eingeschleppt und dort endemisch geworden ist. Erst jetzt ist es von dort durch einen sehr intensiven Tourismus
von Homosexuellen in die Ballungsgebiete dieser Gruppen in New
York und Kalifornien eingeschleppt worden. In geschichtlicher Zeit
begann das AIDS erstmalig in seuchenhafter Form im Jahre 1981 in den
USA und zwar zunächst unter Homosexuellen. In den Großstädten
steigt die Epidemiekurve exponentiell steil an. In Europa folgt in einem
Abstand von 3 Jahren die Seuchenkurve mit derselben Charakteristik.
Nach 1986 flachen die Kurven ab und in der Bundesrepublik Deutschland bleiben jetzt die jährlichen Zugänge etwa gleich hoch.

Zum 31. 12. 1990 waren in der Bundesrepublik Deutschland insgesamt
42 744 HIV-seropositive Personen bekannt. Damit liegt die AIDS-Inzi-
denz im Vergleich zu anderen westeuropäischen Ländern relativ niedrig. Noch immer sind in der Bundesrepublik über 80% der HIV-Positi-
ven in den beiden Hauptrisikogruppen (homosexuelle und bisexuelle
Männer, Drogenabhängige) zu finden. AIDS-Übertragungen durch
heterosexuelle Kontakte sind mit 2,5% im Gegensatz zu Afrika und

europäischen Ländern mit starken Afrikakontakten (z.B. Belgien mit 43%) noch immer sehr niedrig. Dabei wird AIDS vom Mann zur Frau vor allem durch Analverkehr und umgekehrt durch Vaginalverkehr bei Regelblutung übertragen.

Die Übertragung des AIDS-Virus von der seropositiven Mutter auf das Kind während der Schwangerschaft liegt nach der jüngsten europäischen Studie mit 13% deutlich niedriger als bisher angenommen; dieser Prozentsatz steigt an, wenn die Mutter manifest an AIDS erkrankt ist.

AIDS ist als Virusinfektion eine zyklische Infektionskrankheit, bei der der Erreger im Generalisationsstadium im Blut kreist. So muß damit gerechnet werden, daß das Blut des AIDS-Kranken infektiös ist. Also können alle Übertragungen von Blut und Blutabkömmlingen dieses Personenkreises Gesunde mit dem HIV infizieren.

Wenn im Generalisationsstadium einer Viruskrankheit der Erreger im Blut kreist, dann kann er in alle Körpergegenden vordringen und von dort ausgeschieden werden. Dabei ist das Sperma des AIDS-kranken Mannes nachweislich stark virushaltig, während Tränenflüssigkeit, Speichel, Urin und Kot nur als geringer infektiös anzusehen sind.

Eine Expositionsprophylaxe muß zuerst darauf abzielen, eine Ansteckung beim Geschlechtsverkehr zu vermeiden. Besonders gefährdet ist derjenige, der sich in ein Milieu des häufig wechselnden Geschlechtsverkehrs (HWG) begibt. Und hier sind jene Sexualpraktiken besonders gefährlich, die wie Analverkehr und andere erfahrungsgemäß leicht zu Schleimhautverletzungen führen können. Diese Warnung gilt ebenso für die hetero- wie für die homosexuelle Prostitution. Wer jede Form von Promiskuität meidet, schützt sich am besten vor einer Ansteckung mit AIDS.

Eine weitere selbstverständliche Forderung ist die, daß für denjenigen, der von seiner AIDS-Erkrankung weiß, der Geschlechtsverkehr verboten ist, um ein Weitertragen des Erregers auf Gesunde zu vermeiden (§ 224 StGB [schwere Körperverletzung] und § 6 des Gesetzes zur Bekämpfung der Geschlechtskrankheiten).

In der Bundesrepublik Deutschland besteht keine Meldepflicht für AIDS-Erkrankungen. Die Dunkelziffer für die AIDS-Ausbreitung ist entsprechend groß.

Pathogenese: Die Abkürzung AIDS steht für *A*cquired *i*mmune *d*eficiency *s*yndrome. Diese Bezeichnung ist jedoch verwirrend, weil es erworbene Immundefizienzsyndrome auch aus anderen Gründen, z.B. bei Transplantationspatienten oder bei Patienten mit Blutkrankheiten, die mit bestimmten Medikamenten behandelt werden, gibt.

Die Infektion mit dem lymphotropen Retrovirus HIV führt zu T-Zell-Defekten in dem Sinne, daß die für die Abwehr von Infektionen wichtigen T-Helfer-Zellen (T_4-, CD_4-Zellen) in schweren Fällen bis auf 0 abnehmen, und die T-Suppressor-Zellen das Übergewicht bekommen. Das Virus bindet sich mit Hilfe eines Glykoproteins (gp 120) auf der Virusoberfläche direkt an diese Zellen. Ein charakteristisches Zeichen ist die Bildung von mehrkernigen Riesenzellen infolge Fusion benachbarter T_4-Zellen. Die T-Helfer-Lymphozyten produzieren nur kurzzeitig HIV und gehen dabei zugrunde, während infizierte Makrophagen trotz zeitweiliger Virusproduktion überleben können. Im Serum der Patienten findet sich vermehrt das Lymphozytenabfallprodukt Neopterin sowie β_2-Mikroglobulin, ein niedermolekulares Protein (11600 Dalton). Durch die Schädigung der T-Helfer-Zellen können entartete Zellkerne nicht eliminiert werden, sondern proliferieren weiter, was zur Entstehung von Tumoren führen kann. Durch die Schädigung sowohl der T_4-Zellen als auch der Makrophagen sind die schweren Mängel in der Infektabwehr – insbesondere gegen Viren, Mykobakterien, Protozoen und Pilze – zu erklären.

Klinik: Bei 20% der Patienten beginnt die Erkrankung mit einem uncharakteristischen akuten, fieberhaften Infekt mit Lymphknotenschwellungen, der einer infektiösen Mononukleose ähnelt, aber auch leichter und uncharakteristischer ablaufen kann. Manchmal steht am Anfang der Erkrankung eine akute Meningoenzephalitis, die meist als Virusmeningitis fehlgedeutet wird (Stadium I). Die Dauer dieser akuten Infektion beträgt 3–21 Tage, die der davor liegenden Inkubationszeit 2–6 Wochen.

Bei den meisten Patienten verläuft die HIV-Infektion asymptomatisch. Der HIV-Antikörpertest wird 4–13 Wochen nach der Infektion positiv. Dieses Stadium II kann wenige Monate bis 10 Jahre dauern.

Ein Lymphadenopathiesyndrom (Stadium 3) wird dann angenommen, wenn eines oder mehrere der folgenden Symptome bestehen: eine mindestens 3 Monate anhaltende Lymphknotenschwellung von > 1 cm an 2 oder mehr Körperstellen und ein Defekt der zellulären Immunität mit einer Verschiebung des Verhältnisses zwischen T-Helfer- und T-Suppressor-Zellen (OKT 4/OKT 8 < 1,0) (normal $2,13 \pm 0,92$). In dieser Gruppe sind die Immunglobuline (IgG) im Serum stark erhöht. Dieses Krankheitsbild darf man noch nicht AIDS nennen. Wenn zusätzlich Gewichtsverlust von mehr als 10%, Fieber über 37,8 °C während mehr als einem Monat und/oder Durchfälle bestehen, spricht man von einem AIDS related complex (ARC = Stadium 4). Die Krankheit kann auf dieser Stufe stehen bleiben, häufiger geht sie jedoch in das Vollbild des AIDS über, wobei auch die Entwicklung von AIDS ohne vorangehendes Lymphadenopathiesyndrom möglich ist.

AIDS liegt dann vor, wenn schwere opportunistische Infektionen (Pneumocystis-carinii-Pneumonie) und/oder ein Kaposi-Sarkom bestehen und die OKT 4/OKT 8-Relation < 0,5 bei extrem niedrigen T-Helfer-Zellen liegt. Bei diesen Patienten sind ebenfalls die Immunglobuline IgG und auch IgA erhöht.

Es gibt verschiedene Klassifizierungen über den Verlauf der HIV-Infektion (s. differentialdiagnostische Tabellen).

Die Prognose ist vor allem deshalb schlecht, weil die Zerstörung der T_4-Zellen die Infektabwehr besonders gegen Viren, bestimmte Bakterien, Pilze, Protozoen und Würmer herabsetzt und daher eine Vielzahl von lebensbedrohlichen Komplikationen in verschiedenen Kombinationen auftreten kann. Man rechnet damit, daß 50% der Patienten mit dem Vollbild von AIDS (Stadium 5) innerhalb von 3 Jahren versterben.

Virusinfektionen: Herpes simplex kann schwere Komplikationen (Stomatitis herpetica, Ekzema herpeticatum, Keratitis herpetica, Enzephalitis) hervorrufen. Ebenso kommen ausgedehnte Fälle von Zoster, auch Zoster generalisatus, vor. Diese beiden Infektionen sind jedoch mit dem Virustatikum Aciclovir behandelbar.

Große Probleme bereitet die Infektion mit dem Zytomegalievirus (CMV), die Nebennieren, Lungen, Leber, Gallenblase, Magen, Darm, Gehirn (Enzephalitis), Augen (Chorioretinitis mit Erblindung), Lymphknoten und Hoden betreffen kann. Der Befall des Gastrointestinaltraktes äußert sich in Erbrechen und Durchfall und findet sein histologisches Korrelat in einer Zerstörung der Tunica mucosa. Die Therapie der Zytomegalie kann mit Ganciclovir erfolgen (s. S. 81). Problematisch ist jedoch, daß dieses Medikament zur Anämie, Leukopenie und Thrombozytopenie führt. Für die CMV-Chorioretinitis ist die Wirksamkeit der Gancicloviertherapie dokumentiert, daher sollte bei diesen Patienten auf jeden Fall Ganciclovir eingesetzt werden. Eine andere Möglichkeit der Therapie der Zytomegalie besteht in Foscanet. Man gibt 230 mg/kg Körpergewicht/die, verteilt auf drei 1- bis 2stündige i. v. Infusionen, über 3−4 Wochen.

Zur Rezidivprophylaxe gibt man anschließend 60−90 mg/kg Körpergewicht/die als i. v. Infusion, wenn möglich lebenslänglich. Kreatinin- und Amylasewerte müssen kontrolliert und reichlich Flüssigkeit zugeführt werden.

Die progressive multifokale Leukoenzephalopathie ist die Manifestation einer zerebralen Infektion mit Papovaviren.

Außerdem kann das HIV-Virus selbst das Zentralnervensystem befallen. Diese Erkrankung wird progressive diffuse Leukoenzephalitis genannt. Manchmal zeigen sich schon im 2. Stadium der HIV-Infektion Persönlichkeitsveränderungen in Form von Gedächtnisstörungen oder Depressionen. Im Liquor sind die HIV-Antikörper höher als im Serum. Später kommt es zu einer fortschreitenden Demenz.

Bakterien: Die Darmschleimhaut ist durchlässig für Erreger, so daß leicht eine Salmonellensepsis entsteht. Diese läßt sich jedoch gut mit Ciprofloxacin behandeln.

Hinsichtlich der Tuberkulose häufen sich die Berichte über hämatogene Streuungen in Form einer Landouzy-Erkrankung oder akuten Miliartuberkulose, die zum Teil mit ungewöhnlichen Verläufen, z. B. viszeralen Abszessen (Leber und Prostata) einhergehen. Auch Lymphknotentuberkulosen sind häufig. Die Fälle von Infektion mit Mycobacterium tuberculosis hominis sind mit einer Tuberkulosestandardbehandlung therapierbar.

Größere diagnostische und therapeutische Probleme bietet die bei AIDS-Patienten häufige Infektion mit Mycobacterium avium intracellulare (MAI). Sie ist schwer zu diagnostizieren, und man sollte bei Fieberzuständen unklarer Genese ohne Organbefund an Zytomegalie oder Mycobacterium avium intracellulare denken.

Es gibt spezielle Blutkultursysteme, die den Nachweis von Mykobakterien im Blut ermöglichen. Manchmal gelingt der Nachweis im Stuhl, oder eine Biopsie aus Knochenmark, Leber oder Magen-Darm-Kanal ist sinnvoll, um die Mykobakterieninfektion nachzuweisen. Zur Therapie der Mycobacterium-avium-intracellulare-Infektion sind am besten Rifabutin = Ansamycin, Cycloserin, Ethionamid, Clofazimin und Ciprofloxacin geeignet.

Von den *Pilzinfektionen* ist eine Kandidiasis der Mundhöhle und der Speiseröhre oft die erste opportunistische Infektion. Die Kandidiasis der Speiseröhre äußert sich in erheblicher Übelkeit und Appetitlosigkeit und trägt mit zum Gewichtsverlust der Patienten bei. Ein Soor der Mundhöhle kann mit Nystatin oder Amphotericin B lokal angegangen werden, eine Kandidiasis der Speiseröhre wird mit Amphotericin B per os oder Fluconazol behandelt. Fluconazol hat den Vorteil der i. v. Gabe und ist gleichzeitig Prophylaxe gegen Kryptokokkose. Fälle von Soorpneumonie und Soorsepsis müssen mit Amphotericin B i. v. in Kombination mit 5-Flucytosin therapiert werden.

Die Kryptokokkose wird durch den Pilz Cryptococcus neoformans hervorgerufen, der sich besonders im trockenen Kot von Stubenvögeln findet. Nach Einatmung befällt er zunächst die Lungen und im Endstadium neben Leber und Milz das Zentralnervensystem. Die Erkrankung verläuft unter dem Bild einer chronischen Meningoenzephalitis. Der Nachweis der Erreger kann mittels Tuschepräparaten aus Liquor und Urin und durch den Kryptokokkenantigennachweis sowie durch Anzucht aus Trachealsekret, Liquor, Urin und Stuhl geführt werden. Die Kryptokokkose wird mit Amphotericin B behandelt. Als Rezidivprophylaxe nach dem Negativwerden der Kultur eignet sich Fluconazol.

Eine Aspergillose wird ebenfalls mit Amphotericin B behandelt.

Protozoen: Durchfälle werden häufig durch Kryptosporidien oder durch Isospora belli ausgelöst. Eine kausale Therapie gegen Kryptosporidien gibt es nicht. In einigen Fällen war Spiramycin 4×500 mg/die per os über $3-4$ Wochen erfolgreich. Bei Darminfektionen mit Isospora belli wird Cotrimoxazol $4 \times 160/800$ mg/die per os über 10 Tage, gefolgt von $2 \times 160/800$ mg/die per os über 3 Wochen gegeben.

Die *Pneumocystis-carinii-Pneumonie* ist um so häufiger, je niedriger die CD_4-Lymphozytenzahl ist. Die Erkrankung beginnt mit Husten, Fieber und oft schwerer Atemnot. Der physikalische Befund über den Lungen und der Thoraxröntgenbefund zeigen oft keine oder minimale Veränderungen, während Blutgasanalyse und Galliumszintigramm u. U. schon pathologisch sind. Der Erreger läßt sich in der Bronchiallavage mittels der Grocott-Färbung nachweisen. Man behandelt mit Cotrimoxazol in der i. v. Infusion 20/100 mg/kg Körpergewicht/die, d. h. beim normalgewichtigen Erwachsenen 3×6 Ampullen/die. In schweren Fällen bewährt sich eine kurzfristige Prednisolontherapie.

Im Anschluß an die Therapie wird eine Prophylaxe mit Pentamidininhalationen alle 4 Wochen durchgeführt.

Die *Toxoplasmoseenzephalitis* ergibt klinische Bilder, die an Apoplexie oder Enzephalitis erinnern (Halbseitenlähmung mit Fieber und Benommenheit oder Bewußtlosigkeit). Im Computertomogramm zeigen sich charakteristische Herde, die in manchen Fällen nur durch Doppeldosis-Kontrastmittelapplikation reproduzierbar sind. Es kommt zu ringförmigen Anreicherungen des Kontrastmittels um hypodense Areale.

Die Therapie besteht in Pyrimethamin (3 Tage 100 mg/die, dann weitere 18 Tage 50 mg/die) und täglich 4 g Sulfadiazin über 21 Tage. Anstelle von Sulfadiazin kann auch Clindamycin = Sobelin 4×600 mg/die gegeben werden. Bei 50% der Patienten treten Rückfälle auf. Es wird daher eine Rezidivprophylaxe mit 2 Tbl. Fansidar/Woche durchgeführt.

Das *Kaposi-Sarkom* beginnt in der Regel mit grauen Flecken an der Mundschleimhaut und breitet sich dann in Form von braunroten Flecken und Knoten über die Haut aus, wobei die Extremitäten bevorzugt sind. Die klinische Diagnose sollte bioptisch gesichert werden. Therapeutisch kommen in den Frühstadien Strahlentherapie, später Interferon, Interferon und Zidovudin oder Chemotherapie in Frage. Im weiteren Verlauf kann das Kaposi-Sarkom in Lymphknoten, Zentralnervensystem, Lungen, Pleura und Darm metastasieren.

Primäre Lymphome des Gehirns manifestieren sich als zerebrale Raumforderung oder diffuse Enzephalopathie.

Für die Therapie der HIV-Infektion selbst kommt das Azidothymidin = Zidovudin = Retrovir in Frage. Es handelt sich um ein Analogon des

Thymidins, dessen Triphosphatase die reverse Transcriptase des HIV hemmt. Die reverse Transcriptase ist das Ferment, welches die RNS-Viren benötigen, um ihr genetisches Material zu reproduzieren.

Die Dosierung beträgt 2×250 mg/die fortlaufend. Man sollte diese Therapie bei T_4-Werten unter 500/ml und oraler Kandidiasis beginnen. Nebenwirkungen sind Anämien und Leukopenien.

Eine Thrombozytopenie kann auch unabhängig von der Zidovudintherapie bei AIDS-Patienten vorkommen. Es handelt sich um eine Autoimmunthrombozytopenie, die sich in manchen Fällen unter Zidovudin bessert. Andere Patienten wurden mit Prednisolon oder Splenektomie oder Anti-Rh(D)-Immunglobulin oder Zytostatika (z. B. Vincristin) oder Interferon behandelt.

Diagnose und Differentialdiagnose: Die Diagnose wird durch den Nachweis der HIV-Antikörper und die OKT 4/OKT 8-Relation gestellt.

Die Antikörperuntersuchung erfolgt mit Hilfe eines ELISA-Tests. Zu seiner Herstellung werden HIV auf menschlichen Zellen im Reagenzglas gezüchtet. Die einzelnen Eiweißmoleküle werden getrennt und gereinigt. Auf einer speziellen Platte gibt man dann das Serum des zu Untersuchenden hinzu. Sind darin Antikörper gegen HIV enthalten, binden sie sich an die Viruseiweiße. Mit Hilfe bestimmter Enzyme und Färbungsreagentien können die Antikörper sichtbar gemacht werden. Die Diagnose muß dann durch die Western-blot-Methodik bestätigt werden. In einigen Spezialinstituten ist heute auch der Virusnachweis möglich.

Differentialdiagnostisch kommen im Stadium des LAS-Syndroms andere Lymphknotenerkrankungen wie z. B. Toxoplasmose oder Tuberkulose in Frage.

Immunprophylaxe: Eine aktive Schutzimpfung gegen AIDS gibt es noch nicht, verständlicherweise wird aber an der Herstellung eines wirksamen Impfstoffes fieberhaft gearbeitet. Wenn hier 3 Beispiele dieser Herstellungsversuche genannt werden, obwohl sie noch nicht praxisreif sind, so soll daran gezeigt werden, welche modernen Wege die Impfstrategie heute geht.

In Senegal wurde vom Menschen eine Retrovirusform isoliert, die wahrscheinlich die avirulente Ausgangsform für den durch Mutation entstandenen, gefährlichen AIDS-Erreger HIV war. Man hofft, daß das HTLV IV für einen Lebendimpfstoff genützt werden kann. Dies wäre also eine Lebendimpfung mit einer in der Natur gefundenen, avirulenten Virusvariante.

Andere Forscher haben durch Genmanipulation eine neue Variante des AIDS-Virus produziert, das offenbar für den Menschen avirulent ist.

Hieraus könnte sich eine Lebendimpfung aus einer künstlich attenu-
ierten Variante des HIV entwickeln.

Der 3. Weg führt zu einem Impfstoff aus dem gentechnologisch gewonnenen, immunogenen Hüllprotein gp 120 des HIV, das geeignet ist, die
Produktion von spezifischen Antikörpern im Impfling zu stimulieren.
Dies wäre also ein Spaltimpfstoff, der zum individuellen Schutz und
vielleicht sogar postinfektionell angewendet werden könnte.

Bei diesen Versuchen zur Impfstoffentwicklung, die sich alle noch im
Versuchsstadium befinden, darf nicht vergessen werden, daß die Zeit
bis zu einem praxisreifen Impfstoff für eine chronische, zyklische Infektionskrankheit viele Jahre dauern wird.

3.28. Hantaviren

Hantaviren verursachen weltweit verbreitete hämorrhagische Fieber
mit renalem Syndrom (HFRS). Die Krankheit, die zuerst während des
Koreakrieges bei über 3000 amerikanischen und koreanischen Soldaten
auftrat, ist durch Nierenversagen, generalisierte Hämorrhagien und
Schock gekennzeichnet. Diese Erkrankung kommt auch in Deutschland (Schwäbische Alb) vor.

Als Erregerreservoir kommen verschiedene Arten von Nagetieren in
Frage, die das Virus in großen Mengen im Speichel, Urin und Fäzes
ausscheiden. Ansteckung von Mensch zu Mensch wurde bisher nicht
beobachtet.

Bei der asiatischen Verlaufsform stehen die Hämorrhagien, bei der
europäischen das akute Nierenversagen im Vordergrund des Krankheitsbildes. Auch intestinale Beschwerden mit heftigen abdominellen
Schmerzen, Durchfällen, passagerer Pankreatitis und abdominellen
Lymphknotenschwellungen sowie Myokardbeteiligung kommen vor.

Die Erkrankung verläuft in 5 Phasen:

– Fieber,
– Hypotonie,
– Oligurie,
– Diurese,
– Rekonvaleszenz.

Pathogenetisch steht eine Dysfunktion der Gefäße mit gestörtem Ge-
fäßtonus und gesteigerter Gefäßpermeabilität im Mittelpunkt. Das Nierenversagen verläuft unter dem Bild der akuten tubulären Nekrose. Die
Hämorrhagien kommen durch den Gefäßschaden und die Verminderung der Thrombozyten zustande. Obwohl Hantaviren für Endothelzellen infektiös sind, scheinen auch Immunmechanismen eine wichtige
Rolle in der Pathogenese zu spielen.

3.29. Kawasaki-Syndrom

Definition: Es handelt sich um eine 1967 in Japan beschriebene generalisierte Vaskulitis bei Kindern, bei der über eine eventuelle infektiöse Ätiologie diskutiert wird.

Klinisches Bild: Im Vordergrund steht zunächst ein durch Penicillin nicht beeinflußbarer akuter hochfieberhafter Infekt mit uncharakteristischem Exanthem, Hautschuppung, besonders an den Finger- und Zehenspitzen, sowie Schwellungen zervikaler Lymphknoten. Bei 20% dieser Patienten treten kardiovaskuläre Symptome auf, die einer Myokarditis oder sogar einem Myokardinfarkt entsprechen. Die Letalität beträgt 2%.

Die Erkrankung tritt vorwiegend bei Knaben im Alter unter 3 Jahren auf. Es finden sich entzündliche Gefäßveränderungen, besonders an den Koronarien. Hierbei kommen Aneurysmenbildung und Thrombosierung der Koronarien vor. Das Kawasaki-Syndrom geht mit beschleunigter BSR, Leukozytose und Linksverschiebung einher.

Therapie: Nach dem heutigen Wissensstand gilt eine frühzeitige Behandlung mit intravenösem Immunglobulin und Acetylsalicylsäure als bestmögliche Prävention der Komplikationen an den Koronargefäßen. Man gibt 0,4 g/kg Körpergewicht Immunglobulin an 4 aufeinanderfolgenden Tagen und 80−100 mg Acetylsalicylsäure/kg Körpergewicht/die in 4 Einzelgaben über 4−6 Tage. Corticosteroide sind in der Regel kontraindiziert.

4. Bakterielle Infektionen

4.1. Erkrankungen durch Chlamydien

Die Erreger der Psittakose-Lymphogranuloma-inguinale-Gruppe werden heute als Chlamydien bezeichnet. Sie sind kleine, kokkoide, auf die Vermehrung im Zytoplasma höherer Organismen angewiesene Bakterien (250–450 nm Durchmesser); sie besitzen eine Muraminsäure enthaltende Zellwand und haben eigene Fermentleistungen; deshalb sind sie für einige Antibiotika und Sulfonamide angreifbar; wahrscheinlich kommen in der Wirtszelle Zweiteilungen vor (Abb. 21).

4.1.1. Ornithose (Psittakose)

Epidemiologie: Die Ornithose ist eine weltweit stark verbreitete Enzootie der Vögel. Der Mensch wird durch die Ex- und Sekrete der Vögel aerogen, zumeist durch aufgewirbelten Staub infiziert. Alle Altersklas-

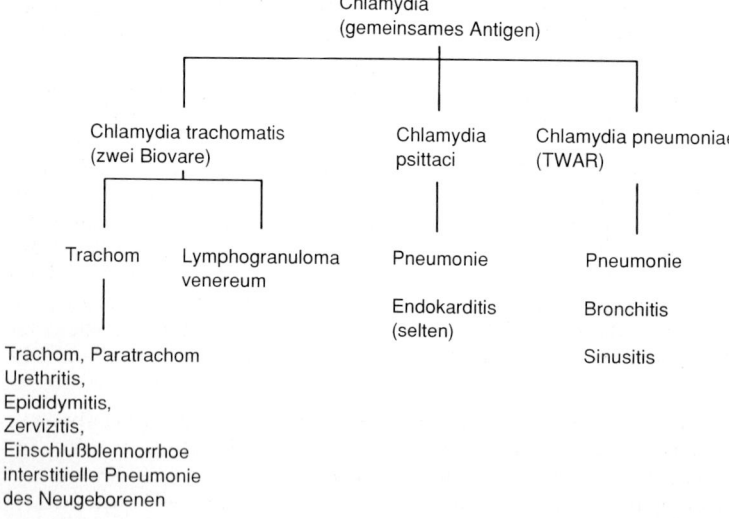

Abb. 21 Einteilung der Chlamydien und der von ihnen verursachten Krankheiten

sen sind gleich empfänglich. Entscheidend ist die Exposition für die menschlichen Infektionen; gefährdet sind Halter von infizierten Papageien, Personal von Vogelhandlungen oder Geflügelfarmen. Übertragungen von Mensch zu Mensch sind möglich, aber selten. Dementsprechend tritt die Ornithose beim Menschen nur sporadisch auf. Die häufigste Form ist in Deutschland die Psittakose (über 80%), die von Papageien, vorwiegend Wellensittichen, ausgeht. Der zweitwichtigste Überträger ist bei uns die Taube. Die Erkrankung hinterläßt eine langdauernde Immunität. Eine aktive Schutzimpfung gibt es noch nicht, wäre aber bei dem obengenannten, besonders exponierten Personenkreis und bei Laboratoriumspersonal angezeigt.

Pathogenese und pathologische Anatomie: Der Erreger dringt nach Staub- oder Tröpfcheninhalation zunächst in die Alveolarepithelien der Lungen ein und gelangt dann in die Blutbahn. Es kommt also zu einem Generalisationsstadium. Im weiteren Verlauf treten konfluierende Pneumonien, teilweise mit Pleuritis, als Organmanifestation auf. Ferner finden sich toxische Schädigungen des Herzens und des Gefäßsystems, manchmal auch entzündliche Veränderungen im Bereich des Zentralnervensystems. Es handelt sich somit um eine zyklische Erkrankung. Außer in den Lungen ist der Erreger auch in Milz, Leber, Herz, Nebennieren und Gehirn nachweisbar. Ornithose-Psittakose-Erreger produzieren toxische Substanzen, die im Krankheitsverlauf entsprechende Reaktionen auslösen können.

Klinische Symptome: Die Inkubationszeit beträgt 7−14 Tage. In der Regel erkranken die Patienten zunächst mit uncharakteristischen Prodromalerscheinungen, Stirnkopfschmerzen und Gliederschmerzen. Das Fieber steigt langsam an, verläuft dann in Form einer Kontinua bei relativer Bradykardie und Leukopenie, so daß häufig die Differentialdiagnose gegenüber Typhus zu stellen ist. Der Perkussions- und Auskultationsbefund läßt zu Beginn der Erkrankung oft im Stich. Röntgenologisch zeigen sich am Anfang der 2. Krankheitswoche Infiltrate im Bereich der Lungen. Die Diskrepanz zwischen dem physikalischen und dem Röntgenbefund ist allgemein charakteristisch für Virus-, Chlamydien-, Rickettsien- und Mykoplasmapneumonien im Gegensatz zu bakteriell bedingten Lungenentzündungen, bei denen die perkutorischen und auskultatorischen Zeichen weit mehr im Vordergrund stehen. Im weiteren Verlauf kommt es zu Husten mit zähem, schleimigem Auswurf.

Ein für Ornithose typisches Röntgenbild gibt es nicht. Auftreibungen der Hili mit fächerförmiger, vom Hilus ausgehender Streifenzeichnung, weiche, mattglasartige, in den Randzonen zerfließende Infiltrate und pleurale Beteiligungen wurden gesehen. In leichten Fällen kann die Ornithose unter dem klinischen Bild einer Grippe verlaufen. In mittelschweren Fällen dauert die Erkrankung 3−4 Wochen. Rezidive vermögen – besonders nach ungenügender Antibiotikatherapie – nach 8–14 fieberfreien Tagen aufzutreten.

Myokarditiden wurden häufig beschrieben. Besonders ältere, kardial vorgeschädigte Menschen bekommen im Rahmen einer Ornithose häufig eine Herzinsuffizienz. Gelegentlich kommen Exantheme vor, die an Typhusroseolen erinnern. Im Blutbild zeigt sich Leukopenie mit Linksverschiebung und Verminderung der Eosinophilen. Die Blutsenkungsgeschwindigkeit steigt während der Erkrankung oft sehr stark an und fällt auch nach der Entfieberung nur langsam ab.

Von seiten des Zentralnervensystems stehen zu Beginn der Erkrankung Kopfschmerzen, manchmal meningeale Reizerscheinungen und Benommenheit im Vordergrund. Auch Reflexdifferenzen, Pupillenstörungen, Augenmuskel- und Fazialisparesen, Vestibularisstörungen und Schwerhörigkeit sind beschrieben worden.

Diagnose und Differentialdiagnose: In den ersten Krankheitstagen kann der Erreger in Sputum, Rachenspülwasser oder Blut nachgewiesen werden. Die Isolierung erfolgt durch intraperitoneale Verimpfung auf weiße Mäuse oder nach Inokulation in den Dottersack des Hühnerembryos. Oftmals sind mehrere Passagen im bebrüteten Ei oder in Mäusen zur Anzüchtung der Chlamydien notwendig.

Die Komplementbindungsreaktion sollte möglichst frühzeitig angestellt und in 10tägigen Abständen mindestens 2mal wiederholt werden, um einen Titeranstieg zu erkennen. Sie bleibt nach Überstehen der Erkrankung längere Zeit positiv.

Die Differentialdiagnose hat im Anfangsstadium den Typhus, die Miliartuberkulose, Meningoenzephalitiden und Leptospirosen zu berücksichtigen. Im Stadium der Pneumonie müssen alle anderen Ursachen für entzündliche Lungenaffektionen ausgeschlossen werden (s. differentialdiagnostische Tabellen). Sehr schwierig kann die Abgrenzung gegenüber Q-Fieber und Mykoplasmainfektionen sein.

Komplikationen: Bakterielle Superinfektionen vermögen bei Pleurabeteiligung zum Empyem zu führen. Am gefährlichsten sind die Komplikationen von seiten des Herzens und des Kreislaufs (Myokarditis, toxische Gefäßschädigung, Kreislaufversagen). Auch Thrombosen und Embolien kommen vor. Eine Leberbeteiligung in Form einer meist wenig ikterischen Hepatitis ist enzymologisch nachzuweisen.

Therapie: Die Ornithose spricht gut auf Doxycyclin oder Erythromycin an. Man gibt täglich Doxycyclin 200 mg/die oder 2 × 1 g Erythromycin bei Erwachsenen 10 Tage lang. Danach kommt es zu einer Entfieberung innerhalb von 1–3 Tagen. Bei zu niedriger Dosierung sind Rezidive möglich. Penicillin und alle Penicillinabkömmlinge sowie Cephalosporine sind nicht wirksam, weil diese Antibiotika auf die Zellwand der

Bakterien einwirken. Zusätzlich sollte eine Behandlung mit Inhalationen und krankengymnastischer Atemtherapie sowie reichlicher Flüssigkeitszufuhr durchgeführt werden. Eine sorgfältige Überwachung von Herz und Kreislauf ist unerläßlich. Bei Anzeichen für kardiale Insuffizienz ist entsprechende Therapie erforderlich.

4.1.2. Lymphogranuloma inguinale

Epidemiologie: Das Lymphogranuloma inguinale wird fast ausschließlich durch Geschlechtsverkehr übertragen. Es ist in tropischen und subtropischen Ländern sehr häufig und bei der unter schlechten hygienischen Bedingungen lebenden Bevölkerung endemisch. Die Anstekkung erfolgt am leichtesten während des Primäraffekts. Die Seuchenprophylaxe richtet sich nach den Grundsätzen der Bekämpfung von Geschlechtskrankheiten.

Pathogenese und pathologische Anatomie: Nach der Übertragung des Erregers durch den Geschlechtsverkehr bildet sich ein Primäraffekt im Bereich der Eintrittsstelle und eine Schwellung der regionären Lymphknoten. Im weiteren Verlauf kommt es zur Ausbreitung des Prozesses auf andere Lymphknotengruppen.

Der Primäraffekt besteht aus einem Ulkus mit plasmazellulärer und histiozytärer Infiltration seiner Umgebung. Die Lymphknoten zeigen chronische Veränderungen, Nekrosen und eitrige Einschmelzungen. Mehrere Lymphknoten sind miteinander verbacken, und es besteht eine ausgesprochene Periadenitis. 2−3 Wochen nach Beginn der Lymphknotenschwellungen entsteht das Generalisationsstadium, das etwa 3 Wochen lang anhält, dann besteht Immunität. Im weiteren Verlauf kann es zur Elephantiasis von Penis und Skrotum und zu entzündlichen Rektumstrikturen kommen.

Klinische Symptome: Die Inkubationszeit beträgt etwa 1 Woche. An der Eintrittspforte des Erregers im Bereich der Genitalien besteht ein kleiner, knötchenförmiger Primäraffekt, in dessen Mitte sich ein Ulkus bildet. 1 Woche bis 1 Monat später tritt eine regionäre Lymphadenitis der Leistenlymphknoten auf (Bubonen). Der Primäraffekt ist nicht mit Schmerzen verbunden und wird daher oft nicht wahrgenommen. Prädilektionsstellen sind beim Mann Sulcus coronarius, Glans penis und Präputium, bei der Frau Introitus vaginae, Innenseite der kleinen Labien, Commissura posterior und Ostium urethrae. Manchmal erkennt man in den vom Primäraffekt zu den regionären Lymphknoten führenden Lymphgefäßen die Zeichen einer Entzündung (Lymphangitis). Zusammen mit den Lymphknotenschwellungen treten Fieber von 38−38,5 °C und Beeinträchtigung des Allgemeinzustandes auf. Infolge der eitrigen Einschmelzung läßt sich an den Lymphknoten eine Fluktua-

tion nachweisen. Es kann zum Durchbruch und zu längere Zeit bestehenden Fisteln kommen. Häufig sind die iliakalen und anorektalen
Lymphknoten beteiligt.

Späterscheinungen (Elephantiasis und Mastdarmstrikturen) sind als ein
vom Krankheitserreger hervorgerufener, chronischer Infektionsprozeß
anzusehen. Sie sind bei Frauen häufiger als bei Männern. Die großen
und kleinen Labien und die Klitorisgegend sind stark geschwollen und
bilden dicke Wülste. Beim Manne kann es zu entsprechenden Auftreibungen im Bereich von Penis und Skrotum kommen. Auch im Bereich
des Afters vermögen erhebliche Wucherungen der Hautfalten aufzutreten. Bei einem Teil der Fälle findet sich eine chronische Proktitis, die zu
einer trichterförmigen Verengung des Rektumlumens, in schweren Fällen zur Stenosierung führen kann. Auch das Colon sigmoideum ist
zuweilen am Krankheitsprozeß beteiligt.

Im Frühstadium der Erkrankung zeigt sich im Blutbild eine mäßige
Leukozytose mit deutlicher Linksverschiebung.

Diagnose und Differentialdiagnose: Da der schmerzlose Primäraffekt
häufig nicht bemerkt wird, gelangen die Patienten meist erst mit Auftreten der Lymphknotenschwellungen in ärztliche Behandlung. Es ist dann
die Differentialdiagnose gegenüber anderen Lymphknotenerkrankungen zu stellen (s. differentialdiagnostische Tabellen). Die Histologie der
erkrankten Lymphknoten zeigt eine Periadenitis mit sternförmigen
Abszessen, die von entzündlichem Granulationsgewebe mit Plasmazellen, kleineren und größeren Riesenzellen und palisadenartig angeord-
neten Epitheloidzellen umsäumt sind.

Komplementbindende Antikörper treten im Serum 8 Tage nach Beginn
der Lymphknotenschwellungen auf. Die Komplementbindungsreaktion soll daher möglichst frühzeitig durchgeführt und zu einem späteren
Zeitpunkt wiederholt werden, damit man einen Titeranstieg erkennen
kann. Kreuzreaktionen mit Ornithose und Trachom kommen vor.
Durch neuere serologische Testmethoden wie z. B. Radioisotopenprä-
zipitationstest und Mikroimmunofluoreszenztest konnte gezeigt werden, daß bei Lymphogranuloma inguinale nicht nur 1, sondern wahrscheinlich sogar 3 immunologisch verschiedene antigenetische Subtypen L 1, L 2 und L 3 vorkommen. Die Züchtung der Chlamydien gelingt
am besten auf Gewebekulturen in bestrahlten MacCoy-Zellen.

Komplikationen: Die Komplikationen des Spätstadiums wurden bereits
unter „Klinische Symptome" erwähnt. An komplizierenden Allgemeinerscheinungen sind rezidivierende Gelenkerkrankungen, Erythema
multiforme, Konjunktivitis, Episkleritis und Photodermatosen beobachtet worden.

Therapie: Mittel der Wahl im 1. Stadium ist 200 (100) mg Doxycyclin/ die über 20−40 Tage, auch andere Tetracycline, Erythromycin, Sulfonamide oder Cotrimoxazol kommen in Frage. Bei fluktuierenden Bubonen sollte eine Entlastung durch wiederholte Feinnadelbiopsien durchgeführt werden. Chirurgische Eingriffe sollen möglichst unter Antibiotikaschutz (Tetracycline) durchgeführt werden. Bei schweren, vernachlässigten Rektumstenosen ist die Kolostomie indiziert.

4.1.3. Trachom

Definition: Das Trachom (ägyptische Körnerkrankheit), ist eine infektiöse Erkrankung der Binde- und Hornhaut des Auges.

Ätiologie: Erreger ist Chlamydia trachomatis.

Epidemiologie: Weltweit sind über 400 Millionen Menschen erkrankt. Die Übertragung erfolgt durch Schmierinfektion von Auge zu Auge oder über Fliegen. Die Erkrankung dürfte die häufigste Ursache der Erblindung sein. Sie kommt endemisch in Nordafrika, Ostasien und Teilen von Nordindien vor, besonders in Gebieten, in denen mangelhafte Hygiene und Überbevölkerung bestehen.

Pathogenese und pathologische Anatomie: In den Epithelzellen der Konjunktiva und Kornea findet man charakteristische Einschlußkörperchen. Zunächst kommt es zu einer lokalen entzündlichen Reaktion, später entstehen infolge Hypertrophie des Bindegewebes Vernarbungen mit gleichzeitiger Vaskularisierung.

Klinisches Bild: Der Beginn der Erkrankung ist schleichend. Die Patienten klagen über Lichtscheu, Tränenfluß und Druckgefühl im Auge. Im weiteren Verlauf finden sich hypertrophische Veränderungen der Lymphfollikel am oberen Lidrand, die zu der Bezeichnung „Körnerkrankheit" Veranlassung gegeben haben. Die entzündeten Follikel können miteinander verschmelzen und ein eitriges Sekret entleeren. Im Bereich der Kornea kommt es zu starken Gefäßerweiterungen (Pannus). Die akute Krankheitsphase dauert mehrere Wochen.

In der darauffolgenden subakuten oder chronischen Phase werden die entzündlichen Follikel durch Bindegewebe ersetzt, und es entstehen narbige Veränderungen. Die Narbenbildung ist im Bereich des Sulcus subtarsalis besonders deutlich.

Diagnose und Differentialdiagnose: Ophthalmologischerseits wird die Diagnose durch den Nachweis von Bläschen in der Conjunctiva palpebrae, die auf Druck ihren Inhalt entleeren, und durch das Vorhandensein des trachomatösen Hornhautpannus gestellt.

Die Komplementbindungsreaktion mit gereinigtem Trachomantigen aus dem Dottersack des bebrüteten Hühnereis zeigt Kreuzreaktionen mit Ornithose und Lymphogranuloma inguinale.

Die klassische Nachweismethode ist das mikroskopische Auffinden von intrazellulären Einschlußkörperchen im nach Giemsa gefärbten Konjunktivalabstrich. Eine höhere Sensitivität (73 bzw. 84%) haben Nachweis von fluoreszierenden Antikörpern bzw. Enzymimmunassay. Bei letzterem kommen jedoch falsch-positive Reaktionen infolge Infektionen mit Staphylococcus aureus, Streptococcus pneumoniae bzw. Haemophilus aegypticus vor.

Komplikationen: Durch die Hornhautveränderungen können deutliche Einschränkungen der Sehkraft resultieren. Bakterielle Superinfektionen wirken verschlimmernd.

Therapie: Man gibt lokal Tetracyclin-Augensalbe 2mal täglich und außerdem Doxycyclin oral. Auch Sulfonamide, Cotrimoxazol, Erythromycin, Rifampicin oder Chloramphenicol sind geeignet. Wegen der Rezidivgefahr muß die Behandlung mindestens 2 Monate lang durchgeführt werden.

4.1.4. Einschlußblenorrhö (Paratrachom)

Definition: Es handelt sich um eine Konjunktivitis der Neugeborenen, die sich während des Geburtsvorganges infizieren. Bei Erwachsenen kann eine Infektion des Auges durch Schmierinfektion, von genitalen Infektionen ausgehend, oder als Schwimmbadkonjunktivitis auftreten.

Ätiologie: Erreger ist Chlamydia trachomatis der Serogruppen D−K.

Epidemiologie: Erregerreservoir ist ausschließlich der Mensch. Die Erkrankung ist bei uns endemisch. Chlamydia trachomatis kommt im Genitaltrakt und in der Urethra vor (s. 4.1.6.) und kann von dort beim Geburtsvorgang auf das Neugeborene sowie durch Schmierinfektion oder in Schwimmbädern bei Erwachsenen auf das Auge übertragen werden.

Klinisches Bild: Die Infektion erfolgt während der Geburt, wenn bei der Mutter eine einschlußbedingte Zervizitis besteht. Nach einer Inkubationszeit von 5−10 Tagen treten entzündliches Lidödem, Bindehautinfiltration und starke Sekretion bei den Säuglingen auf. Das Sekret hat häufig einen hämorrhagischen Charakter. Bei einseitigem Befall ist das gesunde Auge durch Uhrglasverband zu schützen. Außerdem können bei Neugeborenen Pneumonien ausgelöst werden.

Differentialdiagnose: Bei Neugeborenen ist eine Infektion durch Gonokokken oder Herpes-simplex-Viren auszuschließen. Bei Erwachsenen ist u. a. auch an eine Unverträglichkeit von Kontaktlinsen zu denken.

Therapie: Bei Säuglingen vom 1.−6. Monat ist Erythromycin das Mittel der Wahl. Es wird systemisch angewendet. Bei älteren Kindern und Erwachsenen gibt man Doxycyclin. Lokal sollte Oxytetracyclin- oder Rifampicin-Augensalbe über mindestens 2 Wochen verabreicht werden.

Prophylaxe: Die Credé-Prophylaxe mit 1% Silbernitrat oder wirksamen Antibiotika (z.B. Erythromycin lokal) ist umstritten. Besser wäre Untersuchung und ggf. Behandlung der Schwangeren mit Erythromycin rechtzeitig vor dem Termin.

4.1.5. Nichtgonorrhoische (unspezifische) Urethritis

Definition: Chlamydia trachomatis ist in unseren Breitengraden die häufigste Ursache der nichtgonorrhoischen Urethritis (NGU) sowie der postgonorrhoischen Urethritis des Mannes. Außerdem spielt dieser Erreger eine Rolle bei Epididymitis, Zervizitis, Salpingitis und Urethralsyndrom.

Ätiologie: Diese Infektionen werden durch die gleichen Serotypen (D−K) von Chlamydia trachomatis ausgelöst, die auch die Einschluß-blennorrhoe hervorrufen.

Epidemiologie: Die Übertragung erfolgt auf dem Geschlechtswege, wobei die oft symptomlose Infektion der Frau die Verbreitung begünstigt. Bei bis zu 11% der asymptomatischen, sexuell aktiven Männer kann Chlamydia trachomatis aus Urethralabstrichen angezüchtet werden.

Klinisches Bild: Die Patienten klagen über geringen, glasig-klaren Ausfluß aus der Harnröhre mit Juckreiz, der oft nur morgens vorhanden ist. Die Beschwerden können über Wochen bis Monate bestehen. Die Urethralöffnung ist leicht gerötet und gering schmerzhaft. Im Urethralabstrich sind Granulozyten nachweisbar.

Diagnose und Differentialdiagnose: Als Schnellnachweis kommen ELISA und Immunfluoreszenzmethode mit einem monoklonalen Antikörper in Frage. Differentialdiagnostisch müssen Gonorrhö, Mykoplasmeninfektionen (Ureaplasma urealyticum, Mycoplasma hominis und Mycoplasma genitalium) berücksichtigt werden.

Komplikationen: Epididymitis, Prostatitis, Salpingitis, bei homosexuellen Männern Proktokolitis.

Therapie: Mittel der Wahl ist Doxycyclin 100 mg alle 12 Stunden. Bei Kontraindikationen wird Erythromycin $3-4 \times 500$ mg/die empfohlen.

4.1.6.   Infektionen durch Chlamydia pneumoniae (TWAR)

Über durch die Stämme TW-183 in Taiwan und AR-39 in USA ausgelöste Pneumonien wurde erstmals 1985 berichtet. Wegen der geringen antigenetischen Verwandtschaft mit anderen Chlamydien wurde eine neue Spezies, Chlamydia pneumoniae, vorgeschlagen. Klinisch handelt es sich meist um leichte Pneumonien, Bronchitiden oder Sinusitiden, die mit Tetracyclinen, z.B. 200 mg Doxycyclin/die oder Erythromycin 2mal 1 g/die, behandelt werden.

4.2.   Rickettsiosen

4.2.1.   Fleckfieber

Mikrobiologie: Die Rickettsien werden heute zu den Bakterien gerechnet, obwohl sie sich nur in lebenden Zellen vermehren. Als Bakterien haben sie Zellwandstruktur, Zweiteilung und Stoffwechselenzyme. Die Rickettsien sind Stäbchen von 300×600 nm Abmessung, die zum Polymorphismus neigen.

Der Erreger des klassischen epidemischen Fleckfiebers ist die *Rickettsia prowazeki*. Ihr Lebenszyklus ist auf die Laus und den Menschen begrenzt; künstlich können Laboratoriumstiere und bebrütete Hühnereier mit ihr infiziert werden.

Epidemiologie: Das natürliche Reservoir der Rickettsien sind Arthropoden, in denen sie in der Regel ohne Krankheitserscheinungen leben. Eine Ausnahme macht die Rickettsia prowazeki, die einen besonderen Grad von Parasitismus beim Menschen erreicht hat. Die Laus setzt beim Biß rickettsienhaltigen Kot auf der Haut des Menschen ab, der diesen beim Kratzen unter die Haut bringt und damit die Infektion in Gang setzt. Die Laus infiziert sich beim Blutsaugen am infizierten Menschen und stirbt später an dieser Infektion. Eine Übertragung von Rickettsien von Mensch zu Mensch kommt unter natürlichen Verhältnissen nicht vor. Deshalb gibt es das Fleckfieber nur in Gebieten, in denen sich bei mangelhafter Hygiene Kleiderläuse halten können. Die Entlausung ist also die sicherste Abwehrmaßnahme.

Die Rickettsia prowazeki vermag sich im Patienten nach überstandener Krankheit über Jahrzehnte lebend zu erhalten. Gelegentlich kann ein solcher latenter Rickettsienträger infolge einer unbekannten Provokation nach vielen Jahren wiedererkranken. Diese Autoinfektion ist die Brill-Krankheit, die infolge einer Restimmunität wie eine leichte Fleckfiebererkrankung verläuft. Sie ist epidemiologisch uninteressant, solange die Läuse als Überträger fehlen.

Pathogenese und pathologische Anatomie: Die Erreger dringen perkutan oder aerogen über die Lungen in den menschlichen Organismus ein und siedeln sich in den Endothelzellen der kleinen Blutgefäße an. Von dort gelangen sie auf dem Blutwege zu anderen Endothelzellen. Wenn die mit Rickettsien vollgepfropfte Endothelzelle ihre Erreger freigibt, entsteht in der Umgebung eine Entzündung, die zunächst von Granulozyten, dann von Makrophagen beherrscht wird. Es kommt zu den charakteristischen Fleckfieberknötchen. Diese Veränderungen finden sich in allen Organen, besonders in Haut und Gehirn. Im Myokard wurden diffuse interstitielle Infiltrate nachgewiesen. In den Nieren fanden sich neben typischen Gefäßläsionen interstitielle oder Glomerulonephritiden. Es handelt sich um eine akute zyklische Infektionskrankheit, bei der Generalisations- und Organstadium ineinander übergehen.

Klinische Symptome: Die Inkubationszeit beträgt 10−14 Tage. Prodromalerscheinungen in Form von Kopfschmerzen und Appetitlosigkeit sind nicht in allen Fällen vorhanden. Die Erkrankung beginnt mit Fieber und schwerer Beeinträchtigung des Allgemeinzustandes. Das Fieber steigt innerhalb von 2−3 Tagen auf 40 °C und bleibt etwa 14 Tage lang bestehen. Das Gesicht ist gerötet, es findet sich eine Konjunktivitis. Die Patienten klagen über Rücken- und Muskelschmerzen. Am 4.−7. Fiebertag beginnt das Exanthem am Stamm und breitet sich im Verlauf von 1−2 Tagen auf die Extremitäten aus, während das Gesicht frei bleibt. Die einzelnen Effloreszenzen sind verschieden groß (2−4 mm Durchmesser), anfangs flach rot und nicht erhaben. In den ersten Exanthemtagen verschwinden sie auf Spateldruck, später können sie einen hämorrhagischen Charakter annehmen.

Zugleich mit dem Exanthem treten die zerebralen Symptome auf. Bereits von Krankheitsbeginn an besteht eine gewisse Apathie und Somnolenz, die jetzt zunimmt und in einen Sopor übergeht. Auch Delirien kommen vor. Ferner können bestehen: Schwerhörigkeit (infolge Schädigung des VIII. Hirnnerven), die bis zur Ertaubung gehen kann, Schädigung des N. opticus bis zur Erblindung, Tremor, athetotische Bewegungen, Trismus. Der Liquordruck ist gelegentlich leicht erhöht, die Liquorzellzahl etwas vermehrt.

Die Milz ist bei etwa der Hälfte der Fälle vergrößert. Es bestehen deutliche Tachykardie und oft ausgeprägte Hypotonie. Im Urin finden sich Eiweiß und in schweren Fällen granulierte Zylinder. Im Blutbild ist zu Beginn der Erkrankung eine Leukopenie, später eine Leukozytose nachweisbar (Tab. 3).

Diagnose und Differentialdiagnose: Befall mit Kleiderläusen, rascher Fieberanstieg, Konjunktivitis, Kopfschmerzen, Benommenheit begründen bereits in den ersten Krankheitstagen den Verdacht auf Fleck-

Tabelle 3 Rickettsienerkrankungen

Epidemiologie	Krankheit	Erreger	Arthropoden	Krankheitsbild	Krankheitsimmun.
Rickettsien, bei denen der Mensch und seine Laus die natürlichen Wirte sind, deshalb in epidemischer Form auftretend	klassisches Fleckfieber (Flecktyphus, Läusefleckfieber)	R. prowazeki	Laus des Menschen	rascher Fieberanstieg, Exanthem, Somnolenz, Delirien, Splenomegalie, Tachykardie, Hypotonie, Muskelschmerzen, Weil-Felix-Reaktion und KBR positiv	gekreuzt mit R. mooseri
	Wolynisches Fieber (Fünftagefieber, Febris quintana, Trench fever)	R. quintana	Laus des Menschen	rascher Fieberanstieg unter Schüttelfrost, periodische Fieberschübe, Schienbeinschmerzen, Stirnkopfschmerzen	homolog
Nagetiere und ihre parasitierenden Arthropoden sind die natürlichen Wirte. Der Mensch ist nur ein Ausweichen dieser Arthropoden. Deshalb kommen	murines Fleckfieber (Flohfleckfieber, endemisches oder mandschurisches Fleckfieber)	R. mooseri	Rattenflöhe und -läuse	Inkubationszeit 6–14 Tage, Temperaturen 38,5–39,5 °C, Kopfschmerzen, Konjunktivitis, trockener Husten, Exanthem	gekreuzt mit R. prowazeki
nur sporadische Erkrankungen beim Menschen vor	Q-Fieber	Coxiella burnetii	Zecken	plötzlicher Beginn, Fieber 39–40 °C, schweres Krankheitsgefühl, Benommenheit, Konjunktivitis, trockener Husten, atypische Pneumonie	homolog und heterolog

Fortsetzung Tabelle 3

Epidemiologie	Krankheit	Erreger	Arthropoden	Krankheitsbild	Krankheitsimmun.
	Rocky Mountain spotted fever (amerik. oder neuweltliches Zeckenbißfieber, Tobia-Fieber Kolumbiens, Sao-Paulo-Zeckenbißfieber)	R. rickettsi	Zecken	Plötzlicher Temperaturanstieg mit Schüttelfrost, Kopf-, Muskel- und Gelenkschmerzen, Exanthem, in schweren Fällen Delirium und Koma, langdauernde Rekonvaleszenz	gekreuzt mit R. conori
	Altweltliches Zeckenfieber (Boutonneuse-Fieber)	R. conori	Zecken	Plötzlich hohes Fieber, Kopfschmerzen, makulopapuläres Exanthem, Primärläsion in Form eines erhabenen Geschwürs mit derbem Zentrum an der Stelle des Zeckenbisses, regionäre Lymphknotenschwellungen	gekreuzt mit R. rickettsi
	Rickettsienpocken	R. akari	Milbe	Fieber, Kopf-, Rücken- und Gelenkschmerzen, Primärläsion in Gestalt einer roten Papel, die sich in ein Bläschen verwandelt, regionäre Lymphknoten, zunächst makulopapuläres, dann vesikuläres Exanthem, Leukopenie	partiell schützend gegen R. rickettsi und R. conori
	Tsutsugamushi-Fieber (Scrub-Typhus)	R. tsutsugamushi	Milbe	Plötzlicher Fieberanstieg, Kopfschmerzen, Konjunktivitis, generalisierte Lymphknotenschwellungen, Hypotonie, Exanthem, manchmal Delirium und Koma, Primärläsion in Form eines Knötchens, das sich zunächst in ein Bläschen, dann in ein nekrotisches Geschwür umwandelt	???

fieber. Mit Auftreten des typischen Exanthems wird die Diagnose erleichtert.

Für die serologische Diagnostik hat die Weil-Felix-Reaktion, die vom 8. bis 10. Krankheitstag an positiv ist, Bedeutung. Sie beruht darauf, daß das Serum Fleckfieberkranker den Proteus-OX19-Stamm agglutiniert, weil eine serologische Verwandtschaft der Kohlenhydrate des OX19 und der Rickettsia prowazeki besteht. Die Komplementbindungsreaktion wird vom 8. bis 10. Krankheitstag an positiv.

Komplikationen: Ein Ikterus während des Fleckfiebers kann sowohl durch spezifische Leberveränderungen als auch durch Hämolyse zustande kommen.

Weitere Komplikationen sind Pneumonien, auch mit Pleuritis und Empyem infolge bakterieller Sekundärinfektion, Dekubitus, Parotitis und Otitis media.

Der Tod am Fleckfieber tritt meist in der 3. Krankheitswoche im Koma unter dem Bild des Kreislaufversagens ein. Auch eine Urämie kann als Todesursache in Frage kommen.

Bei Überstehen der Krankheit ist die Rekonvaleszenzperiode außerordentlich lang. Es bleiben jedoch nur selten Restschäden bestehen.

Die *Brill-Krankheit* ist ein endogenes Fleckfieberspätrezidiv, das noch 40 Jahre nach der Erstinfektion auftreten kann. Sie ist charakterisiert durch einen meist milden Verlauf, ein kürzeres, unregelmäßiges Fieberverhalten, selteneres Vorkommen von Komplikationen sowie eine geringe Letalität.

Endemisches Fleckfieber: Bei dem murinen Fleckfieber ist der Krankheitsverlauf in der Regel milder und kürzer als beim epidemischen Fleckfieber. Das Fieber zeigt eine größere Remissionsneigung, so daß eine Kontinua oft fehlt.

Starke Kopf- und Rückenschmerzen, ein gerötetes Gesicht sowie Konjunktivitis und Bronchitis sind in der 1. Krankheitswoche meist vorhanden. Der Ausschlag gleicht nach Aussehen und Verteilung dem des klassischen Fleckfiebers, jedoch sind die Effloreszenzen weniger ausgedehnt, blassen rascher ab und werden selten hämorrhagisch. Das Zentralnervensystem ist auch bei hochfiebernden Kranken nur geringfügig beteiligt, Myokard und Nieren sind weniger in Mitleidenschaft gezogen. Komplikationen sind selten. Die Letalität liegt unter 1%.

Therapie: Am Beginn der Behandlung steht eine sorgfältige Entlausung der Patienten. Doxycyclin 200 mg/die wirkt prompt und zuverlässig. Entscheidend ist frühzeitiger Behandlungsbeginn. Die Therapie soll 10−12 Tage lang (6 Tage über die Entfieberung hinaus) durchgeführt werden. Daneben ist eine sorgfältige Überwachung von Herz und

Kreislauf und bei Bedarf die Gabe von Kardiaka angezeigt. Den allgemeinpflegerischen Maßnahmen (Mundpflege, Dekubitus- und Pneumonieprophylaxe) ist ebenfalls Beachtung zu schenken.

Immunprophylaxe: Mit einem Impfstoff aus inaktivierten Rickettsien
kann gegen Fleckfieber aktiv immunisiert werden. Früher wurden die
Därme infizierter Läuse, heute die Dottersäcke infizierter Hühnerembryonen zur Impfstoffherstellung benutzt. Durch die parenterale Impfung wird zwar die Infektion mit der R. prowazeki nicht verhindert,
wohl aber die Sterblichkeit und Komplikationsrate des Fleckfiebers
entscheidend herabgesetzt.

4.2.2. Wolhynisches Fieber (Fünftagefieber)

Mikrobiologie: Der Erreger ist die *Rickettsia (Rochalimaea) quintana*;
ihre Züchtung ist bisher nicht gelungen.

Epidemiologie: Das Fünftagefieber wurde erstmals im 1. Weltkrieg in
Wolynien beobachtet. In beiden Weltkriegen hat es eine große Verbreitung erreicht. In der verlausten Bevölkerung Osteuropas war es endemisch. Der Infektionsweg ist der gleiche wie beim Fleckfieber, nur wird
hier die Laus zum echten Erregerreservoir, weil sie an der Infektion
nicht stirbt.

Pathogenese: Es handelt sich um eine subakut-rezidivierende zyklische
Infektionskrankheit mit vorwiegendem Generalisiationsstadium. Jeder
der in Abständen von 5−8 Tagen auftretenden Fieberschübe stellt ein
echtes Generalisationsstadium der Erkrankung dar. Die Wiederholung
der Anfälle beruht wahrscheinlich auf einem rhythmischen Nachlassen
der sehr unstabilen Immunität, die erst nach mehreren Anläufen erreicht werden kann.

Klinische Symptome: Der Krankheitsbeginn ist meist plötzlich mit stei-
lem Fieberanstieg auf 39−40 °C unter Schüttelfrost und schwerem
Krankheitsgefühl. Es kommt zu periodischen Fieberschüben, die jedoch durchaus nicht immer in 5tägigen, sondern häufig auch in 4-, 6-
oder 7tägigen Abständen auftreten. Auch kontinuierliche und septische
Fieberverläufe kommen vor. Ferner klagen die Patienten über neural-
gisch-rheumatische Schmerzen, besonders über Schienbeinschmerzen,
die nachts und im Liegen am heftigsten sind, Stirnkopfschmerzen,
Kreuzschmerzen, Parästhesien und Sensibilitätsstörungen. Vereinzelt
wurden enzephalomyelitische Syndrome gesehen. Außer dem periodischen Fieber wird auch ein typhoider oder ein rudimentärer Temperaturverlauf beobachtet. Spätrückfälle Jahre nach der Erstinfektion sind
seltene Ausnahmen, die zusammen mit Sekundärerkrankungen oder
anderen resistenzmindernden Ereignisse aufzutreten pflegen.

Diagnose und Differentialdiagnose: Verlausung, anfallsweise auftretendes Fieber und Schienbeinschmerzen sind Symptome, die auf wolynisches Fieber hinweisen. Der Erreger kann sich auf Nährböden mit Eiweiß- und Hämoglobinzusatz vermehren. Serologische Methoden stehen bisher nicht zur Verfügung. Als weitere spezifische Nachweismethode kommt der Läusetest (Füttern gesunder Läuse am Kranken) in Frage. Rickettsienfreie Läuse werden dem Patienten angesetzt und die Erreger färberisch im Läusedarm nachgewiesen.

Komplikationen: Die Krankheit heilt bei den meisten Kranken komplikationslos aus. Bei manchen Patienten findet sich ein roseolaartiges Exanthem.

Therapie: Die Wirkung der Tetracycline ist nicht so gut wie beim Fleckfieber. Man muß daher höher dosieren und langfristiger behandeln. Prophylaktisch ist die Läusebekämpfung mit Kontaktinsektiziden von entscheidender Bedeutung.

4.2.3. Q-Fieber (Queensland-Fieber)

Mikrobiologie: Der Erreger des Q-Fiebers gehört zu den Coxiellen, einer Untergruppe der Rickettsien, und heißt *Coxiella burnetii*. Er ist nur für den Menschen pathogen; experimentell können Nager, Hunde und Affen infiziert werden.

Epidemiologie: Das Q-Fieber ist eine weltweite Zoonose. Das Erregerreservoir bilden wildlebende Nager und Beuteltiere sowie Schafe, Kälber und Ziegen; Überträger sind Zecken. Überträger und Wirtstiere erkranken nicht manifest. Der Mensch ist in der Regel das Endglied einer Infektkette; exponiert sind alle Menschen, die mit den genannten Tieren Kontakt haben. Die Staubinfektion ist offenbar am häufigsten. Übertragungen von Mensch zu Mensch sind sehr selten. Durch chronische Infektion des Euters kann die Milch erregerhaltig werden und als ein Überträger dienen.

Pathogenese und pathologische Anatomie: Es handelt sich um eine zyklische Erkrankung, bei der das Organstadium unter dem Bild einer atypischen Pneumonie abläuft. Das Generalisationsstadium beträgt meist 4–8 Tage.

In den Lungen finden sich peribronchitische, interstitielle Infiltrate und eine Verdickung des interlobären Bindegewebes. Außerdem liegen einzelne Berichte über Myokarditiden vor.

Klinische Symptome: Die Inkubationszeit beträgt 16–19 Tage. Prodromalerscheinungen in Form von Abgeschlagenheit und Kopfschmerzen sind selten. Die Erkrankung beginnt plötzlich mit starken Kopfschmerzen, besonders hinter den Augen, und Fieber von 39–40 °C. Von An-

fang an bestehen schweres Krankheitsgefühl, manchmal eine typhus-
ähnliche Benommenheit, Gedunsenheit und Rötung des Gesichts,
Konjunktivitis, leichte Zyanose, Übelkeit und Erbrechen, gelegentlich
Durchfälle. Am 3.−5. Krankheitstag treten ein trockener, quälender
Reizhusten und Brustschmerzen auf. Der physikalische Befund an den
Lungen ist außerordentlich gering. Röntgenologisch zeigen sich jedoch
im Gegensatz dazu ziemlich deutliche Veränderungen. Es handelt sich
um unscharf begrenzte, mattglasartige, markstück- bis handtellergroße
Herde. Trübungen ganzer Lungenlappen sind selten. Im Blutbild zeigt
sich eine Leukopenie mit relativer Lymphozytose (50−80% Lymphozyten). Auch eine chronische Verlaufsform, welche über Monate subfebrile Temperaturen aufweist und das Allgemeinbefinden der Patienten
stark beeinträchtigt, wurde beschrieben.

Diagnose und Differentialdiagnose: Die Erregerisolierung kann aus
Blut, Urin oder Sputum versucht werden. Man verimpft das Material
auf Mäuse, Goldhamster oder auf das bebrütete Hühnerei.

Die Komplementbindungsreaktion wird frühestens am 7. Tag der Erkrankung, meistens zwischen dem 12. und 15. Krankheitstag, manchmal noch später positiv, 1 Monat nach Krankheitsbeginn ist sie in 90%
der Fälle positiv. Sie ist streng spezifisch.

Der Agglutinationstest fällt schon in der 2. Krankheitswoche zu 92%
und in der 4. Krankheitswoche zu 100% positiv aus. Es empfiehlt sich,
die serologischen Untersuchungen möglichst frühzeitig anzustellen und
in wöchentlichen Abständen zu wiederholen.

Differentialdiagnostisch kommen zu Beginn der Erkrankung Typhus,
Fleckfieber, später andere „atypische Pneumonien" in Frage (s. differentialdiagnostische Tabellen).

Komplikationen: Bedeutungsvoll ist die Neigung zur Hypotonie. Wiederholt wurde in der Literatur über Myokarditiden und Endokarditiden
infolge eines Q-Fiebers berichtet. Ähnlich wie bei anderen Rickettsiosen, treten auch bei Q-Fieber häufig Thrombophlebitiden auf. In einigen Fällen wurden lymphozytäre Meningitiden sowie motorische Unruhe, Verwirrtheit, Schwerbesinnlichkeit, Halluzinationen und parkin-
sonartige Erscheinungen beschrieben. Als weitere Komplikationen
wurden Orchitis, Epididymitis, Pankreatitis und Nephritis beobachtet.

Therapie: Doxycyclin 200 mg/die 10 Tage lang oder Erythromycin
2 × 1 g/die 10 Tage lang. Neben der antibiotischen Behandlung sind – je
nach Lage des Falles – kardiale Therapie, Maßnahmen zur Linderung
der subjektiven Beschwerden sowie reichliche Flüssigkeitszufuhr, krankengymnastische Atemtherapie und Inhalieren erforderlich.

4.3. Mykoplasmainfektionen

Mikrobiologie: Die Mykoplasmen (früher auch PPLO „*pleuro*pneumonia *like organism*" genannt) sind eine Gruppe von Mikroorganismen, die durch ausgesprochene Polymorphie, Fehlen einer festen Zellwand und das Wachsen auf zellfreien Medien charakterisiert sind. Eine einheitliche Größe kann wegen der Vielgestaltigkeit nicht angegeben werden. Die untere Grenze der Filterpassierbarkeit liegt bei 300 nm, doch sagt dies wegen der hohen Plastizität der Mykoplasmen nicht viel über ihre Größe aus. Sie wachsen auf feuchten, eiweißreichen Nährböden und bilden kleine, rauhe Kolonien, deren Zentrum in den Agarnährboden hineinwächst. Insofern besteht eine Ähnlichkeit mit den L-Formen der Bakterien. Mykoplasmen sind gegenüber Penicillin und Sulfonamiden resistent; deshalb wird zur Anzüchtung Penicillin zum Nährmedium hinzugesetzt, um die Begleitflora zu hemmen. Durch Tetracycline und Streptomycin wird das Wachstum der Mykoplasmen gehemmt.

Seit 1956 werden diese Mikroorganismen in der Familie Mycoplasmataceae mit den beiden Gattungen Acheloplasma und Mycoplasma zusammengefaßt. Nur in der letzteren Gattung sind bisher menschen- und tierpathogene Arten bekannt geworden.

Epidemiologie: Mycoplasma pneumoniae ist bisher als pathogener Erreger der primär atypischen Pneumonie allein gesichert. Bei der unspezifischen Urethritis wird die pathogenetische Bedeutung einer Mykoplasmaart als wahrscheinlich angesehen. Mykoplasmabefunde bei anderen Erkrankungen (Polyarthritis, Leukämien, Neoplasmen) müssen aus 2 Gründen sehr vorsichtig beurteilt werden. Erstens kommen saprophytäre Mykoplasmen weltweit und ubiquitär vor. Zum anderen sind Gewebekulturen sehr häufig mit Mykoplasmen latent infiziert.

4.3.1. Primär atypische Pneumonie = Mykoplasmapneumonie

Pathogenese: *Mycoplasma pneumoniae* ist der Erreger der sog. primär atypischen Pneumonie. Bei dieser Erkrankung herrschen Allgemeinsymptome vor, und der röntgenologische Befund übertrifft oft die physikalischen Zeichen der Pneumonie. Die pathologisch-anatomischen Veränderungen der Mukosa der oberen Luftwege sind ähnlich wie bei Viruspneumonien. In den Lungen findet sich das Bild einer interstitiellen Pneumonie mit Verdickung der Alveolarsepten. Möglicherweise spielen immunologische Reaktionen bei der Auslösung der klinischen Symptome eine Rolle. Die Erkrankung tritt häufig in der Altersgruppe zwischen 15 und 30 Jahren auf.

Klinische Symptome: Die Inkubationszeit beträgt 1−3 Wochen, durchschnittlich 12−14 Tage. Die Erkrankung beginnt mit Husten, gelegentlich auch Schnupfen, Kopfschmerzen und Fieber. Es besteht eine relative Bradykardie. Als Zeichen der Allgemeininfektion ist die Milz geschwollen. Dyspnoe und Zyanose weisen auf eine Einschränkung der Lungenfunktion hin. Die perkutorischen und auskultatorischen Zeichen der Pneumonie sind relativ gering ausgeprägt, röntgenologische Veränderungen sind deutlicher. In 50−90% der Fälle tritt eine Kälteagglutination der Erythrozyten auf. Bei einigen Patienten befinden sich im Serum Agglutinine gegen den Streptococcus MG.

Diagnose und Differentialdiagnose: Die Mykoplasmen lassen sich aus Sputum, Nasensekret und Rachenspülwasser isolieren. Der Nachweis der Kälteagglutinine oder der Agglutination des Streptococcus MG kann diagnostisch weiterhelfen. Auch eine Komplementbindungsreaktion ist möglich.

Die Differentialdiagnose stellt sich vorwiegend gegenüber Virus- und Rickettsienpneumonien; wenn die Allgemeinerscheinungen mehr im Vordergrund des Krankheitsbildes stehen als die Lungenveränderungen auch gegenüber Typhus.

Komplikationen: Meningoenzephalitis, akute Splenitis, herdförmige Lebernekrosen, hämolytische Anämien, Pleuraergüsse, Otitis media, Sinusitis, Bläschen in der Mundhöhle und Myokarditis wurden beschrieben. Die Erkrankung hat oft eine langdauernde Rekonvaleszenz.

Therapie: Man gibt 200 mg Doxycyclin/die oder Erythromycin 2 × 1 g/ die über 10 Tage neben der üblichen symptomatischen Pneumoniebehandlung. Erythromycin ist heute das Mittel der Wahl bei ambulant erworbenen Pneumonien, weil es auch gegen Legionellen wirksam ist.

4.3.2. Infektionen mit anderen Mykoplasmen

Erkrankungen der Urogenitalorgane: Bei der unspezifischen Urethritis der Männer wurden Mykoplasmen ätiologisch angeschuldigt. Wenn auch die Untersuchungen darauf hinweisen, daß Mykoplasmen zur normalen Keimbesiedlung geschlechtsreifer Personen zu rechnen sind, so muß ihnen doch in den Fällen, in denen sie von normalerweise sterilen Organen isoliert werden, eine pathogene Bedeutung zugestanden werden. Zu den Mykoplasmen, die in der Lage sind, Urethrainfektionen auszulösen, gehören Ureaplasma urealyticum, Mycoplasma hominis und Mycoplasma genitalium. Die Therapie erfolgt mit Erythromycin. Die Isolierungsquote bei Kindern ist praktisch 0, steigt dann bis auf 20% bei jungen Frauen und bis auf 40% bei Frauen, die die Schwangerschaftsberatung besuchen. Mykoplasmen können von der Mutter intrauterin oder perinatal auf das Kind übertragen werden. Vor allem bei Mangelgeburten sind hierbei Pneumonie, Sepsis und chronische Lungenschäden möglich.

4.4. Scharlach und andere Streptokokkeninfektionen

Mikrobiologie: Die Streptokokken sind kleine, runde, grampositive Bakterien, die zur Kettenbildung neigen. Es gibt zahlreiche Gruppen (A−R) und innerhalb dieser verschiedene Typen. Aufbau und Wirkung der Streptokokken sind kompliziert. Die Familie der Streptokokken ist außerordentlich umfangreich mit 200 verschiedenen Arten und verschiedenen Serotypen und Hämolyseformen. Die Leibessubstanz enthält mindestens 4 verschiedene Antigene, und die Streptokokken scheiden mehr als 20 antigenwirksame Substanzen, Toxine und Enzyme, aus.

Die meisten Erkrankungen des Menschen werden durch die Streptokokken der Gruppe A verursacht, die lösliche Hämolysine, Streptolysin O und S und erythrogene Toxine bilden. Die übrigen Streptokokkenarten sind vorwiegend tierpathogen. In der Kultur der Blutplatte bildet sich ein hämolytischer Hof und die Kolonie (β-Hämolyse). Wenn die Hämolyse unvollkommen ist, wird ein grüner Farbstoff gebildet (vergrünende Streptokokken, α-Hämolyse).

Zu der Gruppe der β-hämolysierenden Streptokokken der Gruppe A gehören die Erreger von Scharlach und eitrigen Anginen. Für die Pathologie des Menschen sind weiter die α-hämolysierenden Streptokokken der Viridans-Gruppe und die Enterokokken der Gruppe D wichtig. Beide sind Saprophyten des Menschen und werden nur unter pathologischen Bedingungen Krankheitserreger. Die Viridans-Streptokokken sind die Erreger der Endocarditis lenta.

Epidemiologie: Die Übertragung der A-Streptokokken erfolgt direkt durch Tröpfcheninfektion oder indirekt durch Gebrauchsgegenstände von Mensch zu Mensch. Dabei kann der übertragende Mensch Kranker oder Ausscheider sein. Die A-Streptokokken sind weltweit endemisch verbreitet.

Der Scharlach ist häufiger in Ländern mit gemäßigtem und kaltem Klima als in den Tropen. In Deutschland gehört er zu den häufigsten Infektionskrankheiten. Kleine begrenzte Epidemien in Lebensgemeinschaften und sporadische Fälle sind die Regel. Im vorigen Jahrhundert wurden schwere Seuchenzüge beobachtet. Gelegentlich sind Explosionsepidemien nach Infektion der Milch beschrieben. Der Scharlach hat seine größte Verbreitung in der kalten Jahreszeit. Alle Altersklassen sind empfänglich. Die Erkrankung hinterläßt nur eine antitoxische Immunität; wenn diese abklingt, können Zweiterkrankungen vorkommen, die wegen der Restimmunität in der Regel leichter verlaufen.

Pathogenese: Der Scharlach ist eine Lokalinfektion des Rachens bzw. der Mandeln mit toxischer Fernwirkung. Er unterscheidet sich von der Streptokokkenangina durch das Exanthem, welches als Produkt eines von gewissen Streptokokkenstämmen gebildeten erythrogenen Toxins aufgefaßt wird. Da die Immunität eine antitoxische ist, erkranken die meisten Menschen bei wiederholtem Kontakt mit hämolysierenden Streptokokken nicht mehr mit dem Vollbild des Scharlachs mit Exanthem, sondern lediglich mit einer Angina. Weil es jedoch 5 verschiedene erythrogene Toxine gibt, ist grundsätzlich ein mehrmaliges Erkranken an Scharlach im Laufe des Lebens möglich.

Durch die Streptokokken selbst ausgelöste eitrige Komplikationen, wie Otitis media, Lymphadenitis, Sinusitis im Laufe eines Scharlachs, spielen unter der modernen antibiotischen Therapie keine große Rolle mehr. Auch septische Verläufe kommen heute kaum vor.

Toxische Wirkungen der Streptokokken können in der 1. Krankheitswoche zu interstitiellen, herdförmigen Frühnephritiden, Myokarditis, Rheumatoid, in schweren Fällen auch zum sehr gefürchteten Bild des sog. toxischen Scharlachs führen.

Die wichtigsten Komplikationen sind jedoch die in der 3. Krankheitswoche auf dem Boden einer Antigen-Antikörper-Reaktion zustandekommenden Manifestationen des akuten rheumatischen Fiebers (Endocarditis rheumatica, Myocarditis rheumatica, Pericarditis rheumatica, akute Polyarthritis, Chorea minor) und die akute Glomerulonephritis, die sowohl diffus als auch herdförmig verlaufen kann.

Während das akute rheumatische Fieber beim Vergleich verschiedener Statistiken bei unbehandelten Streptokokkeninfektionen mit einem gleichmäßigen Prozentsatz von 2−3% auftritt, schwankt die Häufigkeit der akuten Glomerulonephritis in verschiedenen Epidemien zwischen 0,04 und 18%. Man nimmt daher an, daß das Auftreten der Glomerulonephritis nicht wie das des akuten rheumatischen Fiebers von der Reaktion des Patienten abhängig ist, sondern daß bestimmte Streptokokkentypen, z. B. der Typ 12 der Serogruppe A, besonders häufig zu Nierenkomplikationen führen.

Streptokokkenanginen und Scharlach sind Lokalinfektionskrankheiten, bei denen, besonders beim Scharlach, die toxische Wirkung der Krankheitserreger mehr oder weniger im Vordergrund des Krankheitsbildes steht. Der Scharlach hat demnach auch keine normierte Inkubationszeit, sondern diese kann je nach der Menge und Virulenz der aufgenommenen Erreger zwischen wenigen Stunden und 22 Tagen variieren, beträgt jedoch im Mittel 3−5 Tage.

Klinische Symptome: Scharlach und Streptokokkenanginen beginnen plötzlich aus völligem Wohlbefinden heraus mit Erbrechen, häufig

Schüttelfrost, Fieber über 39 °C und Halsschmerzen. Die Pulsfrequenz ist besonders bei Kindern stärker erhöht, als es der Temperatursteigerung entspricht.

Die Tonsillen sind gerötet und geschwollen (*Angina catarrhalis*), in manchen Fällen zeigen sich stippchenartige, weißliche Beläge im Bereich der Follikel (*Angina follicularis*), oder die Lakunen sind mit weißgelblichen Eitermassen ausgefüllt (*Angina lacunaris*). Außerdem besteht eine deutliche diffuse Rötung der Mundschleimhaut, besonders des weichen Gaumens (*Scharlachenanthem*) (Abb. 22 und 23 auf Farbtafel V). Die *regionären Lymphknoten* am *Kieferwinkel* sind frühzeitig angeschwollen und druckschmerzhaft. Die Zunge ist weißlich belegt. Am 3.—4. Krankheitstag beginnt sich der Belag abzustoßen, und die Papillen ragen besonders am Zungenrand rot unter dem weißlichen Belag hervor (*Erdbeerzunge*), etwa um den 5. Krankheitstag nach völliger Abstoßung des Belages zeigt sich die Zunge fast dunkelrot mit starker Papillenhypertrophe (*Himbeerzunge*) (Abb. 25 auf Farbtafel VI). Beim Scharlach und auch bei manchen Streptokokkenanginen beobachtet man eine diffuse fieberhafte Rötung des Gesichts (kein eigentliches Gesichtsexanthem) und hochrote Lippen. Die Gesichtsrötung zieht sich schmetterlingsförmig über Nase und Wangen hin und läßt das Kinn-Mund-Dreieck frei (*periorale Blässe*) (Abb. 24 auf Farbtafel VI). Das Scharlachexanthem besteht aus kleinfleckigen, dichtstehenden, blaßrosafarbenen Effloreszenzen, die oft nur wenige Stunden lang vorhanden sind. In leichten Fällen ist es am deutlichsten im Bereich des Unterbauches ausgeprägt. Weitere Prädilektionsstellen sind Achselhöhlen, seitliche Lendengegend, Leistenbeugen und Innenseiten der Oberarme und Oberschenkel. Hochrote, auch scharlachfarbene Exantheme gehören beim heutigen leichten Verlauf zu den Seltenheiten. Die blasse Farbe und das oft nur stundenweise Vorhandensein des Exanthems am Unterbauch sind die Ursache dafür, daß der Scharlach häufig übersehen wird. Man sollte es sich zur Regel machen, bei allen Verdachtsfällen – insbesondere bei Anginen – mehrfach am Tage die Prädilektionsstellen zu inspizieren.

In der 2. Krankheitswoche setzt eine groblamelläre Schuppung der Haut ein, die sich hauptsächlich an den Händen und Füßen bemerkbar macht (Abb. 26 auf Farbtafel VI). Auch Schuppung ohne vorheriges Exanthem kommt vor (Scarlatina sine exanthemate). Als Ausdruck einer toxischen Gefäßschädigung findet sich häufig zu Beginn der Erkrankung ein positives Rumpel-Leede-Phänomen.

Diagnose und Differentialdiagnose: Das Scharlachexanthem läßt sich durch seine typische Lokalisation, seinen kleinfleckigen Charakter, periorale Bläse, Enanthem, Angina und Erdbeer- bzw. Himbeerzunge verhältnismäßig leicht von anderen infektiösen Exanthemen unterscheiden (s. differentialdiagnostische Tabellen). Im Blutbild findet sich bei Streptokokkeninfektionen eine deutliche Leukozytose mit Linksverschiebung und am 5.−6. Krankheitstag etwa zugleich mit dem Auftreten der Himbeerzunge eine Eosinophilie. Im Urin zeigen sich häufig zu Beginn der Erkrankung Eiweißopaleszenz, Aceton und Urobilinogenvermehrung, auch eine leichte Mikrohämaturie kann vorkommen. Eine groblamelläre Schuppung, besonders im Bereich der Hände und Füße, in der 2.−3. Krankheitswoche bestätigt die Diagnose. Die Blutsenkungsreaktion ist zu Beginn der Erkrankung oft stark beschleunigt.

Im Nasen- und Rachenabstrich lassen sich bei einwandfreier Abstrichtechnik vor Beginn der antibiotischen Behandlung in nahezu allen Fällen hämolysierende Streptokokken der Serogruppe A nachweisen. Es ist wichtig, daß beim Rachenabstrich wirklich Material von den Tonsillen gewonnen wird, und daß diese unter Sicht des Auges kräftig abgestrichen werden. Dabei sollte der Patient nüchtern sein.

Die *Antistreptolysinreaktion* (ASR) dient zum Nachweis von Antikörpern gegen das Streptokokkenferment Streptolysin O. Sie zeigt im positiven Fall eine überstandene Streptokokkeninfektion an, schließt aber bei negativem Ausfall eine solche nicht aus. Sie soll frühzeitig zu Beginn der Erkrankung erstmals angestellt und nach 8−14 Tagen wiederholt werden, um einen Titeranstieg erkennen zu lassen. Die höchsten Titerwerte werden bei den hyperergischen Nachkrankheiten (akutes rheumatisches Fieber und akute Glomerulonephritis) gefunden. Die Tab. 4 gibt Auskunft über die Häufigkeit der einzelnen Symptome beim Scharlach.

Tabelle 4 Symptome, Untersuchungsbefunde bei Scharlach (Häufigkeit in Prozent)

Exanthem	92,6
Blutsenkungsbeschleunigung	84,4
Linksverschiebung der neutrophilen Granulozyten	80,2
Hautabschuppung	79,6
Urobilinogenurie	71,2
Hämolysierende Streptokokken in Nase oder Pharynx	69,0
Leukozytose	52,8
Positive Acetonprobe im Harn	35,6
Proteinurie	21,6
Eosinophilie im Blutbild	18,4
Erythrozyturie	10,6

Komplikationen: Wir unterscheiden beim Scharlach:
A. Eitrige Komplikationen, die in der 1. oder 3. Krankheitswoche auftreten können (Otitis media, eitrige Lymphadenitis, Sinusitis, Rhinitis, peritonsillärer Abszeß [Abb. **16**], Sepsis).
B. Toxische Komplikationen der 1. Krankheitswoche (interstitielle Frühnephritis, Frühmyokarditis, Frührheumatoid).

C. Allergisch-hyperergische Komplikationen der 3. Krankheitswoche.
  I. *Akutes rheumatisches Fieber* mit den Manifestationen:
  – akute Polyarthritis = akuter Gelenkrheumatismus,
  – Endocarditis rheumatica,
  – Myocarditis rheumatica,
  – Pericarditis rheumatica,
  – Chorea minor.
  II. *Akute diffuse Glomerulonephritis*
  – akute herdförmige Glomerulonephritis.

Zu A: Durch die Streptokokken selbst ausgelöste eitrige Komplikationen haben früher eine große Rolle gespielt, sind aber unter der antibiotischen Therapie selten geworden. Sie entstehen durch direkte Wirkung der Streptokokken. Der von Streptokokken hervorgerufene Eiter zeichnet sich durch Dünnflüssigkeit aus. Am häufigsten ist die *Otitis media,* die alle Übergänge von leichten Verläufen bis zu schweren nekrotisierenden Formen zeigen kann. Mastoiditiden mit völliger Zerstörung des Innenohres, eitrige Meningitis und Hirnabszeß sind gefürchtete Komplikationen der Otitis.

Während eine nichteitrige, aber schmerzhafte Lymphadenitis colli zum unkomplizierten Bild des Scharlachs gehört, kann es beim sog. septischen Scharlach zu eitrigen Einschmelzungen mit starker Entzündung des periglandulären Gewebes kommen. Die schwerste Form der Lymphknotenbeteiligung stellt die allerdings sehr seltene Lymphadenitis necroticans dar.

Während zum unkomplizierten Scharlach kein Schnupfen gehört, ist eine streptokokkenbedingte eitrige Rhinitis oder Sinusitis als Komplikation möglich. Ausgehend von der Angina kann es zu peritonsillären Infiltrationen und Abszessen kommen, die zur Inzision und späteren Tonsillektomie Veranlassung geben. Eine eitrige Meningitis als primäre Scharlachkomplikation kommt kaum vor, sie vermag sich jedoch sekundär aus einer Otitis media, Sinusitis oder im Rahmen einer Sepsis zu entwickeln. Septische Scharlachverläufe sind extrem selten geworden.

Zu B: Die toxischen Komplikationen treten während der Initialphase (in der 1. Krankheitswoche) auf und sind durch die Streptokokkentoxine ausgelöst. Der durch massive Toxininvasion bedingte toxische Scharlach mit Erbrechen, Durchfällen, diffusen Haut- und Schleimhautblutungen, Schock und Myokarditis mit akutem Herzversagen ist selten geworden. Leichte toxische Veränderungen in verschiedenen Organen während der ersten Krankheitstage kommen jedoch häufig vor. Die in den ersten Krankheitstagen oft zu beobachtende geringe Proteinurie und Mikrohämaturie ohne Blutdrucksteigerung und ohne Ödeme ist Ausdruck einer toxischen Schädigung der Nieren im Sinne einer *herdförmigen interstitiellen Frühnephritis* und hat eine gute Prognose.

Die initiale Wirkung der Streptokokkentoxine auf den Kreislauf zeigt sich an der deutlichen Tachykardie, oft auch an einer geringen Blutdruckerhöhung. Am Herzen können in der 1. Krankheitswoche bereits EKG-Veränderungen im Sinne einer leichten *Myokarditis*, aber noch keine Anzeichen für eine Endokarditis nachweisbar sein.

Ebenfalls toxischer Genese sind in den ersten Krankheitstagen auftretende Schmerzen bei Bewegungen im Bereich der Gelenke, die manchmal mit einer geringen Schwellung einhergehen (*Frührheumatoid*) und eine gute Prognose haben.

Zu C: Das *akute rheumatische Fieber* tritt im Abstand von 2–3 Wochen nach der Initialerkrankung (Streptokokkenangina oder Scharlach) im Sinne einer hyperergischen Entzündung mit Knötchenbildung vorwiegend im Bereich der Gelenke und des Herzens auf. Als Ursache wird eine Allergie vom Soforttyp (Typ III) gegen Antigene von Streptokokken der Serogruppe A angesehen. Je nach dem Lebensalter prägt sich die Krankheit verschieden aus. Bei Kleinkindern steht die Herzbeteiligung (Endomyokarditis, manchmal auch Perikarditis) im Vordergrund. Bei Schulkindern und Jugendlichen besteht meist das Vollbild der Erkrankung mit Endocarditis rheumatica und Polyarthritis, bei Erwachsenen manchmal nur die Polyarthritis, bei Kindern zwischen 5 und 12 Jahren die Chorea minor (Veitstanz).

Das akute rheumatische Fieber kündigt sich durch erneuten Fieberanstieg und Tachykardie in der 3. Krankheitswoche an. Wechselnde Herzgeräusche werden hörbar, EKG-Veränderungen, insbesondere Verlängerungen der Überleitungzeit sind nachweisbar. Bei der akuten Polyarthritis sind die großen Gelenke geschwollen und schmerzhaft bei Bewegungen, manchmal auch gerötet. Die Chorea minor äußert sich durch ein Übermaß an Bewegungsimpulsen, die bei völliger körperlicher Ruhe auftreten, der Kopf wird hin und her geworfen, grimassierende mimische Bewegungen laufen ab, mit den Gliedmaßen werden ausfahrende Bewegungen gemacht, die Sprache ist infolge der Beteiligung der Zungenmuskulatur oft schwer verständlich.

Die *akute Glomerulonephritis* tritt ebenfalls in der 3. Krankheitswoche auf, und beruht auf einer Antigen-Antikörper-Reaktion. Das klassische Krankheitsbild äußert sich in Blutdrucksteigerung, Hämaturie, Ödemen und Eiweißausscheidung im Urin. In schweren Fällen kommt es zur Oligurie bis Anurie und zum Anstieg der harnpflichtigen Substanzen im Serum bis zur Urämie. Es gibt jedoch alle Übergänge zu ganz leichten Formen, die sich nur in Eiweißopaleszenz und Mikrohämaturie ohne Blutdruckanstieg und ohne Ödeme äußern und die als Herdnephritiden aufzufassen sind.

Sog. Rezidive: Früher kam es, besonders bei Unterbringung von vielen Scharlachpatienten mit verschiedenem Erkrankungsdatum in großen

Sälen, häufig in der 3. Krankheitswoche zum erneuten Auftreten der Initialerscheinungen („*Rezidivangina*" oder „*Rezidivexanthem*"). Es handelt sich hierbei strenggenommen nicht um Rezidive, sondern um Neuinfektionen mit einem anderen Streptokokkentyp bei noch nicht genügend entwickelter Immunität. Da sowohl die sog. Rezidive als auch die oben beschriebenen allergisch-hyperergischen und ein Teil der eitrigen Komplikationen in die 3. Krankheitswoche fallen, war diese Zeitspanne früher als Periode des *zweiten Krankseins* (nach den *Initialerscheinungen* der 1. und dem relativen Wohlbefinden der 2. Krankheitswoche) gefürchtet.

Unter *Zweiterkrankung* versteht man im Gegensatz dazu das erneute Auftreten eines Scharlachs, nachdem der 1. Scharlach völlig ausgeheilt ist, d. h. nach Monaten oder Jahren.

Therapie: Bei Streptokokkeninfektionen ist Penicillin das Mittel der Wahl. Es vernichtet die Erreger in 24−48 Stunden, kürzt den Krankheitsprozeß ab und verhütet sowohl die eitrigen als auch die allergisch-hyperergischen Komplikationen. Wir geben bei Erwachsenen 10 Tage lang 3 × 1 Mill. IE Penicillin V per os, bei Kindern zwischen 3 und 6 Jahren 10 Tage lang 600 000 IE, bei Kindern über 6 Jahren 800 000 IE Penicillin V per os. Wichtig ist es, daß die Patienten, die in einem gemeinsamen Raum liegen, zu gleicher Zeit mit der Penicillintherapie beginnen und aufhören, und daß am letzten Behandlungstag Reinigungsbad, Wäsche- und Zimmerwechsel, möglichst sogar Verlegung auf eine andere „saubere" Station erfolgen, um Reinfektionen zu vermeiden. Trotz der Penicillintherapie ist Bettruhe erforderlich. Auf jeden Fall sind körperliche Schonung und ärztliche Überwachung (auskultatorischer Herzbefund, EKG, Blutdruck, Urinbefund, Leukozyten, Blutsenkungsreaktion) bis zum Ende der 3. Krankheitswoche anzuraten.

Bei Komplikationen können die Penicillindosen erhöht werden. Beim akuten rheumatischen Fieber, das eine hyperergische Erkrankung ist, empfiehlt sich außerdem die Gabe von Prednisolon.

Symptomatische Maßnahmen (Halswickel und Gurgeln mit Kamille bei Anginen; Rotlichtbestrahlungen der Halslymphome; Eiskrawatte und Inzision bei peritonsillären Abszessen, Ruhigstellung der Gelenke mit Wattepackungen bei Rheumatoiden und akuter Polyarthritis) behaupten neben der Penicillinbehandlung weiterhin ihren Platz. Die Therapie der Otitis media mit ihren Komplikationen und der Sinusitis soll in Zusammenhang mit einem Hals-Nasen-Ohren-Facharzt erfolgen.

Bei Nierenkomplikationen ist eine eiweiß- und salzarme Diät angebracht. Bei schweren Fällen von akuter Glomerulonephritis mit Anurie und Urämie kann die extrakorporale oder Peritonealdialyse erforderlich werden.

Immunprophylaxe: Der Scharlachimpfstoff bestand aus abgeschwächtem Toxin und wurde meist in Mischimpfstoffen parenteral gegeben. Aus mehreren Gründen wird diese Komponente heute in Deutschland nicht mehr hergestellt und angewendet: keine Impfnotwendigkeit wegen der guten Wirkung des Penicillins, schlechte Verträglichkeit und zweifelhafte Wirksamkeit.

4.4.1. Weitere Streptokokkeninfektionen

Streptokokken können als Eitererreger in verschiedenen Organen zu Krankheitsprozessen führen. Im Gegensatz zu Staphylokokken ist für Streptokokken ein dünnflüssiger Eiter charakteristisch. Bei Infektionen von Haut- und Unterhautbindegeweben entstehen häufig *Phlegmonen*.

Eine weitere Streptokokkenerkrankung ist das *Erysipel* (Wundrose). Prädilektionsstellen sind das Gesicht (Abb. **27** auf Farbtafel VI) und die Unterschenkel, letztere besonders bei Menschen mit Krampfadern. Das Erysipel beginnt plötzlich mit Schüttelfrost und schwerem Krankheitsgefühl. Die Streptokokken lassen sich zu Beginn der Erkrankung häufig in der Blutkultur nachweisen. Nach einigen Stunden findet sich eine intensiv gerötete, unscharf begrenzte, stark schmerzhafte Schwellung der Haut mit Anschwellung der regionären Lymphknoten. Beim Gesichtserysipel war vor Beginn der Penicillinära die eitrige Meningitis eine gefürchtete Komplikation. Grundsätzlich sind bei dem Erysipel und den anderen Streptokokkeninfektionen die gleichen Komplikationen möglich wie bei Scharlach und Streptokokkenangina. Die Behandlung besteht in Ruhigstellung durch Bettruhe (bei Gesichtserysipel Sprechverbot und künstliche Ernährung) und Penicillin, das höher dosiert werden sollte als bei Scharlach und Streptokokkenangina (z.B. 3×4 Mill. IE Penicillin G/die i.m. bei Erwachsenen). Die Streptokokken befinden sich bei dem Erysipel in den Lymphspalten der Haut. Die Ansteckungsgefahr ist daher nicht so groß, besonders wenn der Patient sofort antibiotisch behandelt wird.

Impetigo contagiosa, Puerperalfieber, Pneumonien, gelegentlich auch Infektionen der Harn- und Gallenwege können ebenfalls durch Streptokokken ausgelöst sein und werden jeweils mit Penicillin behandelt.

Die *Endocarditis rheumatica* im Rahmen eines akuten rheumatischen Fiebers ist die Ursache der meisten erworbenen Herzvitien. Bei diesen Patienten kann es im Laufe des weiteren Lebens durch Aufpfropfung eines häufig wieder durch Streptokokken ausgelösten bakteriellen Prozesses zur bakteriellen Endokarditis kommen. Im Gegensatz zur Endocarditis rheumatica, bei der die Streptokokken nur auf den Tonsillen sitzen und der Prozeß an den Herzklappen durch Antigen-Antikörper-

Reaktion zustande kommt, befinden sich bei der akuten bakteriellen Endokarditis die Erreger im Blut und auf den Herzklappen und können mit Hilfe von Blutkulturen nachgewiesen werden. An den Herzklappen zeigen sich bei der Endocarditis rheumatica Knötchen (*Endocarditis verrucosa*), bei der bakteriellen Endokarditis Ulzerationen und thrombotische Auflagerungen, die zu bakteriellen Embolien führen können (*Endocarditis ulcerosa*). Der Temperaturverlauf ist bei der bakteriellen Endocarditis intermittierend mit Schüttelfrösten, die Milz ist geschwollen und von weicher Konsistenz. Außer Streptokokken können viele andere Krankheitserreger eine bakterielle Endokarditis auslösen.

Die subakute bakterielle Endokarditis ist eine Sonderform der bakteriellen Endokarditis, die durch einen chronisch-schleichenden Verlauf ausgezeichnet ist und bei der sich die Erreger nur schwer im Blut nachweisen lassen. Sie kann durch verschiedene Bakterien ausgelöst werden. Wenn es sich um den Streptococcus viridans handelt, spricht man von *Endocarditis lenta*.

4.4.2. Streptokokkeninfektionen des weiblichen Genitaltraktes und des Neugeborenen

Pathogenese: Prädisponierende Faktoren, die von einer harmlosen Besiedelung zur Infektionskrankheit führen können, sind vorzeitiger Blasensprung, langer Geburtsverlauf, häufige vaginale Untersuchungen und operative Entbindungen. Es handelt sich um Streptokokken der Serogruppe B.

Klinisches Bild: Neben Entzündung der Vagina und Zervix finden sich Endometritis, Adnexitis und Pelveoperitonitis.

Beim Neugeborenen kann die Erkrankung plötzlich innerhalb der ersten beiden Lebenstage beginnen und zu einer foudroyant verlaufenden Sepsis mit einer Letalität von 50−70% führen. Die Spätfolgen der Erkrankung des Neugeborenen äußern sich in der 2.−8. Lebenswoche in Form einer Meningitis mit einer Letalität von 10−20%.

Diagnose: Erregernachweis im steril entnommenen Untersuchungsmaterial (Abstriche, Sekrete, Punktate, Blutkultur) mikroskopisch und durch Kulturverfahren.

Therapie: Antibiotikum der Wahl ist Penicillin G.

4.5. Staphylokokkeninfektionen

Mikrobiologie: Die Staphylokokken sind runde, grampositive Haufenbakterien. Die zahllosen Typen werden nach Vorkommen von Hämolysinen, Toxinen und Fermentleistungen, nach Farbbildung aus der Kultur und nach der Lysotypie mit Phagen eingeteilt. Ein befriedigendes systematisches Schema gibt es noch nicht.

Die meisten Staphylokokken kommen in der Normalflora des Menschen vor; sie werden nur pathogen bei besonderer Abwehrschwäche des Wirtes und bei Eindringen in das Gewebe des Körpers. Der häufigste Typ bei Eiterungen ist der gelbwachsende, hämolysierende, koagulasepositive *Staphylococcus aureus*. Weiter sind die enterotoxinbildenden Staphylokokken wichtig.

Epidemiologie: Die Staphylokokken sind ubiquitär. Staphylokokkeninfektionen sind in warmen Ländern häufiger als in kalten. Die wichtigste Rolle spielen antibiotikaresistente Stämme bei dem sog. modernen Hospitalismus; hier sind sie in Neugeborenen- und Wöchnerinnenstationen besonders gefährlich. Wenn enterotoxinbildende Stämme in Lebensmitteln gute Entwicklungsbedingungen finden, können von Gemeinschaftsküchen Explosionsepidemien mit schweren Durchfällen ausgehen.

Pathogenese: Staphylokokken gehören neben den Streptokokken zu den wichtigsten Eitererregern. Sie verursachen Lokalinfektionen mit starker Neigung zur Abszedierung und mit Gefahr der Entwicklung von Sepsis und Pyämie. Pathogenetisch wichtig sind die Staphylokokkentoxine. Das α-Toxin hat eine hämolysierende Wirkung, außerdem schädigt es die glatte Muskulatur der Darmwand. Das letale Toxin ist ein außerordentlich starkes Zellgift und soll zu Blutdrucksenkung und schweren Myokardschädigungen führen. Das Enterotoxin ruft, wenn es oral z. B. mit Lebensmitteln aufgenommen wird, eine Schädigung der glatten Muskulatur des Darms und Durchfälle hervor.

Klinische Symptome und Komplikationen: Staphylokokkeninfektionen neigen zur Abszedierung. Staphylokokken sind die Ursache für *Furunkel, Karbunkel* und *Schweißdrüsenabszesse*. Bei Säuglingen kommen *Pemphigoid* und *Dermatitis exfoliativa neonatorum* vor.

Weiterhin sind gefürchtet die Nabelschnurinfektion der Neugeborenen, die Mastitis der Wöchnerinnen, Puerperalfieber, *Osteomyelitis*, Staphylokokkensepsis, staphylokokkenbedingte Endocarditis ulcerosa, Leberabszesse, Otitis media, Pneumonien, Lungenabszesse, Pleuraempyeme, Harnwegsinfektionen und Enteritiden. Auch eitrige Meningitiden, Hirnabszesse und Peritonitiden können durch Staphylokokken ausgelöst sein. Eine eigenartige, auf tropische Gebiete beschränkte Krankheit ist die Pyomyositis tropica, bei der multiple, große, torpide Abszesse in der Skelettmuskulatur auftreten.

Die Staphylokokkenenteritis beginnt wenige Stunden nach dem Genuß infizierter Nahrungsmittel und geht mit Brechdurchfällen, Fieber und manchmal mit deutlichen Flüssigkeits- und Elektrolytverlusten einher.

Diagnose und Differentialdiagnose: Der Staphylokokkennachweis kann aus Eiter, Wundabstrichen, Blutkulturen, Sputum, Urin, Gallensaft und Pleurapunktaten geführt werden.

Therapie: Leichtere Furunkel brauchen nicht mit Antibiotika behandelt zu werden, außer wenn sie im Gesicht – besonders in der Nasolabialgegend auftreten. Mittel der Wahl sind die penicillinasefesten Penicilline (z. B. Dicloxacillin oder Flucloxacillin). Die Tagesdosis für Erwachsene beträgt 2−8 g in 6stündlichen Einzeldosen von 0,5−2 g je nach Schwere des Krankheitsbildes.

Weiterhin kommen Cephalosporine in Frage. Bei leichteren Staphylokokkeninfektionen, z. B. Furunkeln, kann ein Versuch mit Erythromycin (Tagesdosis 2 g) gemacht werden. Die Therapie ist zur Vermeidung von Rezidiven über mindestens 10 Tage fortzuführen.

4.5.1. Das toxische Schocksyndrom

Pathogenese: Bis Ende 1980 wurde das toxische Schocksyndrom bei 941 Patienten in den USA beschrieben, 98% davon traten bei Frauen, die Tampons benutzten, während der Menstruation auf. Bei mehr als 90% dieser Frauen wurde Staphylococcus aureus im Vaginalabstrich nachgewiesen, dessen Exotoxine eine wichtige pathogenetische Rolle spielen.

Klinik: Die Krankheit beginnt am 3. oder 4. Tag der Menstruation mit hohem Fieber, skarlatiniformem Exanthem, Hypotonie bzw. Kreislaufschock. Es folgt eine Schuppung an den Händen und Füßen während der Rekonvaleszenz. Weiterhin bestehen während des akuten Krankheitsbildes Rötung von Konjunktiven, Pharynx und Vagina, Erbrechen und Durchfälle, schwere Myalgien, manchmal toxische Enzephalopathie, Nierenversagen, Erhöhung des Serumbilirubins und der Transaminasen sowie Thrombozytopenien. Weiterhin findet sich im Blutbild eine Leukozytose.

Diagnose und Differentialdiagnose: Die Kombination von Fieber, Angina tonsillaris und Exanthem ist hochgradig verdächtig auf Scharlach, aber deutliche Hypotonie und Fehlen des bakteriologischen Nachweises von Streptokokken der Serogruppe A spricht gegen diese Diagnose. Für das toxische Schocksyndrom ist die Verbindung mit der Menstruation und dem Gebrauch von Tampons wichtig. Es kann jedoch auch gelegentlich bei Männern, Kindern und nichtmenstruierenden Frauen im Zusammenhang mit lokalen Staphylokokkeninfektionen vorkommen. Weiterhin ist die Differentialdiagnose gegenüber Medikamentenallergien zu stellen.

Therapie: Wichtig ist die sofortige Behandlung von Hypotonie und Schock mit Flüssigkeitsersatz und evtl. Katecholaminen, Entfernung des Tampons, Drainage eines etwaigen Staphylokokkenabszesses und allgemeine Antibiotikatherapie mit einem penicillinasestabilen Penicillin oder Cephalosporin.

Die meisten Patienten genesen innerhalb von 1−2 Wochen. Die Letalität beträgt 10%.

4.6. Pneumokokkeninfektionen

Mikrobiologie: Die Pneumokokken (*Streptococcus pneumoniae*) sind meist lanzettförmige, grampositive Diplokokken, die zu Kettenbildung neigen. Ihre Polysaccharidkapsel erlaubt eine serologische Typisierung (Quellungsreaktion). Sie sind als Saprophyten in der Flora der oberen Luftwege beim Menschen oft nachweisbar. Wenn sie in das Gewebe eindringen, werden sie zu Eitererregern (Otitis, Sinusitis, Meningitis, Tonsillarabszesse usw.). Warum sie eigentlich zur zyklischen Infektionskrankheit führen und dann charakteristische Pneumonien verursachen, ist noch nicht geklärt; wahrscheinlich sind disponierende Faktoren oder Virulenzschwankungen der Pneumokokken entscheidend.

Epidemiologie: Die Pneumokokken sind weltweit verbreitet. Die eitrigen Lokalinfektionen kommen sporadisch vor. Früher waren die Pneumokokkenpneumonien häufig; gelegentlich wurden Epidemien beobachtet. Sie wurden dann immer seltener und sind bei uns nur noch gelegentlich zu sehen. In den letzten Jahren nahmen die Pneumokokkenpneumonien wieder zu. Hierbei werden prädisponierende Faktoren besonders deutlich (z. B. chronischer Alkoholabusus).

Pathogenese und pathologische Anatomie: Die Pathogenität der Pneumokokken beruht auf einem starken Invasionsvermögen und der Fähigkeit einer raschen Vermehrung im Gewebe, wobei jedoch spezifisch wirksame Toxine nicht bekannt sind. Den wesentlichen Virulenzfaktor stellt die Kapsel dar, welche die Phagozytose der Kokken verhindert.

Die *Pneumokokkenpneumonie (Lobärpneumonie, kruppöse Pneumonie)* ist eine zyklische Erkrankung mit extrem kurzer Generalisationsphase. Die Erreger werden durch Tröpfcheninfektion über die Tonsillen aufgenommen, befinden sich nur wenige Stunden im Blut und befallen auf hämatogenem Weg im Organstadium einen ganzen Lungenlappen oder ein Segment.

Dort kommt es

1. zum Stadium der Anschoppung (seröses Sekret in den Alveolen),
2. zum Stadium der roten Hepatisation (Erythrozyten und Fibrin in den Alveolen, Lungengewebe von fester Konsistenz),
3. zum Stadium der graugelben Hepatisation (zusätzlich Leukozyten in den Alveolen, Lungengewebe noch immer von fester Konsistenz),

4. zum Stadium der Lösung (Verflüssigung des Exsudates, das von den Blut- und Lymphbahnen wieder aufgesaugt wird).

Weitere Pneumokokkeninfektionen sind a) die Pneumokokkenperitonitis, die hauptsächlich bei Kindern vorkommt und ebenfalls eine zyklische Erkrankung mit kurzem Generalisationsstadium ist, b) die Pneumokokkenmeningitis und c) die Pneumokokkensepsis.

Klinische Symptome der Pneumokokkenpneumonie: Die Patienten erkranken plötzlich mit Schüttelfrost, hohem Fieber und wesentlicher Beeinträchtigung des Allgemeinzustandes. Wenige Stunden später klagen sie über Stiche beim Atmen, Hustenreiz, manchmal sogar Atemnot. In der Folgezeit wird ein bräunlich-rötliches Sputum (rote Hepatisation) abgehustet, das im Stadium der graugelben Hepatisation eitrigen Charakter annimmt. Häufig ist ein Herpes labialis vorhanden. Die Lobärpneumonie betrifft meist junge, gesunde Erwachsene, während bei Kindern und alten Leuten Bronchopneumonien häufiger sind. An physikalischen Symptomen bestehen:

- im Stadium der Anschoppung Dämpfung und feinblasige, ohrnahe klingende RG (*Crepitatio indux*),
- im Stadium der roten Hepatisation Dämpfung, Bronchialatmen, Bronchophonie und vermehrter Stimmfremitus,
- im Stadium der grau-gelben Hepatisation Dämpfung, Bronchialatmen, Bronchophonie und verstärkter Stimmfremitus,
- im Stadium der Lösung Dämpfung, feinblasige, ohrnahe klingende RG (*Crepitatio redux*).

Die Pneumokokkenmeningitis zeichnet sich durch hohe Rezidivgefahr und Neigung zu Hirnabszessen aus. Wie bei der Meningokokkenmeningitis handelt es sich um eine Haubenmeningitis (s. auch unter eitrige Meningitis S. 191).

Weiterhin können Pneumokokken Sinusitis, Otitis media, Peritonitis, bakterielle Endokarditis, Konjunktivitis, Ulcus corneae serpens, in Einzelfällen Erysipel und Sepsis auslösen.

Bei Pneumokokkeninfektion besteht eine deutliche Leukozytose, erhebliche Linksverschiebung und starke Beschleunigung der Blutsenkungsreaktion. Die Sauerstoffsättigung des arteriellen Blutes ist in den ersten Krankheitstagen erniedrigt. Gelegentliche Erhöhung des Serumbilirubins und der Transaminaseaktivitäten sind Ausdruck einer stärkeren hepatischen Beteiligung (sog. biliäre Pneumonie).

Diagnose und Differentialdiagnose: Pneumokokken lassen sich in Sputum, Liquor, Eiter- und Blutkulturen mikroskopisch mit Hilfe des Gram- oder Methylenblaupräparates oder kulturell nachweisen. Da es sich um eine zyklische Erkrankung handelt, ist in den ersten Krankheitstagen eine Bakteriämie häufig. Die positive Blutkultur beweist die

Diagnose und grenzt sie gegen saprophytären Nachweis von Pneumokokken im oberen Respirationstrakt ab.

Komplikationen: Als Komplikationen der Lobärpneumonie kommen in Frage: Pleuropneumonie, Pleuraempyem, Lungenabszeß, Lungengangrän, chronische Pneumonie, Herzinsuffizienz infolge Überlastung des rechten Herzens, Sepsis mit metastatischer Verschleppung von Pneumokokken in andere Organe.

Bei unbehandelten Verläufen kommt es zwischen dem 5. und 9. Krankheitstag zu einem Fieberabfall, der häufig von Schweißausbrüchen, Blutdruckabfall und Pulsanstieg im Sinne eines Kreislaufschocks begleitet ist. Die Gefahr eines tödlichen Kreislaufversagens in dieser Zeit ist groß. Die Pneumokokkenpneumonie hatte vor der Antibiotikaära eine Letalität von 20—30%, die Letalität beträgt jetzt noch 5%.

Therapie: Das Mittel der Wahl bei Pneumokokkeninfektionen ist Penicillin. Bei unkomplizierten Lobärpneumonien, Otitiden, Sinusitiden genügt 1 Mill. IE Penicillin G/die i.m. 10 Tage lang oder 3 Mill. IE Penicillin V per os 10 Tage lang. Bei schweren Infektionen, schweren Pneumonien, Pneumokokkensepsis, Pneumokokkenmeningitis, Pneumokokkenendokarditis wird man von bakteriziden Penicillindosen (40 Mill. IE Penicillin G/die in Elektrolytlösung in der i.v. Infusion) Gebrauch machen. Andere Antibiotika sind nur indiziert, wenn eine Penicillinallergie vorliegt oder komplizierende andere Erreger nicht ausgeschlossen werden können.

Als unterstützende Maßnahmen bei Pneumonien sind Inhalationen und vor allem krankengymnastische Atemtherapie zur besseren Belüftung der Lungen zu empfehlen. Auf eine wirksame Herz- und Kreislaufbehandlung ist größter Wert zu legen. In schweren Fällen sind das Absaugen, u.U. künstliche Beatmung und Maßnahmen der Intensivpflege erforderlich.

Immunprophylaxe: Obwohl eine Krankheitsimmunität nach Infektion nur für kurze Zeit beobachtet wird, soll ein neuerdings entwickelter Polysaccharidimpfstoff einen individuellen Schutz für 3—5 Jahre vermitteln. Der polyvalente Pneumokokkenimpfstoff „Pneumovax 23" (Behring-Werke) besteht aus den protektiven Kapselpolysacchariden von 23 verschiedenen Pneumokokkenarten, die besonders häufig sind und schwere Krankheitsverläufe verursachen. Einmalige subkutane Impfung dieses Totimpfstoffes führt zur Bildung spezifischer, schützender Antikörper. Indiziert ist diese Impfung bei Personen mit chronischer kardiovaskulärer oder respiratorischer Erkrankung, bei Kindern und Erwachsenen mit beeinträchtigter Immunabwehr, Bewohnern von Alten- und Pflegeheimen und Alkoholikern. Wiederholungsimpfungen nach 5 Jahren.

4.7. Bronchopneumonien

Bronchopneumonien können durch verschiedene Bakterien, auch durch Pneumokokken hervorgerufen werden. Im Gegensatz zur lobären Pneumonie handelt es sich um Lokalinfektionskrankheiten, die bronchogen entstehen und meist einen herdförmigen Charakter haben. Sie können jedoch auch konfluieren und u. U. einen ganzen Lungenlappen befallen.

Während die Lobärpneumonie hauptsächlich Jugendliche und jüngere Erwachsene betrifft, tritt die Bronchopneumonie bevorzugt bei Kindern und alten Leuten auf, bei letzteren auf dem Boden einer kardialen Lungenstauung, eines Lungenemphysems mit chronischer Bronchitis oder bei längerer Bettlägerigkeit – besonders bei bewußtlosen Patienten – oder bei Patienten, die aus anderen Gründen schlecht durchatmen können. Besonders gefürchtet sind nosokomial entstandene Pneumonien durch Pseudomonas aeruginosa bei künstlich beatmeten Patienten.

Klinisch bestehen bei der Bronchopneumonie im allgemeinen zunächst die Symptome einer Bronchitis mit Husten und subfebrilen Temperaturen, manchmal auch mit Auswurf. Ein stärkerer Fieberanstieg zeigt das Übergreifen des Prozesses von den Bronchien auf das Lungengewebe an.

Die Therapie richtet sich nach dem Antibiogramm der im Sputum, besser im Trachealaspirat oder in der Bronchuslavage nachgewiesenen Erreger. Bei der ambulant erworbenen Pneumonie ohne Erregernachweis ist – mit Rücksicht auf Legionellose und Mykoplasmapneumonie – Erythromycin 2×1 g/die über 10 Tage das Mittel der Wahl. Bei kardialer Dekompensation ist Glykosidbehandlung notwendig. Die übrigen unterstützenden Maßnahmen sind die gleichen wie bei der Lobärpneumonie.

4.8. Gonorrhö (Tripper)

Mikrobiologie: Die Erreger der Gonorrhö sind die Gonokokken (Neisseria gonorrhoeae), die zu den Neisserien gehören und gramnegative Diplokokken sind. Im Eiterausstrich liegen die Gonokokken in typischen Nestern in den Leukozyten. Nach Antibiotikatherapie können sie sich in Form und Größe verändern. Für lange Zeit gab es keine Antibiotikaresistenz der Gonokokken; neuerdings wurden penicillinasebildende Mutanten isoliert. Diese penicillinresistenten Stämme haben die epidemiologische Lage stark verändert.

Epidemiologie: Die Gonorrhö ist eine weltweit verbreitete Geschlechtskrankheit, die vorwiegend von Mensch zu Mensch durch Geschlechtsverkehr übertragen wird. Nach dem Zweiten Weltkrieg fielen die sehr hohen Erkrankungszahlen zunächst gut ab. Seit etwa 20 Jahren steigen die Morbiditätsziffern in aller Welt langsam wieder an. Die zunehmende Promiskuität und die Zunahme antibiotikaresistenter Stämme werden dafür angeschuldigt. Der Anteil der Jugendlichen an der Morbidität hat in den letzten Jahren erschreckend zugenommen. Infektionsquellenforschung und Aufklärung müssen intensiver betrieben werden.

Eine große Gefahr ist die Infektion des Auges der Neugeborenen, die während des Durchtritts durch den infizierten Geburtskanal erworben wird. Sie führt ohne Behandlung zur Erblindung. Eine Prophylaxe mit Einträufeln von 2%igem Silbernitrat in den Konjunktivalsack des Neugeborenen ist deshalb vorgeschrieben. Auch der Erwachsene kann sich durch Schmierinfektion das Auge infizieren.

Pathogenese: Es handelt sich um eine Lokalinfektion, die durch den Geschlechtsverkehr übertragen wird. Dementsprechend entwickelt sich keine allgemeine Immunität. In seltenen Fällen kann es zu einer kurzfristigen Bakteriämie und zu Organmanifestationen fern von der Eintrittspforte kommen.

Klinische Symptome: Die Inkubationszeit beträgt 2−8 (im Mittel 3−5) Tage. Es kommt beim Manne zunächst zu schleimigem, dann zu eitrigem Ausfluß aus der Urethra, die Entzündung breitet sich rasch über die vordere Harnröhre aus (*Urethritis anterior*).

Bei der Frau erkranken Harnröhre und Cervix uteri, häufig auch die Mastdarmschleimhaut. Der Ausfluß ist zuerst schleimig, dann eitrig und dann schleimig-eitrig. Im Gegensatz zum Manne verläuft die Infektion fast beschwerdefrei und tritt frühzeitig in ein chronisches Stadium über.

Bei Säuglingen kann es infolge Infektion während der Geburt zur Gonorrhoeae conjunctiva neonatorum kommen.

Diagnose und Differentialdiagnose: Die Gonokokken lassen sich als gramnegative intrazelluläre Diplokokken im Abstrich aus Harnröhre, Vagina oder Cervix uteri mikroskopisch nachweisen. Der Erregernachweis gelingt bei der Frau am besten unmittelbar nach der Menstruation. Weitere Provokationen sind nicht erforderlich.

Bei der Frau läßt sich der Erreger nur bei 50% der Fälle mikroskopisch nachweisen (Gram-Präparat), und es sollten daher zusätzliche Kulturverfahren herangezogen werden.

Die Komplementbindungsreaktion ist bei reinem Schleimhautbefall selten positiv. Bei Infektionen parenchymatöser Organe, Arthritis und Sepsis wird sie in der 3.−4. Krankheitswoche positiv und bleibt dann einige Wochen bis Monate bestehen.

Komplikationen: Komplikationen sind unter der Penicillintherapie selten geworden. Bei unbehandelten Fällen können beim Mann Prostatitis und Epididymitis, bei der Frau Adnexitiden mit nachfolgender Sterilität auftreten. Außerdem sind bei beiden Geschlechtern einseitige Kniegelenkergüsse möglich. Eine Gonokokkensepsis ist ein seltenes Ereignis, das gleiche gilt für die Gonokokkenmeningitis. Bei Infektion während des Geburtsvorganges kann bei Neugeborenen eine schwere Augeninfektion entstehen.

Therapie: 12 Stunden nach einer einmaligen Injektion von 4 Mill. IE Penicillin G i. m. ist Gonokokkenfreiheit erreicht. Bei komplizierter Gonorrhö gibt man 12 Tage lang 1 Mill. IE Penicillin/die. Spektinomycin ist bei Therapieversagen oder Überempfindlichkeit gegen Penicillin das Mittel der Wahl. Man gibt einmalig 2 g Spektinomycin. Tetracycline kommen nur bei Penicillinüberempfindlichkeit in Frage.

Immunprophylaxe: Immer wieder versucht man, Injektionsimpfstoffe aus Gonokokken herzustellen. Diese Versuche scheitern erwartungsgemäß, weil es theoretisch nicht möglich ist, auf diesem Wege eine Immunität bei einer ausgesprochenen Lokalinfektion zu erzeugen, bei der nicht einmal nach einer natürlichen Infektion eine Immunität entsteht. Dennoch wird in den USA an der Entwicklung eines Extraktimpfstoffes aus 3 wichtigen Gründen gearbeitet. Erstens nimmt die Gonorrhö vor allem bei Jugendlichen ständig zu, zweitens treten jetzt unerwarteterweise die ersten penicillinresistenten Stämme auf, und schließlich steigt die Zahl der Frauen beängstigend, die nach einer Go-Infektion eine unfreiwillige Sterilität davontragen. Die Credé-Prophylaxe mit 1% Silbernitrat bei Neugeborenen ist umstritten. Besser ist es, die Schwangeren rechtzeitig zu behandeln.

4.9. Meningokokkeninfektionen

Mikrobiologie: Die Meningokokken sind gramnegative, meist intrazellulär liegende Diplokokken (*Neisseria meningitidis*), die aufgrund ihrer Kapselpolysaccharide in die Serogruppen A, B und C (über 90% Häufigkeit) und einige seltenere Serotypen eingeteilt werden. Sie leben saprophytär in der Mundflora bei vielen Menschen (bis zu 10% der Bevölkerung, in Epidemiezeiten bis zu 80%).

Epidemiologie: Die Meningokokken sind weltweit verbreitet. Dementsprechend ist die Meningitis epidemica überall endemisch mit sporadischen Fällen verbreitet, die sich im Frühjahr häufen. Sie ist die einzige bakterielle Form der Meningitis, die in Abständen von einigen Jahren epidemisch auftritt. Die Ursachen dieser säkularen Rhythmik sind noch unbekannt. Die Ansteckung erfolgt durch Autoinfektion oder durch Tröpfcheninfektion von Keimträgern oder Kranken.

Die endemische Verbreitung der Gruppe A betrifft vor allem Zentralafrika (Sahelzone) und Südamerika, der Gruppe B Europa und der Gruppe C Nordamerika. In den letzten Jahren ist Typwechsel beobachtet worden.

Pathogenese der Meningokokkenmeningitis: Die Ansteckung erfolgt meist direkt von Mensch zu Mensch, da die Erreger sich – manchmal auch bei Gesunden – auf den Tonsillen befinden. Hier vermehren sie sich und rufen katarrhalische Entzündungserscheinungen hervor, die – vom Patienten als Erkältung gedeutet – häufig aber überhaupt nicht empfunden werden. Anschließend kommt es zu einer kurzdauernden Bakteriämie; auf diese Weise gelangen die Erreger in den Liquor. Es handelt sich somit um eine zyklische Infektionskrankheit mit kurzem Generalisationsstadium und im Vordergrund des Krankheitsbildes stehendem Organstadium. Im Organstadium ist außer dem Zentralnervensystem auch die Haut befallen.

Beim Waterhouse-Friderichsen-Syndrom findet man pathologisch-anatomisch submuköse und subseröse Blutungen in allen Organen, in 90% der Fälle sind doppelseitige massive Blutungen in Mark und Rinde der Nebennieren nachweisbar. Beim Waterhouse-Friderichsen-Syndrom ist das Generalisationsstadium besonders stark ausgeprägt, so daß die Blutbahn mit Meningokokken überfüllt ist. Es kommt in dieser Phase durch die Endotoxine der gramnegativen Meningokokken zum Endotoxinschock, damit zur Stase in den Kapillaren – besonders auch der inneren Organe – und zu Mikrothromben in den Kapillaren. Hiermit entsteht das Bild der Verbrauchskoagulopathie, die dann die Ursache für die Blutungen in die Haut und die inneren Organe ist. Im Liquor findet sich beim Waterhouse-Friderichsen-Syndrom keine oder nur eine geringe Zellvermehrung.

Bei der Meningokokkenmeningitis unterscheiden wir normalerweise 3 Stadien:

1. lokale Infektion der oberen Luftwege,
2. Generalisationsstadium und
3. Organstadium mit Meningitis purulenta.

Beim Waterhouse-Friderichsen-Syndrom ist das 2. Stadium so massiv, daß es nicht mehr zur Ausbildung des 3. Stadiums kommt. Wenn es jedoch gelingt, durch kombinierte Penicillin-Cortison-Therapie und Behandlung der Verbrauchskoagulopathie die Krankheit zu beherrschen, so geht das 2. Stadium in das 3. Stadium über, was man klinisch am Auftreten einer Liquorpleozytose erkennt.

Klinische Symptome: Die Inkubationszeit der Meningokokkenmeningitis beträgt 2–4 Tage. Die Erkrankung beginnt plötzlich mit Schüttelfrost, hohem Fieber, Erbrechen und Kopfschmerzen, schon nach wenigen Stunden ist eine deutliche Nackensteifigkeit nachweisbar. Kernig- und Brudzinski-Phänomen sind positiv, häufig ist ein Opisthotonus vorhanden. Oft besteht eine allgemeine motorische Unruhe. Als Ausdruck der hämatogenen Streuung können Konjunktivitis, Otitis media, Sinusitis, Gelenkschwellungen und petechiale Effloreszenzen oder auch größere Blutungen an Rumpf und Extremitäten nachweisbar sein. Am 3.–5. Krankheitstag tritt bei Jugendlichen und Erwachsenen häufig ein Herpes simplex hinzu. Im Blutbild findet sich eine erhebliche Leukozytose mit starker Linksverschiebung, im Liquor eine polymorphkernige Pleozytose bei Eiweißvermehrung und Zucker- und Chlorverminderung.

Diagnose und Differentialdiagnose: Die Meningokokken lassen sich in Liquor, Nasen-Rachen-Abstrichen und Blutkulturen nachweisen. Empfehlenswert ist es, neben der Kultur ein Gram-Präparat und Methylenblaupräparat anzufertigen, das eine schnellere Diagnose erlaubt. Differentialdiagnostisch sind die anderen bakteriellen Meningitiden abzugrenzen (s. differentialdiagnostische Tabellen).

Komplikationen: Beim Waterhouse-Friderichsen-Syndrom bestehen klinisch hohes Fieber, Apathie, oft Erbrechen und Durchfall, Schocksymptome, petechiale Hautblutungen, Zyanose, Trübung des Sensoriums bis zum Koma. Die Meningokokken lassen sich im Blut, zunächst jedoch nicht im Liquor nachweisen. Pathologisch-anatomisch finden sich in diesen Fällen diffuse Gefäßschäden mit Kapillarthromben in verschiedenen Organen und oft beidseitige, massive Nebennierenblutungen. Außerdem kommt es häufig bei der Meningokokkenmeningitis zu einem therapierefraktären massiven Hirnödem oder zu einer Enzephalitis. Die Prognose der Meningokokkenmeningitis hängt vom Zeitpunkt des Therapiebeginns ab. Die Letalität liegt im allgemeinen bei knapp 10%; wenn die Fälle nicht berücksichtigt werden, die bereits moribund in die Klinik kommen, liegt die Letalität bei 1–3%. Häufig ist das Hirnödem Todesursache.

Therapie: Das Mittel der Wahl ist Penicillin G. Man gibt bakterizide Penicillindosen (40 Mill. IE/die in der i.v. Infusion in Elektrolytlösung, und zwar alle 6 Stunden 10 Mill. IE über 1–2 Stunden).

Beim Waterhouse-Friderichsen-Syndrom und beim Hirnödem ist eine kurzfristige Gabe von Prednisolon (z.B. Dexametason am 1. Tag 24 mg, am 2. Tag 20 mg, am 3. Tag 16 mg, am 4. Tag 12 mg, am 5. Tag 8 m, am 6. Tag 4 mg) empfehlenswert. Weiterhin ist eine sofortige Auffüllung des Kreislaufs – unter Kontrolle des Elektrolyt-, Wasser-, Säure-Basen- und Zuckerhaushaltes – unerläßlich. Steroidgaben dienen 1. zur Bekämpfung des Hirnödems, 2. zur Bekämpfung der Toxinämie, die durch die massive Penicillintherapie noch begünstigt wird. Außerdem ist für reichliche Sauerstoffzufuhr (evtl. Intubation oder Tracheotomie mit künstlicher Beatmung) und Absaugen zu sorgen. Eine Verbrauchskoagulopathie muß mit Heparindauerinfusionen (stündlich 500−1000 IE), u. U. bei gleichzeitiger Fibrinogensubstitution (1−3 g/die) und Frischbluttransfusionen behandelt werden. Da die Schockzustände beim Waterhouse-Friderichsen-Syndrom mit einer kardialen Insuffizienz, manchmal bei Myokarditis, einhergehen, sind Herzglykoside und Dopamin, bei Vorliegen einer metabolischen Azidose Natriumbicarbonat indiziert.

Immunprophylaxe: Der seit kurzem zur Verfügung stehende Impfstoff enthält die Kapselpolysaccharide der A- und C-Meningokokken. Dieser Totimpfstoff wird parenteral gegeben und verleiht einen Individualschutz für höchstens 2−3 Jahre. Der entsprechende Impfstoff aus B-Meningokokken, der allein für Europa wichtig wäre, erwies sich leider als nicht immunogen.

Aus dieser Konstellation ergibt sich für Mitteleuropa folgende Impfindikation: Reisende und Entwicklungshelfer in Endemiegebieten. Über die Kombination mit anderen Impfungen liegen noch keine Erfahrungen vor.

4.10. Andere bakterielle Meningitiden

Pathogenese: Eitrige Meningitiden können durch eine Vielzahl anderer Bakterien ausgelöst werden, z. B. durch Pneumokokken, Streptokokken, Staphylokokken, Haemophilus influenzae, Escherichia coli, Pseudomonas aeruginosa. Wir unterscheiden 3 pathogenetische Wege, die zur Meningitis purulenta führen können:

– eine zyklische Infektionskrankheit mit Manifestation am Zentralnervensystem (z. B. Meningokokkenmeningitis, Pneumokokkenmeningitis, Haemophilus-influenzae-Meningitis der Kinder, Meningitis bei Leptospirose, Listeriose, Lues usw.),
– die *fortgeleitete Meningitis*, die von eitrigen Infektionen im Kopfbereich ausgeht, z. B. von einer Otitis media oder einer Sinusitis, oder durch von außen, z. B. bei einem Unfall, eingedrungene Krankheitserreger hervorgerufen wird.
– Die eitrige Meningitis als metastatischen Prozeß im Rahmen einer Sepsis (bei bakterieller Endokarditis, Pyelonephritis, paranephritischem Abszeß, Bronchiektasen, Lungenabszeß, Puerperalfieber, Osteomyelitis u. a.). In diesen Fällen wird der Erreger auf dem Blutwege in die Meningen verschleppt. Oft kommt es gleichzeitig zu metastatisch ausgelösten Hirnabszessen.

Klinisches Bild: Alle eitrigen Meningitiden beginnen akut mit hohem Fieber, starken Kopfschmerzen, Nackensteifigkeit, häufig Erbrechen. Der Liquor ist trübe. Man findet segmentkernige Leukozyten. Mit Hilfe eines Methylenblau- und eines Gram-Präparates kann man sich schnell über die das Krankheitsbild auslösenden Erreger informieren. In jedem Falle sollte vor Beginn der antibiotischen Therapie eine Lumbalpunktion vorgenommen und der Liquor auf Erreger und Antibiotikaresistenz eingeschickt werden. Sofort nach der Liquorentnahme beginnen wir die Therapie mit 40 Mill. IE Penicillin G/die i. v., 15 g Ampicillin/die oder Mezlocillin oder Piperacillin 3×5 g – 2×10 g/die, 8 g Flucloxacillin/die (2 g alle 6 Stunden), u. U. – bei unklaren Erregern – zusätzlich Gentamicin oder Tobramycin 5 mg/kg Körpergewicht/die bei normaler Nierenfunktion. In jedem Fall von eitriger Meningitis ist sofortige Hals-Nasen-Ohren-fachärztliche Untersuchung einschließlich Röntgenuntersuchung der Ohren und Nasennebenhöhlen angezeigt, da die sofortige chirurgische Beseitigung etwaiger Herde für den weiteren Verlauf von entscheidender Bedeutung sein kann.

4.11. Bakterielle Sepsis

Pathogenese: Eine Sepsis liegt dann vor, wenn sich innerhalb des Körpers ein Herd gebildet hat, von dem aus konstant oder periodisch Bakterien in den Kreislauf gelangen, derart, daß durch diese Invasion subjektive und objektive Krankheitserscheinungen ausgelöst werden. Viren werden nie zu Sepsiserregern, wohl aber Pilze, Protozoen und Würmer. Das Entstehen einer Sepsis hängt vor allem vom Zustand der zellulären und humoralen Immunität des Wirtes, in zweiter Linie von der Menge und Virulenz der eingedrungenen Bakterien ab.

Ca. 50% der Septikämien nehmen ihren Ausgang vom Harnwegssystem, wobei Obstruktion, Katheterisierung, endoskopische Eingriffe und paranephritische Abszesse eine Rolle spielen. Weitere Sepsisquellen im Abdomen sind Gallenblasenempyeme, perityphlitische Abszesse, Divertikulitis, infizierte Neoplasien sowie infizierte Operationswunden. Auch vom männlichen und weiblichen Genitale kann eine Sepsis ausgehen (z. B. Puerperalfieber, Sepsis nach Abort und nach instrumentellen Eingriffen am Uterus). Lungenabszesse, infizierte Bronchiektasen, Endocarditis ulcerosa und Osteomyelitis sind weitere häufige Sepsisherde. Von zunehmender Bedeutung sind Septikämien, die ihren Ausgang von infizierten Fremdkörpern (künstliche Herzklappen, intrakardiale Schrittmacherelektroden, Hämodialyse-Shunts, intravenöse Katheter) nehmen. In diesen Fällen handelt es sich meist um Infektionen mit Staphylococcus aureus, Klebsiellen, Enterobakter, Enterokokken, Pseudomonas, Proteus und Serratia. Besonders gefährdet sind Drogensüchtige, die ihre Rauschgifte parenteral applizieren. Auch an Spritzenabszesse als Sepsisherde muß gedacht werden.

Maligne Erkrankungen des hämopoetischen Systems sowie regelmäßige Einnahmen von Immunsuppressiva, Zytostatika und Steroiden können die allgemeine Resistenz herabsetzen und einer Sepsis Vorschub leisten.

Klinisches Bild: Typischerweise kommt es bei einem Keimeinbruch in die Blutbahn zu einem Schüttelfrost mit akutem Fieberanstieg. Das Fieber hält einige Stunden an und sinkt meist in der Nacht unter starkem Schweißausbruch wieder zur Norm ab. Außerdem sind bei einer Sepsis ausgesprochenes Schwächegefühl und Übelkeit vorhanden, und die Milz ist geschwollen. Weitere klinische Erscheinungen sind Tachykardie, Hyperventilation, Ikterus und Bewußtseinsstörungen. Besonders bei einer Sepsis mit gramnegativen Erregern kommt es oft frühzeitig durch den Endotoxinschock zu einer Kreislaufinsuffizienz mit kleinem, weichem, schnellem Puls, Blutdruckabfall und Mikrothromben in den kleinen Gefäßen, die ihrerseits zur Verbrauchskoagulopathie führen. Auf der Haut kann sich bei der Sepsis ein Exanthem finden. Außerdem vermag es in den verschiedenen Organen im Rahmen der Verbrauchskoagulopathie zu Blutungen zu kommen.

Wenn sich die Krankheitserreger in anderen Organen ansiedeln und dort Eiterherde hervorrufen, spricht man von einer Pyämie. Das Auftreten von Abszessen (Fernmetastasen) in anderen Organen tritt besonders häufig bei der Staphylokokkensepsis auf. Es kann in diesem Rahmen z.B. auch zu einer eitrigen Meningitis oder zu Hirnabszessen kommen.

Diagnose und Differentialdiagnose: Das Wichtigste für die Diagnose einer Sepsis ist der Erregernachweis in der Blutkultur, die sinnvollerweise mit Anstieg des Schüttelfrostes oder kurz danach abgenommen wird. Man sollte vor Beginn der antibiotischen Therapie nach Möglichkeit mehrere Blutkulturen abnehmen. Der Erregernachweis allein ist aber nicht für die Diagnose entscheidend, sondern es ist wichtig, den klinischen Herd festzustellen und zu entfernen.

Komplikationen: Grundsätzlich haben Sepsisfälle mit grampositiven Erregern eine bessere Prognose als solche mit gramnegativen Erregern. Bei ca. 25% der Patienten mit gramnegativer Sepsis entwickelt sich ein Schockzustand mit einer Letalität, die zwischen 40 und 80% liegt. Für die Erkennung des beginnenden Kreislaufschocks ist die Registrierung der Temperaturdifferenzen zwischen Körperkern (Rektum) und der Haut (Unterseite der Großzehe) wichtig. Massive gastrointestinale Blutungen infolge der Verbrauchskoagulopathie oder infolge einer isolierten Thrombozytopenie können eine Todesursache darstellen. Eine weitere gefährliche Komplikation ist eine zunehmende respiratorische Insuffizienz im Sinne einer Schocklunge infolge eines interstitiellen Ödems, der Bildung von Mikroatelektasen und herdförmigen Thrombosierungen pulmonaler Kapillaren. Eine andere Todesursache ist das Nierenversagen während eines schweren Schockzustandes.

Auf einer vorgeschädigten Herzklappe können sich bereits während einer kurzdauernden Bakteriämie Erreger ansiedeln, es kommt so zu einer akuten bakteriellen Endokarditis, die als sekundärer Sepsisherd aufzufassen ist. In den meisten Fällen handelt es sich um Staphylokokken oder Enterokokken.

Therapie: Wichtig ist die Diagnose, welche die Erkennung des Sepsisherdes und des Erregers einschließt. Für die Therapie der Sepsis soll man bakterizide Antibiotika bevorzugen, die in hohen Dosen meist intravenös in Form von Kurzinfusionen verabreicht werden. Abszeßbildungen, Obstruktionen im Bereich der Gallenwege und der Harnwege oder infizierte Fremdkörper machen eine zusätzliche chirurgische Intervention notwendig. Das gleiche gilt für Empyeme (z. B. Pleuraempyem: Bülau-Drainage). Vor Beginn der Therapie wird man so oft wie möglich Blutkulturen auf Erreger und Antibiotikaresistenz auf anaeroben und aeroben Nährböden abnehmen. Man wird jedoch die Ergebnisse nicht abwarten, sondern mit einer Kombinationstherapie beginnen, die je nach Lage des Falles und nach dem zu erwartenden Erreger eingerichtet ist. Als Kombinationstherapie kommt z. B. in Frage:

– Ampicillin 8 g + Flucloxacillin 8 g + Gentamicin 3 × 80 mg bei normaler Nierenfunktion,
– ein modernes Cephalosporin, z. B. Cefotaxim 6 g + Gentamicin oder Tobramycin 3 × 80 mg bei normaler Nierenfunktion + Azlocillin oder Mezlocillin 3 × 5 g,
– Penicillin G 4 × 10 Mill. IE i. v. + Flucloxacillin 6−8 g + Gentamicin oder Tobramycin 3 × 80 mg bei normaler Nierenfunktion.

Bei bekannten Erregern empfehlen sich folgende Kombinationen:

Streptokokken und *Pneumokokken*: Penicillin G 4 × 10 bis 3 × 20 Mill. IE/die. Bei Streptococcus-viridans-Sepsis gibt man zusätzlich 1 g Streptomycin/die oder ein neueres Aminoglykosid (3−4 mg/kg Körpergewicht/die). Bei Penicillinallergie Cefotaxim (3 × 2 g/die) oder ein anderes neueres Cephalosporin.

Nichtpenicillinasebildende Staphylokokken: Penicillin G 4 × 10 bis 3 × 20 Mill. IE i. v./die + ein neueres Aminoglykosid.

Penicillinasebildende Staphylokokken: Flucloxacillin 8 g/die und Cefuroxim 6 g/die und Aminoglykosid. In besonderen schweren Fällen, z. B. bei Resistenzen, Vancomycin (4 × 0,5 g/die) oder Fosfomycin (3 × 5 g/die).

Enterokokken: Penicillin G 4 × 10 bis 3 × täglich 20 Mill. IE., kombiniert mit Gentamicin oder Tobramycin 3 × 80 mg/die bei normaler Nierenfunktion + Ampicillin 10−15 g/die.

Escherichia coli: Ampicillin 3 × 5 g/die + Cefamandol 8 g/die + Tobramycin oder Gentamicin 3 × 80 mg/die.

Pseudomonas aeruginosa: Gentamicin oder Tobramycin 3 × 80 mg/die + Mezlocillin oder Piperacillin 3 × 5 bis 2 × 10 g/die.

Klebsielllen: Cefotaxim 3 × 2 g/die + Tobramycin oder Gentamicin 3 × 80 mg/die.

Serratia marcescens: Tobramycin oder Gentamicin 3 × 80 mg/die + Cefotaxim 3 × 2 g/die.

Proteus mirabilis: Ampicillin 3 × 5 g/die + Cefotaxim 6 g/die.

Proteus vulgaris, morgannii, rettgeri: Azlocillin 3 × 5 g/die + Cefotaxim 3 × 2 g/die + Gentamicin 3 × 80 mg/die oder Tobramycin 3 × 80 mg/die.

Enterobakter: Imipenem 4 × 0,5−3 × 1 g/die + ein neueres Aminoglycosid.

Bakterioides: Cefoxitin 4 × 2 g/die + Metronidazol oder Clindamycin 3 × 250 mg/die.

Salmonellen: Ciprofloxacin 2 × 200 mg/die i. v.

Bei einer Einschränkung der Nierenfunktion verlängert sich die Halbwertszeit renal ausgeschiedener Pharmaka. Dies erfordert eine Dosisreduzierung oder eine Verlängerung der Dosisintervalle oder eine Kombination beider Methoden. Besonders alle Penicilline und ihre Weiterentwicklungen, alle Cephalosporine und die Aminoglykoside werden renal ausgeschieden und sind entsprechend nach Tabellen zu dosieren. Bei jeder Sepsis ist an eine rechtzeitige Digitalisierung und an eine genaue Überwachung des Patienten mit frühzeitigem Einsetzen von Intensivpflegemaßnahmen zu denken. Beim septischen Schock spielt der Volumenersatz mit Dextran, Vollblut und bilanzierten Elektrolytlösungen eine große Rolle. Die Dosierung richtet sich in erster Linie nach dem zentralvenösen Druck. Eine genaue Bilanzierung von Flüssigkeit, Elektrolyt- und Säure-Basen-Haushalt ist unerläßlich. In manchen Fällen sind zusätzliche Dopamingaben erforderlich, manchmal ist 1 g Prednisolon i. v. lebensrettend. Die Dauer der Steroidtherapie sollte jedoch nicht länger als 48 Stunden betragen. Ist eine Verbrauchskoagulopathie labormäßig oder klinisch (Haut- und Magen-Darm-Blutungen) nachgewiesen, wird eine Therapie mit Heparin (500−1000 IE pro Stunde) eingeleitet. Zusätzlich sind Fibrinogen und Faktorenersatz sowie Frischblut sinnvoll. Selbstverständlich muß die Blutgasanalyse genauestens überwacht werden und bei Bedarf eine assistierte oder kontrollierte Beatmung, u. U. mit positivem endexspiratorischen Druck, eingeleitet werden.

4.12. Diphtherie

Mikrobiologie: Der Erreger der Diphtherie (*Corynebacterium diphtheriae*) gehört als einziger menschenpathogener Vertreter zu den weitverbreiteten Korynebakterien. Sie sind grampositive, unbewegliche, sporenlose Stäbchen, die an den Enden keulenförmig aufgetrieben und typisch V-förmig oder wie Palisaden gelagert sind und meist Polkörperchen zeigen. Man unterscheidet nach dem züchterischen Verhalten 3 Typen: *Cornebacterium diphtheriae grave, intermedium* und *mite*. Entscheidend für die Pathogenität ist das Toxinbildungsvermögen, das keine konstante Eigenschaft der Erreger ist, sondern in vitro, wahrscheinlich auch in der Natur durch Konversion angezüchtet werden kann.

Epidemiologie: Die Diphtherie hat in der zweiten Hälfte des vorigen Jahrhunderts Mitteleuropa mit einer schweren pandemischen Welle überzogen (Höhepunkt 1880) (s. als Beispiel die Kurve für Berlin in Abb. 27). Seither hat die Diphtherie ständig an Verbreitung – abgesehen von kurzem Aufflackern während der beiden Weltkriege – abgenommen und ist heute eine seltene Krankheit geworden. Die Ursache für diesen Wandel ist unbekannt. Als die Serumtherapie zum Zuge kam (1896) war die Kraft der Pandemie bereits gebrochen. Die aktive Schutzimpfung – seit etwa 40 Jahren allgemeiner möglich – hat an dem restlichen Rückgang der Diphtherie nur geringen Anteil, denn sie ist in Ländern mit mangelhafter oder fehlender Impfung in demselben Maße zurückgegangen. Häufig und wichtig war früher auch die Wunddiphtherie.

Die Diphtheriebakterien werden von Kranken oder Ausscheidern durch Tröpfcheninfektion übertragen. Die Anfälligkeit war groß. Zweiterkrankungen sind möglich, wenn die antitoxische Immunität nach der 1. Erkrankung nicht mehr genügend ist. Diphtheriebakterien sind bei uns noch in der Bevölkerung vorhanden; die Diphtherie ist also noch nicht ausgerottet. Die weitere Entwicklung muß sorgfältig beobachtet werden, zumal in den letzten Jahren einzelne Gruppenerkrankungen mit z. T. schweren Fällen in der Bundesrepublik Deutschland beobachtet wurden.

Pathogenese: Die Diphtherie ist eine Lokalinfektionskrankheit, bei der die toxischen Wirkungen des Erregers im Vordergrund des klinischen Krankheitsbildes stehen. Die Erreger gelangen durch Tröpfcheninfektion in die Nase, den Rachen oder den Kehlkopf. Dort kommt es zur Lokalinfektion mit Bildung von Pseudomembranen. Die regionären Lymphknoten schwellen an und zeigen ein erhebliches periglanduläres Ödem. Die toxischen Wirkungen machen sich besonders am Kreislauf, am Herzen und am Nervensystem bemerkbar. Es kommt zu einer Sympathikuslähmung mit Absinken des Blutdrucks und der Pulsfre-

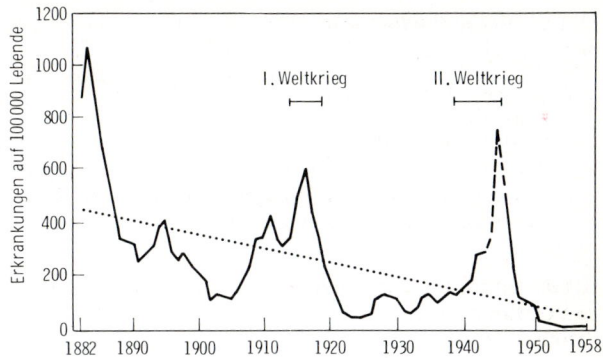

Abb. **27**   Der Morbiditätsabfall der Diphtherie in Berlin von 1882 bis 1958 (nach Raettig)

quenz und Zunahme der Kapillarwandpermeabilität. Am Herzen treten zunächst toxisch bedingte degenerative Zellveränderungen auf, erst sekundär entsteht das Bild der Myokarditis, das häufig das Reizleitungssystem betrifft. An den peripheren Nerven kommt es ebenfalls zu toxisch verursachten degenerativen Veränderungen (Zerfall der Markscheiden, Auftreten von Körnchenzellen, Vermehrung der Schwann-Zellen). Da die Achsenzylinder intakt bleiben, ist eine Restitutio ad integrum möglich.

Klinische Symptome: Die Inkubationszeit ist wie bei allen Lokalinfektionskrankheiten Schwankungen unterworfen; sie liegt zwischen wenigen Stunden und 5 Tagen. Wir unterscheiden je nach Lokalisation Nasen-, Rachen- und Kehlkopfdiphtherie. Auch verschiedene Kombinationen dieser Formen kommen vor.

Die *Nasendiphtherie* befällt vorwiegend Säuglinge und Kleinkinder und hat eine relativ günstige Prognose. Es bestehen subfebrile Temperaturen, Appetitlosigkeit, Müdigkeit und blutig-seröser Schnupfen. In der Nase sind fibrinöse Beläge nachweisbar.

Bei der *Rachendiphtherie* bestehen Temperaturen zwischen 38 und 39,5 °C bei schwerem Krankheitsgefühl und starkem Anstieg der Pulsfrequenz. Die Tonsillen sind geschwollen, gerötet und mit festhaftenden grauweißlichen membranösen Belägen versehen, die sich schwer abstreifen lassen und beim Versuch des Abwischens Blutungen verursachen. Die Beläge greifen auf die Umgebung der Tonsillen, den weichen Gaumen und das Zäpfchen über. Es besteht ein süßlicher Foetor ex ore. Die regionären Lymphknoten am Kieferwinkel sind geschwollen, druckschmerzhaft und zeigen ein deutliches periglanduläres Ödem (Cäsarenhals).

Die *Kehlkopfdiphtherie* macht sich zunächst durch eine aphonische Stimme, Heiserkeit und einen trockenen, bellenden Husten bemerkbar. Im weiteren Verlauf entsteht ein inspiratorischer Stridor mit schweren Erstickungsanfällen.

Bei der *progredienten Diphtherie* ist die Ausbreitungstendenz der lokalen Erscheinungen größer und die Neigung zum Konfluieren stark, so daß sich zusammenhängende membranöse Beläge bilden, die von der Nase über Rachen, Kehlkopf bis in die Trachea und in die Bronchien reichen.

Bei der *toxischen Diphtherie* stehen die Auswirkungen der Toxine auf den Gesamtorganismus und die einzelnen Organe im Vordergrund des Krankheitsbildes. Bei manchen Patienten treten bereits im Frühstadium der Erkrankung unstillbares Erbrechen, Durchfall und Kreislaufschock ein. Die Leber ist aufgrund einer Rechtsherzinsuffizienz vergrößert; es besteht eine ausgeprägte Blutungsneigung.

Weiterhin gibt es auch eine Diphtherie der Haut (Wunddiphtherie) und eine Diphtherie der Genitalschleimhaut.

Diagnose und Differentialdiagnose: Die Diphtheriebakterien lassen sich im Nasen- und Rachenabstrich sowohl mikroskopisch als auch kulturell nachweisen; da die Therapie jedoch sofort einsetzen muß, kann das kulturelle Ergebnis nicht abgewartet werden, und die Diagnose muß aufgrund des klinischen Bildes erfolgen. Für Diphtherie sprechen festhaftende, pseudomembranöse, nekrotisierende Beläge mit Neigung zu Blutungen, Übergreifen der Beläge auf die Umgebung der Tonsillen, süßlicher Foetor ex ore, kleiner, weicher frequenter Puls und niedriger Blutdruck sowie starke Beeinträchtigung des Allgemeinzustandes bei nur mäßig hohem Fieber.

Mikroskopisch erscheinen Diphtheriebakterien als schlanke, oft leicht gekrümmte Stäbchen, vielfach mit mehr oder weniger deutlichen keulen- oder hantelförmigen Anschwellungen. Farbstoffe werden gut, aber unregelmäßig aufgenommen und besonders an den Polen intensiv festgehalten. Diese „Polkörperchen" kommen am besten bei der Färbung nach Neisser zur Darstellung. Bei Methylenblaufärbung erscheinen die Stäbchen streifen- und punktförmig angefärbt, sie sind grampositiv.

Im Blutbild findet sich eine Leukozytose mit Linksverschiebung und Lymphopenie. Ätiologisch unklare Manifestationen an Nase und Kehlkopf sollten in jedem Falle durch Spiegelung überprüft werden. Wegen der Gefahr einer Myokardbeteiligung sind täglich sorgfältige Auskultation des Herzens und häufige EKG-Kontrollen erforderlich.

Komplikationen: Diese gehen auf die Wirkung des Diphtherietoxins zurück. Kreislaufschäden kommen durch Versagen des Vasomotorenzentrums und der peripheren Gefäßinnervation sowie durch Zunahme der Kapillarpermeabilität zustande. Der akute Vasomotorenkollaps kann schon frühzeitig im Verlauf der Erkrankung zum Tode führen, besonders wenn gleichzeitig eine toxische Schädigung des Herzens vorliegt.

Am Herzen werden das Muskelparenchym, das Reizleitungssystem und der N. vagus in Mitleidenschaft gezogen. Es handelt sich primär um eine toxische Myokardschädigung, aus der erst sekundär eine (Abräum-) Myokarditis wird. Im EKG werden häufig Reizleitungs- und Reizbildungsstörungen gefunden. Kreislaufinsuffizienz, Reizleitungs- und Reizbildungsstörungen sowie Herzinsuffizienz können für sich allein oder in Kombination zum Tode führen. Eine weitere tödliche Kombination ist die Erstickung bei der Kehlkopfdiphtherie.

Die neurologischen Komplikationen entsprechen einer Polyneuritis oder Polyradikuloneuritis mit Guillain-Barré-Syndrom. Auch Lähmungen einzelner peripherer Nerven kommen vor. Besonders häufig sind Gaumensegel, N. radialis und N. peronaeus betroffen. Aber auch Polyneuropathien sind möglich. Lähmungen können bis zum 50. Krankheitstag auftreten. Auch Sehstörungen durch Lähmung der Akkommodation wurden beobachtet.

Therapie: Diphtherieverdächtige oder -erkrankte bedürfen der Bettruhe und der sofortigen Serumtherapie. Sie sollten einer klinischen Überwachung zugeführt werden. Die Serumtherapie soll deshalb so früh wie möglich einsetzen, weil nur dasjenige Toxin von Antitoxin gebunden wird, das sich noch in der Blutbahn befindet, und nicht dasjenige, das schon an Herz- oder Nervenzellen gebunden ist. Die Dosierung des Diphtherieserums beträgt 200−1000 IE/kg Körpergewicht i.m., nur bei schweren Verläufen kann man 50% davon i.v. spritzen. Eventuell kann dieselbe Dosis am nächsten Tag noch einmal wiederholt werden. Die intravenöse Verabreichung von Serum bietet zwar den Vorteil einer initial hohen und sofort effektiven Antitoxinkonzentration im Blut, aber auch die erhöhte Gefahr des anaphylaktischen Schocks. Bei intramuskulärer Injektion ist der Höhepunkt der Blutkonzentration am 4. Tag nach der Seruminjektion erreicht. Da die meisten Patienten nicht wissen, ob sie schon einmal tierisches Serum erhalten haben, müssen die Vortestungen (0,1 ml intrakutan in den Verdünnungen 1:100, 1:10 und 1:1 im jeweiligen Zeitabstand von 15 Minuten durchgeführt werden; bei zweifelhaftem Ergebnis Konjunktivaltest). Jeder Patient, der tierisches Serum erhalten hat, bekommt einen entsprechenden Ausweis, den er immer bei sich führen soll.

Antibiotika können die Serumtherapie nicht ersetzen, kommen jedoch als zusätzliche Maßnahmen in Frage. Eine gute Wirksamkeit besitzt Erythromycin. Man gibt 2 g/die bei Erwachsenen 10 Tage lang. Die gleiche antibiotische Behandlung wird mit Erfolg zur Sanierung der Diphtheriebakterienträger angewendet.

Bei Kehlkopfdiphtherie kommen neben Serumgabe und Antibiotika Sedativa, Freiluft- und Inhalationsbehandlung im Initialstadium in Frage. Hypertonische Lösungen, Calcium oder Prednisolon wirken ebenfalls günstig. Die Tracheotomie sollte – wenn nötig – rechtzeitig durchgeführt werden. Die Intubation stellt nur eine Sofortmaßnahme im Notfall, keine Dauertherapie dar. Jeder Diphtheriepatient muß strikte Bettruhe einhalten und über den 50. Krankheitstag hinaus ärztlich beobachtet werden. Entscheidend ist eine sorgfältige Überwachung von Herz und Kreislauf, wenn nötig Kreislaufauffüllung sowie Kardiaka und evtl. auch Sedativa.

Immunprophylaxe: Die aktive Impfung mit parenteraler Injektion von Toxoid (durch Formalin abgeschwächtes Toxin) führt zur Bildung antitoxischer Antikörper, die den Impfling vor einer toxischen Diphtherieerkrankung schützen. In der Regel wird, kombiniert mit anderen Antigenen, im 1. Lebensjahr geimpft. Wiederholungsimpfungen in etwa 5-Jahres-Abstand sind zu empfehlen.

Die passive Immunprophylaxe mit antitoxischem Diphtherieserum (Fermoserum) ist dann angezeigt, wenn ein nichtgeimpftes Kontaktkind schnell geschützt werden soll. In diesem Fall ist die Simultanimpfung am besten: gemeinsame Gabe von Serum intramuskulär und Toxoid subkutan. Wenn ein geimpftes Kind exponiert ist, genügt eine geringe Boosterdosis von Toxoid.

4.13. Listeriose

Mikrobiologie: Der Erreger, *Listeria monocytogenes*, ist ein kurzes, grampositives, sporenloses, bewegliches Stäbchen. Zur Kultur sind hochwertige, biologische Eiweiße notwendig.

Epidemiologie: Listerien sind bei Wild- und Haustieren offenbar häufig und weltweit verbreitet. Über die Übertragungsweise ist noch recht wenig bekannt. Wahrscheinlich sind es Zoonosen, die nur gelegentlich bei geeignetem Kontakt mit Tieren auf den Menschen übergreifen.

Pathogenese: Bei Erwachsenen kann es zu Krankheitsbildern ähnlich der infektiösen Mononukleose oder zu Meningoenzephalitiden kommen. Schwangere vermögen die Listerien auf den Feten zu übertragen, und zwar meist über die Nabelvene, seltener über das Fruchtwasser. Beim Feten tritt eine Listeriensepsis ein, und die Erreger siedeln sich in verschiedenen Organen mit Entwicklung charakteristischer Granulome an. Es bilden sich miliare Knötchen, die sog. Listeriome, besonders in Leber, Milz, Lungen, Magen-Darm-Kanal und Nebennieren. Das einzelne Listeriom entsteht aus einem kleinen Nekroseherd, in dessen Umgebung es zur Wucherung retikulohistiozytärer Elemente kommt. Außerdem tritt eine Meningitis oder Meningoenzephalitis auf. Je nachdem, in welchem Stadium der Schwangerschaft der Fetus infiziert wird, kommt es zum Absterben der Frucht bei frühzeitiger Infektion, zum Auftreten der sog. Granulomatosis infantiseptica bei Infektion im späteren Abschnitt der Schwangerschaft und zum Auftreten einer Neugeborenenenzephalitis, wenn der septische Prozeß bereits im Mutterleib abgelaufen ist.

Klinische Symptome und Komplikationen: 1929 wurde der erste Fall von Listeriose des Menschen beschrieben. Es handelte sich um einen Medizinstudenten, der mit Angina, Lymphknotenschwellungen, Fieber und Blutbildveränderungen im Sinne einer infektiösen Mononukleose erkrankte und bei dem im Blut Listerien nachgewiesen wurden. Ähnliche Fälle wurden in der Folgezeit wiederholt beschrieben, so daß die Listeriose als eine der Ursachen der sog. Paul-Bunnell-negativen infektiösen Mononukleose in Frage kommt. Diese Patienten haben Lymphknotenschwellungen, lakunäre Anginen und im Blutbild lymphomonozytäre Zellen.

Eine Infektion der Bindehaut kann zu einer akuten, eitrigen, gelegentlich granulomatösen Konjunktivitis, manchmal mit begleitender Keratitis und Uveitis führen. Listeriensepsis und Listerienendokarditis bei Erwachsenen sind selten. Häufiger sind auch bei Erwachsenen die durch Listerien ausgelösten Enzephalomeningitiden, die sich durch einen stürmischen Verlauf auszeichnen. Sie betreffen vor allem ältere Menschen, speziell Männer nach dem 50. Lebensjahr und Alkoholiker. Im Liquor finden sich meist etwa 50% Granulozyten und 50% mononukleäre Zellen.

Die meisten Fälle fetaler Listeriose werden nach dem 5. Schwangerschaftsmonat beobachtet. Es gibt aber auch gesicherte Listerieninfektionen in der frühen Schwangerschaft, die nicht selten zum Abort führen.

Die Neugeborenenlisteriose (*Granulomatosis infantiseptica*) betrifft häufig Frühgeburten. Sie kann sowohl zur Totgeburt als auch zur Listeriensepsis oder zur granulomatösen Form der Erkrankung führen. Bereits bei der Geburt bestehende Zyanose und Dyspnoe, Leber- und Milzvergrößerungen sowie winzige roseolenartige Hautgranulome am Stamm, evtl. auch an der Rachenhinterwand. Das Röntgenbild der Lungen zeigt Herdpneumonien, manchmal in miliarer Form. Befunde an Nabelschnur und Plazenta geben wertvolle Hinweise. Im Rahmen der septischen Generalisierung entsteht nicht selten eine seröse oder eitrige Listerienmeningitis. Diese tritt auch bei Neugeborenen isoliert auf. Infolge Miterkrankung des Magen-Darm-Kanals können dyspeptische Störungen bestehen.

Diagnose und Differentialdiagnose: Die Listerien lassen sich mit Hilfe von Spezialkulturen aus Blut, Liquor, Hautefloreszenzen, Mekonium, evtl. auch aus Rachen- und Nasenabstrichen züchten. Zur serologischen Untersuchung kommen Agglutinationsreaktion und Komplementbindungsreaktion in Frage. Wichtig ist zweimalige Untersuchung und Beachtung des Titeranstiegs. Titer bis zu 1:200 gelten als verdächtig, solche ab 1:400 (speziell H-Titer) bei entsprechendem klinischem Bild als hinweisend.

Differentialdiagnostisch kommen bei der glandulären Form die infektiöse Mononukleose, bei der enzephalomeningitischen Form andere Infektionen des Zentralnervensystems (s. differentialdiagnostische Tabellen), bei der Neugeborenenlisteriose, Toxoplasmose, Lues connata, Erythroblastose, Sepsis und geburtstraumatische Schädigung in Frage.

Therapie: Aminopenicilline gelten als Mittel der Wahl, evtl. in Kombination mit Aminoglykosiden. Liegt eine eitrige Meningitis vor, so empfehlen sich 40 Mill. IE Kristallpenicillin i. v. pro die in Kombination mit 8 g Ampicillin/die. Neugeborene erhalten 100−200 mg Aminopenicillin/kg Körpergewicht, möglichst i. v. oder i. m. Bei älteren Kindern genügen mittlere Dosen von 100 mg/kg Körpergewicht. Besteht Penicillinallergie, dann kommt ersatzweise Erythromycin zur Anwendung (bei Kindern 50 mg/kg Körpergewicht Erythromycin-Äthylsuccinat/die, bei Erwachsenen 6stündlich 250 mg täglich oral, notfalls auch spezielle Eythromycinpräparate i. v.). Bei Vorliegen der Antibiotikaempfindlichkeit der Listerien kann ggf. das Antibiotikum gewechselt oder eine kombinierte Therapie, z. B. mit Aminoglykosiden, eingesetzt werden. Unter entsprechender Antibiotikabehandlung, zur Abschwächung der entzündlichen Erscheinungen am Zentralnervensystem, ist der kurzfristige Einsatz von Corticosteroiden gerechtfertigt, da dieser einer Hydrozephalusentwicklung vorbeugt.

4.14. Haemophilus-influenzae-Infektionen

Mikrobiologie: *Haemophilus influenzae* gehört zur Hämophilusgruppe, die mit *Bordetella pertussis* zusammen nur 2 menschenpathogene Keime stellt. Der Kapseltyp b des Haemophilus influenzae ist besonders virulent. Haemophilus influenzae ist ein kleines, gramnegatives, unbewegliches, sporenloses Stäbchen, das zum Wachstum im Nährboden Blut oder Blutderivate benötigt.

Epidemiologie: *Haemophilus-influenzae*-Bakterien sind ubiquitär verbreitet. Sie kommen häufig in der normalen Mundflora vor. Epidemiologische Bedeutung hat *Haemophilus influenzae* als Sekundärinfektionskeim während der Influenzapandemie 1918−1920 gehabt. Der ubiquitäre Kapseltyp b ist als Erreger der frühkindlichen Meningitis und Epiglottitis gefürchtet.

Pathogenese, klinische Symptome und Komplikationen: Haemophilus influenzae ist als auslösender Keim bei Bronchitiden, Pneumonien, Pleuraempyemen, Otitiden, Sinusitiden, Meningitiden und bakteriellen Endokarditiden sowie Sepsis gefunden worden. Irgendwelche spezifischen auf den Krankheitserreger hinweisenden Symptome gibt es nicht. Die Haemophilus-influenzae-Meningitis kommt hauptsächlich bei Kleinkindern vor. Ohne antibiotische Behandlung beträgt die Sterblichkeitsrate 90−100%. Weiterhin kommen bei Kindern zwischen 1 und 5 Jahren Entzündungen der Epiglottis vor, die zu frühzeitig auftretenden schweren Schockzuständen und oft unerwartet rasch eintretendem Larynxverschluß infolge der ödematösen Schwellung der Epiglottis zu führen vermögen.

Diagnose und Differentialdiagnose: Der Erreger kann in Sputum, Pleurapunktat, Ohrabstrichen, Liquor und Blutkultur nachgewiesen werden.

Therapie: Bisher waren Aminopenicilline das Mittel der Wahl. Man gab bei Erwachsenen 8 g Ampicillin/die, evtl. in Kombination mit 40 Mill. IE Penicillin G und 1 g Streptomycin. Bei Kindern wurde das Ampicillin in einer Dosierung von 150−300 mg/kg Körpergewicht/die, verteilt in 4stündlichen (6 × täglich) Kurzinfusionen, gegeben. Hinweise auf Resistenzentwicklungen gegen Aminopenicilline führen dazu, daß heute auch andere Antibiotika eingesetzt werden müssen. Geeignet sind die neueren Cephalosporine.

Bei Behandlung der gefährlichen Epiglottis kann der frühzeitige Einsatz von Corticosteroiden i. v. in hohen Dosen durch Dämpfung der entzündlichen Schwellung von Nutzen sein. In manchen Fällen ist auch eine Tracheotomie oder Intubation bei entsprechender Intensivpflege notwendig.

Immunprophylaxe: Jetzt steht in Deutschland ein Totimpfstoff aus dem Kapselpolysaccharid des b-Typs in Kombination mit Proteinen des Diphtherietoxoids (Hib-Vaccinol) für eine wirksame Prophylaxe der Meningitis und Epiglottitis des Säuglings- und Kleinkindesalters zur Verfügung, der schon im 3. Lebensmonat injiziert werden kann.

4.15. Pertussis (Keuchhusten)

Mikrobiologie: Der Erreger, *Bordetella pertussis*, gehört zur Hämophilusgruppe, ist ein kleines, kurzes, gramnegatives, sporenloses Stäbchen, das hohe Ansprüche bei der Kultur stellt (Kartoffel-Blut-Glycerin-Agar). Er bildet ein für die Pathogenese des Keuchhustens wichtiges Endotoxin.

Epidemiologie: Der Erreger, der in den dichtbevölkerten Gegenden der ganzen Erde endemisch ist, wird nur von Mensch zu Mensch durch Tröpfcheninfektion verbreitet. Die Anfälligkeit ist sehr hoch, so daß die meisten Menschen schon in der frühen Kindheit durchseucht werden. Nach klinischer und subklinischer Erkrankung entsteht eine vorwiegend antitoxische Immunität; deshalb schützt eine Erkrankung in der Regel vor Zweiterkrankung, zumindest läßt sie sie leichter verlaufen.

Pathogenese: Nach Tröpfcheninfektion vermehren sich die Erreger im Bereich der Atemwege. Aus zugrunde gegangenen Pertussiskeimen wird Endotoxin frei, welches die zum Stadium convulsivum führenden funktionellen Veränderungen im Bereich des Zentralnervensystems hervorruft. Der Keuchhustenverlauf ist sehr unterschiedlich. Nach gleichartiger Exposition kommen alle Übergänge von klinisch fast stummen bis zu schwersten komplizierten Verläufen vor. Empfänglichkeit und Reaktionsweise hängen wesentlich von Faktoren des Wirtsorganismus ab. Die Inkubationszeit beträgt 7–10 (–14) Tage.

Klinische Symptome: Bei einem voll ausgeprägten Keuchhusten unterscheidet man 3 Stadien:

1. das Stadium catarrhale,
2. das Stadium convulsivum,
3. das Stadium decrementi.

Das *Stadium catarrhale* dauert meist 1–2 Wochen. Es beginnt mit trockenem Husten bei subfebrilen Temperaturen, gelegentlich besteht auch etwas Schnupfen. Der Husten tritt im Gegensatz zur einfachen Pharyngitis und Bronchitis auch nachts im Schlaf auf.

Im *Stadium convulsivum* kommt es zu den typischen Keuchhustenanfällen; kurzen, harten Hustenstößen mit verlängertem Inspirium, Stakkatohusten, Lufthunger und Erstickungsgefühl. Das Gesicht ist gedunsen, gerötet oder zyanotisch. In schweren Fällen können Benommenheit und Bewußtlosigkeit auftreten. Nach mehreren Anfällen kommt es gewöhnlich zu einer kurzen Apnoe mit Blauwerden des Kindes. Häufig wiederholen sich die Anfälle so oft, bis zähflüssiger Schleim herausgewürgt wird, wobei nicht selten Erbrechen eintritt. Auch Speichel- und Tränenfluß kommen vor. Die Atmung wird hörbar durch die Stimmritze gezogen (Reprise). In manchen Fällen können infolge Platzens von Gefäßen im Anfall Konjunktivalblutungen auftreten. Das Stadium convulsivum dauert etwa 3–4 Wochen. Bei leichtem Verlauf treten pro Tag 2–3, bei schwerem Verlauf bis zu 50 Anfälle auf. Bei jungen Säuglingen handelt es sich oft um Niesanfälle oder um stakkatoartiges kurzes Husten mit herausgestreckter Zunge. Wenn die unteren Schneidezähne bereits durchgebrochen sind, scheuert dabei das Frenulum linguae an der Zahnreihe und es entsteht ein Ulkus am Zungenbett. Fieber tritt bei komplikationslosem Keuchhusten nicht auf.

Im *Stadium decrementi* nehmen die Hustenanfälle an Zahl und Intensität langsam ab. Bei sehr sensiblen, nervösen Kindern halten sie jedoch noch lange bis in die Rekonvaleszenz an.

Diagnose und Differentialdiagnose: Im Blutbild ist eine Leukozytose mit absoluter Lymphozytose charakteristisch. Der Erreger ist kulturell nachweisbar.

Auch eine Agglutinationsprobe kommt zur Diagnostik in Frage. Die agglutinierenden Antikörper steigen am Ende des Stadium catarrhale im Serum an und erreichen in der 5.−7. Krankheitswoche ihren Höhepunkt.

Komplikationen: Komplikationen sind besonders bei Säuglingen und Kleinkindern gefürchtet. Bei diesen treten häufig herdförmige oder konfluierende Bronchopneumonien auf. Bei ausgedehnten pneumonischen Prozessen bestehen Zyanose, Dyspnoe, Nasenflügelatmen und Tachykardie, auch zwischen den Anfällen. Im Röntgenbild sind meist mehrere mittelgroße Fleckschatten und Vergrößerungen der Hiluslymphknoten zu erkennen. Die Temperatur liegt zwischen 38 und 39,5 °C. Nicht selten besteht Mischinfektion mit Pneumokokken oder Haemophilus influenzae. Außerdem sind als Komplikationen Otitis media, bei jungen Kindern dyspeptische Störungen und Enzephalopathien möglich. Fieber, Krämpfe und Bewußtlosigkeit kennzeichnen das klinische Bild der Keuchhustenenzephalopathie. Junge Kinder, die schwere Hustenanfälle und eine Pneumonie aufweisen, erscheinen hierzu besonders disponiert. Die Zahl der Keuchhustenerkrankungen bei Erwachsenen scheint in der letzten Zeit zuzunehmen. Viele Fälle verlaufen abortiv, andere werden fälschlich als Asthma bronchiale gedeutet.

Therapie: Bei älteren Kindern sind Antibiotika nicht erforderlich. Wichtig ist viel frische Luft, eventuell ist eine leichte Sedierung angebracht. Bei alveolärer Hypoventilation, bei Apnoeanfällen und generell bei jungen Säuglingen sind Sedativa kontraindiziert. Expektorantien und hustenstillende Mittel haben keinen Effekt. Antibiotika (Aminopenicilline oder Erythromycin) werden bei pulmonalen Komplikationen und bei Säuglingen gegeben. Weiterhin sind bei Behandlung der Lungenkomplikationen O_2-Anreicherung der Luft und optimale Pflege angezeigt. Die Behandlung der Enzephalopathie erfolgt symptomatisch durch Unterdrücken der Krämpfe mittels Antikonvulsiva, Senken des Fiebers, Anwendung von Sauerstoff, wenn nötig künstlicher Beatmung und Sondenernährung sowie Kontrolle des Elektrolyt-, Wasser- und Säure-Basen-Haushaltes. Obwohl keine eindeutige Sicherheit über ihre Wirksamkeit besteht, wird die Anwendung von Antibiotika und Corticosteroiden empfohlen. Höhenflug, Orts- und Klimawechsel haben, wenn überhaupt, nur einen psychotherapeutischen Effekt. Sie sollten wegen der damit verbundenen Gefahr einer Weiterverbreitung der Erreger unterlassen werden.

Immunprophylaxe: Der Pertussisimpfstoff enthält abgetötete Keuchhustenbakterien und steht als Einzelkomponente nicht mehr zur Verfügung. Er wird nur in Kombination mit Diphtherie und Tetanus im frühen Kindesalter empfohlen (s. Impfplan S. 51).

Eine Impfindikation besteht heute insbesondere bei jungen Säuglingen, weil der Keuchhusten nur in den ersten Lebensmonaten lebensbedrohlich wird. Da die Keuchhusteninzidenz weltweit unverändert hoch liegt, wäre eine wirksame und unschädliche Immunprophylaxe dringend erwünscht. Auf dieses Ziel ist die derzeitige Entwicklung eines Spaltinjektionsimpfstoffes in den USA und eines Oralimpfstoffes aus inaktivierten ganzen Keuchhustenbakterien gerichtet.

4.16. Salmonellosen (Typhus, Paratyphus und Enteritis infectiosa)

Mikrobiologie: Die Salmonellen sind gramnegative, in der Regel bewegliche, sporenlose Stäbchen, die zur Familie der *Enterobacteriaceae* gehören. Über 1000 Arten sind bisher von ihnen bekannt, die sich in ihrem biochemischen und serologischen Verhalten unterscheiden. *Salmonella typhi* ist so auf den Menschen spezialisiert, daß sie nur für ihn pathogen ist. Alle übrigen Salmonellen haben ein breiteres Wirtsspektrum. Die wichtigsten Angehörigen dieses Genus, *S. typhi, S. paratyphi B, S. typhi murium* (Breslau-Bakterien) u. a., können weiter durch ihre Empfindlichkeit gegenüber Phagen in Lysotypen unterteilt werden. Diese Lysotypie ist epidemiologisch bei der Infektionsquellenforschung besonders wichtig geworden.

Epidemiologie: Der weltweit verbreitete *Typhus abdominalis* und der *Paratyphus B* waren im vorigen Jahrhundert schwer endemisch verbreitet. Beide sind durch die allgemeine Hygiene stark zurückgegangen; nach Wiederanstiegen während beider Weltkriege sind jetzt in den Ländern mit hohem Hygienestandard Erkrankungen selten geworden. Sie gehen bei uns von Schmierinfektionen von Ausscheidungen aus, oder sie werden im Reiseverkehr in subtropischen Ländern erworben und eingeschleppt. Neben diesen sporadischen Fällen können bei uns Explosionsepidemien auftreten, wenn es zu einem Kontakt zwischen Abwasser einerseits und Trinkwasser oder einem zentralen Lebensmittel andererseits kommt. Kontaktepidemien, die früher im Hochsommer auftraten, kommen nicht mehr vor.

Nach dem Zweiten Weltkrieg wurden durch Nahrungsmittelimporte zahlreiche, bisher hier unbekannte Salmonellenarten nach Mitteleuropa eingeschleppt und nisteten sich ein. Die durch sie verursachten Erkrankungen an *Enteritis infectiosa salmonellosa* nahmen dadurch in einem bisher unbekannten Maße zu. Bei dem Infektionsweg sind Schlachttiere und aus ihnen gewonnene Lebensmittel besonders wichtig. Die meisten Enteritiserreger sind für das Nutzvieh pathogen oder halten sich zumindest latent bei ihm. Bei Masseninfektion mit einem kontaminierten Lebensmittel treten insbesondere durch die Enterotoxine dieser Salmonellen Explosionsepidemien auf ("Lebensmittelvergiftungen"). Die Zahl der Ausscheider von enteritiserregenden Salmonellen nimmt besonders bei Kindern ständig zu. Vielleicht ist dies eine der Ursachen für die zunehmende endemische Verseuchung mit diesen Keimen. *Eier, Milch, Eis,*

4.16.1. Typhus und Paratyphus   *1–3 Wochen (14 T)*

Pathogenese: Wir müssen bei den Salmonelleninfektionen streng unterscheiden zwischen den zyklischen Infektionskrankheiten Typhus und Paratyphus und der Lokalinfektionskrankheit Enteritis infectiosa.

Die *Typhus*erreger werden durch den Mund aufgenommen und gelangen durch den Magen in den Darm, passieren die Darmwand, kommen in die Lymphbahnen und in die mesenterialen Lymphknoten, von dort über den Ductus thoracicus in die Blutbahn und dann auf hämatogenem Wege nach entsprechender Umstimmung des Organismus wieder in den Darm.

Dort entsteht in der 1. Woche der Erkrankung eine markige Schwellung der Peyer-Plaques und der Solitärfollikel im Dünndarm, besonders im unteren Ileum und in der Gegend der Ileozäkalklappe; in der 2. Woche Nekrose und Verschorfung der Solitärfollikel und Plaques, in der 3. Woche Abstoßung der Schorfe und Geschwürbildung; in der 4. Woche Reinigung und Vernarbung der Geschwüre. Der gleiche Verlauf gilt für den *Paratyphus*.

Klinische Symptome: Der *Typhus* hat eine Inkubationszeit von durchschnittlich 14 Tagen. Die Erkrankung beginnt mit Kopfschmerzen, Gliederschmerzen, Mattigkeit und treppenförmigem Ansteigen des Fiebers (Stadium incrementi). Es entwickelt sich dann eine Kontinua mit relativer Bradykardie, d. h., das Fieber ist morgens annähernd so hoch wie abends, die Pulsfrequenz im Verhältnis zur Fieberhöhe niedrig. Zugleich besteht eine relative Leukopenie, eine Aneosinophilie und die Diazoprobe im Urin wird positiv. Es zeigt sich eine schwere Beeinträchtigung des Allgemeinbefindens mit Benommenheit bis zur Bewußtlosigkeit, auch Delirien kommen vor. Die Patienten klagen über Kopfschmerzen. Die Zunge ist bräunlich belegt, oft trocken und zittert beim Herausstrecken. Außer einer leichten Obstipation besteht in diesem Stadium noch kein Hinweis auf eine Darmerkrankung, insbesondere noch kein Durchfall. Manchmal ist eine Bronchitis vorhanden. Erst am 6. Krankheitstag treten Milzschwellung und am 8. Tag Roseolen auf. Bei letzteren handelt es sich um einzeln stehende, linsengroße, blaßrosafarbene Fleckchen auf der Bauchhaut, die mit dem Glasspatel wegdrückbar sind. Meist sind nur wenige Roseolen nachweisbar. Erst Mitte der 2. Krankheitswoche sind Durchfälle vorhanden mit erbsbreiartigen Stühlen. Die 3. Woche ist gefürchtet wegen der Komplikationen. In der 4. Woche kommt es – wenn bis dahin keine antibiotische Therapie erfolgt ist – zu langsamem Fieberabfall (Stadium decrementi).

Der *Paratyphus* verläuft ähnlich. Die Bewußtseinslage ist nicht so stark getrübt wie beim Typhus, das fieberhafte Generalisationsstadium ist beim Paratyphus B nicht so ausgeprägt, andererseits sind die Roseolen beim Paratyphus zahlreicher und nicht auf die Bauchhaut beschränkt, sondern auch an Rücken und Oberschenkeln sichtbar. Die Durchfälle sind bei Paratyphus zahlreicher und dünnflüssiger.

Diagnose und Differentialdiagnose: Beim Typhus und Paratyphus kann der Erreger in der 1. Krankheitswoche aus der Blutkultur isoliert werden. Dieser Nachweis sollte auf jeden Fall – zwecks späterer bakteriologischer Sicherung der klinischen Diagnose – vor Beginn der Antibiotikatherapie versucht werden. Selbstverständlich braucht das Ergebnis nicht abgewartet zu werden, sondern die Behandlung kann sofort nach der Blutentnahme einsetzen.

Im Stuhl und Urin läßt sich der Krankheitserreger bei den zyklischen Erkrankungen Typhus und Paratyphus erst im Organstadium, d.h. in der 2. und 3. Krankheitswoche, nachweisen.

Die serologische Diagnostik der Salmonelleninfektionen beruht auf dem Nachweis agglutinierender Antikörper im Serum der Patienten mit Hilfe bekannter Laboratoriumsstämme (Widal-Reaktion). Mit dem Auftreten agglutinierender Antikörper ist erst in der 2. Krankheitswoche zu rechnen. Trotzdem soll die Untersuchung bereits in den ersten Krankheitstagen angestellt und im Abstand von 8 Tagen wiederholt werden, um einen Titeranstieg zu erkennen. Dies ist besonders wichtig, weil Geimpfte auch agglutinierende Antikörper, insbesondere H-(Geißel-)Agglutinine, im Serum haben können, und in diesen Fällen die Untersuchung bereits in der 1. Krankheitswoche positiv und kein Titeranstieg zu verzeichnen ist. Andererseits bleibt unter einer frühzeitig einsetzenden Antibiotikatherapie die Widal-Reaktion oft negativ, und dann werden in der 2. Krankheitswoche auch keine Erreger im Stuhl nachgewiesen. Es ergibt sich daraus, wie wichtig die Abnahme einer Blutkultur vor Beginn der antibiotischen Therapie ist. Der Nachweis von gramnegativen Stäbchen in der Blutkultur reicht klinisch aus, um die Diagnose zu erhärten und mit der Behandlung zu beginnen. Eine genaue Bestimmung kann dann einem Untersuchungsamt überlassen werden.

Komplikationen: Während der 1. Krankheitswoche ist der Patient durch das stets vorhandene, mitunter sehr ausgeprägte Hirnödem gefährdet. Dazu findet sich häufig eine schwer beeinflußbare Kreislaufstörung. In der 2. bis 3. Krankheitswoche, im Stadium der Geschwürbildung im Bereich des Dünndarms, kann es zu Blutungen und Perforationen kommen. Beide Komplikationen äußern sich durch ein Ansteigen der Pulsfrequenz, die in schweren Fällen von Blutdruckabfall und kleinem, weichem Puls begleitet ist. Bei der Blutung sind im weiteren Verlauf Teerstühle oder blutige Stühle (je nachdem, wie hoch die Blutungsquelle sitzt, und ob man es mit einer arteriellen oder venösen Blutung zu tun hat) festzustellen. Bei Perforationen wird gelegentlich ein Schmerz geäußert, der jedoch nicht so heftig ist wie bei der Magenperforation. Bei Palpation des Abdomens bestehen Druckschmerz und Resistenz. Die Durchbruchstelle kann abgedeckt werden, häufiger aber kommt es zur Peritonitis.

Weitere Typhuskomplikationen sind Bronchopneumonien, ausgehend von der Bronchitis, Kreislaufschock, parenchymatöse interstitielle Myokarditis, Thromboseneigung, Thrombophlebitiden, Milzinfarkte, Cholezystitis und Cholangitis, Weichteilabszesse, Rheumatoide und Endokarditis.

Besonders nach unzureichender, kurzfristiger Antibiotikatherapie treten häufig Rückfälle auf, bei denen es nach scheinbar abgelaufener Erkrankung erneut zum Beginn des Generalisationsstadiums mit Fieberschüben kommt.

Weiterhin kommt es bei Persistieren der Salmonellen in der Gallenblase oder im Darm (Appendix) zu Dauerausscheidertum. Um solche Fälle zu erkennen, ist es Vorschrift, daß bei Typhus und Paratyphus nach Abschluß der antibiotischen Behandlung 6 Stühle und 6 Urine in 3tägigen Abständen bakteriologisch negativ sind. Bei Typhus muß außerdem mit dem letzteren Stuhl eine Duodenalsonde zur bakteriologischen Untersuchung abgenommen werden. Bei Typhus darf die 1. Stuhluntersuchung erst 10 Tage nach der Entfieberung erfolgen.

Therapie: Das Mittel der Wahl beim Typhus und Paratyphus ist das Ciprofloxacin. Man gibt über 14 Tage 2 × 200 mg i. v. oder 2 × 500 mg per os. Bei Dauerausscheidern gibt man 2 × 500 mg Ciprofloxacin/die über 30 Tage per os. Bei zu kurz dauernder Antibiotikatherapie kommen häufig Rezidive vor. Trotz der Chemotherapie ist eine sorgfältige Überwachung der Patienten unerläßlich, da Komplikationen in verschleierter Form auftreten können. Temperaturen über 38 °C und das neuerliche Verschwinden der Eosinophilen weisen auf ein Rezidiv hin.

Jeder Typhuskranke hat strenge Bettruhe bis in die Rekonvaleszenz hinein einzuhalten. Der Flüssigkeits-, Elektrolyt- und Säure-Basen-Haushalt muß sorgfältig überwacht werden. Da kein Erbrechen besteht, sind parenterale Infusionen meist zu vermeiden, die Nahrungs- und Flüssigkeitsaufnahme kann oral erfolgen. Die Diät soll bei Typhus flüssig-breiig, aber kalorienreich sein.   .

Für die Therapie des Paratyphus A und B gilt das gleiche wie für den Typhus.

4.16.2. Enteritis infectiosa durch Salmonellen

Pathogenese: Bei der *Enteritis infectiosa* kommt es nach einer relativ kurzen Inkubationszeit – meist nach Genuß von Speisen tierischen Ursprungs, die äußerlich keinen verdorbenen Eindruck machen – zu einer Lokalinfektion des Dünndarms mit toxischen Auswirkungen auf den Gesamtorganismus. Je massiver die Infektion, desto kürzer ist die Inkubationszeit (3–72 Stunden). Die Bakterien verbleiben im Bereich der Entzündung des Dünndarms, es kommt höchstens zu kurzfristigen akzidentellen Bakteriämien. Durch die granulozytär-hämorrhagische Entzündung der Dünndarmschleimhaut entsteht eine starke Exsudation, wodurch wässerige Stühle mit erheblichem Wasser- und Elektrolytverlust resultieren.

Klinische Symptome: Die Patienten erkranken plötzlich mit Fieber um 39 °C, Erbrechen und wässerigen Durchfällen. Die Stühle zeigen manchmal geringe Schleim-, aber kaum Blutbeimengungen. Der Wasser- und Elektrolytverlust und die Exsikkose sind oft beträchtlich. Die Bauchpalpation ergibt einen Meteorismus, dagegen ist das Kolon nur in schweren Fällen beteiligt. Im Blutbild zeigt sich eine mäßige Leukozytose mit Linksverschiebung und toxischen Granulationen.

Diagnose und Differentialdiagnose: Der Erregernachweis aus dem Stuhl gelingt bereits zu Beginn der Erkrankung. Im Anfang der Krankheit kann eine Blutkultur eine flüchtige Bakteriämie ergeben und können sich auch im Urin Erreger nachweisen lassen.

Serologische Untersuchungen sind – wie bei fast allen Lokalinfektionen – so unsicher, daß sie klinisch nicht verwertbar sind.

Vor Entlassung des Patienten sollen 5 Stühle an 5 aufeinanderfolgenden Tagen bakteriologisch negativ sein.

Komplikationen: Bei der Enteritis infectiosa bestehen aufgrund der starken Wasser- und Elektrolytverluste häufig eine beträchtliche Exsikkose und eine Hyponatriämie, die zur Anurie infolge Hämokonzentration führen können. Diese Störungen sind durch eine energische intravenöse Zufuhr von Flüssigkeit und Elektrolyten zu beheben. Eine

Durchwanderungsperitonitis und eine Salmonellensepsis sind seltene, aber sehr gefährliche Komplikationen.

Therapie: Das Wichtigste ist die Auffüllung des Kreislaufs unter Kontrolle des Wasser-, Elektrolyt- und Säure-Basen-Haushaltes. Diese muß intravenös erfolgen, da der Patient wegen des Erbrechens oral nicht genügend Flüssigkeit zu sich nehmen kann. In leichten Fällen ist keine Antibiotikatherapie erforderlich. Nur in schweren Fällen, besonders bei Komplikationen (Peritonitis, Sepsis), empfiehlt sich die Behandlung mit Ciprofloxacin, 2×200 mg/die i.v., oder 2×500 mg/die per os. Ein Antibiogramm sollte in jedem Fall erstellt werden, um insbesondere bei einer Sepsis nicht zum ungeeigneten Mittel zu greifen.

Immunprophylaxe: Die aktive Schutzimpfung gegen Typhus und Paratyphus wurde mit inaktivierten Kombinationsimpfstoffen auf subkutanem Wege durchgeführt. Nach sehr umfangreichen Erfahrungen senkt die Injektionsimpfung zwar die Letalität und Komplikationsrate um etwa die Hälfte, nicht aber die Erkrankungshäufigkeit. Die entsprechenden Impfstoffe stehen in der Bundesrepublik Deutschland nicht mehr zur Verfügung.

Durch die orale Impfung mit Dragees oder Kapseln mit inaktivierten Bakterien („Typhoral") dagegen kann zusätzlich die Morbidität günstig beeinflußt werden; im Katastrophenfall ist diese Impfart die Methode der Wahl, weil sie leicht organisierbar und schnell wirksam ist.

Für die Typhusprophylaxe wird ein Impfstoff aus einer vermehrungsfähigen Typhusvariante angeboten. Das „Typhoral L" enthält Salmonella typhi, Stamm Ty 21 a Berna, der durch irreversible, genetische Änderung der Zellwandbiosynthese seine Pathogenität verloren hat, ohne seine Immunogenität eingebüßt zu haben. Da einerseits der Impfstamm nach oraler Gabe nicht im Stuhl wiedergefunden wird, sich also im Darm kaum vermehrt, da andererseits von verschiedenen Seiten über Impfdurchbrüche berichtet wurde, ist der Verdacht noch nicht ausgeräumt, daß der Impfstamm Ty 21 a Berna nicht genügend invasiv ist, um eine belastbare Krankheitsimmunität zu erzeugen.

Eine allgemeine Impfung ist bei der derzeitigen Lage in Deutschland nicht angezeigt. Eine Individualprophylaxe bei gefährdeten Personen (Laboratoriums- und Pflegepersonal, Reisende in Länder mit niedrigem Hygienestandard) ist ratsam.

4.17. Andere Formen von Enteritis infectiosa

Diese können ausgelöst werden durch Staphylokokken (s. S. 180), Yersinia enterocolitica (s. S. 225), Dyspepsie-Koli (s. S. 227), Rotaviren und Coronaviren (s. S. 143) sowie durch Campylobacter jejuni.

EHEC

4.17.1.   Campylobacter jejuni und Helicobacter pylori

Sie gehören zu dem Genus der Vibrionen. Es handelt sich um gramnegative, nicht sporenbildende, spiralig gebogene Bakterien mit einer einzelnen, polaren, langen Geißel.

Epidemiologie: Campylobacter- und Helicobacterarten sind als Krankheitserreger oder Kommensalen im Tierreich weit verbreitet. Haus- und Nutztiere gelten als primäres Erregerreservoir für den Menschen. Direkter Kontakt und kontaminierte Nahrungsmittel (Milch) müssen als Infektionsquelle gelten. In den USA wurde eine große Epidemie durch Trinkwasser beschrieben, das mit Campylobacter jejuni verunreinigt war.

Pathogenese: Campylobacter jejuni ist ein invasiver enteropathogener Erreger, der in die Schleimhaut von Ileum, Jejunum und Zäkum eindringt und Enterotoxine bildet. Gelegentliche Bakteriämien kommen vor. Campylobacter fetus zeigt nur eine geringe Pathogenität und führt vorwiegend bei Patienten mit Immunabwehrschwäche zu Erkrankungen. Helicobacter pylori spielt eine Rolle beim Ulcus duodeni.

Klinische Symptome: Die Inkubationszeit beträgt 3−5 (−11) Tage. Es kommt zu Fieber von 39−40 °C, wäßrigen, manchmal faulig riechenden Durchfällen mit bis zu 20 Entleerungen pro Tag und gelegentlichen Blut-, Schleim- und Eiterbeimengungen. Die Temperatur halten in der Regel 2−3 Tage, die Durchfälle 3−5 Tage an. In manchen Fällen treten zusätzlich diffuse Leibschmerzen auf.

Diagnose und Differentialdiagnose: Der Erregernachweis aus dem Stuhl erfolgt kulturell. Proben, die nicht sofort verarbeitet werden, sind bei + 4 °C zu halten. Ein Antikörpernachweis kann mit Hilfe von Agglutinationsreaktion, Komplementbindungsreaktion, Immunfluoreszenztest oder modifiziertem ELISA-Test durchgeführt werden.

Differentialdiagnostisch kommen andere Formen von Enteritis infectiosa, die Shigellose oder bei im Vordergrund stehenden Leibschmerzen auch die akute Appendizitis oder andere Zustände von „akutem Bauch" in Frage.

Komplikationen: Bei Säuglingen und immunabwehrgeschwächten Patienten können Fälle von Sepsis auftreten. Außerdem sind Erythema nodosum, Arthritis und Reiter-Trias möglich.

Therapie: Da bis zu 17% der Campylobacterstämme Resistenzen gegen Antibiotika aufweisen, sollen leichtere und mittelschwere Fälle nur symptomatisch mit geeigneter Flüssigkeits- und Elektrolytzufuhr behandelt werden. Bei schweren Fällen, insbesondere bei Sepsis, kommen Ciprofloxacin, Erythromycin, Clindamycin, Tetrazykline oder Chloramphenicol in Frage. Für die Behandlung von Helicobacter pylori sind Wismutpräparate indiziert.

4.18. Cholera

Mikrobiologie: Der Erreger, *Vibrio comma* (oder *Vibrio cholerae*), ist ein kleines, kommaförmiges gekrümmtes, gramnegatives, bewegliches Stäbchen. Es bildet ein Enterotoxin. Die Choleravibrionen sind nur für den Menschen pathogen. Eine Variante ist zu nennen, die sich von *Vibrio comma* durch Hämolysinbildung, durch anderes Phagenmuster und durch ihre geringere Pathogenität unterscheidet: *Vibrio el Tor*. Diese Variante unterscheidet sich serologisch nicht von Vibrio comma.

Epidemiologie: Durch allgemeine Hygienemaßnahmen ist die klassische Cholera nach den großen, europäischen Seuchenzügen des vorigen Jahrhunderts auf die großen Endemiegebiete in Indien und Südostasien zurückgedrängt worden. Zentraleuropa ist seit einem Jahrhundert cholerafrei. In der Choleraepidemiologie ist aus ungeklärten Gründen eine neue Wendung eingetreten. Die El-Tor-Cholera, die bisher noch nicht epidemisch aufgetreten war, ist 1960 aus einem kleinen endemischen Herd auf Celebes ausgebrochen und hat in einem schnellen Seuchenzug, nach Westen und Norden ziehend, den Vorderen Orient und Zentralafrika erreicht und steht vor den Toren Europas. Wiederholte Choleraausbrüche an den Südküsten Europas (Italien, Spanien, Portugal) zeigen die neuerliche Gefährdung Europas, insbesondere im Hinblick auf den Massentourismus in diese Länder in der heißen Jahreszeit. Wenn auch eine epidemische Ausbreitung nach Norden wegen des allgemeinen Hygienestandards unwahrscheinlich ist, so erfordern die möglichen Einzeleinschleppungen stete Aufmerksamkeit.

Die klassische Cholera hatte in Südamerika im vorigen Jahrhundert zu mehreren Seuchenzügen geführt (1832–1868). Seither war die neue Welt cholerafrei. Im Januar 1991 werden wahrscheinlich durch aus Asien kommende Schiffe El-Tor-Vibrionen in die Häfen Perus eingeschleppt. In wenigen Monaten breitet sich die Cholera mit hoher Dynamik in allen Andenstaaten aus. Im November 1991 erreicht sie im Norden Mexiko-City und im Osten Manaus im Amazonas-Delta und Rio de Janeiro. Damit hat die El-Tor-Cholera innerhalb eines knappen Jahres Mittel- und Südamerika überrannt. Über 250000 Erkrankungen und über 2600 Todesfälle wurden gemeldet; die wirklichen Zahlen dürften um ein Vielfaches höher liegen.

Pathogenese: Die Cholera ist eine Lokalinfektion der oberen Dünndarmabschnitte. Die Vibrionen vermehren sich im Magen-Darm-Kanal, vorwiegend im Dünndarm, und bilden ein Enterotoxin. Dieses Exotoxin haftet irreversibel an einem aus Gangliosid bestehenden Rezeptor der Enterozytenoberfläche und aktiviert – nach einer Latenzperiode – die intrazelluläre Adenylcyclase. Dieses Enzym katalysiert die Überführung von ATP zu zyklischem 3,5-Adenosinmonophosphat, dessen Konzentration in der Darmschleimhaut ansteigt. So kommt es zu einer raschen und starken Hypersekretion von Wasser und Elektrolyten in das Dünndarmlumen. Die Allgemeinerscheinungen sind zum Teil durch toxische Wirkungen der Krankheitserreger, zum Teil durch eine erhebliche Exsikkose und Hyponatriämie bedingt. Infolge des Wasser- und Elektrolytverlustes und der Hämokonzentration kann es zum Kreislaufschock und zum akuten Nierenversagen kommen.

Klinische Symptome: Die Inkubationszeit liegt zwischen wenigen Stunden und 4 (−10) Tagen und ist abhängig von der Menge und Virulenz der aufgenommenen Erreger. Die Erkrankung beginnt entweder allmählich mit zunächst breiigen, später dünnflüssigen Durchfällen oder plötzlich mit dünnflüssigen Entleerungen. Im weiteren Verlauf werden die Durchfälle immer häufiger. Sie haben jetzt wäßrigen Charakter und sind von kleinen Schleimflocken durchsetzt (reiswasserartig). Im Gegensatz zur Ruhr sind die Entleerungen nicht schmerzhaft. Erbrechen tritt hinzu. Der starke Wasser- und Elektrolytverlust führt zu einer deutlichen Austrocknung der Schleimhaut. Der Hautturgor nimmt ab. Wadenkrämpfe treten auf. Es besteht ein erheblicher Verlust von Natrium und Kalium sowie eine Azidose. Die Wangen sind eingefallen, die Augen liegen tief in den Höhlen. Der Leib ist kahnförmig eingezogen. Manchmal endet die Krankheit in einem Schockzustand innerhalb weniger Stunden tödlich. In anderen Fällen kommt es zur Oligurie und Anurie und zum akuten Nierenversagen. Die schwere Form der El-Tor-Erkrankung kann klinisch nicht von der klassischen Cholera unterschieden werden.

Diagnose und Differentialdiagnose: Der Erreger läßt sich im Stuhl mikroskopisch oder kulturell nachweisen. Am 4.−6. Krankheitstag treten im Blut agglutinierende Antikörper auf.

Komplikationen: Gefürchtet sind Mischinfektionen mit Salmonellen und Shigellen. Infolge Austrocknung der Hornhaut während der Exsikkose kann es zu bleibenden Hornhautschäden kommen.

Therapie: Im Vordergrund der Behandlung steht die Auffüllung des Kreislaufs unter Kontrolle des Elektrolyt- und Säure-Basen-Haushaltes und die Bekämpfung der Exsikkose. Die 1. Infusion von etwa ein Liter Elektrolytlösung soll schnell, etwa innerhalb 10 Minuten, erfolgen. Die weiteren Infusionen können sich entsprechend langsamer anschließen. Doch wird man mehrere Liter Flüssigkeit pro Tag geben müssen. Während der Infusionstherapie kommt es infolge der Besserung der Kreislaufverhältnisse und der Behebung der Exsikkose zu neuerlichen Durchfällen. Dies darf jedoch nicht dazu führen, die Infusionstherapie zu unterbrechen. So bald wie möglich sollte auf reichliche orale Flüssigkeitszufuhr umgesetzt werden. Als Antibiotikum verordnet man 200 mg Doxycyclin oral/die. Man erreicht damit eine rasche Normalisierung der Stühle, Abkürzung der Dauer der Vibrionenausscheidung und der Infektiosität.

Immunprophylaxe: Zur aktiven Immunisierung werden heute inaktivierte Choleravibrionen 3mal parenteral injiziert. Bei den Geimpften verläuft die Cholera leichter, wird aber nicht verhindert. Deshalb ist diese Impfart nur zur Individualprophylaxe, nicht aber zur Seuchenprophylaxe geeignet. Ein weiterer Nachteil ist die schlechte Verträglichkeit dieser Impfung.

Eine wirksame Impfung bei einer Lokalinfektion des Darmes kann nur auf oraler Impfstoffzufuhr aufgebaut werden. Solche Impfstoffe sind seit langem mit Erfolg eingesetzt worden. Jüngst wurden Oralimpfstoffe aus nichtvermehrungsfähigen Choleravibrionen und ihren Teilen von Merieux (Lyon) in Thailand in großen Feldversuchen an Kindern und Erwachsenen erfolgreich erprobt.

4.19. Shigellosen (bakterielle Ruhr, Dysenterie)

Mikrobiologie: Die Shigellen gehören zur Familie der *Enterobacteriaceae*; sie sind klein, stäbchenförmig, unbeweglich, gramnegativ und sporenlos. Nach dem Vergärungsvermögen und dem Antigenbestand lassen sich Gruppen und Typen einteilen. Alle Shigellen setzen bei Autolyse ein Endotoxin frei; *nur Shigella dysenteriae*, der Erreger der gefährlichen Shiga-Ruhr, bildet ein Ektotoxin. Bei uns sind die toxinschwachen *Shigella flexneri* und *Shigella sonnei* als Erreger der Flexner- und der Sonne-Ruhr wichtig.

Epidemiologie: Die gefürchtete Shiga-Ruhr ist seit dem Zweiten Weltkrieg aus Mitteleuropa verschwunden; die Flexner-Y- und Sonne-E-Ruhr sind dagegen vor allem in ländlichen Gegenden mit mangelhafter Hygiene noch endemisch. Da die Erkrankungen – vor allem die Sonne-E-Ruhr der Kinder - so leicht verlaufen können, daß nicht einmal ein Arzt bemüht wird, ist ihre Bekämpfung so schwer. Leichtkranke oder Ausscheider sind die Quellen für weitere Schmierinfektionen. Die Ruhr ist eine reine Seuche des Menschen und eine Seuche der Unhygiene.

Pathogenese: Es handelt sich um eine Lokalinfektionskrankheit des Dickdarms mit mehr oder weniger starken toxischen Auswirkungen auf den Gesamtorganismus. Danach kommt es zu einer eitrigen, nekrotisierenden Entzündung der Dickdarmschleimhaut, die nicht durch die Bakterien selbst, sondern wahrscheinlich durch deren Endotoxine hervorgerufen wird. Die bei einigen Shigellen (z. B. Shigella dysenteriae) vorkommenden Exotoxine bewirken allgemeine neurale Schädigungen.

Die Shigellen bleiben am Ort der Entzündung; Bakteriämien oder Sepsis sind äußerst selten.

Klinische Symptome: Die Inkubationszeit ist abhängig von der Menge und Virulenz der eingedrungenen Erreger und liegt zwischen wenigen

Stunden und 5 Tagen. Es bestehen Temperaturen um 39 °C, blutig-schleimige Durchfälle, die von heftigen Tenesmen (Schmerzen am After vor, während und nach dem Stuhlgang) begleitet sind. Die Zahl der Stuhlentleerungen kann bis zu 50/die betragen. Der Stuhldrang besteht fast kontinuierlich, die Stuhlmenge bei den einzelnen Entleerungen ist jedoch gering. Es zeigt sich ein Druckschmerz im Kolonverlauf, besonders im Bereich des Colon descendens und Sigmoideum. Die Zunge ist dick belegt; die trockene Zunge und die trockene Haut zeigen einen Wassermangel an.

Diagnose und Differentialdiagnose: Die Erreger lassen sich im Stuhl nachweisen. Wichtig ist es, daß der Stuhl sofort warm in das Untersuchungsamt oder auf die Kultur gelangt. Am besten ist es, den Stuhl durch Analabstrich zu gewinnen und sofort auf Nährböden zu verimpfen. Serologische Untersuchungsmethoden sind unzuverlässig und für die Diagnostik ungeeignet.

Im Blutbild findet sich eine mäßige bis ausgeprägte Leukozytose mit Linksverschiebung.

Komplikationen: In seltenen Fällen geht die akute Ruhr in eine chronische Form über, die sich über Monate hinziehen kann und anatomisch durch unregelmäßige Ulzera in der Mukosa gekennzeichnet ist. Die Durchfälle treten in der Folgezeit in mehreren, zum Schluß immer leichteren Schüben auf, bis sie schließlich ganz verschwinden. Darmperforation mit Peritonitis kommt äußerst selten vor.

Die Reiter-Trias, eine toxisch bedingte Nachkrankheit, besteht aus Arthritis, Urethritis und Konjunktivitis. Auch sonst sind Rheumatoide bei der Ruhr beobachtet worden.

Dauerausscheidertum kann auftreten. Daher müssen 5 Stühle nach Beendigung der Therapie bakteriologisch negativ sein, bevor die Patienten aus der stationären Behandlung entlassen werden. Die Stuhleinsendungen erfolgen in täglichen Abständen.

Therapie: Wichtig ist Bettruhe, Wärme, Flüssigkeits- und Elektrolytzufuhr sowie eine stopfende Diät. Zur Kupierung der Durchfälle bewährt sich ein Roh-Apfel-Tag (nur rohe, geriebene Äpfel, zusätzlich ungesüßter Tee, keine weitere Kohlenhydratzufuhr, da sonst Gärung eintritt). Am nächsten Tag kann man dann auf eine stopfende, reizlose Kost übergehen. Das Mittel der Wahl bei Ruhr ist Trimethoprim-Sulfamethoxazol $2-3 \times$ täglich 2 Tabletten oder Ciprofloxacin 2×500 mg/die.

Immunprophylaxe: Die parenterale, aktive Immunisierung mit abgetöteten Ruhrbakterien oder ihren Giften wurde aufgegeben, weil sie schlecht verträglich und unwirksam war. Eine Lokalinfektion kann nur durch eine lokale, orale Impfung erfolgreich verhindert werden. Deshalb werden jetzt solche Feldversuche mit Totimpfstoff und mit virulenzabgeschwächten, lebenden Ruhrbakterien unternommen. Eine solche Immunprophylaxe der Ruhr, die zur Zeit nicht zur Verfügung steht, kann in Zukunft wünschenswert werden, weil die Chemoresistenz der Shigellen ständig zunimmt.

4.20. Botulismus

Mikrobiologie: *Clostridium botulinum* gehört zu der Familie der *Bacillaceae*. Es handelt sich um grampositive anaerobe Stäbchen mit sehr hitzebeständigen, endständigen Sporen, die ihren Standort im Boden haben und als solche weltweit verbreitet sind. Man unterscheidet 7 Toxintypen A bis G, von denen A, B und E vornehmlich beim Menschen zu Intoxikationen führen.

Epidemiologie: Die Ektotoxine von *Clostridium botulinum* sind extrem giftig. Deshalb sind sie als B-Waffen immer wieder in Betracht gezogen worden.

Pathogenese: Es handelt sich nicht um eine Infektionskrankheit, sondern um eine Intoxikation durch die von Clostridium botulinum gebildeten Neurotoxine. Clostridium botulinum ist ein Anaerobier, der sich gelegentlich in Büchsennahrung, in Weckgläsern oder z.B. auch in gestopften Würsten findet und unter Luftabschluß vermehrt. Beim Essen der entsprechenden Nahrungsmittel, die einen völlig normalen Geruch und Geschmack haben können, werden die Toxine aufgenommen und entfalten ihre Wirkung im Bereich des Zentralnervensystems. Das Toxin setzt an den Synapsen der Nervenendplatten an und lähmt irreversibel das cholinergische System, indem es die Freisetzung des Acetylcholins verhindert. Im Gegensatz zur Curarevergiftung machen Cholinesteraseinhibitoren die Botulislähmungen nicht rückgängig.

Klinische Symptome und Komplikationen: Nur ⅓ der Fälle zeigt zu Beginn der Erkrankung Erbrechen und Durchfall. Die meisten Patienten erkranken einige Stunden nach Aufnahme der betreffenden Lebensmittel zunächst mit weiten Pupillen, Strabismus, Störung der Speichelsekretion und Augenmuskelstörungen (Abduzens- oder Okulomotoriusparesen), später treten Sprachstörungen und weitere Hirnnervenlähmungen hinzu. Der Krankheitsprozeß breitet sich innerhalb von Stunden oder wenigen Tagen weiter aus, es entwickelt sich zunächst eine allgemeine Muskelschwäche bei erhaltenen Reflexen, dann im Bereich von Extremitäten- und Rumpfmuskulatur Paresen, die rasch fortschreiten können. Subjektive Erscheinungen wie Benommenheit oder Rauschzustände können dem Krankheitsbild vorausgehen. Im weiteren Verlauf treten Schluckstörungen, Heiserkeit, Glottiskrämpfe, Lähmung der Atemmuskulatur, Temperaturabfall auf subnormale Werte, Schock und Herzstillstand hinzu. Der Tod pflegt unbehandelt nach 4−8 Tagen einzutreten.

Diagnose und Differentialdiagnose: Das Botulismustoxin läßt sich im Erbrochenen, in Nahrungsmittelresten oder im Blut des Patienten nachweisen. Dabei werden 10−20 ml Patientenblut Meerschweinchen intraperitoneal injiziert; wenn diese innerhalb von 4−5 Tagen sterben, muß zur Sicherung der Neutralisationsversuch mit Antitoxin durchgeführt werden.

Die Differentialdiagnose stellt sich eher gegenüber neurologischen Erkrankungen als gegenüber solchen des gastroenteritischen Formenkreises.

Komplikationen: Die häufigsten Komplikationen sind Aspirationspneumonien. Außerdem können Herzrhythmusstörungen vorkommen.

Therapie: Man verabreicht antitoxisches Botulismusserum 10000 IE i. m. alle 24 Stunden. Vorher sind die entsprechenden Vorproben zu machen (s. Beipackzettel des Serums und s. unter Diphtherie, S. 199 f.). Außerdem Darmentleerung, Schocktherapie, reichliche Flüssigkeitszufuhr, bei Bedarf künstliche Beatmung.

4.21. Brucellosen (Morbus Bang, Maltafieber)

Mikrobiologie: Die Brucellen sind kleine, kurze, unbewegliche, sporenlose und gramnegative Stäbchen. Aufgrund biochemischer und serologischer Reaktionen sind 3 Brucellaarten unterscheidbar: *Brucella abortus*, pathogen vor allem für Rinder, *Brucella melitensis*, pathogen für Ziegen (Maltafieber), und *Brucella suis*, pathogen für Schweine. Neben diesen bevorzugten Wirten können andere Tiere und der Mensch infiziert werden.

Epidemiologie: Die Brucellosen sind Zoonosen; der Mensch ist nur gelegentlich Endglied der Infektkette, wenn er infizierte, nichtpasteurisierte Milch oder Milchprodukte genießt, oder wenn er beruflich in engen Kontakt mit infizierten Tieren kommt. Die Brucellosebekämpfung (Schlachtung kranker und latent infizierter Tiere, aktive Impfung) ist deshalb Aufgabe der Veterinärhygiene. Die Abwehr muß sich vor allem auf eine Expositionsprophylaxe der gefährdeten Personen konzentrieren.

Pathogenese: Die Erreger gelangen über den Darm in das Blut, es kommt also zunächst zu einem Generalisationsstadium und später zur Ablagerung der Erreger in verschiedenen Organen (immer in Leber und Milz; häufig in Lymphknoten und Knochenmark, gelegentlich auch in Lungen, Endokard, Nieren, Knochen, Gelenken, Muskeln, Zentralnervensystem). Histologisch besteht bei den Brucellosen eine epitheloidzellige Granulomatose, wie sie für subakute, hyperergisierende, zy-

klische Infektionskrankheiten typisch ist. In den Epitheloidzellen können die Erreger längere Zeit verbleiben, was zur Infektionsimmunität
führt. Bei Abklingen der Hyperergie kann es durch Ansiedelung der
Erreger in den Herzklappen zu einer Anergie kommen, welche die
Voraussetzung für die Entstehung einer echten postzyklischen (endo-
karditischen) Sepsis ist.

Klinische Symptome und Komplikationen: Die Inkubationszeit beträgt
durchschnittlich 14 Tage. Als Prodromalerscheinungen bestehen zunächst Kopfschmerzen, allgemeine Abgeschlagenheit und Müdigkeit
sowie Gliederschmerzen. Im Generalisationsstadium findet sich hohes
Fieber, das in sich einen remittierenden Charakter zeigt und in großen
Wellen (14−25 Tage Fieber, 10−15 Tage Pause) verläuft. Bei der
Wiederholung der Wellen ist die Temperaturhöhe etwas niedriger und
der Fieberverlauf etwas kürzer. Ohne Behandlung treten weitere Fie-
berwellen auf, wobei eine merkwürdige Diskrepanz zwischen den hohen Temperaturen und der relativ geringen Beeinträchtigung des Allgemeinzustandes auffällt. Der Puls ist bradykard. Es besteht eine Leukopenie. Im Differentialblutbild sind einerseits Linksverschiebung und
Eosinophilie, andererseits eine Lymphomonozytose nachweisbar, so
daß recht bunte Blutbilder zu beobachten sind. Ferner findet sich im
weiteren Verlauf Anämie und Thrombozytopenie als Zeichen für eine
Beteiligung des Knochenmarks. Weiterhin bestehen eine trockene
Zunge sowie Gelenkschmerzen. Im Verlauf der Krankheit entwickeln
sich Leber- und Milzschwellung. Die Blutsenkungsreaktion ist erhöht,
die Elektrophorese zeigt eine Vermehrung der γ-Globuline. Diese akute Phase kann sich mit wellenförmigem Fieberverlauf über Wochen und
Monate hinziehen.

Die 1. Fieberwelle entspricht dem Generalisationsstadium. In dieser
Zeit besteht trotz des hohen Fiebers keine wesentliche Beeinträchti-
gung des Allgemeinbefindens, und die Patienten klagen lediglich über
Glieder- und Gelenkschmerzen. Bei der 2. Fieberwelle sind Leber und
Milz geschwollen, ebenso die Lymphknoten. Häufig ist in dieser Phase
auch das Knochenmark betroffen. An der Leber kann es zu einer
Hepatitis mit Ikterus kommen. Übergänge in chronische Hepatitis und
Leberzirrhose sind beschrieben worden. Auch Cholezystitis, Cholangitis und Pancreatitis brucellosa sind möglich. Oft besteht eine ausgeprägte hämorrhagische Diathese, die einerseits aus der Thrombozytopenie,
andererseits aus der durch die Leberschädigung bedingten Verminderung der Gerinnungsfaktoren resultiert. Orchitis wurde besonders häufig beim Maltafieber beobachtet. Laryngitis, Bronchitis, Bronchopneumonien, Pleuritiden oder Pleuraempyeme sind weitere Komplikationen. Im Vordergrund der Beschwerden der Patienten stehen Gelenk-
und Muskelschmerzen, die durch echte Myositiden, Arthritiden und
Neuritiden bedingt sind. Daneben finden sich auch Osteomyelitiden,

besonders Spondylitiden im Bereich der Lendenwirbelsäule, bei denen sogar Querschnittslähmungen auftreten können.

Vor allem beim Maltafieber wurden Endokarditiden beschrieben, welche die linksseitigen Herzklappen bevorzugen, ebenso infektiös-toxische Myokarditiden. Meningoenzephalitiden wurden ebenfalls beobachtet. Chronische Verläufe der Brucellosen können sich bis zu 20 Jahre lang hinziehen.

Diagnose und Differentialdiagnose: Die Erreger lassen sich in der Blutkultur und im Knochenmark nachweisen. Serologisch sind Komplementbindungs- und Agglutinationsreaktion heranzuziehen. Die Untersuchungen müssen wie bei allen serologischen Proben mindestens 2mal im Abstand von 8−14 Tagen wiederholt werden. Die Differentialdiagnose stellt sich im akuten Stadium gegenüber allen typhoiden Infektionen, auch gegenüber Miliartuberkulose, Malaria und infektiöser Mononukleose. Bei den Spätmanifestationen an Leber, Wirbelsäule, Gelenken, Nervensystem und Sinnesorganen, sind Fehldeutungen – wenn das vorangegangene akute Stadium unbekannt ist – leicht möglich.

Therapie: Man gibt Tetracycline in Kombination mit Streptomycin und Sulfonamiden; und zwar verordnet man über mindestens 3 Wochen täglich 200 mg Doxycyclin und 1 g Streptomycin sowie 3 × 2 Tabletten Trimethoprim-Sulfamethoxazol über 3 Wochen. Bei Kindern und Schwangeren gibt man anstelle von Doxycyclin Erythromycin. Bei schweren Verlaufsformen fängt man mit niedrigen Dosen an, um eine Herxheimer-Reaktion zu vermeiden. Bei Organmanifestationen ist die Therapie über mindestens 4−6 Wochen fortzuführen. In chronischen Fällen ist die Chemotherapie vielfach unwirksam. Hierbei und auch im akuten Stadium, wenn hyperergische Zeichen bestehen, ergeben sich Indikationen für Corticosteroidanwendungen, die aber immer auf wenige Tage beschränkt bleiben sollen. Bei eitrigen Einschmelzungen sind u. U. chirurgische Eingriffe notwendig.

Immunprophylaxe: Die bisher verfügbaren Lebendimpfstoffe waren in ihrer Wirkung unzuverlässig und schlecht verträglich. Es ist ein Spaltinjektionsimpfstoff gegen Bang in der Erprobung, der wirksam und unschädlich sein soll. Zu impfen gegen diese Zoonose wären alle Menschen, die mit infizierten Tieren und Tierprodukten Kontakt haben können.

4.22. Tularämie

Mikrobiologie: Die systematische Einordnung des Erregers der Tularämie ist noch unsicher. Heute wird er mit der Bezeichnung *Francisella tularensis* vorläufig bei den *Brucellaceae* geführt. Francisella tularensis ist ein aerob wachsendes, gramnegatives, unbewegliches, sporenloses Stäbchen, das vor allem bei wildlebenden Nagern weit verbreitet ist.

Epidemiologie: Die Tularämie ist eine Zoonose, eine tödlich verlaufende Septikämie der Nager, mit sehr breitem Wirtsspektrum. Sie ist an ein bestimmtes, steppenartiges Biotop gebunden, und Epizootien nehmen dann zu, wenn große Nagerpopulationen entstehen. Eigenartig ist das langsame Eindringen der Tularämie in Europa von Südost nach West seit dem Zweiten Weltkrieg. Der Mensch infiziert sich nur beim Kontakt mit erkrankten Tieren: Biß, Verletzung beim Abhäuten von Kadavern, Inhalation von Staub oder Genuß infizierter Nahrungsmittel. In anderen Ländern werden auch Zecken als echte Überträger beschrieben. Übertragungen von Mensch zu Mensch kommen nicht vor. Da es keine Immunprophylaxe gibt, muß sich die Abwehr auf eine gute Expositionsprophylaxe konzentrieren.

Pathogenese und pathologische Anatomie: Keime können über Haut oder Schleimhaut durch direkten Kontakt mit Blut, Organen und Ausscheidungen kranker Tiere aufgenommen werden. In der Regel ist die Eintrittspforte eine Hautverletzung. Je nach der Eintrittspforte und der regionalen Ausbreitung im Sinne des Primärkomplexes unterscheidet man eine kutaneoglanduläre (auch ulzeroglanduläre genannt), eine okuloglanduläre, eine tonsilloglanduläre, eine pulmonale, eine abdominale und eine typhöse Verlaufsform. Der Beginn der Allgemeinerkrankung erfolgt erst nach Durchbrechen der Lymphknotensperre. Es kommt dann zum Generalisationsstadium mit Bakteriämie. Sekundäre Ansiedlungen in den Lungen sind möglich. Die kutaneoglanduläre Form ist mit 85% der Fälle die häufigste.

Pathologisch-anatomisch finden sich im lymphatischen Gewebe fibröse und granulomatöse Herde, die Riesenzellen und Nekrosen enthalten. In diesen Läsionen können die Erreger intrazellulär nachgewiesen werden. Das histologische Bild hat eine gewisse Ähnlichkeit mit der Tuberkulose.

Klinische Symptome: Die Inkubationszeit beträgt 3−5 Tage. Die Krankheit beginnt akut mit Schüttelfrost, hohem Fieber, Mattigkeit und Gliederschmerzen. An der Eintrittsstelle entwickelt sich ein Knötchen, das zum Geschwür werden kann. Die regionalen Lymphknoten schwellen stark an und vereitern unter Umständen. Der Krankheitsverlauf ist langwierig und geht mit intermittierendem Fieber, großer Schwäche und gelegentlich mit Milzschwellung einher.

Die häufigste Verlaufsform ist die *kutaneoglanduläre* mit Eintrittsstelle an der Haut. Außerdem gibt es eine *okuloglanduläre* Form, bei der die Infektion auf dem Wege über die Bindehaut des Auges entsteht (1−3% der Fälle).

Es bestehen Konjunktivitis, Schwellung der Augenlider und Vergrößerung der regionalen Lymphknoten. Bei der *tonsilloglandulären* Form findet sich eine Angina mit Schwellungen der Kieferwinkellymphknoten.

Ferner kennt man eine *typhöse* Verlaufsform mit unklaren hohen Fieberschüben, eine *pulmonale* Form mit Lungeninfiltraten, Hiluslymphknotenschwellungen, exsudativen Pleuritiden und atypischen Pneumonien und eine *abdominale* Form mit Schwellungen der Mesenteriallymphknoten und der Milz. Die Letalität beträgt 1–2%.

Diagnose und Differentialdiagnose: Der Erreger kann mit Hilfe des Tierversuchs in Blut, Lymphknotenpunktat, Gewebestücken, Bindehautgeschabsel, Sputum und Pleurapunktat nachgewiesen werden. Das Material muß rasch auf Spezialnährböden überimpft werden. Außerdem ist der Tierversuch bei Kaninchen, Meerschweinchen, Mäusen und die Verimpfung auf bebrütete Hühnereier möglich. Wegen der Schwierigkeit des direkten Erregernachweises spielt die serologische Diagnostik eine große Rolle.

Agglutinierende Antikörper lassen sich im Blut von der 2. Woche an nachweisen und erreichen in der 4.–5. Krankheitswoche ihren Höhepunkt (Titeranstieg bis 1:20000). Als Grenzwert gilt bei Ungeimpften ein Titer von 1:20 bis 1:40. Die Titer können jahrelang bestehen bleiben.

Differentialdiagnostisch kommen Tuberkulose, Yersiniose, Pest, Typhus, Pneumonien, Fleckfieber, infektiöse Mononukleose, Katzenkratzkrankheit, Toxoplasmose, Brucellose und Lymphogranulomatose in Betracht.

Komplikationen: Rückfälle sind häufig, chronische Verläufe möglich. In schweren Fällen kann eine Sepsis mit Beteiligung von Lungen, Meningen und Gehirn entstehen. Die Lymphknoten vereitern manchmal, und es kann auch zur Ausbildung von Zysten kommen.

Therapie: Man gibt Streptomycin 1 g/die, kombiniert mit Doxycyclin 200 mg/die. Wegen der Rezidivgefahr, die besonders bei frühzeitigem Behandlungsbeginn (ehe sich eine ausreichende Immunität gebildet hat) besteht, soll die Therapie mindestens 5 Tage über die Entfieberung hinaus, im Durchschnitt 14 Tage lang, durchgeführt werden. Bei alleiniger Behandlung mit bakteriostatischen Antibiotika (z. B. Tetracyclin) sind Rezidive häufig.

4.23. Pest

Mikrobiologie: Der Erreger der Pest wird neuerdings systematisch in der Gattung Yersinia als zu der Familie der *Enterobacteriaceae* gehörig geführt. Die bisherige Bezeichnung wurde dementsprechend von Pasteurella pestis in Yersinia pestis umgeändert. *Yersinia pestis* ist ein gramnegatives, unbewegliches und sporenloses Stäbchen. Es gibt keine Unterteilung in verschiedene Bio- oder Serotypen.

Epidemiologie: Die Pest brach nach langer Ruhe aus dem innerasiatischen, jahrtausendealten Endemieherd im Jahre 1896 aus, überzog die ganze Erde mit einer Pandemie von 50 Jahren Dauer und verursachte allein in Indien über 12 000 000 Todesfälle. Durch die schnelle Dampfschiffahrt wurde sie über die ganze Erde verschleppt und verseuchte Länder, die bis dahin pestfrei gewesen waren.

Primär ist die Pest eine Zoonose der Nager, und Ektoparasiten sind die Überträger. Heute ist die sog. *„Waldpest"* das wichtigste Reservoir, sie ist enzootisch unter den wildlebenden Nagern der großen Steppengebiete zwischen der 20 °C-Juli-Isotherme im Norden und der 20 °C-Januar-Isotherme im Süden (Amerika, Südafrika, Zentralasien). Nur Jäger werden sporadisch bei Kontakt mit toten oder kranken Nagern infiziert. Zahlreiche Nagerektoparasiten sind die Überträger. Immer wieder flackern in den Gebieten der Waldpest kleine Epidemien von Beulenpest auf, wie jüngst in Madagaskar. Im Jahre 1989 wurden insgesamt in 11 Ländern der Erde 770 Erkrankungen (104 Todesfälle) gemeldet (gegenüber 1363 Erkrankungen [153 Todesfällen] in 9 Ländern 1988).

Wenn durch engen Kontakt der kranken wilden Nager mit den Hausratten (*Rattus rattus*) diese infiziert wurden, dann wurde Yersinia pestis in typischer Weise durch den „Pestfloh" (*Xenopsylla cheopis*) auf den Menschen übertragen, und es entstand die *Beulenpest*.

Wenn bei solchen Erkrankten ein sekundärer Lungenbefall eintrat, so wurde eine direkte Übertragung des Erregers durch Tröpfcheninfektion von Mensch zu Mensch möglich. Es entstand die besonders bösartige Form der *Lungenpest*. Solche Epidemien traten nur in kalten Gegenden außerhalb der oben genannten Isothermen auf (Sibirien).

Die Pestabwehr baut auf der Rattenvertilgung, vor allem in Häfen und auf Schiffen, auf Trennung von Wild- und Hausnagern durch bauliche Maßnahmen, auf Anwendung von Insektiziden und auf strengem Quarantäne- und Meldewesen auf.

Pathogenese: Die Eintrittspforte des Erregers ist im Bereich der Haut. Die Einstichstelle nach dem initialen Insektenstich kann symptomlos abheilen, es vermag sich von ihr ausgehend jedoch auch ein Pestkarbunkel oder eine Hautpest zu entwickeln. Die Yersinien dringen über die

Lymphbahnen zunächst in die regionären Lymphknoten ein und führen dort zu einer Entzündung mit Einschmelzungen (*Bubonenpest*). Anschließend kann es zur Einschwemmung in das Blut und zur Ansiedlung der Erreger in verschiedenen Organen (Lungen, Milz, Leber, Nieren, Herzmuskel, Gehirn, Haut, Schleimhäuten, serösen Häuten) kommen. Es handelt sich primär um eine Lokalinfektionskrankheit der Haut, die zur Sepsis zu führen vermag.

Klinische Symptome und Komplikationen: Die Inkubationszeit beträgt wenige Stunden bei der Lungenpest und 2−5 (−10) Tage bei der Bubonenpest. Die Erkrankung beginnt plötzlich mit Schüttelfrost, Fieber von 40 °C, Kopf- und Gliederschmerzen, schwerem Krankheitsgefühl und Benommenheit, Erbrechen und Tachykardie. Die Eintrittspforte des Erregers in die Haut ist nicht immer nachweisbar. Manchmal entsteht ein kleines Bläschen, aus dem sich eine furunkelartige nekrotisierende Entzündung entwickeln kann (*Pestkarbunkel, Hautpest*). Die regionären Lymphknoten sind meist schon vor Beginn des Fiebers geschwollen. Sie wachsen zu dicken, schmerzhaften Lymphknotenpaketen an, die auch einschmelzen.

Wenn die Lymphknotenschranke überschritten ist, verbreitet sich der Erreger auf dem Blutweg im Organismus (*Pestsepsis*). Milz, Leber und weitere Lymphknoten vergrößern sich.

Die *Lungenpest* kann entweder hämatogen im Rahmen einer Pestsepsis oder aerogen infolge Tröpfcheninfektion von Mensch zu Mensch entstehen. Sie beginnt mit einer Bronchitis, die rasch in eine konfluierende Bronchopneumonie übergeht und in kurzer Zeit einen ganzen Lungenlappen ergreift. Entsprechend dem hämorrhagischen Charakter der Erkrankung wird ein blutiges Sputum ausgehustet. Infolge des Befalls weiterer Lungenabschnitte entwickeln sich Dyspnoe und Zyanose. Frühzeitig entstehen Herzinsuffizienz und toxisch bedingtes Kreislaufversagen.

Diagnose und Differentialdiagnose: Man wird versuchen, im Gewebesaft des Primäraffektes oder der Lymphknoten die Yersinien mikroskopisch nachzuweisen. Bei der Pestpneumonie gelingt dieser Nachweis im Sputum. Bei der Pestsepsis läßt sich der Erreger aus der Blutkultur und dem Knochenmark isolieren. Auch der Tierversuch an Meerschweinchen und Ratten kann zur Diagnose beitragen. Das Material muß unter sterilen Kautelen entnommen und unter Beachtung aller Sicherheitsmaßnahmen an Laboratorien mit besonderer Arbeitserlaubnis verschickt werden.

Im Frühstadium kann die Pest mit der Tularämie verwechselt werden. Weiterhin kommen differentialdiagnostisch Lymphknotentuberkulose, Yersiniose, Toxoplasmose, Brucellose, Katzenkratzkrankheit, Typhus, Denguefieber und Lymphogranulomatose in Betracht.

Therapie: Durch die antibiotische Behandlung, die so früh wie möglich einsetzen sollte, wurde die Prognose der Pest weitgehend gebessert. Am wirksamsten ist Streptomycin. Man gibt am 1. Tag 4 g, dann 3 g bis zur Entfieberung, dann 2 g bis zu einer Gesamtdosis von 30 g. Auch die neueren Aminoglykoside können verabreicht werden. Eine Kombination mit Tetracyclinen und Sulfonamiden (Trimethoprim-Sulfamethoxazol) ist möglich.

Immunprophylaxe: Impfstoffe aus inaktivierten oder vermehrungsfähigen virulenzabgeschwächten Yersinia pestis sind millionenfach injiziert worden. Diese Impfungen haben die Sterblichkeit und die Verlaufsformen der Pest günstig beeinflußt; eine entscheidende Wirkung auf den Seuchengang haben sie nicht gehabt. Heute sind Impfungen nur noch bei Laboratoriumspersonal angezeigt.

4.24. Weitere Infektionen durch Yersinien

Mikrobiologie: Neben *Yersinia pestis* sind noch 2 Yersinien für den Menschen pathogen und wichtig:

Yersinia pseudotuberculosis und *Yersinia enterocolitica*, die heute auch der Familie der *Enterobacteriaceae* zugeordnet werden.

Der Erreger der Pseudotuberkulose kann nach 5/O- und 5/H-Antigenen in verschiedene Serotypen unterteilt werden. Der Erreger der Enterokolitis hatte verschiedene Bezeichnungen: Bacterium enterocoliticum, Pasteurella X, Pasteurella pseudotuberculosis Typ b. Yersinia enterocolitica wird in 5 verschiedene Biotypen und 9 Serotypen unterteilt.

Epidemiologie: Die Epidemiologie der Pseudotuberkulose ist noch ungeklärt. Sicher ist nur, daß Yersinia pseudotuberculosis sehr weit bei wildlebenden Nagern und Vögeln verbreitet ist. Die klinische Symptomatologie bei Tieren ist sehr uneinheitlich.

Yersinia enterocolitica wurde bisher bei Chinchillas, Hasen, Schweinen und Hunden nachgewiesen. Wie die recht seltenen Infektionen des Menschen zustande kommen, ist noch unklar; die Übertragung durch Nahrungsmittel ist am wahrscheinlichsten.

Pathogenese und pathologische Anatomie: Beim Menschen unterscheidet man 3 Formen:

- Die *septisch-typhöse Verlaufsform*, bei der sich knotenförmige abszedierende oder verkäsende Herde in den Organen, besonders in Leber und Milz, finden.
- Die *abszedierende retikulozytäre Lymphadenitis*. Es handelt sich um eine subakute Lymphadenitis der mesenterialen Lymphknoten in der ileozäkalen Region. Infolge einer entzündlichen Reaktion des

lymphatischen Gewebes der Darmschleimhaut kann sich sekundär eine Ileitis terminalis entwickeln, die teilweise zu ulzerösen Schleimhautprozessen führt.

– Die *enteritische* Form, die wie eine unspezifische Enteritis verläuft. Die Inkubationszeit beträgt 3–10 Tage.

Die ersten beiden Verlaufsformen werden als zyklische Infektionskrankheiten angegeben, bei der 3. dürfte es sich um eine Lokalinfektionskrankheit handeln.

Klinische Symptome und Komplikationen:

– *Septisch-typhöse Verlaufsformen.* Die Patienten, meist männliche Erwachsene, erkranken mit hohem Fieber, Schüttelfrost, starker Schweißneigung, Kopf- und Gliederschmerzen, gelegentlich Konjunktivitis. Im weiteren Verlauf bekommen die Temperaturen einen intermittierenden „septischen" Charakter; Erbrechen, Durchfälle und rasche Gewichtsabnahme treten hinzu. Leber und Milz sind vergrößert, es besteht Benommenheit bis zum Koma, häufig treten Ikterus, Bronchitis- oder Bronchopneumonie hinzu. Ohne Behandlung sterben die Patienten zwischen dem 10. und 20. Krankheitstag unter zunehmenden Intoxikationserscheinungen.

– Die *abszedierende retikulozytäre Lymphadenitis* befällt meist Kinder und Jugendliche, die unter den klinischen Erscheinungen einer akuten Appendizitis erkranken und meist operiert werden. Die Erkrankung beginnt akut mit Schmerzen im rechten Unterbauch, hohen Temperaturen, Leukozytose und Druckempfindlichkeit im Bereich des McBurney-Punktes. Bei der Operation ist die Appendix unauffällig. Es finden sich jedoch einzelne oder paketartig vergrößerte Lymphknoten im Ileozäkalwinkel sowie eine Wandverdickung des distalen Ileums und des Zäkums.

– Die *enteritische* Form ist klinisch nicht von anderen Enteritiden zu unterscheiden. Manchmal stehen kolikartige abdominelle Schmerzen im Vordergrund. Bei Patienten mit Immunabwehrschwäche können Fälle von Sepsis auftreten. Bei Patienten, die HLA-B27-positiv sind, wurde die Reiter-Trias als Nachkrankheit beobachtet. Außerdem sind Fälle von Erythema nodosum, Arthritis, Polyneuropathie mit Guillain-Barré-Syndrom, Karditis, Glomerulonephritis, Osteomyelitis und Meningitis vorgekommen.

Diagnose und Differentialdiagnose: Der Erregernachweis gelingt bei der septisch-typhösen Form aus dem Blut, sowohl kulturell als auch mittels des Tierversuches am Meerschweinchen. Der peritrich begeißelte bewegliche Erreger bildet in der Agarkultur graugelbliche, halbkugelige Kolonien. Bei der abszedierenden retikulozytären Lymphadenitis kann man die Yersinien gelegentlich im Operationsmaterial nachweisen. Bei der enterischen Form vermögen die Erreger kulturell aus dem

Stuhl isoliert zu werden, bei Sepsis aus der Blutkultur. Agglutinierende Antikörper werden mit Hilfe der Widal-Reaktion bestimmt, wobei Kreuzreaktionen mit Salmonellen vorkommen. Es gibt auch eine Komplementbindungsreaktion, die aber nicht so zuverlässig ist wie die Agglutinationsreaktion.

Neuerdings wird der indirekte Fluoreszenztest zur Diagnose herangezogen, bei dem ein mit Fluoreszenzfarbstoff markiertes Antihumanglobulin verwendet wird. Titerwerte von 1:160 und höher sprechen in Verbindung mit dem klinischen Bild für eine Yersiniose.

Differentialdiagnostisch kommen bei der septisch-typhösen Form sowohl der Typhus als auch septische Allgemeinerkrankungen, bei der enteritischen Form andere Enteritiden und bei der abszedierenden retikulozytären Lymphadenitis hauptsächlich die Appendizitis in Frage. Der Nachweis eines beweglichen Tumors im rechten Unterbauch bei fehlender Bauchdeckenspannung spricht gegen Appendizitis und für abszedierende retikulozytäre Lymphadenitis.

Therapie: Man gibt bei Infektionen mit Yersinia pseudotuberculosis in schweren Fällen Doxycyclin 200 mg/die mindestens 10 Tage lang, eventuell in Kombination mit Cotrimoxazol 3 × 2 Tbl./die bzw. 3 × 1 Tbl. forte/die 10 Tage lang. Auch Ampicillin und Gentamicin können angewendet werden. Bei unkomplizierten Fällen von Enteritis infectiosa durch Yersinien ist die Therapie symptomatisch mit Flüssigkeits- und Elektrolytersatz. Nur bei schweren Fällen und Komplikationen sollte eine Chemotherapie mit Doxycyclin und Cotrimoxazol erfolgen.

4.25. Koliinfektionen

Mikrobiologie: Die Kolibakterien gehören zu den *Enterobacteriaceae*; sie sind kurze, gramnegative, sporenlose, in der Regel bewegliche Stäbchen mit sehr komplexer Antigenstruktur. Man systematisiert sie nach den Körper-O-Antigenen (mehr als 100 Typen), den Kapsel-K-Antigenen und den Geißel-H-Antigenen. Einige Typen sind menschen-, andere spezifisch tierpathogen. Man spricht dann von Dyspepsiekolistämmen. Sie bilden Enterotoxine.

Epidemiologie: Kolibakterien sind ein Bestandteil der normalen Bakterienflora des menschlichen Darmes. Die Dyspepsiekolibakterien dagegen sind weltweit verbreitete Krankheitserreger, die zur Enteritis führen. Sie verursachen – mit zentralen Lebensmitteln verbreitet – Explosionsepidemien von Enteritis infectiosa. Besonders gefürchtet sind diese enteropathogenen Kolistämme in Säuglingsstationen und -heimen; hier gehören sie zum sog. „modernen Hospitalismus".

Pathogenese: *Escherichia coli* befindet sich als Saprophyt im Darm des Menschen. Nur wenn die Kolibakterien in andere Organe (z. B. in die

Harn- und die Gallenwege) gelangen, rufen sie dort entzündliche Krankheitsbilder hervor. Auch das Auftreten einer Kolisepsis oder Kolimeningitis ist von solch einem entzündlichen Herd aus möglich.

Die enteropathogenen Dyspepsiekolikeime erzeugen vor allem bei Säuglingen und kleinen Kindern Enteritiden. Pathologisch-anatomisch sind die Dünndarmepithelien in diesen Fällen von einem dicken Kolirasen überzogen und zeigen alle Schweregrade einer akuten Schleimhautentzündung bis zur hämorrhagischen und nekrotisierenden Enteritis.

Erwachsene können bei Reisen in ferne Länder (Mexiko, Indien) mit fremden Kolistämmen infiziert werden und ebenfalls an einer Enteritis erkranken, wobei die Kolibakterien und ihre Toxine in die Darmschleimhaut eindringen.

Klinische Symptome und Komplikationen: Cholezystitis, Cholangitis, Zystopyelitis, Peritonitis und Meningitis sowie die Kolisepsis bieten im klinischen Bild keine erregerspezifischen Besonderheiten.

Die *Kolienteritis* hat eine Inkubationszeit von 2–10 Tagen. Die Säuglinge erkranken mit Appetitlosigkeit, Erbrechen, Gewichtsabnahme und wäßrigen Durchfällen. Oft besteht Fieber sowie Exsikkose und Azidose. Unbehandelt beträgt die Letalität 50%, wobei die Säuglinge unter zunehmender Kreislaufschwäche und Intoxikationserscheinungen sterben.

Diagnose und Differentialdiagnose: Die Kolikeime lassen sich kulturell aus Blut, Eiter, Gallensaft, Harn und Liquor züchten.

Bei der Kolienteritis der Säuglinge werden die Kolieerreger aus dem Stuhl nachgewiesen und die pathogenen Stämme identifiziert. Zur schnellen Diagnose und als Suchtest eignet sich besonders die Immunfluoreszenz.

Therapie: Die Wahl des Medikaments wird durch die Prüfung der Antibiotikaempfindlichkeit der Kolikeime bestimmt. Es kommen in Frage: Aminopenicilline, alle Cephalosporine, die neueren, nur parenteral zu verabreichenden Aminoglykoside (Gentamicin, Tobramycin, Sisomicin, Netilmicin und Amikacin). Bei Harnwegsinfektionen ohne Gewebebeteiligung kann man außerdem Nitrofurantoin und Nalidixinsäure anwenden. Die Kombination Trimethoprim-Sulfamethoxazol ist meist recht gut wirksam. Die Behandlung soll allgemein 3–8 Tage über die Entfieberung hinaus durchgeführt werden.

Bei der Kolidyspepsie der Säuglinge muß der Wasser- und Elektrolytverlust ausgeglichen werden, es kommt darauf an, den Darm zu schonen, durch vorsichtigen Nahrungsaufbau den Patienten zu kräftigen und durch Antibiotikagabe den Erreger zu eliminieren. Die Dyspepsiekoli sind im Gegensatz zu anderen Kolibakterien häufig gegen Streptomycin, Tetracycline, Chloramphenicol und manchmal auch gegen Aminoglykoside resistent, so daß zur Behandlung gelegentlich Polymyxin oder Colistin angewendet werden muß.

4.26. Infektionen durch Klebsiellen, Serratien und Enterobacter

Mikrobiologie: Die Klebsiellen gehören ebenfalls zu den *Enterobacteriaceae* und unterscheiden sich von Kolibakterien durch ihr Vergärungsmuster und durch ihre Unbeweglichkeit. *Klebsiella pneumoniae*, die im Stuhl und Respirationstrakt von Gesunden häufig zu finden ist, ist von pathogenetischer Bedeutung, wenn sie infolge Resistenzschwäche bis in die Lunge vordringen kann. Bei Kindern ist Klebsiella pneumoniae auch bei Harninfektionen oder Enteritiden zu finden.

Klebsiella ozaenae ist der Erreger der Ozäna und der Rhinitis atrophicans. *Klebsiella rhinoscleromatis* gilt als Erreger des Rhinoskleroms.

Das Genus Serratia wird zu den Enterobacteriaceae gerechnet; 3 Spezies sind vor allem zu nennen: Serratia marcescens (früher Bacterium prodigiosum, bildet roten Farbstoff = Prodigiosin), Serratia liquefaciens und Serratia rubidiacea. Die Serratien kommen in verschiedenen Serotypen vor und sind ubiquitär verteilt.

Die ebenfalls ubiquitär vorkommenden Bakterien der Enterobactergruppe, in der Hafnien und Enterobacter cloacae zusammengefaßt werden, gehören ebenfalls zu den Enterobacteriaceae.

Epidemiologie: Klebsiellen, Serratien und Enterobacter sind infolge ihrer relativ hohen Resistenz gegenüber Desinfektionsmitteln und Antibiotika zunehmend für den Hospitalismus, also für sekundäre Infektionen im Krankenhausbereich, wichtig geworden.

Pathogenese: Klebsiellen kommen in der Darmflora gesunder Personen vor und können bei immunabwehrgeschwächten Patienten in andere Organe einwandern und dort schwere Krankheitserscheinungen auslösen.

Klebsiellen sind die Erreger der Friedländer-Pneumonie. Möglicherweise ist auch das Rhinosklerom durch Klebsiellen bedingt. Auf Intensivstationen kommen auch Klebsielleninfektionen des Respirationstraktes, der Gallenwege und der Harnwege vor. Eine Pneumonie durch Klebsiellen ereignet sich vorwiegend bei Patienten mit Abwehrschwäche und bei denen, die eine sog. Antibiotikaprophylaxe erhalten haben, wodurch die leichter zu eliminierenden Keime beseitigt sind. Nach operativen Eingriffen aller Art, Dauerdialyse, Herzkatheterismus und anderen instrumentellen Maßnahmen sind Klebsiellenbesiedlungen, Infektionen und auch Sepsisfälle nicht selten.

Serratien und Enterobacter kommen ebenfalls vorwiegend auf Intensivstationen bei Patienten, die allgemein abwehrgeschwächt sind, und bei denen die üblichen Keime durch Antibiotikaprophylaxe beseitigt sind, vor. Diese Erreger finden sich sowohl in Trachealabstrichen als auch als Erreger von Pneumonien, Harnwegsinfekten, Thrombophlebitis und Sepsis.

Klinische Symptome: Die Klebsiellen-Pneumonie (Friedländer-Pneumonie) entwickelt sich im Gegensatz zur Pneumokokkenpneumonie langsam. Herpes fehlt fast immer. Es handelt sich jedoch ebenfalls um lobäre oder lobuläre Prozesse. Das Fieber ist mäßig hoch, das Sputum zähschleimig, gelegentlich hämorrhagisch, der Verlauf protrahiert bei verzögerter Rekonvaleszenz.

Das Rhinosklerom beginnt mit Jucken in der Nase, die im weiteren Verlauf tumorartig anschwillt und sich blaurot verfärbt. Die Nasengänge werden durch derb elastisches granulomatöses Gewebe verlegt. Knorpel und Knochen sind meist nicht angegriffen.

Weiterhin sind Klebsiellen – ebenso wie Serratien und Enterobacter – in der Lage, Zystopyelonephritiden, Cholangitiden, Meningitiden, Puerperalfieber, bakterielle Endokarditis, Pneumonien und Sepsis auszulösen und spielen eine Rolle bei nosokomialen Infektionen.

Diagnose und Differentialdiagnose: Die genannten Erreger lassen sich kulturell in Sputum, Harn, Gallensaft, Liquor, Eiter und Blutkultur, im Sputum auch mikroskopisch nachweisen. Außerdem sind eine Komplementbindungsreaktion und ein Hauttest mit Klebsiellenantigen möglich.

Komplikationen: Bei den Klebsiellenpneumonien sind Lungenabszesse und Pleuraempyeme häufig.

Therapie: Entscheidend ist ein frühzeitiger Therapiebeginn, der sich nach der Erregerempfindlichkeit im Antibiogramm richtet. Klebsiellen sprechen am besten auf die neueren Aminoglykoside (Gentamicin, Tobramycin, Sisomicin, Netilmicin oder Amikacin) oder auf die neueren Cephalosporine an. Die Mittel der Wahl gegen Enterobacter sind die neueren Cephalosporine (Cephamandol und Cefuroxim). Serratia spricht ebenfalls am besten auf die neueren Aminoglykoside an. Die Therapiedauer sollte in all diesen Fällen mindestens 10−14 Tage betragen, wobei allerdings auf Nebenwirkungen der Antibiotika zu achten ist. Bei chronischen Harnwegsinfektionen ist Langzeittherapie erforderlich.

4.27. Proteusinfektionen

Mikrobiologie: Die Proteusbakterien sind gramnegative, sporenlose und stark bewegliche Stäbchen. Sie sind ubiquitär und meist auch im Darm des Menschen nachweisbar. Gewisse OX-Stämme haben mit einigen Rickettsien gemeinsame Polysaccharide; dies führt zu serologischen Kreuzreaktionen (Weil-Felix-Reaktion, S. 166).

Pathogenese: Proteusbakterien finden sich häufig als Erreger von Zystopyelonephritiden, oft in Form der Mischinfektion mit anderen gramnegativen Keimen, außerdem bei Cholezystitis, Cholangitis, Wundinfektionen, Otitis media, Bronchiektasen, Pleuraempyemen, Enteritis, Meningitis und Sepsis. Es handelt sich häufig um Patienten von Intensivstationen, die allgemein resistenzgemindert sind, bei denen verschiedene invasive Eingriffe (künstliche Beatmung, künstliche Niere, Harnblasen- und Venenkatheter) durchgeführt worden sind und die schon mit Antibiotika behandelt worden sind, so daß die normale Flora zerstört ist.

Klinische Symptome: Diese unterscheiden sich nicht von den durch andere Bakterien ausgelösten entsprechenden Erkrankungen.

Diagnose und Differentialdiagnose: Die Erreger lassen sich kulturell in Urin, Gallensaft, Sputum, Mund- und Ohrabstrichen, Pleurapunktat, Stuhl, Liquor und Blut nachweisen.

Komplikationen: Die Komplikationen entsprechen den einzelnen Grundkrankheiten.

Therapie: Entscheidend für die Wahl des Medikamentes ist das Antibiogramm. Grundsätzlich neigen die indolpositiven Arten (Proteus vulgaris, Proteus morganii und Proteus rettgeri) mehr zur Resistenz als Proteus mirabilis, der im allgemeinen auf Aminopenicilline oder Chinolone (Ciprofloxacin) gut anspricht. Die übrigen Proteuserreger können mit den modernen Cephalosporinen der dritten Generation behandelt werden. Außerdem kommen die neueren Aminoglykoside sowie auch bakterizide Penicillindosen (40–60 Mill. IE/die in i.v. Dauertropfinfusion) in Frage.

4.28. Pseudomonasinfektionen

Mikrobiologie: *Pseudomonas aeruginosa* ist ein ubiquitäres, gramnegatives, bewegliches Stäbchen, das einen wasserlöslichen, blaugrünen Farbstoff bildet (Pyocyanin → blauer Eiter). Einige Stämme bilden proteolytische Enzyme und Endotoxine, die von pathogenetischer Bedeutung sind.

Pathogenese: *Pseudomonas aeruginosa* ist normalerweise nur geringfügig pathogen. Nur bei besonderer Infektanfälligkeit, z. B. bei Diabetikern während einer Corticosteroid- oder Zytostatikamedikation oder allgemein bei Patienten auf Intensivstationen gewinnt dieser Erreger krankheitsauslösende Bedeutung.

Er kommt meist als sekundärer Keim in Frage bei chronischen Harnwegsinfektionen, chronischen Infektionen des weiblichen Genitaltrakts, der Atem- und der Gallenwege, Wundinfektionen, Säuglingsdyspepsie, Meningitis, Augeninfektionen, Peritonitis und Sepsis.

Pathologisch-anatomisch ist die Ansiedlung von Pseudomonas in den Gefäßwänden bekannt, ferner lokalbedingte Ernährungsstörungen, offenbar durch toxische Einflüsse in der Umgebung dieser Keime. Doch ist dies eher ein Zeichen von Abwehrschwäche als eine spezifische Reaktion der Pseudomonaserreger.

Klinische Symptome: Infektionen durch Pseudomonas aeruginosa verlaufen wenig charakteristisch. Sie kommen häufig bei Patienten auf Intensivstationen, bei denen verschiedene invasive Maßnahmen (künstliche Beatmung bei Tracheotomie oder Intubation, Hämodialyse, Venenkatheter oder Blasenkatheter) durchgeführt worden sind, vor.

Infektionen des Magen-Darm-Traktes mit blutigen Durchfällen sind bei Erwachsenen in tropischen Ländern bekannt. Bei Säuglingen und Kleinkindern werden Dyspepsien mit schwerer Exsikkose beobachtet.

Meningitiden sind primär, vor allem aber sekundär nach diagnostischen Eingriffen vorgekommen. Sie beginnen meist recht plötzlich, verlaufen unbehandelt vielfach nach 10–25 Tagen tödlich.

Bei Otitis media und externa kann Pseudomonas aeruginosa der Erreger einer meist chronisch-rezidivierenden Verlaufsform sein.

Sepsis durch Pseudomonas aeruginosa verläuft besonders schwer. Die Leukozytose ist bei dieser Sepsisform außerordentlich gering, Schüttelfröste werden kaum beobachtet, Hautnekrosen sind relativ häufig.

Diagnose und Differentialdiagnose: Die Erreger lassen sich kulturell in Urin, Sputum, Gallensaft, Liquor, Stuhl, Wundabstrichen, Augenabstrichen und Blut nachweisen.

Komplikationen: Diese entsprechen den üblichen Komplikationen der einzelnen Krankheitsbilder.

Therapie: Die Behandlung richtet sich nach dem Antibiogramm. In der Regel ist Pseudomonas gegenüber den üblichen Antibiotika wie Penicillin G, Aminopenicilline, Cephalosporine, Tetracycline, Chloramphenicol und gegen die Kombination Trimethoprim-Sulfamethoxazol resistent. Zur Behandlung kommen Carbenicillin, Ticarcillin, Azlocillin, Piperacillin und Mezlocillin sowie die modernen Aminoglykoside (Gentamicin, Tobramycin, Sisomicin, Netilmicin, Amikacin) und einige neuere Cephalosporine (z. B. Cefsulodin) in Frage. Am besten bewährt sich die Kombination eines Aminoglykosids mit Azlocillin.

4.29. Nosokomiale Infektionen

Definition: Unter nosokomialen Infektionen versteht man Infektionen, die im Krankenhaus übertragen werden. Infektionsquellen sind entweder der Patient selbst, andere Patienten oder das gesunde ärztliche und pflegerische Personal, sonstige Mitarbeiter oder Besucher.

Häufigkeit: In der Bundesrepublik Deutschland traten nosokomiale Infektionen bei 4−8% der Krankenhauspatienten – auf Intensivstationen bei bis zu 30% – auf. Am häufigsten sind Harnwegsinfektionen, aber auch Atemwegsinfektionen sind bei künstlicher Beatmung nicht selten.

Vorkommen: Ursachen für die Zunahme dieser Infektionen gegenüber früheren Jahren sind:

1. Extreme Lebensalter (sehr alte Menschen und Frühgeborene).
2. Der Fortschritt in der operativen Technik erlaubt wesentlich größere Eingriffe, z. T. mit Implantation von Kunststoffen und Organtransplantationen.
3. Auch in der inneren Medizin gibt es komplizierte apparative und invasive Techniken (z. B. künstliche Beatmung, Hämodialyse, Peritonealdialyse, Endoskopien, Herzkatheter).
4. In den Krankenhäusern befinden sich mehr Patienten, die in ihrer Infektanfälligkeit gestört sind (z. B. Blutkrankheiten, Therapie mit Zytostatika, Prednisolon und anderen Immunsuppressiva, Transplantationspatienten, AIDS).
5. Die falsche Anwendung führt zur Resistenzentwicklung gegen Antibiotika.
6. Bauliche und technische Gegebenheiten bringen zusätzliche Probleme (z. B. Klimaanlagen).

Bei den Erregern kann es sich um die normale Nasen-Rachen-Haut- oder Darmflora handeln, die durch invasive Eingriffe ins Körperinnere verschleppt wird.

In anderen Fällen wird der Erreger erst nach der Einlieferung ins Krankenhaus als neuer Bestandteil der Rachen- oder Darmflora erworben. Derartige Hospitalkeime sind oft wesentlich resistenter gegen Antibiotika als die normale Flora. Einzelne Antibiotika üben einen unterschiedlichen Selektionsdruck auf Bakterienpopulationen aus, so daß es in unterschiedlichem Maße zur Entstehung resistenter Keime kommt. Derzeit scheint Amikacin die Resistenzentwicklung in geringerem *Maße zu fördern als andere* Substanzen.

Pathologie und Pathophysiologie: Als Übertragungsmöglichkeiten sind zu nennen:

1. Infektionen der Harnwege (z. B. durch Katheterismus, Blasenspülung, Zystoskopie). Hierbei kann es zur Urethritis, Zystopyelonephritis und auch zu Nierenabszessen und Sepsis kommen.
2. Infektionen der Atemwege, insbesondere bei Intubation, Tracheotomie, künstlicher Beatmung, Absaugung, Inhalationen. Hierbei kann es zu Pneumonien und Lungenabszessen kommen, die ihrerseits Ausgangspunkt einer Sepsis werden können.
3. Wundinfektionen sowie Infektionen des Peritoneums.
4. Infektionen auf dem Blutwege, z. B. bei Venenkathetern, Thrombophlebitis. Diese führen häufig zur Sepsis und Endokarditis.

Ätiologie: Obwohl nosokomiale Infektionen durch eine Vielzahl von Mikroorganismen hervorgerufen werden können, sind Staphylococcus aureus und die gramnegativen Stäbchenbakterien die am häufigsten beteiligten Erreger. Gramnegative Stäbchenbakterien sind für die Hälfte aller nosokomialen Infektionen (Harnwegsinfektionen, Pneumonien, Septikämien und chirurgische Wundinfektionen) verantwortlich. Unter den gramnegativen Bakterien sind die Enterobacteriaceae die größte Gruppe (E. coli, Klebsiellen, Enterobacter, Serratien, Proteus). Bei den E.-coli-Stämmen handelt es sich häufig um solche, die das K1-Antigen nicht besitzen. Ein weiterer Erreger nosokomialer Infektionen ist Pseudomonas aeruginosa (s. auch bei den einzelnen Kapiteln).

Besonderheiten: Durch kontaminierte Infusionslösungen kann es zum Auftreten von Sepsis und Schock kommen, wenn die Lösungen mit Bakterien oder Endotoxin verunreinigt sind. Häufiger entstehen Sepsis und Schock jedoch dadurch, daß Infektionserreger von einer Eintrittspforte (z. B. Harnwegsinfektion, Thrombophlebitis) in die Blutbahn vordringen. Das Spektrum der beteiligten Mikroorganismen entspricht daher der Flora der jeweiligen Eintrittspforte. Außerdem variiert das Erregerspektrum von Krankenhaus zu Krankenhaus und innerhalb einzelner Abteilungen.

Krankheitsbild: *Anamnese*: Der häufigste Infektionsort sind die ableitenden Harnwege mit der Folge der Zystopyelonephritis. Ein geschlossenes Kathetersystem und die Vermeidung überflüssiger Harnblasenkatheterisierungen sowie die Vermeidung von Blasenspülungen und Blaseninstillationen trägt dazu bei, einen Teil dieser Infektionen zu vermeiden.

Weiterhin kommen besonders bei künstlicher Beatmung Infektionen der Atemwege mit Pneumonien, Lungenabszessen und u. U. auch Sepsis vor.

Ferner sind Wundinfektionen und Infektionen auf dem Blutwege (Kavakatheter, Venae sectio, Thrombophlebitis), die direkt zur Sepsis und Endokarditis führen können, zu nennen.

Aus allen vorgenannten Lokalinfektionen kann sich jeweils eine Sepsis mit allen Folgeerscheinungen entwickeln (s. unter den entsprechenden Krankheitsbildern).

Befunde: Sie entsprechen den jeweiligen Krankheitsbildern.

Besondere Untersuchungsmethoden: Von den als Eintrittspforte in Frage kommenden Lokalisationen sollte Material gewonnen werden – z. B. Sputum, Trachealsekret, Urin, Wundsekret – und sorgfältig nach Gram gefärbt und kultiviert werden. Außerdem sind Blutkulturen erforderlich.

Verlauf und Prognose: Sie entsprechen den einzelnen Krankheitsbildern. Die Prognose ist besonders bei immunabwehrgeschwächten und neutropenischen Patienten schlecht.

Komplikationen: s. bei den einzelnen Krankheitsbildern.

Differentialdiagnose: s. bei den einzelnen Krankheitsbildern.

Therapie: Nach Abnahme der entsprechenden Materialien muß sofort eine antibiotische Therapie einsetzen. Zur Initialbehandlung bei noch unbekanntem Erreger ist häufig der kombinierte Einsatz von 2 oder 3 Antibiotika erforderlich. Die Kombination eines staphylokokkenwirksamen Cephalosporins mit einem Aminoglykosid besitzt 1. den Vorteil eines breiten Wirkungsspektrums und 2. den einer synergistischen Wirkung auf zahlreiche gramnegative Bakterien. Bei Patienten mit immunologischer Abwehrschwäche ist ein derartiger Synergismus besonders wichtig und ist auch das Risiko einer Pseudomonasinfektion in Betracht zu ziehen. Man gibt daher zusätzlich ein gegen Pseudomonas wirksames Penicillin wie Azlocillin, Mezlocillin oder Piperacillin. Piperacillin dürfte hierbei das breiteste Wirkspektrum besitzen. Die Auswahl der Antibiotika hängt im übrigen von den in der jeweiligen Station vorherrschenden Erregern und ihrer Antibiotikaempfindlichkeit und von klinischen Hinweisen auf den Ursprungsort der Infektion ab.

Nach der bakteriologischen Erregeridentifizierung und Bestimmung der Antibiotikaempfindlichkeit kann die Therapie in vielen Fällen mit einem einzigen Antibiotikum, z. B. einem Cephalosporin der 2. oder 3. Generation oder einem Chinolonderivat wie Ciprofloxacin, weitergeführt werden.

Prophylaxe: Die Prophylaxe besteht vor allem in Maßnahmen, welche die Infektionsketten unterbrechen, d. h. in sorgfältiger Durchführung aller Vorschriften der Hygiene. Besondere Sorgfalt muß auf die Sterilisierung und Reinigung von Beatmungsgeräten und -material gelegt werden. Beatmungsschläuche sollen öfter gewechselt und sämtliche Behälter der Atmungsgeräte häufig gesäubert und getrocknet werden, weil an diesen Stellen die Gefahr der Pseudomonasansiedlung besteht.

Das Bundesgesundheitsamt hat eine Richtlinie für die Erkennung, Verhütung und Bekämpfung von Krankenhausinfektionen herausgegeben. Diese Richtlinie sieht u. a. die Bildung von Hygienekommissionen in den Krankenhäusern vor. Das Vorhandensein einer Hygienekommission entbindet jedoch die einzelnen Ärzte und Pflegekräfte nicht von ihren Pflichten. Jeder Arzt und jede Pflegekraft ist im eigenen Tätigkeitsbereich für die Beachtung der Grundsätze der Asepsis, Desinfektion und Sterilisation verantwortlich. Darüber hinaus soll für je 300 Betten eine hauptamtliche Hygienefachschwester (-pfleger) angestellt werden.

4.30. Tetanus (Wundstarrkrampf)

Mikrobiologie: Der Erreger, *Clostridium tetani*, ist ein schlankes, obligat anaerobes, grampositives Stäbchen mit einer endständigen Spore. Alle Stämme bilden ein neurotropes Ektotoxin. Die Sporen sind in Erde und Staub unbegrenzt lebensfähig.

Epidemiologie: Der Erreger ist im Erdboden, vor allem in mit Tiermist gedüngtem, weltweit nachweisbar. Bei jeder verschmutzten Verletzung können Tetanussporen in die Wunde gelangen. Der Tetanus wird nicht von Mensch zu Mensch übertragen. Er gehört also nicht zu den „übertragbaren Krankheiten" im Sinne des „Seuchengesetzes". Eine allgemeine Infektionsprophylaxe ist nicht möglich; um so wichtiger ist die Immunprophylaxe.

Pathogenese: Es handelt sich um eine Lokalinfektion mit im Vordergrund des Krankheitsbildes stehenden toxischen Erscheinungen. Der Erreger gelangt mit Erde in Wunden und bildet hier ein Toxin, wenn in dem geschädigten Gewebe der Sauerstoffeintritt gesperrt ist. Das Gift, das Tetanospasmin, das fraktioniert aus der Wunde in das Blut übertritt, führt zu erhöhter Reflexerregbarkeit und tonischer Steifheit der Muskulatur.

In seltenen Fällen können die Tetanusbakterien latent im Gewebe bleiben und erst nach längerer Zeit im Rahmen einer erneuten Traumatisierung zum Krankheitsbild des Tetanus führen.

Klinische Symptome: Die Inkubationszeit ist abhängig von der Zahl der Keime und der Schnelligkeit und Stärke ihrer Giftbildung. Sie variiert zwischen 4 und 28 Tagen. Im Prodromalstadium bestehen Kopfschmerzen, Müdigkeit und gesteigerte Reflexe. Die Tonuserhöhung der Muskulatur macht sich zuerst im Bereich der Kaumuskeln bemerkbar und führt zur Kieferklemme. Der Mund kann nicht geöffnet werden, Sprechen und Schlucken fallen schwer (*Trismus*). Durch Kontraktion und Starre der mimischen Muskulatur kommt ein charakteristischer Gesichtsausdruck zustande, der als *Risus sardonicus* bezeichnet wird. Im weiteren Verlauf wird die Bauch- und Rückenmuskulatur bretthart, es besteht ein Opisthotonus. Bei fortschreitendem Leiden hebt sich der Körper bogenförmig von der Unterlage ab, alle Muskeln sind fest gespannt, und im Krampfanfall kommt es zur allgemeinen Zyanose. Serienfrakturen der Brust- oder Lendenwirbel sind möglich. Auch die Extremitätenmuskeln zeigen einen tonischen Krampfzustand. Die Patienten sind bei vollem Bewußtsein, klagen über Schmerzen in den betroffenen Muskelgruppen und schwitzen stark. Auf geringste optische, akustische oder Berührungsreize reagieren die Patienten mit tonisch-klonischen Krampfanfällen. Sie können nicht mehr essen, es kommt zu Schlingkrämpfen und, wenn der Prozeß auf die Atemmuskulatur übergreift, zum Atemstillstand. Oft führt einer der ersten, für den Patienten sehr schmerzhaften Krampfanfälle zum anoxiebedingten Herzstillstand, oder die Hypoxie verursacht zerebrale Dauerschädigungen. Vielfach sterben die Patienten im Kreislaufversagen bei Hyperthermie oder an pneumoniebedingter Ateminsuffizienz.

Schweregrad I (leichter Tetanus): Muskelrigidität, besonders Trismus, Opisthotonus, Schluckbeschwerden.

Schweregrad II (mittelschwerer Tetanus): erhebliche Muskelrigidität bis zur Grenze der Ateminsuffizienz, leichte Krampfneigung.

Schweregrad III (schwerer Tetanus): starke Muskelrigidität, Ateminsuffizienz, generalisierte Krämpfe, Kreislauflabilität.

Diagnose und Differentialdiagnose: Die Tetanuserreger lassen sich aus dem Wundsekret oder Wundgewebe kulturell oder mit Hilfe des Tierversuchs an Mäusen isolieren. Außerdem kann der Toxinnachweis im Patientenserum an der Maus versucht werden. Bei der elektromyographischen Untersuchung ist beim Tetanus das Reflexpotential verbreitert und vergrößert, „silent period" ist verkürzt. Verschiedene Enzyme (CPK, Aldolase, LDH, GOT und GPT) sind im Serum vom Beginn der Erkrankung an 4 Wochen lang erhöht nachzuweisen.

Komplikationen: Häufig kommt es zu Atelektasen und Aspirationspneumonien. Der außergewöhnlich starke Muskelzug im Rahmen der tetanischen Krämpfe kann zu Frakturen und Luxationen führen. Infolge der fehlenden natürlichen Reinigung der Mundhöhle besteht die Gefahr des Soorbefalles und der eitrigen Parotitis.

Therapie: Wichtig ist eine sorgfältige Wundrandexzision mit Entfernung aller nekrotischen Wundteile innerhalb von höchstens 6 Stunden nach der Verletzung. Weiterhin gibt man bis zur vollständigen Eliminierung der Tetanusbakterien 10−20 Mill. IE Penicillin/die. Beim manifesten Tetanus wird antitoxisches Serum therapeutisch angewendet. Wie bei der Diphtherie ist die möglichst frühzeitige Serumgabe entscheidend, da nur das im Blut vorhandene Toxin neutralisiert werden kann, nicht dasjenige, das bereits im Zentralnervensystem gebunden ist. Man gibt 5000 IE bei Erwachsenen, zur Hälfte i.v., zur Hälfte i.m. Diese Dosen können in den nächsten beiden Tagen wiederholt werden. In schweren Fällen darf das Serum unter dem Schutz von 30 mg Prednisolon/die 5 Tage lang gegeben werden. Besser als die Serumtherapie ist die Behandlung mit Hyperimmun-Tetanus-γ-Globulin.

Da Toxoidgaben einem akut Kranken nicht schaden und die Entwicklung eines chronischen Tetanus sowie Rückfälle und Zweiterkrankungen fast sicher vermeiden, gibt man gleichzeitig Toxoid, und zwar 1−2 ml intramuskulär, jedoch örtlich nicht im gleichen Bezirk wie das Antitoxin, da es sonst unwirksam wird.

Jeder Tetanuspatient soll in einem Einzelzimmer bei gedämpftem Licht untergebracht und vor allen optischen und akustischen Reizen sowie auch vor unnötigen Berührungen und Manipulationen (Injektionen, Blutdruckmessungen) geschützt werden.

Beruhigungsmittel (Diazepam, Barbiturate, Chloralhydrat oder lytischer Cocktail) sind angebracht. Diese Maßnahmen genügen in leichteren Fällen, die Krampfzustände der Muskulatur zu beseitigen, so daß man u. U. zunächst auf eine künstliche Beatmung verzichten kann. Ferner muß eine Magendauerablaufsonde gelegt werden, und die Ernährung soll zunächst durch intravenöse Dauertropftherapie unter Kontrolle des Wasser-, Elektrolyt- und Säure-Basen-Haushaltes erfolgen. Die Nahrung soll 17000 bis 34000 kJ (≈ 4000−8000 Kalorien)/die enthalten, da der Grundumsatz der Patienten erheblich gesteigert ist. Erst wenn kein Magensaftrückfluß mehr besteht, kann die Ernährung durch die Magensonde erfolgen. Der Stuhl muß alle 2−3 Tage durch hohe Einläufe entleert werden. Auch für regelmäßige Blasenentleerung ist zu sorgen. Dekubitusprophylaxe, sorgfältige Mund- und Augenpflege sind weitere selbstverständliche Maßnahmen.

Bei allen Fällen von Krämpfen und bei starker Sekretion von Trachealschleim und Unmöglichkeit des Abhustens ist Tracheotomie mit Absaugen erforderlich. Bei schweren Fällen mit Neigung zu Spasmen im Bereich von Pharynx, Larynx und Zwerchfell sind Muskelrelaxantien in Verbindung mit Tracheotomie und künstlicher Beatmung mit druck- und volumengesteuerten Überdruckgeräten notwendig. Diese Behandlung ist Spezialkliniken vorbehalten. Vorbedingung ist die frühzeitige Verlegung der Patienten − notfalls bereits intubiert und beatmet − in ein kompetentes Beatmungszentrum. Zur Relaxierung hat sich vorwiegend Hexamethylen-1,6-Carbamocylcholinbromid (anfangs bis zu 8 mg/h,

später weniger) bewährt, auch Methylcurare, Alloferin oder Succinyl-
cholin, letzteres als Dauertropfinfusion, werden angewandt. Bei optimaler Steuerung der Relaxierung können die Krämpfe unterdrückt
werden. Die Möglichkeit aktiven Mithustens während des Sekretabsau-
gens sollte erhalten bleiben.

Zur weiteren Pflege des Kranken gehören ein häufiger Lagewechsel
(Dekubitus- und Pneumonieprophylaxe), Überwachung der Sterilität
und Durchgängigkeit von Beatmungstubus, Infusions- und Blasenkatheter, subtile Hautpflege, regelmäßige krankengymnastische Betreu-
ung zur Verhütung von Kontraktionen und Gelenkversteifungen und
zur Thromboseprophylaxe.

Immunprophylaxe: Da alle Menschen gegenüber den Tetanussporen
exponiert sind, ist eine allgemeine, alle 10 Jahre wiederholte, aktive
Schutzimpfung mit Tetanustoxoid und eine Boosterinjektion vor Auslandsreisen dringend zu empfehlen. Die danach auftretenden antitoxischen Antikörper schützen mit hoher Sicherheit vor der Giftwirkung
des Erregers. Die Impfung wird im Säuglingsalter, kombiniert mit
Diphtherietoxoid und anderen Antigenen, begonnen und soll im weiteren Leben regelmäßig in monovalenter Form wiederholt werden.

Bei tetanusverdächtigen Verletzungen ist folgendermaßen vorzugehen:
Bei vorher Nichtgeimpften wird sofort entweder als passive Immunisierung antitoxisches Schutzserum parenteral gegeben oder besser gleichzeitig Serum und Toxoid als Simultanimpfung, um schnell und nachhal-
tig zu wirken. Bei vorher Geimpften genügt eine einmalige Injektion
von Toxoid als Boosterdosis.

4.31. Gasbrand (Gasödem)

Mikrobiologie: Die Klostridien sind grampositive, sporenbildende, obligat anaerob wachsende Keime; 3 Arten können einen Gasbrand erzeugen: *Clostridium perfringens, Clostridium novyi* und *Clostridium
septicum.* Sie bilden eine Vielzahl von Ektotoxinen und Enzymen, die
ihre pathogene Wirkung ausmachen. Diese Klostridien sind ubiquitär
und weltweit verbreitet.

Pathogenese: Es handelt sich um eine lokale Wundinfektion durch
einen Anaerobier. Im Vordergrund des Krankheitsbildes stehen die
toxischen Wirkungen des Krankheitserregers. Das Angehen der Infektion wird durch starke Traumatisierung, Sauerstoffmangel des Gewebes
und Mischinfektionen begünstigt. Wie beim Tetanus kommt es auch
hier vor, daß ruhende Infektionen durch mechanische Einflüsse (Operationen) aktiviert, oder vielmehr Gasbrandbakterien aus dem eigenen
Darm bei Operationen so aktiviert werden, daß eine schwere Gas-
branderkrankung resultiert.

Klinische Symptome und Komplikationen: Die Inkubationszeit variiert zwischen wenigen Stunden und einigen Tagen. Die Infektion breitet sich lokal im Gewebe aus, wobei dieses braun bis dunkelviolett gefärbt ist. Charakteristisch sind ein plötzlich auftretender Schmerz und eine Gasentwicklung, die zu einem Hautemphysem führt, welches unaufhaltsam fortschreitet. Man unterscheidet eine gutartige epifasziale Form, die sich hauptsächlich in Gestalt des Hautemphysems äußert, und eine bösartige subfasziale Form. Letztere geht mit Schmerzen, Schwellung und rasch zunehmender Toxinämie einher und führt häufig zum Tode.

Clostridium perfringens kann auch als Erreger einer Sepsis, Peritonitis, Appendizitis oder Cholezystitis in Betracht kommen. Es handelt sich dabei um akute Infektionen, bei denen neben den sonstigen typischen klinischen Zeichen die Gasbildung im Vordergrund stehen kann.

Diagnose und Differentialdiagnose: Die Erreger lassen sich mikroskopisch und kulturell nachweisen.

Therapie: Therapie der Wahl ist die Sauerstoffüberdruckbehandlung. Sauerstoffüberdruckkammern stehen in der Chirurgischen Universitätsklinik Düsseldorf, in der Chirurgischen Universitätsklinik Hamburg, in der Chirurgischen Universitätsklinik Würzburg, im Oskar-Helene-Heim Berlin sowie am Flugmedizinischen Institut der Luftwaffe Fürstenfeldbruck und am Schiffahrtsmedizinischen Institut der Marine Kiel-Kronshagen zur Verfügung.

Sonst steht an erster Stelle die operative Revision der Wunde mit Entfernung sämtlicher krankhaft veränderter Muskulatur, eventuell die Amputation des erkrankten Gliedes. Um aerobe Verhältnisse zu erreichen, müssen alle Wunden offen bleiben. Außerdem gibt man polyvalentes, antitoxisches Gasödemserum der Behringwerke, alle 4 Stunden 20−50 ml i. v., im ganzen 500−1000 ml, oder diese Menge im gleichen Zeitraum in der i. v. Dauertropfinfusion. Zusätzlich werden 20 Mill. IE Penicillin G/die verordnet. Anämie und Eiweißverlust werden durch Bluttransfusionen, Elektrolytverluste durch Elektrolytinfusionen ausgeglichen.

Darminfektionen durch Klostridien der Gasbrandgruppe:

Besonders in Fleisch, Soßen und Milch, die am Vortag gekocht und über Nacht bei Temperaturen von 20−37 °C abgedeckt stehen gelassen werden, können sich *Clostridium-perfringens*-Sporen zu vegetativen Keimen entwickeln. Ihre Exotoxine führen zu Durchfällen mit starken Wasserverlusten. 8−24 Stunden nach Aufnahme der infizierten Nahrungsmittel treten krampfartige Leibschmerzen, wäßrige Durchfälle und gelegentlich auch Fieber auf. Die Symptome verschwinden in der Regel innerhalb von 24 Stunden ohne Antibiotikatherapie.

Nach Gabe von Antibiotika mit breitem Wirkungsspektrum kommt es zu einer Reduzierung der üblichen Darmflora und zum Überwuchern von Staphylokokken, Pseudomonas, Proteus und Klostridien. Besonders das Toxin von *Clostridium difficile* ruft eine schwere pseudomembranöse Enterokolitis hervor. Mittel der Wahl ist Vancomycin 4×250 mg/die 10 Tage lang oral bei Absetzen der übrigen Antibiotika, außerdem Ersatz der Flüssigkeits-, Elektrolyt- und Eiweißverluste unter Bilanzierung.

4.32. Anthrax (Milzbrand)

[handwritten: nosode   Zu Beginn oft Rhus tox → Lach, Ars, Carbo veg]

Mikrobiologie: Die Bazillusarten sind sehr zahlreich und ubiquitär; *Bacillaceae* sind große, grampositive, sporenbildende Stäbchen, die aerob und fakultativ anaerob wachsen. Die einzige für den Menschen pathogene Art ist *Bacillus anthracis*, der Erreger des Milzbrandes. Er neigt zur Bildung von langen Fäden, stellt keine großen Ansprüche an den Nährboden und bildet nur bei Sauerstoffzutritt Sporen.

Epidemiologie: Der Milzbrand ist eine weltweite Zoonose (Schafe, Rinder, Pferde u. a.). Der Mensch erkrankt nur gelegentlich bei engem Kontakt mit erkrankten Tieren. Besonders exponiert sind deshalb Beschäftigte in Abdeckereien und in Betrieben, die Felle, Haare und Borsten von Tieren verarbeiten.

Pathogenese: Eintrittspforte ist häufig die verletzte Haut. An der Eintrittsstelle bilden sich der Milzbrandkarbunkel oder das Milzbrandödem. Dieser Hautmilzbrand macht 95% aller Fälle aus. Dabei scheint es gleichgültig, ob der Milzbranderreger in seiner vegetativen oder in der Sporenform eindringt. Vom Sitz der Eintrittspforte hängt der weitere Krankheitsverlauf ab, deshalb sind Milzbrandkarbunkel an Kopf und Nacken gefährlicher als an den Extremitäten.

Beim Einatmen des Milzbranderregers mit Staub kann es zu Lungenmilzbrand, bei dem Genuß ungekochten infizierten Fleisches oder ebensolcher Milch zum Darmmilzbrand kommen. Von allen Herden aus ist die Entstehung einer Sepsis möglich. Als typische Lokalinfektion hinterläßt der Milzbrand keine dauerhafte Immunität.

Klinische Symptome und Komplikationen: Der *Hautmilzbrand* hat eine Inkubationszeit von 1—3 Tagen. Es entwickelt sich zunächst ein Knötchen auf gerötetem Grund, das später eine bläulichschwärzliche Verfärbung erkennen läßt. Innerhalb der nächsten 12—15 Stunden entsteht aus dem Knötchen ein Bläschen mit blutig tingiertem serösen Inhalt, das im weiteren Verlauf eintrocknet. Es entwickelt sich eine dunkelblaurotschwärzliche Schorfschicht mit Ödem in der Umgebung (*Milzbrandkarbunkel* und *Milzbrandödem*). Schmerzen bestehen zunächst nicht, sondern erst wenn die Infektion auf die Lymphbahnen und

Lymphgefäße übergreift. Wenn eine septische Ausbreitung erfolgt, treten Fieber, Schüttelfrost und schwere Beeinträchtigung des Allgemeinbefindens, Kopf- und Gliederschmerzen, blutiges Erbrechen, blutige Stühle und Hautblutungen als Zeichen einer hämorrhagischen Diathese hinzu.

Der *Lungenmilzbrand* beginnt plötzlich mit Schüttelfrost, hohem Fieber und einer Bronchitis, die in eine Pneumonie übergeht. Es treten Dyspnoe und schaumig-blutiges Sputum auf, das reichlich Milzbrandbazillen enthält. Die Patienten sterben oft am 2.–3. Krankheitstag.

Bei *Magen-Darm-Milzbrand* besteht zunächst eine diffuse Druckempfindlichkeit des Abdomens bei Meteorismus. Es kommt zu blutig-serösen Durchfällen. Die Milzbrandkarbukel in der Darmwand können perforieren und zur Peritonitis führen.

Bei der Milzbrandsepsis sind Milz und Leber geschwollen, Leberabszesse und Meningitis können als sekundäre Absiedlungen entstehen.

Diagnose und Differentialdiagnose: Die Erreger lassen sich im Sekret des Milzbrandkarbunkels, im Sputum, im Liquor und in der Blut- und Sternalmarkkultur nachweisen. Zur Aufklärung der Feinstruktur wurden in letzter Zeit auch die Elektronenmikroskopie sowie fluoreszierende Antikörper zur Darstellung des Milzbrandbazillus in den Organen der infizierten Tiere herangezogen. Der Milzbrandkarbunkel unterscheidet sich gegenüber anderen Karbunkeln durch die Verfärbung und die relative Schmerzlosigkeit. Der Lungenmilzbrand kann mit anderen schweren Pneumonien verwechselt werden. Der Darmmilzbrand ist schwer von anderen abdominellen Infektionen abzugrenzen. Die Vorgeschichte und die Kenntnis einer Exposition sind entscheidend.

Therapie: Jeder chirurgische Eingriff ist kontraindiziert. Vor Beginn der antibiotischen Therapie sollte eine Kultur zur Prüfung der Antibiotikaempfindlichkeit angelegt werden. Dann wird die Behandlung mit hohen Dosen Penicillin G (40 Mill. IE/die im i.v. Dauertropf) und Ampicillin (8 g/die) eingeleitet. Bei Eintreffen des Ergebnisses der Prüfung der Antibiotikaempfindlichkeit kann die Therapie entsprechend geändert werden. Lokal kommen Ruhigstellung des betreffenden Körperteils und Alkoholumschläge in Frage. Die Serumtherapie ist heute nicht mehr unbedingt erforderlich und zugunsten der Antibiotikabehandlung entbehrlich.

4.33. Erysipeloid (Schweinerotlauf)

Mikrobiologie: Mehrere Erysipelothrixarten sind als Erreger beschrieben worden; es sind kurze, sporenlose, unbewegliche Stäbchen, die zur Kettenbildung neigen.

Epidemiologie: Der Rotlauf ist weltweit bei vielen Tieren, vor allem bei Schweinen, verbreitet. Von dieser Zoonose geht die Infektion gelegentlich auf den Menschen über, wenn er mit verletzten Händen infiziertes Material berührt. Besonders exponiert sind deshalb Schlachter, Tierärzte u. ä.

Pathogenese: Es handelt sich um eine Lokalinfektionskrankheit, die meist von Verletzungen an den Händen ausgeht.

Klinische Symptome: 1−4 Tage nach der Infektion entsteht an der Eintrittspforte eine juckende Schwellung. Die Haut ist rötlich verfärbt, und die erkrankte Stelle ist von einem wallartig erhabenen, bogigen Randsaum begrenzt. Fieber und Allgemeinerscheinungen fehlen meist. Die regionalen Lymphknoten sind angeschwollen und schmerzhaft. Die Erkrankung heilt bei gutartigem Verlauf nach 3−5 Wochen unter Einsetzen einer kleinlamellären Schuppung ab.

Diagnose und Differentialdiagnose: Der Erreger läßt sich in den tieferen Hautschichten mikroskopisch und kulturell nachweisen.

Das Erysipel unterscheidet sich vor allem durch das hohe Fieber und die starke Beeinträchtigung des Allgemeinzustandes vom Erysipeloid.

Komplikationen: Rezidive kommen vor, ebenso generalisierte Exantheme und arthritische Beschwerden, die meist die der Eintrittspforte benachbarten Gelenke betreffen. Außerdem gibt es eine septische Form mit Endokarditis und Erregernachweis in der Blutkultur.

Therapie: Ruhigstellung des betreffenden Körperteils und antibiotische Behandlung mit 10−20 Mill. IE Penicillin G/die, bei septischem Verlauf über 4−6 Wochen, sonst 10 Tage lang. Die Serumtherapie ist als überholt anzusehen.

4.34. Lepra (Aussatz)

Mikrobiologie: Der Erreger der Lepra, *Mycobacterium leprae*, gehört zu den säurefesten Mykobakterien. Obwohl Mycobacterium leprae bereits 1878, 4 Jahre vor der Entdeckung der Tuberkelbakterien, erstmals beschrieben worden ist, kann es bis heute nicht kultiviert werden. Die einzigen Nachweismethoden sind der mikroskopische Nachweis im erkrankten Gewebe und der Plantartest an der weißen Maus. Mycobacterium leprae ist nur für den Menschen pathogen.

Epidemiologie: Früher weltweit verbreitet, ist die Lepra heute eine Seuche der tropischen und subtropischen Gebiete mit niedrigem Hygienestandard. Sie wird nur bei engem Kontakt von Mensch zu Mensch übertragen, zumeist in der Familie von kranken Eltern auf die empfindlichen Kleinkinder. Im übrigen ist die Lepra wenig kontagiös und der Erwachsene wenig empfänglich. Das lebenslange Siechtum in der Abgeschlossenheit der Leprosorien ist heute dank der modernen Chemotherapie nicht mehr notwendig.

Pathogenese: Die Erkrankung manifestiert sich an Haut, Schleimhäuten und Nerven. Man unterscheidet den lepromatösen und den tuberkuloiden Typ der Lepra, ferner eine indeterminierte, eine Borderline- und eine dimorphe Form. Welche der Erkrankungsformen zustande kommt, hängt vom Immunitätszustand des einzelnen Patienten ab. Bei günstiger Ausgangslage kommt es zu der tuberkuloiden Form, die eine bessere Prognose hat als die lepromatöse.

Das Charakteristikum des lepromatösen Typs ist das Leprom, eine Anhäufung großer schaumig-wabiger Zellen (Leprazellen), die durch Phagozytose des Erregers und intrazelluläre Vermehrung in Histiozyten zustande kommt. Bei dem tuberkuloiden Typ finden sich dagegen vielkernige Riesenzellen und Epitheloidzellen.

Bei der tuberkuloiden Form betreffen die knötchenförmigen Gewebsreaktionen nur Haut und Nerven, bei der lepromatösen Form sind auch die inneren Organe befallen. Beide Verlaufsformen gehen mit fieberhaften Generalisationsperioden von mehrtägiger bis mehrmonatiger Dauer einher (Leprareaktion).

Bei genügender Abwehr kommt es zum Abwehrgranulom mit tuberkuloider Struktur, bei mangelnder Abwehr zu reinen Schaumzellgranulomen, die einer Thesaurismose entsprechen.

Klinische Symptome: Die Inkubationszeit beträgt durchschnittlich 2–4 Jahre. Bei dem Frühstadium der Erkrankung (Lepra indeterminata) ist der Verlust der seitlichen Augenbrauen charakteristisch. Bei der *lepromatösen Form* entwickeln sich symmetrisch angeordnete, makulöse, ödematöse, unscharf begrenzte größere Effloreszenzen, später knotenförmige Leprome im Bereich von Haut und Nerven. Im weiteren Verlauf entstehen Ulzerationen, Nekrosen und Verstümmelungen. Die Schleimhäute (Rhinitis, Laryngitis) und die Organe (Lymphknoten, Milz, Leber, Hoden) können am Krankheitsgeschehen beteiligt sein. Bei schweren Formen kommt es zu Knochenveränderungen am Schädel als Facies leprosa mit Atrophie der Alveolarfortsätze im frontalen Bereich des Os maxillare sowie zu Knochenveränderungen an den Händen und Füßen.

Beim *tuberkuloiden Typ* findet man asymmetrische, scharfrandige Effloreszenzen, die im ganzen oder nur an den Rändern mäßig erhaben sind. Sensibilitätsstörungen oder Verdickungen der Hautnerven sind vorhanden. Man unterscheidet 3 Varianten:

- die makulärtuberkuloide Variante,
- die mikropapuloide oder kleintuberkuloide Variante und
- die makropapuloide oder großtuberkuloide Variante.

Es finden sich Anästhesien für alle Qualitäten, Schmerzen und Lähmungen, die besonders distal und symmetrisch auftreten. Die Nerven werden nur bis zu den Spinalganglien befallen.

Die *indeterminierte Gruppe* zeigt nur Hauterscheinungen, in deren Bereich eine Anästhesie besteht. Manchmal handelt es sich um Frühformen der Erkrankung, die später in den tuberkuloiden oder lepromatösen Typ übergehen, manchmal bleibt der indeterminierte Typ bestehen.

In der *Borderline-Gruppe* finden sich Fälle, die sich aus der tuberkuloiden in die lepromatöse Form umwandeln oder umgekehrt. Die Hautefloreszenzen sind relativ weich, deutlich erhaben und unscharf begrenzt.

Bei der *dimorphen Form* bestehen zur gleichen Zeit Symptome der lepromatösen und der tuberkuloiden Form.

Die *Leprareaktion* kann im Initialstadium der Krankheit, aber auch im weiteren Verlauf aller Erkrankungsformen auftreten. Sie ist charakterisiert durch hohes Fieber, starke Beeinträchtigung des Allgemeinzustandes und Auftreten von Flecken und Knoten am Hals, auf der Kopfhaut und in den großen Hautfalten. Bei der tuberkuloiden Lepra kommt es im Rahmen der Leprareaktion zu einer Verstärkung der Schmerzen.

Diagnose und Differentialdiagnose: Als diagnostische Methoden zum Erregernachweis kommen in Frage:

– die histologische Untersuchung einer Probeexzision aus der Haut,
– Untersuchungen von Nasensekret, Gewebssaft aus den Hautefloreszenzen und Geschwürsekreten,
– Untersuchungen von Lymphknoten, Sternal- und Leberpunktaten,
– Nachweis der Erreger in der Leukozytenschicht des Blutes,
– Untersuchung von Nerven.

Der Erregernachweis kann nur mikroskopisch geführt werden, kulturelle Untersuchungen und Tierversuche sind noch nicht möglich.

Die *Leprominreaktion* (Intrakutantest) gibt Auskunft über die Immunitätslage des Organismus. Sie ist bei der lepromatösen Form und der dimorphen Form, entsprechend der schlechten Abwehrlage des Patienten negativ, bei der tuberkuloiden Form und der indeterminierten Gruppe positiv. Umgekehrt verhält es sich mit dem Bakteriennachweis.

Komplikationen: Septische Prozesse können sich leicht von den Bronchien aus entwickeln. Nierenerkrankungen verschlechtern die Prognose.

Therapie: Wichtig ist eine ausreichende, vitaminreiche Ernährung. Die ältesten und billigsten Lepramittel sind die Sulfone. Zur Vermeidung von Resistenzen und zwecks Verkürzung der Therapiedauer gibt man heute eine Dreifachtherapie aus Sulfonen, Rifampicin und Clofazimin.

Die Sulfone werden bei Erwachsenen in einer Dosierung von 100 mg/
die, bei Kindern 6−10 mg/kg Körpergewicht/die verordnet. Sie wirken
bakteriostatisch. An Nebenwirkungen kommen leichte Anämien und
Photodermatosen vor. In den ersten 4−6 Monaten gibt man bei Erwachsenen zusätzlich 600 mg Rifampicin/die (10 mg/kg KG/die) und
3mal wöchentlich 100 mg Clofazimin (Lampren). Rifampicin wirkt bakterizid, Clofazimin schwach bakterizid und in höheren Dosen antiphlogistisch.

Beim Auftreten von Leprareaktionen muß die Tagesdosis von Clofazimin gesteigert werden, und es ist die individuelle Suppressionsdosis zu
ermitteln. Man gibt dazu 2 × 100 mg über 3 Wochen. Abhängig von
Befund und Allgemeinzustand wird die Tagesdosis sodann weiter erhöht oder abgebaut. Die Tagesdosis sollte wöchentlich nur um 100 mg
ansteigen. Sobald die Leprareaktion unter Kontrolle ist, erfolgt keine
weitere Dosissteigerung, sondern ein allmählicher Abbau jeden 2. Tag
um 100 mg bis zur gerade noch wirksamen Suppressivdosis. Bei Leprareaktionen sollte das Präparat mindestens 6 Monate lang weiter gegeben werden. Maximale Tagesdosen von 400 mg sollten nur unter klinischer Kontrolle überschritten werden.

Wegen der ausgesprochen bakteriziden Wirkung von Rifampicin verlieren die Patienten innerhalb von 2 Wochen ihre Ansteckungsfähigkeit,
während sich das klinische Bild nur langsam bessert.

Bei schweren Leprareaktionen können antiphlogistische Medikamente
(Acetylsalicylsäure, Prednisolon) in niedriger Dosierung hinzugegeben
werden.

Die Sterilisierung der Lymphknoten gilt als wichtigster Test der Lepra-
heilung.

4.35. Bartonellose (Carrion-Krankheit, Oroyafieber)

Mikrobiologie: Der Erreger des Oroyafiebers und der Peruwarze ist
Bartonella bacilliformis, ein gramnegatives, bewegliches polymorphes
Stäbchen.

Epidemiologie: Die Seuche ist auf die gebirgigen Gebiete der Anden
(Peru, Kolumbien, Ecuador) beschränkt. Die Sandfliege (Phlebotomus) überträgt den Erreger von Mensch zu Mensch. Die Abwehr muß
sich auf Bekämpfung oder Fernhalten der Phlebotomen von Menschen
konzentrieren (Pestizide, engmaschige Mückennetze).

Pathogenese: Nach dem Stich infizierter Phlebotomen findet sich der
Erreger im Blut des Patienten und führt infolge einer ausgeprägten
Erythrozytenphagozytose im RHS zu einer rasch fortschreitenden An-

ämie. Eine gleichzeitig fast immer vorhandene Thrombozytopenie beruht auf einer zusätzlichen Schädigung des Knochenmarks. Es entsteht eine starke Hyperplasie des retikulohistiozytären Systems, insbesondere in Lymphknoten, Milz, Nieren und Knochenmark, deren Makrophagen die von Parasiten befallenen Blutkörperchen aufnehmen und eine akute hämolytische Anämie verursachen. Nach Ablauf von 2−3 Wochen der Krankheit verwandeln sich die stäbchenförmigen Bartonellen, d. h. die vegetativen Formen, stufenweise in kokkoide Formen (Involutionsformen). Damit beginnt die Genesung. Das Fieber sinkt ab, es treten reichlich Retikulozyten auf, die Anämie geht zurück.

In einer 2. Periode kommt es zu Verrugaknoten, die aus einer Wucherung von Blutgefäßen, Endothelzellen oder Angioblasten bestehen. Solange die Bartonellen in den Angioblasten vorhanden sind, findet die Wucherung der Gefäße durch indirekten Einfluß der Mikroorganismen statt. Der Antikörpergehalt des Serums ist im Verruga-peruana-Stadium erhöht.

Klinische Symptome: Die Inkubationszeit beträgt 16−40 Tage. Das Fieber tritt plötzlich auf und zeigt remittierenden bis intermittierenden Verlauf. Es kommt zu einer schweren Anämie vom hämolytischen Typ, zu Lymphknoten- und Leberschwellung. An der Haut entwickeln sich gelegentlich kleine Pusteln. Bei ungünstigem Verlauf tritt nach etwa 10 Tagen der Tod ein, bei günstigem Verlauf klingt das Fieber nach 2−4 Wochen langsam ab. Rezidive kommen vor.

Bei den meisten Patienten entwickeln sich nach einigen Tagen bis mehreren Monaten im Bereich der Haut des Gesichtes, des Stammes und der Extremitäten kleine Pusteln, die sich zu rotgefärbten Verrugaknötchen umwandeln (*Verruga peruana*). Infolge ihres Reichtums an neugebildeten Kapillaren zeigen diese Knötchen eine starke Blutungsneigung. Die Hauteruptionen bilden sich nach einigen Wochen oder Monaten spontan zurück, bleiben aber manchmal bis zum Lebensende bestehen.

Diagnose und Differentialdiagnose: Die Bartonellen können im 1. Stadium im Blutausstrich nachgewiesen werden (Giemsa-Färbung). Zusätzlich sind Blutkulturen erforderlich, um begleitende Salmonelleninfektionen zu erfassen.

Komplikationen: Oft besteht Mischinfektion mit Salmonellen oder Malaria.

Therapie: Chloramphenicol oder Tetracycline führen zu Entfieberung innerhalb von 24 Stunden, Bakterienfreiheit und Besserung der Blutbefunde. Als unterstützende Maßnahme kommen kleine Bluttransfusionen und Vitamine in Frage. Wegen der häufigen Mischinfektion mit Salmonellen ist Chloramphenicol das Mittel der Wahl.

4.36. Legionellose

Mikrobiologie: Der pneumotrope Erreger, *Legionella pneumophila*, ist ein kleines, gramnegatives, zur Fadenbildung neigendes Bakterium, das schwer färbbar ist und hohe Ansprüche an den Nährboden stellt. Deshalb konnte dieser pathogene Mikroorganismus so lange unbekannt bleiben. Der Erreger wird zu der neuen Familie der *Legionellaceae* gerechnet. Bisher sind 25 verschiedene Serotypen von ihm bekannt.

Epidemiologie: Die erste, Aufsehen erregende Epidemie wurde im Sommer 1976 in Philadelphia (USA) mit 179 Erkrankungen (mit 28 Todesfällen) in einem großen Hotel beobachtet, in dem Veteranen zusammengekommen waren. Daher trägt diese „neue" Krankheit ihren Namen. Die Infektion erfolgt aerogen. Starke Raucher und Immunsupprimierte sind offensichtlich prädisponiert. Gruppenerkrankungen sind inzwischen in aller Weelt beschrieben worden. Nach den bisher geringfügigen Erfahrungen ist die Letalität mit etwa 30% auffallend hoch. Übertragungen von Mensch zu Mensch sind auffallenderweise selten. Keimreservoire sind Klimaanlagen, Wasserbehälter von Kühltürmen, Schlamm von Gewässern, Leitungsnetze der Trinkwasserversorgung.

Klinische Symptome: Die Legionellose hat eine Inkubationszeit von 2−10 Tagen. Sie wird durch ein eintägiges Prodromalstadium mit Myalgien, allgemeinem Krankheitsgefühl und leichten Kopfschmerzen eingeleitet. Danach tritt akut hohes Fieber mit Schüttelfrost, Husten, Tachypnoe und Pleuraschmerzen auf. Der Husten ist zunächst trocken, in der Folgezeit findet sich etwas nichteitriges Sputum. Eine gewisse Benommenheit ist häufig, eine deutliche Meningitis besteht jedoch nicht. Bauchschmerzen, Erbrechen oder Diarrhö können vorhanden sein. Die Patienten haben oft eine relative Bradykardie. Rasselgeräusche werden üblicherweise über den Lungen gehört. Bei der Röntgenthoraxuntersuchung zeigen sich fleckige oder interstitielle Infiltrate in einem oder mehreren Lungenlappen, kleine Pleuraergüsse sind gelegentlich vorhanden. Abszeßbildung ist nicht üblich. Bei 16% der Fälle, die in dem Ausbruch in Philadelphia beobachtet wurden, entwickelte sich mit ansteigender Ateminsuffizienz Schock und Exitus letalis. Bei denjenigen, die sich wieder erholten, trat die Entfieberung etwa am 8. Tage der Erkrankung auf, und die röntgenologische Besserung folgte einige Tage später.

Laboratoriumsbefunde: Die Zahl der weißen Blutkörperchen im peripheren Blut ist auf etwa 8000−16000/mm^3 erhöht. Die Blutsenkungsgeschwindigkeit ist erhöht, pathologische Leberfunktionstests, Proteinurie und mikroskopische Hämaturie wurden beobachtet. Nierenversagen kann den Verlauf gelegentlich komplizieren.

Besondere Befunde: In nach Gram gefärbten Sputumausstrichen lassen sich keine Legionella-pneumophila-Erreger nachweisen. Wegen der Schwierigkeit, die Erreger aus dem Sputum oder aus der Lungenbiopsie zu isolieren, wird die Diagnose üblicherweise durch die indirekte Fluoreszenzantikörpertechnik gestellt. Bei dieser Technik werden 4fache oder größere Titeranstiege während des Verlaufs der Erkrankung oder ein stabiler Titer von 1:256 oder mehr als diagnostisch beweisend angesehen. Die Diagnose kann bei etwa 20% der Fälle schneller gestellt werden, wenn man die Erreger mit direkter Immunfluoreszenzfärbung von Sputumproben demonstriert. Außerdem sind Versuche gemacht worden, das ätiologische Agens primär aus dem Sputum auf Vancomycin enthaltendem (zum Zwecke der Unterdrückung der normalen Flora des Atemtraktes) Müller-Hinton-Medium, ergänzt mit 1% Hämoglobin und 1% Isovitalex, zu isolieren.

Differentialdiagnose: Das klinische Bild und die röntgenologischen Befunde bei einzelnen Fällen von Legionellose sind nicht spezifisch. Im Bereich eines Ausbruchs – besonders im Sommer – sollte die Diagnose der Legionärskrankheit bei Patienten mit segmentaler, lobärer oder interstieller Pneumonie, bei denen das ätiologische Agens nicht bei Gram-Färbung des Sputums oder der Trachealsekretion nachweisbar ist, in Betracht gezogen werden. Die Krankheit kann in leichten Fällen der Mykoplasmapneumonie oder anderen Arten der atypischen Pneumonie ähneln.

Therapie: Erythromycin ist das Mittel der Wahl, 0,5 g oral alle 6 Stunden oder 2−4 g i.v. täglich bei schweren Fällen. Gelegentlich können die Patienten Rückfälle haben, wenn Erythromycin – kurz nachdem es zu einer klinischen Besserung gekommen ist – abgesetzt wird. Die Wiederherstellung geschieht während der 2. längeren Serie von Erythromycin. In schweren Fällen kommt eine Kombination von Erythromycin und Rifampicin in Frage. Weil Legionellosen heute auch bei ambulant erworbenen Pneumonien eine Rolle spielen, ist Erythromycin das Mittel der Wahl bei in der Bevölkerung auftretenden Lungenentzündungen unklarer Ätiologie.

4.37. Katzenkratzkrankheit (Lymphoreticulosis benigna)

Epidemiologie: Die Katzenkratzkrankheit ist offensichtlich eine Zoonose; Erreger und Reservoir sind aber noch unbekannt. Die Katze erkrankt nicht selbst, sondern ist nur Überträger. Die Hypothese, daß sich die Katze beim Schlagen von Vögeln infiziert und daß demnach das Erregerreservoir dort zu suchen ist, hat viel für sich, ist aber experimentell noch nicht gestützt. Der Erreger kann bei den Chlamydien vermutet werden, weil das Serum von Erkrankten in der Komplementbindungsreaktion mit einem Chlamydiengruppenantigen reagiert.

Pathogenese und pathologische Anatomie: Nach einem Katzenkratzer und dem Eindringen des Erregers entsteht zunächst ein Primäraffekt an der Haut. Dieser zeigt histologisch das Bild einer umschriebenen Dermatitis mit bevorzugter Entzündung im Korium, während die Subkutis weitgehend frei bleibt. Eine Lymphangitis ist auffallenderweise nicht nachweisbar. Es kommt zu einer granulomatösen, abszedierenden Lymphadenitis der regionalen Lymphknoten. Diese zeigt einen subakuten Verlauf, wobei sich die Granulome aus Epitheloidzellen aufbauen. In fortgeschrittenen Stadien bilden sich zentrale Nekrosen. Verschleppung in tiefere Lymphknoten und in andere Organe ist möglich. Dabei kann es zu chronischen Verlaufsformen kommen.

Klinische Symptome: Die Inkubationszeit beträgt bis zum Primäraffekt 3−14 Tage, bis zum Auftreten der Lymphadenitis 3−6 Wochen. 3−14 Tage nachdem die Katze gekratzt hat, entsteht an der betreffenden Stelle ein Knötchen, manchmal eine Pustel oder ein kleines Geschwür. Der Primäraffekt kann nach einigen Tagen abklingen oder wochenlang anhalten. Die Lymphadenitis ist regionär, meist einseitig. Es schwellen jeweils mehrere Lymphknoten der betreffenden Region an. Die Lymphknoten sind gut verschieblich, von derber Konsistenz, nicht druckschmerzhaft. Im weiteren Verlauf können sie eitrig einschmelzen. Im Eiter lassen sich keine Bakterien nachweisen. Das Fieber tritt manchmal mit Schüttelfrost ein und kann 40 °C betragen, außerdem bestehen Kopfschmerzen und Beeinträchtigung des Allgemeinbefindens. Zu Beginn der Erkrankung findet sich im Blutbild eine Leukopenie, später kommt es zur Lymphozytose.

Diagnose und Differentialdiagnose: Der Intradermaltest mit Eiter oder Lymphknotenextrakt eines Patienten mit Katzenkratzkrankheit hat spezifischen diagnostischen Wert. 0,1 ml des Antigens wird intrakutan gespritzt und die Reaktion in Form einer rosaroten Papel nach 3−4 Tagen abgelesen. Die Komplementbindungsreaktion wird mit dem Antigen der Trachom-Psittakose-Lymphogranuloma-inguinale-Gruppe durchgeführt und ist spezifisch. Die histologische Untersuchung eines Lymphknotens kann diagnostisch weiterführen, doch muß man sich vor Verwechslungen mit der Tuberkulose hüten.

Komplikationen und besondere Verlaufsformen: Bei der *okuloglandulären Form* befindet sich der Primäraffekt in der Konjunktivalschleimhaut. Es entsteht eine einseitige Konjunktivitis und eine Lymphknotenschwellung vor dem Ohr oder am Kieferwinkel auf der gleichen Seite.

Die *anginöse Form* ist selten. Es kommt zu einer einseitigen Tonsillitis mit Fieber und Anschwellung der regionalen Lymphknoten, wobei diese meist einschmelzen und sterilen Eiter enthalten.

Bei *inguinaler* Lymphadenitis können Krankheitsbilder entstehen, die an das Lymphogranuloma inguinale erinnern.

Wiederholt wurde das Krankheitsbild einer *Meningoenzephalitis bzw. -myelitis* beschrieben. Die zentralnervösen Erscheinungen traten in allen Fällen sehr plötzlich auf. Die Heilung verlief spontan ohne Restschäden.

Therapie: Bei allen fieberhaften Verläufen ist Bettruhe angezeigt. Außerdem werden Tetracycline oder Doxycyclin empfohlen. Bei hartnäckiger, protrahiert verlaufenden Lymphadenitiden wurden auch Corticosteroide angewendet. Beim Nachweis von Fluktuation ist Punktion oder besser noch Exstirpation der erkrankten Lymphknoten anzuraten.

4.38. Tuberkulose

Mikrobiologie: Der Erreger der Tuberkulose, *Mycobacterium tuberculosis*, ist ein schlankes, langes, säurefestes, sporenloses Stäbchen. Seine Kultur ist langwierig und nur auf hochwertigen Spezialnährböden möglich. Der komplizierte Aufbau der Mykobakterien und ihr hoher Gehalt an Lipiden, Fettsäuren und Wachsen machen sie besonders resistent gegen alle Angriffe von außen. Dies ist bei Desinfektions- und Sterilisationsmaßnahmen zu berücksichtigen.

Epidemiologie: Das *Mycobacterium tuberculosis* wird in der Regel durch Tröpfcheninfektion von Mensch zu Mensch übertragen; die häufigste Quelle sind Menschen mit offener Tuberkulose. Ihre Absonderung und Behandlung ist das vornehmste Ziel der Seuchenabwehr. Durch allgemeinhygienische Maßnahmen ist die Tuberkulose bis zum Zweiten Weltkrieg ständig zurückgegangen, aber nicht so sehr wie die meisten akuten Infektionskrankheiten. Durch die moderne Chemotherapie ist die Tuberkulosesterblichkeit sehr günstig beeinflußt worden.

Über den Grad der Durchseuchung sagt die Tuberkulinreaktion aus. Um die Jahrhundertwende waren über 90% der Kinder in Mitteleuropa tuberkulinpositiv, hatten also einen tuberkulösen Primäraffekt durchgemacht. In der Bundesrepublik Deutschland ging die Zahl der Erst- und Wiedererkrankten an aktiver Tuberkulose von

130080 im Jahre 1950,
 70325 im Jahre 1960,
 48262 im Jahre 1970,
 25924 im Jahre 1980 und
 12184 im Jahre 1990

stetig auf das mehr als 10fache zurück. In den USA wurde dieselbe Entwicklung etwa 1984 umgekehrt; seither nimmt hier und in den Entwicklungsländern Zentralafrikas, Asiens und Südamerikas die Tbc stetig und in beängstigender Weise zu.

Die Ursache für diese Entwicklung ist das AIDS. Infolge des geschwächten Immunsystems werden latente Tbc-Formen bei AIDS-Kranken aktiv, und offene Lungentuberkulosen sind sehr häufig mit AIDS gekoppelt und streuen. So fordert die WHO energische Gegenmaßnahmen, nachdem weltweit 1,7 Milliarden Menschen mit Tbc infiziert sind, 20 Millionen an offener Tuberkulose leiden und jährlich 2,88 Millionen an Tuberkulose sterben.

Diese bösartige, epidemiologische Entwicklung hat die Bundesrepublik Deutschland noch nicht erreicht, fordert aber erhöhte Alarmbereitschaft.

Die 2., früher häufige Infektionsform war die Fütterungstuberkulose mit bovinen Tuberkelbakterien durch infizierte Milch von kranken Rindern. Diese Form der Tuberkulose ist durch die erfolgreiche Bekämpfung der Rindertuberkulose und durch Pasteurisierung der Milch bei uns selten geworden.

Mycobacterium avium, der Erreger der Geflügeltuberkulose, kann, allerdings selten, auch beim Menschen Erkrankungen verursachen. Seine Rolle bei der Tuberkulose des Menschen ist in den letzten Jahren überbewertet worden.

Aus der großen Gruppe der saprophytären Mykobakterien haben einige Keimarten in den letzten Jahren die Aufmerksamkeit der Infektiologen beansprucht: die „atypischen" oder „anonymen" Mykobakterien, die wegen ihrer Pigmentbildung im Koloniewachstum auch „chromogene" genannt werden. Sie wurden gelegentlich als offenbare Erreger von tuberkuloseähnlichen Erkrankungen beim Menschen gefunden.

Pathogenese und pathologische Anatomie: Die Tuberkulose ist eine chronisch verlaufende zyklische Infektionskrankheit, die verschiedene Organe befallen kann. Die Vielgestaltigkeit der Krankheitsbilder wird nicht so sehr durch den Erreger als vielmehr durch die unterschiedliche Reaktionslage des Wirtes bestimmt. Die „natürliche Resistenz" eines Individuums entscheidet darüber, ob eine Tuberkuloseinfektion subklinisch abläuft oder zu mehr oder weniger schweren Krankheitserscheinungen führt. Ferner ist die Art der Tuberkuloseerkrankung abhängig vom Lebensalter. Der kindliche Organismus neigt mehr zu generalisierten Erkrankungen, der Erwachsene zur Organtuberkulose.

Die Tuberkelbakterien breiten sich innerhalb von Stunden nach der Aufnahme im Organismus des Patienten aus und werden vorwiegend in den retikulohistiozytären Geweben aufgefangen. Dort werden die Tuberkelbakterien abgebaut und zerfallen in ihre 3 Bestandteile, Kohlenhydrate, Lipoide und Protein. Letzteres leitet den Vorgang der Sensibilisierung des Patienten ein und unterhält die Tuberkulinallergie. Infolge der Auseinandersetzung zwischen Erreger und Wirt kommt es zu Fieber, Appetitlosigkeit, gelegentlich zu Erythema nodosum. Bei manchen Patienten ist die Auseinandersetzung mit dem Tuberkelbakterium hiermit abgeschlossen, bei anderen kann eine schwere Generalisation der Erkrankung eintreten.

Die Inkubationszeit, d. h. die Zeit vom Eindringen des Erregers in den Körper bis zum Auftreten von Krankheitserscheinungen oder einer Hautallergie (meßbar mit Hilfe des Intrakutantests nach Mendel-Mantoux), beträgt im allgemeinen 4–6 Wochen.

Pathologisch-anatomisch ist die Tuberkulose gekennzeichnet durch Nekrosen. Darum herum bildet sich ein Granulationsgewebe, das aus Lymphozyten, Epitheloidzellen und mehrkernigen Langhans-Riesenzellen besteht. Die käsigen Massen können sich entweder verflüssigen und dann ausgehustet werden, so daß in den Lungen Kavernen entstehen, oder später verkalken. Man unterscheidet demnach proliferierende, exsudative, kavernöse, und, wenn später Bindegewebsbildung einsetzt, zirrhotische Formen der Tuberkulose.

Klinische Symptome und Komplikationen: Die Reaktion der Hiluslymphknoten ist von großer Bedeutung für den weiteren Ablauf der Tuberkulose. Hier kann die Tuberkuloseinfektion abgeriegelt werden und damit für den Patienten beendet sein; es vermögen aber auch später bronchogene, lymphogene und hämatogene Ausbreitungen zu erfolgen.

Die Primärtuberkulose bevorzugt das Kindesalter, betrifft aber zunehmend Jugendliche und junge Erwachsene. Bei dem bei uns vorkommenden Typus humanus ist der Infektionsweg eine Tröpfcheninfektion. Bei der Rindertuberkulose mit dem Typus bovinus besteht zunächst eine Lymphknotentuberkulose am Hals oder im Bauchraum.

Die Primärinfektion verläuft in der Regel symptomlos und ist dann nur am Umschlagen der Tuberkulinreaktionen von negativ nach positiv erkennbar. Gewöhnlich bildet sich nach dem Eindringen der Tuberkelbakterien in den Lungen ein Primärherd aus, der verkäst und vom gesunden Lungengewebe abgekapselt wird. Die dazugehörigen Lymphknoten am Lungenhilus erkranken mit und vergrößern sich. Später verkalken Primärherd und zugehöriger Lymphknoten, und man kann diese Verkalkungen manchmal röntgenologisch als Zeichen einer abgelaufenen Primärinfektion (*Primärkomplex*) nachweisen.

Bei der *Hiluslymphknotentuberkulose* sind die Hiluslymphknoten röntgenologisch deutlich vergrößert nachweisbar, und zwar auf der Seite des Primärinfiltrats. Wenn die Bronchiallymphknoten in einen Bronchus perforieren, kommt es zur bronchogenen Aussaat (Primärtuberkulose). Es können käsige Bronchopneumonien entstehen.

Durch Verstopfung des Bronchiallumens mit käsigen Massen nach Lymphknoteneinbruch sind Obturationsatelektasen möglich. Ferner können die stark vergrößerten Hiluslymphknoten selbst die Bronchien komprimieren und dadurch zu Kompressionsatelektasen führen.

Die Bronchien sind am Entzündungsprozeß beteiligt, entweder in Form der unspezifischen Begleitentzündungen der Bronchialschleimhaut oder in Form der Bronchustuberkulose.

Bei Erwachsenen kommt es bei Primärtuberkulose meist zur Pleuritis exsudativa. Die *Pleuritis exsudativa* ist eine gutartige Manifestationsart der Primärtuberkulose im jugendlichen und jüngeren Erwachsenenalter. Die Erkrankung beginnt ziemlich plötzlich mit Temperaturen von $38-39,5\,°C$, Schmerzen und Stichen bei der Atmung im Bereich der befallenen Thoraxseite. Es finden sich eine Dämpfung; Atemgeräusche und Stimmfremitus sind auf der befallenen Seite abgeschwächt bis aufgehoben. Im Röntgenbild kommen die Zeichen eines Pleuraergusses zur Darstellung, der bei der Punktion ein spezifisches Gewicht über $1015\,p/dm^3$ und eine positive Rivalta-Probe aufweist.

Wenn im späteren Leben eine Minderung der Resistenzlage (durch physischen oder psychischen Streß, mangelhafte Ernährung, Erkältung, Durchnässung, Abusus von Alkohol, Nikotin oder Rauschmitteln) vorliegt, kann es zur Generalisation der Tuberkulose auf dem Lymphweg, dem Blutweg oder dem bronchogenen Weg kommen.

Wenn es von den Hiluslymphknoten auf dem Lymphweg zu einer Verbreitung kommt, entsteht eine generalisierte Lymphknotentuberkulose mit Befall sämtlicher Lymphknoten.

Besonders gefürchtet ist die hämatogene Streuung, die je nach der Abwehrlage zu verschiedenen Symptomen führt. Nach dem klinischen Verlauf unterscheidet man folgende Formen:

a) Sepsis tuberculosa gravissima (Landouzy),
b) akute Miliartuberkulose,
c) subakute Miliartuberkulose,
d) chronische Miliartuberkulose und
e) hämatogen entstandene Organtuberkulose.

Welche von diesen Erscheinungsformen auftritt, hängt von der Abwehrlage des Patienten ab, wobei bei schlechter Abwehrlage a), bei relativ guter e) entsteht.

Zu a): Die Sepsis tuberculosa gravissima betrifft vorwiegend schlecht ernährte Säuglinge, alte Leute oder Personen, deren Abwehrsystem durch anderweitige chronische Erkrankungen, immunsuppressive Therapie oder AIDS geschädigt ist. Es kommt zu einer massiven hämatogenen Aussaat mit hämorrhagischen Nekrosen in allen Organen. Der Organismus selbst bringt keine Abwehrreaktion mehr auf, die Krankheit führt meist in wenigen Tagen unter hohem Fieber und einem uncharakteristischen Krankheitsbild zum Tode.

Zu b) und c): Bei der akuten und subakuten Miliartuberkulose unterscheiden wir einen typhoiden, einen pulmonalen und einen meningitischen Typ.

Der *typhoide Typ* ist charakterisiert durch ein hochfieberhaftes Krankheitsbild mit Benommenheit und ohne Organsymptome. Wie beim Typhus besteht eine Kontinua mit relativer Bradykardie, relativer Leukopenie, positiver Diazoprobe im Urin und Milzschwellung.

Bei dem *pulmonalen Typ* finden sich kleinste hirsekorngroße Fleckschatten über allen Lungenteilen, die nur bei technisch guten Röntgenaufnahmen, nicht bei der Durchleuchtung nachweisbar sind. Klinisch bestehen Dyspnoe und Zyanose. Auskultation und Perkussion ergeben meist keinen pathologischen Befund.

Die *Meningitis tuberculosa* hat einen langsam schleichenden Beginn und Verlauf. Als erste Symptome machen sich Wesensveränderungen, Leistungsschwäche, Unlust und Apathie bemerkbar. Dieses Stadium zieht sich über Wochen hin. Dann treten Kopfschmerzen, Appetitlosigkeit und subfebrile Temperaturen auf. Im weiteren Verlauf verstärken sich Kopfschmerzen und Fieber, Erbrechen und Nackensteifigkeit treten hinzu. Wenn in diesem Stadium keine Therapie einsetzt, werden die Patienten benommen. Da die tuberkulöse Meningitis die Hirnbasis befällt, treten Hirnnervenlähmungen auf. Die Bewußtlosigkeit nimmt zu. Als Zeichen des Übergreifens der Entzündung von den Meningen auf das Gehirn entstehen spastische Paresen und tonisch-klonische Krampfzustände. Ein Hydrozephalus entwickelt sich. Oft bestehen gleichzeitig Tuberkelknötchen in der Chorioidea. Daher kann die Spiegelung des Augenhintergrundes auch zur Diagnose der Miliartuberkulose beitragen. Der Liquor zeigt bei der Meningitis tuberculosa eine lymphozytäre Pleozytose mit Verminderung des Liquorzuckers (normalerweise ½ bis ⅔ des Blutzuckers) und des Liquorchlors. Ferner findet sich eine deutliche Eiweißvermehrung im Liquor, von der die Albumine stärker betroffen sind als die Globuline. Charakteristisch ist das Auftreten des Spinnwebgerinnsels. Wenn man den bei der Punktion gewonnenen klaren Liquor 24 Stunden stehen läßt, findet sich ein zartes spinnwebartiges Fibringerinnsel. Wenn man dieses ausstreicht und nach Ziehl-Neelsen färbt, lassen sich meist Tuberkelbakterien nachweisen. Das Spinnwebgerinnsel spricht nur in klarem Liquor für Tuberkulose; bei Virusmeningitiden kommt es nicht vor, wohl aber bei eitrigen bakteriellen Meningitiden.

Zu d) und e): Die *chronische Form der Miliartuberkulose* verläuft weniger stürmisch als die akute und subakute, oft nur mit subfebrilen Temperaturen und geringer Beeinträchtigung des Allgemeinbefindens. Sie leitet über zur Organtuberkulose, bei der die Erreger auf dem Blutweg in ein oder mehrere Organe verschleppt werden und dort zur Organtuberkulose führen. So kennen wir hämatogene Streuungen in Meningen, Leber, Milz, Lungen, Nieren, Knochen, Haut, Augen, weibliche und männliche Geschlechtsorgane. Eine begrenzte hämatogene Streuung in den Lungen sind die Simon-Spitzenherde, die meist doppelseitig, im späteren Kindesalter kurz vor der Pubertät auftreten und den Ausgangspunkt für eine während der Pubertät sich manifestierende schwere Lungentuberkulose bilden können.

Zur Diagnose der Miliartuberkulose sind geeignet:

– eine technisch hochwertige Röntgenthoraxaufnahme,
– eine Liquorpunktion,
– die Spiegelung des Augenhintergrundes (Chorioidaltuberkel),
– Laparoskopie mit Leberpunktion (Miliartuberkulose der Leber und Milz).

Bei der *Lungentuberkulose* unterscheiden wir:

– Die *produktive Form*. Sie geht mit deutlicher Abwehrreaktion des Organismus und Bildung von Granulationsgewebe einher, das aus Lymphozyten, Epitheloidzellen und Langhans-Riesenzellen besteht. Sie ist relativ gutartig und äußert sich klinisch zunächst in subfebrilen Temperaturen und Nachtschweiß. Husten besteht meist nicht, auch perkutorische und auskultatorische Zeichen sind kaum vorhanden. Die Diagnose wird aus dem Röntgenbild gestellt.
– Die *exsudative Form*. Bei dieser stehen käsige Nekrosen mit Verflüssigung im Vordergrund, und sie verläuft klinisch unter dem Blick einer Pneumonie mit Husten, Auswurf und Fieber.
– Die *exsudativ-kavernöse Form*. Sie entsteht durch Aushusten des verflüssigten Sekrets, wodurch sich Substanzdefekte (Kavernen) im Lungengewebe bilden. Wenn die Kavernen in Verbindung mit einem Bronchus stehen, wird tuberkelbakterienhaltiges Sputum entleert (*offene Tuberkulose*). Wenn die Kaverne ein Gefäß arrodiert, kommt es zur *Hämoptoe*.
– Die *zirrhotische Form*. Sie tritt nicht primär auf, sondern entwickelt sich sekundär durch Neubildung von Bindegewebe aus einer der anderen Formen. So finden wir bei günstigem Verlauf häufig produktiv-zirrhotische Formen. Auch andere Mischformen (z. B. exsudativ-zirrhotisch) sind möglich. Die Beteiligung von Bindegewebe am Krankheitsgeschehen ist eigentlich eine reparative Maßnahme des Organismus, kann aber u. U. zur Lungenschrumpfung und damit zur Verziehung des Mediastinums und zur Entwicklung eines Lungenemphysems auf der anderen Seite führen.

Oft kommt es im Gefolge einer Lungentuberkulose zur *Kehlkopftuberkulose*, die sich durch langdauernde Heiserkeit äußert. Jede mehr als 14 Tage bestehende Heiserkeit sollte Veranlassung zur Kehlkopfspiegelung und zur Röntgenuntersuchung der Lungen geben.

Die *Lymphknotentuberkulose* kann entweder als Primärinfektion am Hals, besonders nach Infektion durch verseuchte Milch, oder als spätere Streuung generalisiert auftreten. Die tuberkulösen Lymphknoten neigen zur käsigen Einschmelzung und zur Fistelbildung. Wenn die Lymphknoten im Bauchraum betroffen sind, spricht man von der Mesenteriallymphknotentuberkulose. Sie verläuft unter dem Bilde der Appendizitis mit sog. „Nabelkoliken", manchmal jedoch völlig symptomlos.

Die *Darmtuberkulose* ist meist die Folge einer schweren offenen Lungentuberkulose, bei der Tuberkelbakterien verschluckt werden. Am Anfang der Erkrankung stehen Temperaturen, Gewichtsabnahme, Beeinträchtigung des Allgemeinzustandes und Obstipation. Später treten Durchfälle und kolikartige Leibschmerzen hinzu.

Die *Peritonealtuberkulose* kommt meist bei schweren Tuberkulosen im Rahmen der hämatogenen Streuung oder auch bei Abzedierung und Perforation verkäster tuberkulöser Mesenteriallymphknoten vor. Der Leib ist gebläht, druckempfindlich. Oft finden sich Aszites oder paralytischer Ileus. Die Diagnose kann durch Laparoskopie gestellt werden.

Die *Leber- und Milztuberkulose* äußert sich durch Vergrößerung dieser Organe und Fieber. Auch hier wird die Diagnose am besten durch Laparoskopie und gezielte Leberpunktion mit histologischer und kultureller Untersuchung des gewonnenen Zylinders gestellt.

Die *Nebennierentuberkulose* führt zu dem bekannten Bilde der Addison-Krankheit (bräunliche Pigmentierung von Haut und Schleimhäuten, Adynamie, Hypoglykämie, Hyponatriämie, Hypotonie).

Die *Nierentuberkulose* entsteht hämatogen, meist von einem Primärherd in der Lunge ausgehend. Sie äußert sich durch langdauernde, therapieresistente Leukozytenausscheidung im Urin, ohne daß Anzeichen für einen andersartigen Harninfekt bestehen. Gelegentlich treten auch Hämaturie oder kolikartige Schmerzen im Nierenbereich auf. Sekundär kommt Infektion der ableitenden Harnwege vor. Auch eine *Genitaltuberkulose* ist beim Mann häufig mit der Nierentuberkulose kombiniert. Sie führt hauptsächlich zu Prostatitis und Epididymitis. Bei der Frau kommt die Genitaltuberkulose meist hämatogen zustande und betrifft vorwiegend die Adnexe.

Die *Knochen-* und *Gelenktuberkulose* entsteht fast immer im Rahmen einer hämatogenen Aussaat. Sie beginnt meist im Knochenmark, seltener im Periost. Es bilden sich miliare Knötchen, aus denen sich eine tuberkulöse Osteomyelitis oder Periostitis entwickelt. Die Erkrankung beginnt mit Müdigkeit und Störungen des Allgemeinbefindens. Dann treten ziehende Schmerzen in dem betreffenden Gebiet auf, besonders bei Bewegungen. Die beteiligten Gelenke sind geschwollen. Röntgenologische Veränderungen zeigen sich erst bei längerem Bestehen der Erkrankung. Bei der Wirbelsäulentuberkulose kann es infolge der Zerstörung der Wirbelkörper zum Zusammenbruch mehrerer Wirbelkörper mit Kyphose, eventuell zu Querschnittslähmung und zum Senkungsabszeß kommen.

Diagnose und Differentialdiagnose: Der Tuberkelbakteriennachweis vermag in Liquor, Sputum, Kehlkopfabstrichen, Bronchialspülflüssigkeit, transtrachealem Aspirat, Magensaft, Urin, Stuhl, Lymphknoten-, Pleura- und Leberpunktaten geführt zu werden. Als Nachweismethoden kommen in Frage:

– Die mikroskopische Untersuchung mittels Färbung nach Ziehl-Neelsen. Dieses Verfahren geht am schnellsten. Es werden jedoch nur säurefeste Stäbchen nachgewiesen, bei denen es sich nicht unbedingt um Tuberkelbakterien handeln muß. Allerdings kann man bei entsprechendem klinischem Verdacht wichtige Hinweise für die Diagnostik bekommen.

– Die Kultur auf Eiernährboden ist eine spezifische Untersuchungsmethode, dauert jedoch 8 Wochen. Der Vorteil besteht darin, daß man die isolierten Bakterien gleich auf Tuberkulostatikaempfindlichkeit testen kann.

– Der Tierversuch am Meerschweinchen dauert 10–12 Wochen, wenn das Tier nicht interkurrent aus anderer Ursache stirbt. Er wird heute nur noch im Urin und Liquor durchgeführt.

Wegen der beschriebenen Schwierigkeiten der einzelnen Verfahren sollten mikroskopische und kulturelle Methode jeweils kombiniert durchgeführt werden. Bei Verdacht auf Lungentuberkulose ist es sehr wichtig, neben dem Sputum auch Kehlkopfabstriche, Magensaft und Bronchialspülflüssigkeit zu untersuchen, da viele Patienten ihr Sputum verschlucken.

Die *Tuberkulinproben* zeigen eine stattgehabte Tuberkuloseinfektion an, sind also beim Erwachsenen häufig zumindestens in höheren Konzentrationen positiv, auch wenn keine floride Tuberkulose besteht. Im Kindesalter und dann, wenn man während einer Erkrankung einen Umschlag von der negativen zur positiven Hautreaktion verfolgen kann, leisten sie sehr gute Dienste für die Diagnostik. Als Folge der verminderten Frühdurchseuchung findet sich heute bei Jugendlichen bis zum 20. Lebensjahr nur noch in 8–20% der Fälle eine positive Tuberkulinreaktion. Deshalb gewinnt die Probe zunehmend an differentialdiagnostischer Bedeutung. Wir unterscheiden:

– Tine-Test oder Tubergentest, der als einfacher Suchtest dient. Es handelt sich um die intrakutane Applikation von Tuberkulin, das 4 kleinen, 2 mm langen Edelsteinzinken (tines) anhaftet, die auf einer Metallplatte an einem Plastikhalter angebracht sind. Die Zinken werden nach Desinfektion der Haut der Beugeseite des Unterarmes in die angespannte Haut eingedrückt und der Testkörper nach einer Verweildauer von etwa 1 Sekunde entfernt und vernichtet. Ein positives Ergebnis ist nach 72−96 Stunden dadurch erkennbar, daß an den Einstichstellen entzündliche Papeln von mindestens 2 mm Durchmesser auftreten.

− Die beste und sicherste Tuberkulinprobe ist die Intrakutanprobe nach Mendel-Mantoux. 0,1 ml verdünntes Tuberkulin wird intrakutan an der Palmarseite des Unterarmes gespritzt, so daß eine Quaddel entsteht. Im positiven Falle bildet sich nach 48−72 Stunden ein Infiltrat von wenigstens 8 × 8 mm Größe, das mehrere Tage bestehen bleibt. Die Ablesung erfolgt nach 72 Stunden. Bei Kindern beginnt man mit der Verdünnung 1:100000 und steigert dann über 1:10000, 1:1000, 1:100 bis 1:10. Bei Erwachsenen ist es zweckmäßig, mit 1:1 Million anzufangen, da eine Reaktion von 1:10000 bereits als normal anzusehen ist und eine stärkere Tuberkulinempfindlichkeit eventuell einen Hinweis auf eine floride Tuberkulose geben kann. Bei schwerer Tuberkulose mit Anergie (Miliartuberkulose) können die Tuberkulinproben negativ ausfallen.

Therapie: Bei allen fieberhaften Formen der Tuberkulose ist grundsätzlich Bettruhe einzuhalten, die zunächst vollständig sein soll und später je nach Verlauf über befristete Liegezeiten bis zum normalen Aufstehen gelockert werden kann. Zweckmäßig ist frühzeitige Freiluftbehandlung, möglichst in nebel- und staubfreier Luft. Die Ernährung soll eiweiß-, vitamin- und relativ fettreich sein bei mäßigem Gehalt an Kohlenhydraten und Kochsalz. Ausgesprochene mästende Diätformen sind als überholt anzusehen. Ziel muß das normale Körpergewicht sein.

Um eine Resistenzentwicklung der Tuberkelbakterien zu verhindern, soll grundsätzlich eine Vierfachtherapie mit 4 verschiedenen Antituberkulotika durchgeführt werden. Tuberkulosemedikamente 1. Wahl sind:

− Isonicotinsäurehydrazid (INH), das sowohl tuberkulostatische als auch tuberkulozide Wirkung besitzt, die auf einer komplexen Beeinträchtigung des Stoffwechsels der Tuberkelbakterien beruht. Die Tagesdosis beträgt 5−10 mg/kg Körpergewicht. Als Nebenwirkungen kommen Parästhesien und polyneuritische Symptome vor. Man kombiniert die Therapie daher mit Gaben von Vitamin B_6 300 mg/ Woche. Außerdem können in seltenen Fällen unter INH-Therapie Zeichen einer Hepatitis auftreten.

− Rifampicin 10 mg/kg Körpergewicht, als Nebenwirkungen können Leberveränderungen im Sinne einer Cholostase vorkommen.

− Pyrazinamid 25 mg/kg/die wirkt ebenfalls tuberkulozid.

Diese 3 Medikamente sind tuberkulozid und sollten auf jeden Fall täglich gegeben werden. Außerdem verordnet man noch eines von 2 tuberkulostatischen Medikamenten.

- Streptomycin in einer Dosierung von 1 g/die i. m. Als Nebenwirkungen kommen Störungen des 8. Hirnnerven vor, es sind daher HNO-fachärztliche Kontrollen des Gehör- und Gleichgewichtsorgans während der Therapie mindestens in Abständen von 4 Wochen durchzuführen und bei Auftreten von Störungen das Medikament sofort abzusetzen. Unter diesen Kautelen kann die Streptomycintherapie u. U. 6 Monate lang durchgeführt werden oder
- Ethambutol 25 mg/kg Körpergewicht. Dieses Medikament kann zu Augenstörungen führen, es müssen daher in Abständen von 4 Wochen Gesichtsfeld-, Farbensinn- und sonstige Augenuntersuchungen gemacht werden. Da INH, Rifampicin, Pyrazinamid und Ethambutol in Tablettenform eingenommen werden können, empfiehlt sich für die ambulante Therapie eine Viererkombination aus diesen 4 Medikamenten. Bei stationärer Behandlung kann Ethambutol durch Streptomycin ersetzt werden, oder es können beide Medikamente im Wechsel gegeben werden.

Wenn gegen 2 der 5 genannten Medikamente Nebenwirkungen auftreten, müssen die Tuberkulostatika der 2. Wahl angewendet werden. Diese sind:

- Protionamid als Infusion 0,5 g/die oder Protionamid oral 0,75−1 g/die. Protionamid hat Nebenwirkungen auf das Zentralnervensystem, bei oraler Gabe auf den Magen-Darm-Kanal und auf die Haut (Akne und Allergien).
- Cycloserin 0,5−1 g/die. Cycloserin hat Nebenwirkungen auf das Zentralnervensystem und die Psyche. Sowohl Ethionamid als auch Cycloserin sollen im Senium und bei Alkoholismus nur mit Vorsicht angewendet werden.
- Paraaminosalicylsäure (PAS) 200 mg/die, möglichst in Form von Infusionen. PAS hat Nebenwirkungen an der Leber und am Gastrointestinaltrakt.
- Capreomycin 1 g/die. Capreomycin hat Nebenwirkungen am 8. Hirnnerven und an der Niere.

Tuberkulostatika 3. Ranges:

- Tetracyclin 3−4 g/die, macht Nebenwirkungen an der Leber und am Gastrointestinaltrakt sowie an der Haut.

In bestimmten Fällen kann die tuberkulostatische Therapie mit der Anwendung der Glucocorticoide kombiniert werden. Man macht hiervon Gebrauch, wenn nicht so sehr die Wirkung des Tuberkelbakteriums selbst als vielmehr überschießende entzündliche, allergische, proliferative und toxische Prozesse von seiten des Patienten im Vordergrund des Krankheitsbildes stehen, z. B. bei der Pleuritis exsudativa und bei der Meningoencephalitis tuberculosa mit Hirnödem. Allerdings muß unbedingt gleichzeitig eine wirksame 4fache antituberkulöse Behandlung erfolgen. Die Corticosteroide bringen unter gleichzeitiger sorgfältiger chemotherapeutischer Abdeckung etwas schnellere Rückbildung der exsudativen Phase und geringere narbige Restzustände. Die tuberkulostatische Vierfachtherapie wird in der Regel 3 Monate lang durchgeführt, anschließend 6 Monate Zweifachtherapie mit INH und Rifampicin.

Immunprophylaxe: Heute wird nur die BCG-Impfung mit dem Bacillus Calmette-Guérin, einem virulenzabgeschwächten Keim boviner Herkunft, durchgeführt. Nach dieser Impfung mit vermehrungsfähigen Mykobakterien kommt es zu einer Impfkrankheit in der Form eines subklinischen Primärkomplexes. Danach besteht eine relative Immunität, insbesondere gegenüber den schweren tertiären Formen der Tuberkulose. Die BCG-Impfung wird am besten bei Neugeborenen durchgeführt; später muß der Impfling tuberkulinnegativ sein, damit nicht durch Impfung latente Tuberkulosen aktiviert werden. 3 Monate nach der BCG-Impfung sollen andere Impfungen vermieden werden.

Seit Jahren empfahlen nicht mehr alle Experten eine allgemeine Anwendung der BCG-Impfung im Neugeborenenalter. Diese Auffassung wurde damit begründet, daß einerseits bei dem geringen Infektionsrisiko und bei den Möglichkeiten der Chemotherapie heute eine allgemeine Schutzimpfung nicht mehr angezeigt sei und daß andererseits die durch die Schutzimpfung vermittelte Konversion zur Tuberkulinpositivität die Suche nach echten Neuinfektionen zu sehr störe.

Diese Diskussionen um die Notwendigkeit der BCG-Impfung bei uns verstummt vor der dringenden Empfehlung der WHO in Anbetracht der neuen epidemiologischen Weltlage (s. S. 252), weltweit eine Immunprophylaxe aller Neugeborenen mit BCG anzustreben.

4.39. Aktinomykose

Pathogenese: Der Erreger der Aktinomykose, *Actinomyces israeli*, ist ein Anaerobier, der normalerweise in der Mundhöhle gesunder Personen vorkommt und nur dann pathogene Eigenschaften entfaltet, wenn er zusammen mit seinen Begleitbakterien (meist Bacterium melaninogenicum, auch Staphylokokken) infolge Gewebsschädigung in tiefere Schichten des Körpers verschleppt wird und dort anaerobe Bedingungen vorfindet. In solchen Fällen kann sich die Aktinomykose per continuitatem und schließlich auch hämatogen weiter verbreiten. In dem befallenen Gewebe sind die Aktinomyzeten in isolierten Fäden oder in

Form der Drusen (gelbbraune, hanfkorngroße Konglomerate von De-
tritus, Leukozyten, Bakterien und verschlungenen Fäden) nachweisbar. Die chronisch-entzündliche Granulationswucherung hat die Tendenz zur Abszedierung und zur Fistelbildung. Die aktinomykotische
Entzündung breitet sich ohne Respektierung anatomischer Grenzen
aus, analog einem malignen Tumor.

Klinische Symptome und Komplikationen: Die Aktinomykose entwik-
kelt sich meist im Bereich der Mundhöhle, wobei als Eintrittspforte
kariöse Zähne, Zertrümmerungsfrakturen des Kiefers oder Tonsillen-
krypten in Frage kommen. Es bildet sich eine derbe Schwellung des
Gewebes mit bläulichroter Verfärbung der darüberliegenden Haut aus.
An mehreren Stellen kommt es zu Einschmelzungen und Fisteln. Auch
der Kieferknochen kann vom Krankheitsprozeß ergriffen sein.

Die Lungenaktinomykose entsteht meist durch Aspiration erregerhalti-
gen Materials aus der Mundhöhle; es besteht eine hartnäckige, chronische Bronchitis, später entwickeln sich Pneumonien, oft mit Pleurabeteiligung und Schwartenbildung. Die Patienten klagen über Schmerzen
bei der Atmung, Dyspnoe, Reizhusten und faden, fauligen Mundge-
schmack. Im weiteren Verlauf können Bronchiektasen, Fisteln im Bereich der Brustwand und Befall von Rippen und Wirbelkörpern entstehen. Die thorakale Form vermag zum Ausgangspunkt für hämatogene
Streuungen zu werden.

Die Darmaktinomykose pfropft sich meist auf bestehende, andersartige
entzündliche Prozesse, z. B. Appendizitis, auf. Es bilden sich knotige
Infiltrate, die geschwürig zerfallen, Verwachsungen von Darmschlin-
gen und Fisteln. Auch die Leber kann in Mitleidenschaft gezogen
werden.

Von den Wirbelkörpern aus kann der Krankheitsprozeß in den Liquor-
raum durchbrechen. Die Folge sind meningoenzephalitische Prozesse.
Auch aktinomykotische Hirnabszesse kommen vor.

Diagnose und Differentialdiagnose: Der Erreger läßt sich mikroskopisch und kulturell in Eiter, Sputum und Granulationsgewebe nachweisen. Bei Verdacht auf Lungenaktinomykose soll man sich jedoch nicht
mit der Sputumuntersuchung begnügen, sondern bronchoskopisch Material gewinnen. Auch histologische Untersuchungen von Lymphknoten und Lebergewebe können diagnostisch weiterhelfen. Gelegentlich
werden Aktinomyzeten als Zufallsbefund in Operationspräparaten
nach Laparotomien entdeckt.

Die naheliegendste Differentialdiagnose ist die der Tuberkulose, in
zweiter Linie kommen mischinfizierte Malignome in Frage.

Therapie: Mittel der Wahl ist Penicillin in hoher Dosierung (20 Mill. IE Penicillin G/die in i. v. Infusion über einen Zeitraum von 6—12 Wochen, anschließend noch 3—6 Monate lang 2—5 Mill. IE Penicillin/die i. m.).

In schweren Fällen kann die Therapie bis zu 18 Monaten weitergeführt werden. Die Begleitflora muß je nach Nachweis der verschiedenen Bakterien mit entsprechenden Antibiotika behandelt werden.

Chirurgische Eingriffe sollen nach Penicillinvorbehandlung von mindestens 1—2 Wochen unter weiterem Penicillinschutz vorgenommen werden. Trotz ausreichender Therapie können nach längeren symptomlosen Intervallen Rückfälle auftreten. Eine sorgfältige Nachbeobachtung der Patienten ist daher empfehlenswert.

4.40. Nocardiose (Pseudoaktinomykose)

Pathogenese: Im Gegensatz zur Aktinomykose liegt eine Monoinfektion ohne Begleitbakterien vor. Klinisch hat die Nocardiose Ähnlichkeit mit der Aktinomykose. Sie wird durch Bakterien der Art Nocardia (grampositive Anaerobier) hervorgerufen. Die Erreger finden sich in der Erde und in Gewässern. Durch Inhalation kann es zur Lungennocardiose kommen. Auch die Haut und die Schleimhaut des Magen-Darm-Kanals kommen als Eintrittspforte in Frage. Es bilden sich in dem befallenen Gewebe Abszesse mit zentraler Nekrose, in denen man mit der Gram-Färbung Fäden nachweisen kann. Drei Viertel aller Fälle zeigen einen pulmonalen Befall, davon nur ein Drittel ohne Dissemination. Relativ häufig, d. h. in etwa 30%, wird das Zentralnervensystem befallen. Ein wichtiger Unterschied zur Aktinomykose ist die Tendenz zur hämatogenen Ausbreitung.

Klinische Symptome: Man unterscheidet a) die Lungennocardiose, b) die generalisierte Nocardiose mit multiplen Metastasen und c) das lokalisierte subkutane Myzetom.

Zu a): Die *Lungennocardiose* ist die häufigste Form der Erkrankung. Sie beginnt entweder unter dem klinischen Bild einer Tracheobronchitis oder einer Pneumonie. Manchmal nimmt sie einen chronischen Verlauf, der sich über Jahre ausdehnen kann. Die röntgenologischen Veränderungen sind uncharakteristisch. Abszesse, Kavernen, Pleuraempyeme und thorakale Fisteln kommen vor.

Zu b): Die *generalisierten Formen* gehen meist aus einer Lungennocardiose hervor. Dementsprechend stehen auch hier zunächst pulmonale Krankheitserscheinungen im Vordergrund. Im weiteren Verlauf kommt es infolge hämatogener Ausbreitung zu intermittierenden Temperaturen, Leber- und Milzvergrößerung, Erbrechen, generalisierten

Lymphknotenschwellungen. Meningoenzephalitiden und isolierte Hirnabszesse wurden wiederholt beschrieben.

Zu c): Die *lokalisierte Nokardiose* der Haut (*Madurafuß, Nocardiamyzetom*) beginnt mit einer schmerzhaften Schwellung der Haut, aus der sich Abszesse und Fisteln entwickeln. Der Prozeß kann auf Weichteile, Muskulatur, Sehnen und Knochen übergreifen.

Diagnose und Differentialdiagnose: Der Erreger wird kulturell im Sputum (besser im bronchoskopisch gewonnenen Sekret), Liquor und Abszeßeiter nachgewiesen. Außerdem ist die histologische Untersuchung z. B. von Lymphknoten erfolgversprechend.

Differentialdiagnostisch sind Tuberkulose, andere Mykosen, Pneumonien und Retikulosen zu berücksichtigen.

Komplikationen: Am gefährlichsten ist der Befall des Zentralnervensystems im Rahmen der generalisierten Form. Er hat eine ungünstige Prognose. Bei der Nocardiose sind kurze Verlaufszeiten von wenigen Monaten und exquisit chronische Verläufe von vielen Jahren bekannt. Die Letalität betrug vor der Sulfonamidbehandlung 75%, seither etwa 46%.

Therapie: Man gibt Sulfadiazin 4−6 g/die mindestens 3−4 Monate über die klinische Heilung hinaus. Unter Umständen ist eine 1- bis 3jährige Behandlung erforderlich. Zusätzlich kommen Tetracyclin, Streptomycin oder andere Breitspektrumantibiotika in Frage. Penicillin ist wirkungslos. Wenn möglich und nötig, sollen auch chirurgische Interventionen unter Sulfonamid- und Antibiotikaschutz ausgeführt werden.

4.41. Spirochätenerkrankungen

4.41.1. Angina Plaut-Vincenti (Borreliose)

Pathogenese und Pathophysiologie: Die Erkrankung kommt durch das Zusammenwirken der beiden Keimarten (Borrelia [Treponema] vincentii und Fusobacterium fusiforme), die normale Saprophyten der Mundflora des Menschen sind, zustande. Die Ursachen für die gelegentliche Erkrankung der Tonsillen sind noch ungeklärt. Es handelt sich um eine Lokalinfektion.

Klinische Symptome und Komplikationen: Die Krankheit beginnt ohne Prodromi. Die Angina Plaut-Vincenti tritt im allgemeinen einseitig auf. Es besteht ein tiefes, scharfrandiges Ulkus, meist im oberen Drittel der Tonsille gelegen, das mit grauweißlichen, nekrotischen Belägen ausgefüllt ist (Abb. 17 auf Farbtafel IV). Die regionären Lymphknoten schwellen ebenfalls einseitig an. Das Allgemeinbefinden ist auffallend wenig beeinträchtigt. Fieber besteht meist nicht. Die Erkrankung heilt innerhalb von 1−2 Wochen aus.

Diagnose und Differentialdiagnose: Borrelien (Treponemen) und Fusobakterien lassen sich im Objektträgerausstrich des Rachenabstrichs nach Färbung mit Methylenblau nachweisen.

Die Einseitigkeit, das charakteristische Aussehen, der fade, stinkende Foetor ex ore und das Fehlen von Allgemeinerscheinungen und Fieber erlauben die Abgrenzung der Fusoborreliose von der Streptokokkenangina, der Diphtherie und der infektiösen Mononukleose.

Therapie: 3 Mill. IE Penicillin V oder 3 Mill. IE Pheneticillin oder 2 Mill. IE Propicillin/die 10 Tage lang.

4.41.2. Leptospirosen

Mikrobiologie: Die Leptospiren sind sehr feine, dichtgewundene Spirochäten mit sehr feinen Spiralen und aktiver, rotatorischer Bewegung. Sie wachsen am besten in serumhaltigen, flüssigen Nährböden oder auf der Chorioallantoismembran des bebrüteten Hühnereis. Es gibt zahlreiche Arten von Leptospiren, die alle serologische Kreuzreaktionen zeigen, was die Typisierung erschwert.

Epidemiologie: Alle Leptospirosen sind Zoonosen, die nur gelegentlich auf den Menschen übergehen, wenn er direkten oder indirekten Kontakt mit Urin oder Kot von infizierten Tieren hat. Da die Leptospiren in stehenden Gewässern wochenlang lebensfähig bleiben, sind Infektionen beim Baden und beim Aufenthalt in Sümpfen häufiger. Die wichtigsten Leptospiren sind in der Tab. 5 aufgeführt.

Pathogenese und pathologische Anatomie: Die Leptospirosen sind zyklische Infektionskrankheiten mit doppelgipfligem Fieberverlauf, wobei der 1. Gipfel dem Generalisationsstadium und der 2. Gipfel dem Organstadium entspricht. Nach einer Inkubationszeit von 7−14 Tagen kommt es in der 1. bakteriämischen Phase zu den klinischen Zeichen einer akuten generalisierten Infektion mit hohem Fieber ohne besondere Organlokalisation. In dieser Phase ist der Erreger im Blut. In der daran anschließenden 2. Phase, der Organerkrankung, herrscht die immunologische Reaktion der befallenen Organe vor. Beim Weil-Ikterus ist die Leber vergrößert und ikterisch. Histologisch findet man eine gewisse Auflockerung innerhalb der parenchymatösen Zellverbände, kleine Leberzellnekrosen, pyknotische Kerne und verfettete von Kupfer-Sternzellen mit phagozytierten Erythrozyten. Die Nieren sind vergrößert und zeigen histologisch eine ödematöse Schwellung und starke, vor allem plasmazelluläre Infiltration des Interstitiums, besonders im Bereich der Grenzzone zwischen Mark und Rinde. Weiterhin findet

Tabelle 5 Leptospirosen

Leptospirenart	Infektionsquelle	Verbreitung	Erkrankung des Menschen	Klinische Symptome im Organstadium
L. ictero-haemorrhagiae	Rattenharn	weltweit	Weil-Krankheit	Ikterus, Nierenbeteiligung, hämorrhagische Dialthese
L. bataviae	Ratten, Mäuse	Europa	europäisches Reisfeldfieber	lymphozytäre Meningitis, Episkleritis, manchmal
L. autumnalis	Ratten, Mäuse	Japan, USA	japanisches Herbstfieber	Ikterus
L. pyrogenes	Ratten		Spirochätenfieber	Ikterus
L. australis	Ratten, Mäuse		Rohrzuckerfieber	Ikterus
L. ballum	weiße Labormäuse	– –	Leptospirosis ballum	Ikterus
L. canicola	Hundeharn	weltweit	Stuttgarter Hundeseuche	Ikterus
L. grippotyphosa	Feldmäuse	Europa, USA, Afrika	Feldfieber	lymphozytäre Meningitis
L. hebdomadis	Mäuse, Ratten	Japan, Europa	japanisches 7-Tage-Fieber	lymphozytäre Meningitis
L. pomona	Schweine, Rinder	Europa, USA, Australien	Schweinehüterkrankheit	lymphozytäre Meningitis

sich eine Degeneration der Tubulusepithelien, die stellenweise bis zur vollständigen Nekrose derselben geht.

Klinische Symptome: *Die Weil-Krankheit* beginnt akut mit hohem Fieber und Wadenschmerzen. Diese Phase der vorübergehenden Bakteriämie (Generalisationsstadium) dauert 3−8 Tage. Myalgien können außer in den Waden auch in den anderen Muskelgruppen auftreten. Ferner finden sich oft Konjunktivitis, Episkleritis, leichte Proteinurie und Mikrohämaturie, Hypotonie und relative Bradykardie, gelegentlich auch Meningismus und Exanthem. Charakteristisch ist das Fehlen eines Lokalbefundes, so daß man keine Erklärung für das hohe Fieber und den schlechten Allgemeinzustand der Patienten hat, Durchfälle können in den ersten 2 Krankheitstagen vorhanden sein, häufiger ist jedoch Obstipation; Übelkeit, manchmal auch initiales Erbrechen kommen vor. Es bestehen bereits Kopfschmerzen und ein leichter Meningismus. Der Liquordruck ist erhöht, die Zellzahlen sind noch normal. Diese Symptome des Generalisationsstadiums gelten für alle Leptospirosen.

Nach einem freien Intervall von einigen Tagen tritt das Organstadium auf, das bei Morbus Weil durch Ikterus, Nierenbeteiligung und hämorrhagische Diathese charakterisiert ist. Die Patienten werden gelb, die Leber ist vergrößert. Die Serumbilirubinkonzentration kann bis 30% ansteigen, die Serumtransaminasen sind jedoch nicht so stark erhöht wie bei der Virushepatitis. Häufig ist die Milz vergrößert. Im Urin treten Eiweiß, Erythrozyten, Leukozyten, hyaline und granulierte Zylinder auf. In schweren Fällen kommt es zur Oligurie und Anurie mit Retention der harnpflichtigen Substanzen bis zur Urämie. Ferner besteht eine ausgeprägte Neigung zur hämorrhagischen Diathese und eine mäßige Anämie.

Ähnlich wie die Weil-Krankheit verläuft die indonesische Weil-Krankheit, die durch *Leptospira bataviae* ausgelöst und von Rindern und Büffeln übertragen wird. Diese beiden Erkrankungen sind fast immer ikterisch verlaufende Leptospirosen mit schwerem Krankheitsbild. Die Prognose der ikterisch verlaufenden Leptospirosen ist als ernst anzusehen.

Das Kanikolafieber gehört mit dem europäischen Reisfeldfieber, dem japanischen Herbstfieber, dem Spirochätenfieber, dem Rohrzuckerfieber und der Leptospirosis ballum zur Gruppe der teilweise ikterisch, teilweise anikterisch verlaufenden Leptospirosen mit mittelschwerem Krankheitsbild. Das Generalisationsstadium entspricht dem der anderen Leptospirosen. Im Organstadium treten sowohl Ikterus als auch lymphozytäre Meningitis auf. Zusätzlich besteht oft eine erhebliche Lichtscheu. Enzephalitische oder polyneuritische Symptome können das Krankheitsbild komplizieren. So wurden Paresen, Delirien, Bewußtseinstrübungen beobachtet. Auch Exantheme, Endomyokarditis, Hämaturie und Haarausfall sind bei Kanikolafieber beschrieben worden. Nicht ganz selten ist eine Iridozyklitis, die bei allen Leptospirosen auch längere Zeit nach Abklingen der akuten Krankheitserscheinungen auftreten kann.

Die Prognose des Kanikolafiebers ist besser als die der Weil-Krankheit, der Verlauf ist jedoch protrahierter als bei der letzten Gruppe von sog. *benignen Leptospirosen*, die fast immer anikterisch verlaufen. Hierzu gehören das Feld-, Sumpf-, Ernte-, Schlamm- oder Wasserfieber, das japanische 7-Tage-Fieber und die Schweinehüterkrankheit. Bei den letztgenannten Leptospirosen verläuft das Generalisationsstadium in der für Leptospirosen üblichen Form, im Organstadium steht eine lymphozytäre Meningitis im Vordergrund. Charakteristisch ist ferner eine Bradykardie. Enzephalitische Erscheinungen sind selten. Die Prognose ist günstig. Eine einmal überstandene Leptospireninfektion hinterläßt eine gegen den betreffenden Serotyp gerichtete dauerhafte Immunität. Doppelinfektionen mit verschiedenen Leptospirentypen kommen gelegentlich vor.

Diagnose und Differentialdiagnose: Für eine Leptospirose sprechen akuter Krankheitsbeginn, biphasischer Fieberverlauf, Wadenschmerzen, Konjunktivitis und Episkleritis sowie im Organstadium Meningitis oder Leber- und Nierenbeteiligung, oft auch Kombination von beiden und hämorrhagische Diathese. Der Erregernachweis gelingt in der 1. Krankheitswoche in Blut und Liquor, später im Urin, und zwar mikroskopisch im Dunkelfeld, kulturell oder im Tierversuch an Meerschweinchen bei Morbus Weil, an syrischen Goldhamstern bei Kanikolafieber. Der mikroskopische Nachweis im Dunkelfeld im Blut ist als unsicher anzusehen, da man im Blut häufig sog. Pseudospirochäten (Kunstprodukte aus Blutplättchen und Erythrozytenstromata) findet und dadurch falsch-positive Resultate vorgetäuscht werden.

Als serologische Nachweismethoden kommen die Agglutinations-Lysis-Reaktionen mit lebenden Leptospiren als Antigen, die Agglutinationsreaktion mit durch Formol abgetöteten Leptospiren als Antigen und die Komplementbindungsreaktion in Frage. Antikörper lassen sich am 8.–10. Krankheitstag nachweisen und erreichen ihren Höchsttiter, wenn keine antibiotische Behandlung erfolgt, etwa am 20. Krankheitstag. Es sollen mehrere serologische Untersuchungen zu verschiedenen Zeiten des Krankheitsablaufes durchgeführt werden.

Differentialdiagnostisch sind in der 1. Fieberphase Grippe, Typhus und atypische Pneumonien, in der 2. Phase Virusmeningitiden und -enzephalitiden bzw. bei Morbus Weil die Virushepatitis oder bei im Vordergrund stehenden Nierenveränderungen andere Ursachen für akutes Nierenversagen abzugrenzen.

Komplikationen: Die Meningitis kann in einzelnen Fällen protrahiert verlaufen und sich über Wochen und Monate hinziehen. Auch postinfektiöse vegetative Labilität wurde bei dazu disponierten Personen beobachtet.

Eine Iridozyklitis kommt selten in der 3. Krankheitswoche, öfter nach 4−8 Monaten als Spätkomplikation vor. Aufgrund von Tierexperimenten wird angenommen, daß die Leptospiren im Augenbindegewebe monatelang nach Beginn der Infektion fortbestehen und zu einer vorwiegend allergisch bedingten Spätlokalerkrankung Veranlassung geben können.

Therapie: Die antibiotische Behandlung sollte möglichst frühzeitig einsetzen. Bei Therapiebeginn am 1. oder 2. Krankheitstag gelingt es u. U., das Organstadium zu verhindern. Es kommen entweder Tetracycline, z. B. täglich 2 × 1 Amp. Rolitetracyclin oder 2 × 100 mg Doxycyclin für die Dauer von mindestens 10 Tagen, oder Penicillin 10 Mill. IE/die für die Dauer von 10 Tagen in Frage. Außerdem ist Bettruhe bis zur Normalisierung der betreffenden Organbefunde (Meningitis, Hepatitis, Nephropathie) notwendig. Wenn Anurie oder Urämie bestehen, ist die extrakorporale Dialyse bzw. Peritonealdialyse erforderlich.

4.41.3. Rückfallfieber

Mikrobiologie: Der Erreger des Rückfallfiebers, *Borrelia recurrentis*, ist eine Spirochäte, die sehr biegsam und durch Rotation beweglich ist und die wie eine unregelmäßige Spirale aussieht. Sie wächst in serumhaltigen Nährböden und im bebrüteten Hühnerei. Es gibt viele verschiedene Borrelien, die auf der ganzen Erde vorkommen.

Epidemiologie: *Borrelia recurenntis* ist in vielen Tieren und verschiedenen Vektoren, insbesondere Zecken, nachgewiesen worden. Es handelt sich also um eine weltweite Zoonose, die nur gelegentlich in enzootischen Gebieten auf den Menschen übergeht. Wenn dieser Mensch verlaust ist, können die Läuse den Erreger direkt von Mensch zu Mensch übertragen. Wenn auf diese Weise die Infcktketten dicht genug werden, kommt es zu schweren Epidemien. Man hat also das endemische Zecken-Rückfallfieber und das epidemische Läuse-Rückfallfieber zu unterscheiden.

Pathogenese: Jeder Fieberanfall ist von einer Generalisation des Erregers begleitet. Nur bei schweren Fällen kommt es zu Organmanifestationen, z. B. im Bereich des Zentralnervensystems oder des Auges (Iritis). Während der Fieberschübe ändert der Erreger seinen Antigenaufbau. Daher hinterlassen Borreliainfektionen nur eine zeitlich begrenzte homologe Immunität. Reinfektionen sind schon nach einigen Monaten möglich. Bei bestehender Restimmunität kommt es klinisch zu abortiven Verläufen.

Klinische Symptome: Die Inkubationszeit beträgt 7 (4−18) Tage. Die Erkrankung beginnt plötzlich mit Schüttelfrost und Fieberanstieg auf 40−41 °C. Die Temperaturen fallen nach 5−6 Tagen kritisch zur Norm ab. Nach jeweils mehrtägigen fieberfreien Intervallen folgen mehrere weitere Fieberschübe, die jeweils von kürzerer Dauer sind, bis das Fieber ganz aufhört. Während des Fiebers bestehen Kopf-, Glieder- und Kreuzschmerzen, abdominelle Beschwerden wie Übelkeit und Erbrechen, Rötung des Gesichts und der Konjunktiven, Milzschwellung, gelegentlich Bronchitis, Nasenbluten, Dyspnoe, Tachykardie und Hypotonie. Im Blutbild ist eine mäßige Leukozytose und Anämie anzutreffen. Die Blutsenkung ist beschleunigt.

Diagnose und Differentialdiagnose: Der charakteristische Verlauf der Fieberkurve und der anamnestische Kontakt mit Läusen oder Zecken lassen an das Rückfallfieber denken. Die Spirochäten können am besten zur Zeit des Fieberanstiegs im Nativpräparat mit Hilfe des Licht- oder Dunkelfeldmikroskops bei 400facher Vergrößerung im nach Giemsa gefärbten dicken Tropfen und Ausstrich nachgewiesen werden. Außerdem ist der Xenotest durch Ansetzen von Läusen und der Tierversuch mit 5 Tage alten Schweizer Mäusen möglich.

Differentialdiagnostisch muß in tropischen und subtropischen Gebieten an Malaria gedacht werden, außerdem an Fleckfieber, Pappataci-Fieber, Leptospirosen und Brucellosen.

Komplikationen: Ikterus, Myokardschäden mit Herzinsuffizienz, Kreislaufstörungen, Bronchopneumonien, Arthritis, Nephritis und Neuritis kommen vor. Eine septische Verlaufsform, die mit Ikterus, Nierenbeteiligung und hämorrhagischer Diathese einhergeht, wurde ebenfalls beobachtet.

Therapie: Die Therapie kann mit Tetracyclinen 2 g/die oder 200 mg Doxycyclin/die oder 10 Mill. IE Penicillin/die durchgeführt werden. Bei massiver initialer Therapie wurden gelegentlich Herxheimer-Reaktionen beobachtet, daher ist einschleichende Dosierung empfehlenswert.

4.41.4. Frambösie

Mikrobiologie: Der Erreger der Frambösie ist das *Treponema pertenue*, das vom *Treponema palladium* morphologisch nicht unterscheidbar ist. Zwischen beiden Erregern bestehen Antigengemeinschaften, so daß es zu serologischen Kreuzreaktionen und zur Kreuzimmunität kommt.

Epidemiologie: Die Frambösie ist eine Krankheit der feuchtwarmen, tropischen Gebiete. Sie wird meist schon im Kindesalter durch direkten Kontakt von Mensch zu Mensch übertragen. Die Frambösie ist also keine Geschlechtskrankheit im üblichen Sinne.

Pathogenese: Es handelt sich um eine zyklische Infektionskrankheit. Während der Erkrankung besteht eine Infektionsimmunität gegen Frambösie und Lues. Eintrittspforte des Erregers sind oberflächliche Hautverletzungen.

Klinische Symptome: Die Inkubationszeit beträgt 3 (2−8) Wochen. Bereits während dieser Zeit bestehen Prodromalerscheinungen in Form von Mattigkeit oder rheumatoiden Beschwerden. Dann entwickelt sich an der Eintrittsstelle eine himbeerartige Papel und Pustel, der Primäraffekt, der innerhalb von 3−6 Wochen zu einer leicht schmerzhaften granulomatösen Läsion von 2−5 cm Durchmesser wird. Mehrere Wochen bis Monate später erscheinen auf der Haut roseolaartige flüchtige Exantheme, danach stark juckende Knötchen, die sich zu rötlichen bis kupferbraunen Papillomen entwickeln. Dieses Sekundärstadium verläuft in Schüben und dauert insgesamt 1−3 Jahre. Zum späten Sekundärstadium zählen die plantaren und palmaren hyperkeratotischen Papeln.

Nach mehreren Monaten, manchmal auch nach Jahren, entwickelt sich das Tertiärstadium, das demjenigen der Lues ähnelt. Es treten ulzeröse und gummöse Läsionen in der Haut auf, Knochenveränderungen und periostitische Auflagerungen werden beobachtet. Neurologische Krankheitserscheinungen kommen jedoch nicht vor. Die Krankheit führt zur Frühinvalidität.

Diagnose und Differentialdiagnose: Im Sekundärstadium lassen sich die Krankheitserreger aus den blutig-serösen Absonderungen der Papillome isolieren. Eine serologische Untersuchung ist möglich, erlaubt aber keine Abgrenzung gegenüber der Lues.

Differentialdiagnostisch kommen in den tropischen Gebieten manche Lepraformen, Leishmaniosen, ferner Hauttuberkulose, Mykosen und Pityriasis rosea in Frage, außerdem Syphilis und Blastomykose.

Komplikationen: Bakterielle Mischinfektionen können Komplikationen auslösen.

Therapie: Mittel der Wahl ist Penicillin G, bei Erwachsenen 1 Mill. IE/die 10 Tage lang.

4.41.5. Die Rattenbißfieber (Sodoku, Haverhill-Fieber)

Mikrobiologie: Die Ätiologie ist eine zweifache: Spirillum minorus, bewegliche, starre Zellen mit regelmäßigen, steilen Windungen und mit Geißeln an beiden Enden und Streptobacillus moniliformis, ein langes, pleomorphes, gramnegatives Stäbchen, das auf Serumnager wie Mykoplasmen in sehr kleinen Kolonien wächst.

Epidemiologie: Beide Infektionsformen sind Nagerzoonosen und werden vor allem von infizierten Ratten und von anderen Nagern durch Biß übertragen. Mensch-zu-Mensch-Übertragungen wurden nicht beobachtet.

Pathogenese: An der Bißstelle kommt es zu Geschwüren, nachfolgend zur Beteiligung von Lymphgefäßen und Lymphknoten, dann zum Einbruch in die Blutbahn. Bei der Erkrankung infolge Streptobacillus moniliformis fehlt die Lymphangitis und Lymphadenitis häufig.

Klinische Symptome: Bei Sodoku beträgt die Inkubationszeit 8−21 Tage. An der Eintrittsstelle bildet sich ein Infiltrat, von dem eine Lymphadenitis und Lymphangitis ausgeht. Die Krankheit kann in diesem Stadium spontan abheilen. In den meisten Fällen kommt es aber bei Eintritt des Erregers in die Blutbahn zu Schüttelfrösten und rezidivierenden Fieberschüben, die sich über Wochen und Monate erstrecken und langsam an Intensität abnehmen. Gleichzeitig bestehen Kopf-, Muskel- und Gelenkschmerzen, häufig auch Durchfälle, Erbrechen und Benommenheit. Ein makulopapulöses Exanthem beginnt in der Umgebung der Bißstelle und breitet sich dann über den ganzen Körper aus.

Beim Haverhill-Fieber liegt die Inkubationszeit unter 10 Tagen, das Exanthem hat masernähnlichen oder petechialen Charakter, die lokalen Entzündungszeichen und Lymphknotenschwellungen können fehlen. Die Polyarthritis ist ausgeprägter, und eine metastatische Abszeßbildung kommt häufig vor.

Diagnostik und Differentialdiagnose: Spirillum minor wird im Wundsekret, Lymphknotenpunktat oder Blut mit Hilfe des Phasenkontrast- oder Dunkelfeldmikroskops nachgewiesen. Weiterhin kann man Patientenblut auf Mäuse oder Meerschweinchen übertragen.

Streptobacillus moniliformis kann aus Blut, Eiter und Gelenkflüssigkeit angezüchtet werden. Eine Agglutinationsreaktion ist möglich, wobei Titer von 1:80 oder höher als beweisend gelten.

Differentialdiagnostisch kommen andere Erkrankungen mit Exanthem oder Lymphknotenbefall, akutes rheumatisches Fieber, Brucellosen, Lyme-Arthritis, Tuberkulose, Lues, Pest, Tularämie und Rückfallfieber in Frage.

Komplikationen: Bronchopneumonie, Karditis und metastatische Abszesse wurden beobachtet.

Therapie: Penicillin G in einer Dosierung von 2−10 Mill. IE/die über 10 Tage, evtl. in Kombination mit einem Aminoglykosid. Auch Tetracycline sind wirksam.

4.41.6. Lues (Syphilis)

Mikrobiologie: Der Erreger der Syphilis, *Treponema pallidum*, ist eine schlanke Spirale mit regelmäßigen Windungen und rotierender Eigenbewegung. Bisher gelang ihre Anzüchtung nicht. Die Antigene sind deshalb noch unbekannt; die nach der Erkrankung auftretenden Antikörper können Treponema pallidum immobilisieren oder abtöten sowie in Gegenwart von Treponema-pallidum-Antigen Komplement binden.

Epidemiologie: Die Lues ist eine weltweit verbreitete Geschlechtskrankheit des Menschen. Ausnahmsweise können die Treponemen auch indirekt durch Schmierinfektion von Mensch zu Mensch übertragen werden (Ärzte, Pflegepersonal, Wäscherinnen u.ä.). Die Verbreitung der Lues hängt entscheidend von der Güte der Infektionsquellenforschung und von der Sexualhygiene ab. Während und nach dem Zweiten Weltkrieg hatte die Syphilis, wie immer in Kriegszeiten, stark zugenommen. Der gute Abfall der Morbiditätskurven in allen zivilisierten Ländern danach hatte die Lues wieder zu einer seltenen Krankheit gemacht. Seit einigen Jahren steigt die Kurve der Erkrankungen wieder an; die zunehmende Promiskuität, vor allem unter Jugendlichen, wird als Ursache vermutet. Aus demselben Grunde werden neuerdings wieder vermehrt Doppelinfektionen mit Gonorrhö oder AIDS beobachtet. Aus der homosexuellen Szene in New York wird berichtet, daß 90% der AIDS-Kranken gleichzeitig mit Syphilis infiziert sind!

Pathogenese: Die Syphilis ist eine chronische Infektionskrankheit, die in 3 Stadien verläuft. Im histologischen Bild kommt es zunächst zu einer kurzdauernden, exsudativen Entzündung, dann zur Gewebsneubildung und Verkäsung. Da die Spirochäten die gesunde Epidermis nicht durchdringen können, gelangen sie durch kleinste Substanzverluste in das Gewebe, breiten sich dort aufgrund ihrer Eigenbeweglichkeit aus und führen zum lokal begrenzten Primäraffekt mit regionären Lymphknotenschwellungen.

6–8 Wochen später kommt es zur hämatogenen Aussaat (Sekundärstadium). Nach einer jahrelangen beschwerdefreien Latenzperiode bilden sich in den Organen große verkäsende Knoten (*Gummata*), die von Granulationsgewebe umgeben sind, das aus Epitheloidzellen, mehrkernigen Riesenzellen und Lymphozyten besteht. Die Spirochäten können von der an Lues erkrankten Mutter über die Plazenta auf den Feten übertragen werden (*Lues connata*). Es kommt entweder zur Totgeburt, oder die Kinder werden mit dem Erscheinungsbild der angeborenen Lues geboren. Diese äußert sich 1. in einer verzögerten Organentwicklung, 2. in einer diffusen Entzündung mit reichlicher Bindegewebsbildung und 3. in umschriebenen Nekrosen (miliare Syphilome) in verschiedenen Organen.

Klinische Symptome und Komplikationen: 3 Wochen nach der Anstekkung entsteht an der Eintrittspforte des Erregers ein leicht erhabener roter Fleck oder eine seichte Erosion. Die Zeit von der Infektion bis zum Auftreten dieses *Primäraffekts* nennt man *1. Inkubationszeit*. Der Primäraffekt wandelt sich schnell in den schmerzlosen, linsen- bis pfenniggroßen schinkenfarbenen, indurierten harten Schanker um, der nach 2−6 Wochen spontan abheilt. 10−20 Tage nach dem Primäraffekt schwellen die regionären Lymphknoten an. Sie sind hart und nicht schmerzhaft und bleiben monatelang bestehen. Weiterhin finden sich in der Primärperiode Anämie, Milzschwellung, eventuell Ikterus, Durchfälle, schmerzhafte Periost- und Gelenkschwellungen.

Die *2. Inkubationszeit* rechnet vom Beginn des Primäraffektes bis zum Erscheinen des 1. Hautausschlages und beträgt 6−8 Wochen. In dieser Zeit werden die serologischen Luesreaktionen (Nelson-Test) positiv, im *Sekundärstadium* finden sich die Spirochäten im Blut. Es treten unter Fieberanstieg hochinfektiöse Veränderungen an Haut und Schleimhaut (Syphilide) und generalisierte Lymphknotenschwellungen auf. Die Exantheme sind makulopapulös und schuppen. Nach dem 1. Exanthem kommt es zu einer Latenzperiode, die von mehreren Rückfällen durchbrochen sein kann. Das Exanthem ist bei den Rückfällen polymorph und auf kleinere Hautbezirke beschränkt.

Ferner treten unter Umständen auf: paroxysmale Kältehämaglobinurie, doppelseitige Epididymitis, Spondylitis, Uterus- und Eierstockerkrankungen, Lebersyphilis, Gelenkerkrankungen, Periostitis, einseitige Iritis, Papeln im äußeren Gehörgang und in der Tuba Eustachii. In der Umgebung des Afters bilden sich flache, gelappte Gewebswucherungen (breite Kondylome) und nässende Papeln.

In diesem Stadium kann es auch zur hämatogen entstandenen frühsyphilitischen Meningitis kommen, die sich klinisch nicht von einer akuten Meningitis anderer Genese unterscheidet. Sie ist als Teilerscheinung des Sekundärstadiums aufzufassen. Die Spirochäten lassen sich aus dem Liquor isolieren. Hirnnervenlähmungen kommen vor, da sich der entzündliche Prozeß vorwiegend an der Hirnbasis abspielt. Infolge Steigerung des intrakraniellen Drucks kann eine Stauungspapille auftreten.

Die *Tertiärperiode* tritt frühestens 3−4 Jahre nach dem Sekundärstadium auf. Es kommt zu tiefen entzündlichen Gewebsverdichtungen mit Zerstörung des Gewebes und Narbenbildung (*Syphilome*). Außerdem führen tiefer sitzende, nach außen durchbrechende Gummen zu Geschwüren an der Haut mit scharfen Rändern, z.B. im Bereich der Unterschenkel. Diese luetischen Unterschenkelgeschwüre befinden sich in der Regel im mittleren Drittel des Unterschenkels.

Ferner spielen sich tertiärsyphilitische Prozesse an der Aorta (Aortenklappeninsuffizienz, Mesaortitis luica, Aortenaneurysma) und an den

Hirnarterien ab. Sattelnase, Gaumenperforation, diffuse Orchitis und Hydrozele können weitere Folgen der Lues III sein. Tertiärsyphilitische Erscheinungen des weiblichen Genitales sind sehr selten.

Die *Lues cerebrospinalis* zeigt einen chronisch protrahierten Verlauf. Im Vordergrund des Krankheitsbildes stehen Hirnnervenstörungen, z. B. Augenmuskellähmungen, Schädigung von N. opticus, N. facialis, N. acusticus, auch zerebelläre Symptome, Konvexitätssymptome sind seltener, aber generalisierte epileptische Anfälle, depressive Verstimmungen, Bewußtseinstrübung, Erregungszustände und Delirien kommen vor, während die eigentlichen meningitischen Zeichen (Kopfschmerzen, Erbrechen, Nackensteifigkeit) zurücktreten.

Bei der Gefäßsyphilis des Gehirns treten apoplektiforme Halbseitensymptome auf. Die Thrombose der A. basilaris auf dem Boden einer Endarteriitis syphilitica führt zu einer rasch fortschreitenden Tetraplegie mit Fazialis- und Hypoglossusparese. Gummen können im Gehirn isoliert oder multipel auftreten.

Das pathologisch-anatomische Substrat der *Tabes dorsalis* ist eine Degeneration der Hinterstränge im Rückenmark. Klinische Zeichen sind Miosis, reflektorisch verzogene Pupillen, die nicht auf Licht, wohl aber auf Konvergenz reagieren (Argyll-Robertson-Phänomen), manchmal auch absolute Pupillenstarre, Sehnervenatrophie, Gürtelgefühl, Parästhesien, lanzinierende Schmerzen, gastrische Krisen, Überstreckbarkeit der Gelenke infolge Hypotonie der Muskulatur, Störungen des Lagesinnes und der Tiefensensibilität, Fehlen der Patellarsehnenreflexe. Spirochäten sind im Rückenmark nachgewiesen worden.

Die *progressive Paralyse* ist eine chronisch progressive Form der syphilitischen Meningoenzephalitis, bei welcher Degenerationsprozesse des Parenchyms im Vordergrund stehen. Spirochäten sind im Gehirn nachgewiesen worden. Es bestehen Kopfschmerzen, mimische Schwäche, in 85−90% der Fälle Pupillenstörungen, verwaschene Sprache, zittrige Schrift, Störungen des Schlafes und der Blasen- und Mastdarmfunktion, Temperaturschwankungen; im Spätstadium Lähmungen, allgemeines Absinken der geistigen Leistungsfähigkeit und der Interessen, Abbau der Persönlichkeit, Nachlassen von Auffassungsvermögen, Aufmerksamkeit, Konzentrations- und Merkfähigkeit; Kritikschwäche, gemütsmäßige Abstumpfung, Bewußtseinsstörungen und Größenwahnideen. Kombinationen von Tabes dorsalis und progressiver Paralyse kommen vor.

Bei der *Lues connata* unterscheiden wir:

– die Lues des Feten, Neugeborenen und Säuglings (Säuglingssyphilis),
– die Lues des Kleinkindes (Rezidivsyphilis),
– die Lues des Schulkindes (Spätsyphilis = Lues connata tarda).

Bei luetischen *Neugeborenen* zeigen sich hochinfektiöse Blasen an den Händen und Füßen (*Pemphigus syphiliticus*) und makulöse Exantheme. Zwischen der 3. und 7. Lebenswoche bilden sich diffuse flächenhafte Infiltrationen im Gesicht (diffuses Syphilid). Ein zunächst trockener, später blutiger, doppelseitiger Schnupfen besteht meist von Geburt an (Coryza syphilitica). Greift die Schleimhautbeteiligung in der Nase auf das Knorpel- und Knochengerüst über, so sinkt der Nasenrücken ein und es kommt zur Sattelnase.

Die Leber ist in der Mehrzahl der Fälle vergrößert, ebenso die Milz. Proteinurie, Erythrozyturie, Zylindrurie und Ödeme weisen auf eine Mitbeteiligung der Nieren am Krankheitsbild, Dyspnoe und Zyanose auf eine solche der Lungen, meist in Form der interstitiellen Pneumonie oder der Pneumonia alba, hin. Generalisierte Lymphknotenschwellungen sind meist nur geringfügig ausgebildet. Das Knochensystem kann in Form einer Osteochondritis (vielleicht besser Osteochondrose genannt) oder Periostitis am Krankheitsprozeß beteiligt sein, seltener ist eine Osteomyelitis. Im Liquor finden sich oft eine geringe Pleozytose und Eiweißvermehrung. In manchen Fällen kann sich infolge der syphilitischen Meningitis zwischen dem 3. und 6. Lebensmonat ein Hydrozephalus entwickeln. Konjunktivitis, Iritis, Papillitis und Papilloretinitis kommen vor.

Bei der Syphilis des *Kleinkindes* treten nässende, breite Kondylome in der Umgebung des Afters und des weiblichen Genitales auf. Auch im Mund und Rachen kommen Schleimhautpapeln vor, ferner Rezidivexantheme der Haut, Chorioretinitis und Affektionen der Tränenwege.

Bei der Lues des *Schulkindes* finden sich Gummen im Bereich der Haut, der inneren Organe und der Knochen. Diese können z.B. an der Nase zu einer Perforation des Septums führen. Ferner treten Schwellungen einzelner Gelenke, besonders der Kniegelenke, auf. An den oberen mittleren Schneidezähnen des bleibenden Gebisses zeigen sich charakteristische Veränderungen (Hutchinson-Zähne). Im Bereich des Zentralnervensystems können sowohl Gummen als auch meningoenzephalitische Prozesse sowie Tabes (Blasen-Mastdarm-Störungen, reflektorische Pupillenstarre, fehlende Patellar- und Achillessehnenreflexe, Optikusatrophie) und progressive Paralyse vorkommen. Die beiden letzteren Leiden werden gerade im späten Kindesalter häufig kombiniert als Taboparalyse beobachtet. Charakteristisch für die Lues in diesem Lebensalter ist die Keratitis parenchymatosa, die sich subjektiv durch Lichtscheu und Augentränen bemerkbar macht, sowie eine Innenohrschwerhörigkeit, die als Folge einer primären Knochenerkrankung aufzufassen ist.

Diagnose und Differentialdiagnose: Im Primärstadium kann die Diagnose nur durch den Nachweis des Erregers gesichert werden. Er erfolgt im Gewebssaft des Primäraffektes mit Hilfe des Dunkelfeldmikroskops. Bei Verdacht und negativem Befund sollen die Untersuchungen mehrmals wiederholt werden. Die immunfluoreszenztechnische Darstellung der Treponemen ist gleichfalls möglich, aber umständlicher und zeitraubender.

In der serologischen Diagnostik war die Wassermann-Reaktion (KBR) die bekannteste. Sie wird heute nicht mehr durchgeführt.

Im *Nelson-Test* (TPJ-Test) können spezifische, gegen Syphiliserreger gerichtete Antikörper nachgewiesen werden. Durch diese Antikörper werden die Spirochäten in ihrer Beweglichkeit gehemmt. Man nennt sie daher Immobilisine. Das Blut zur Durchführung des Nelson-Tests muß steril entnommen werden und darf nicht mit einem Gummikorken in Berührung kommen. Der Nelson-Test wird 6−10 Wochen nach der Infektion positiv und bleibt es bei unbehandelten Fällen in allen Stadien der Krankheit. Die technische Durchführung ist allerdings sehr schwierig und kostspielig.

Der Fluoreszenztreponemenantikörpertest (FTA-Test) beruht auf dem Prinzip, daß auf dem Objektträger abgetötete, fixierte Treponemen mit Patientenserum überschichtet und nach entsprechender Inkubation gewaschen werden. Die an Treponemen fixierten Antikörper werden sodann mit fluoreszenzmarkierten Antiglobulinseren sichtbar gemacht. Der FTA-Test wird bereits im frühen Primärstadium positiv, er ist bei antibiotisch vorbehandelten Patienten anwendbar, bei Verwendung monospezifischer Antiseren lassen sich im Blut von Neugeborenen mütterliche und kindliche Antikörper unterscheiden. Die Empfindlichkeit des Tests ist der des TPI-Tests ebenbürtig, die Spezifität hingegen nicht. Zur Steigerung der Spezifität wurden der FTA-200-Test und der FTA-Absorptionstest entwickelt.

Die neueste Entwicklung auf dem Gebiet der serologischen Luesdiagnostik ist der Treponema-pallidum-Hämagglutinationstest. Als Antigen werden Hammelerythrozyten verwendet, die mit Fragmenten von Treponema pallidum beladen sind und durch antikörperhaltige Patientenseren agglutiniert werden. Der Test scheint als Suchmethode allen anderen Reaktionen überlegen zu sein.

Therapie: Mittel der Wahl ist Penicillin. Entscheidend ist, daß für wenigstens 10−15 Tage *kontinuierlich* eine treponemozide Serumkonzentration von 0,03 (0,017−0,2) IE Penicillin/ml aufrecht erhalten wird. Deshalb sollten immer Depotpräparate verwendet werden. Im Hinblick auf die Proliferationszeit der Treponemen (30−33 Stunden) ist es ratsam, die Therapiedauer auf wenigstens 2 Wochen auszudehnen. Eine intermittierende Behandlung in Kuren bringt demgegenüber keine nachweisbaren Vorteile. Eine verzettelte Therapie stellt den Heilerfolg ebenso in Frage wie die Unterdosierung.

Erwachsene erhalten 15 Tage lang 1 Mill. IE Penicillin täglich. Neugeborenen gibt man 50000−100000 IE Procain-Penicillin G (bzw. Clemi-
zol-Penicillin)/kg Körpergewicht für 2−3 Wochen, mindestens 1,8 Mill.
IE oder eine einmalige Injektion von 500000−1 Mill. IE Benzathin-
Penicillin G. Kleinkinder und Schulkinder erhalten Procain-Penicillin
G etwa 20 Tage lang 400000−600000 IE/die bis zur Gesamtdosis von
10−12 Mill. IE. Bei Keratitis parenchymatosa ist unbedingt eine augen-
fachärztliche Behandlung mit Corticosteroiden erforderlich. Bei der
Spätsyphilis gibt man zugleich mit der 1. Penicillininjektion 50 mg Prednisolon, um Herxheimer-Reaktionen zu unterdrücken. Bei Mesaortitis
luica und zerebraler Gefäßlues besteht die Gefahr einer Ruptur von
Aneurysmen. Deshalb empfiehlt sich die Vorbehandlung mit 25−50 mg
Prednisolon/die für 1−2 Wochen zum Abbau der Granulome; alterna-
tiv kann auch Jodkali gegeben werden (Kaliumjodat 10,0 Aqua dest. ad
150,0).

Bei Penicillinallergie kann auf folgende Präparate ausgewichen werden,
deren Wirksamkeit, zum Teil auch Verträglichkeit, dem Penicillin allerdings unterlegen ist: Erythromycin 1−2 g/die über 10−20 Tage (insgesamt 30−60 g); Tetracycline 1−2 g/die über 2−3 Wochen (30−50 g);
Rolitetracyclin 2 × 275 mg/die i. v. für 3 Wochen; Doxycyclin
2 × 100 mg/die für 2−4 Wochen. Bei Kindern und während der Gravidität sind Tetracycline kontraindiziert. Kontaktpersonen sollen vorbeugend wie eine nachgewiesene Lues behandelt werden. Jede Gravide mit
florider Lues, mit nicht sicher ausgeheilter Lues und mit Verdacht auf
Lues in der Inkubationsphase sollte möglichst vor dem 3. und spätestens
im 5. Schwangerschaftsmonat behandelt werden.

4.41.7. Lyme-Krankheit (Borreliose)

Mikrobiologie: Der Erreger der Lyme-Krankheit ist die *Borrelia burgdorferi* innerhalb der Familie der Spirochaetaceae, deren systematische
Einordnung noch nicht abgeschlossen ist.

Epidemiologie: In der kleinen Gemeinde Lyme (Connecticut) wurde im
Jahre 1976 eine kleine, auffallende Häufung von Fällen juveniler Arthritis beobachtet, die in kein bisheriges Krankheitsschema paßte. Man
stellte bald fest, daß es sich um eine neue klinische Einheit handelte, ein
Syndrom, das häufig mit dem Erythema chronicum migrans beginnt.
Der Erreger wurde bald erkannt und seine Übertragung durch Zecken
nachgewiesen. Die Lyme-Krankheit tritt deshalb vor allem in ländlichen, waldreichen Gegenden auf mit Häufung im Sommer und Frühherbst. Inzwischen ist geklärt, daß es sich nicht um eine auf die USA
beschränkte, „neue" Krankheit handelt, sondern in Einzelsymptomen
seit langem bekannt ist. Nur die Erkenntnis des einheitlichen Syndroms

der Lyme-Krankheit ist neu. Die Vektoren der Lyme-Borreliose sind *Ixodes ricinus* in Europa und *Ixodes daminii* und *Ixodes pacifus* in Nordamerika. Damit ist auch das heute bekannte Verbreitungsgebiet der *Borrelia burgdorferi* gekennzeichnet. Reservoir sind Wild- und Nagetiere, das Wirtsspektrum ist weit gefächert (Vögel, Rinder, Schafe, Hunde und Katzen).

Pathogenese: Die Lyme-Krankheit äußert sich durch Erythema chronicum migrans (ECM), neurologische Veränderungen, kardiale Reizleitungsstörungen und Arthritis, neurologische und kardiale Beteiligung sind wahrscheinlich immunologisch bedingt. Zirkulierende Immunkomplexe sind bei den meisten Patienten mit ECM vorhanden. Es ist wahrscheinlich, daß diejenigen Patienten mit ECM, die hohe IgM-Werte und zirkulierende Immunkomplexe im Serum aufweisen, innerhalb einiger Monate eine Arthritis entwickeln.

Klinik: Die Lyme-Krankheit tritt in der Regel im Sommer oder Frühherbst auf. 3–20 Tage nach dem Zeckenbiß entwickelt sich ein roter Fleck oder ein Knötchen an der Bißstelle, das zu einer großen ringförmigen, rötlichen Effloreszenz mit einem Durchmesser von 6–16 cm fortschreitet. Die Hautveränderung zeigt manchmal eine zentrale Aufhellung. Die Effloreszenzen jucken nicht. Bei etwa der Hälfte der Patienten entwickeln sich zahlreiche Hautveränderungen. Weiterhin bestehen gestörtes Allgemeinbefinden, Müdigkeit, Frösteln, Fieber von 38–39,5 °C, Kopfschmerzen, Nackensteifigkeit und Rückenschmerzen. Regionale oder generalisierte Lymphknotenschwellungen und Splenomegalie sind gelegentlich vorhanden. Bei den meisten Patienten bilden sich die Effloreszenzen innerhalb von 3–4 Wochen zurück, und die Genesung ist vollständig.

Lyme-Karditis: 4–80 Tage nach Beginn des ECM treten bei einem kleinen Prozentsatz der Patienten Reizleitungsstörungen am Herzen auf. Es handelt sich meist um einen atrioventrikulären Block verschiedenen Grades. Hautveränderungen und Fieber sind zum Zeitpunkt der Herzbeteiligung meist noch vorhanden. Im EKG können Zeichen der Myoperikarditis festgestellt werden.

Neurologische Veränderungen: Neurologische Störungen treten meist auf, wenn die Hautveränderungen noch bestehen oder innerhalb von 6 Wochen nach ihrer Abheilung. Es handelt sich um Kopfschmerzen, Nackensteifigkeit und Lichtscheu als Zeichen einer Meningitis. Im Liquor zeigt sich eine lymphozytäre Pleozytose von 75–1350/3 Zellen, die Zucker- und Eiweißkonzentrationen sind normal. Andere neurologische Manifestationen sind:

1. Enzephalitis, die sich durch emotionale Labilität, Depression, Gedächtnis- und Konzentrationsschwäche, Chorea bei Kindern und Kleinhirnataxie manifestiert.

2. Hirnnervenstörungen, meist Fazialislähmung, aber auch die III., V. und VIII. Hirnnerven können beteiligt sein. Diese Störungen bilden sich in der Regel innerhalb von 6 Monaten zurück.
3. Radikuloneuritis, meist als motorische und sensorische Schultergürtelneuritis, die mit Schmerzen beginnt. Es folgen Muskelschwäche des Deltoideus, Biceps und Triceps brachii. Die Neuritis bildet sich in der Regel in einem Monat zurück.
4. Myelitis wurde bei einem Patienten gesehen. Sie bildete sich fast vollständig innerhalb eines Monats zurück.

Lyme-Arthritis: Gelenkmanifestationen entwickeln sich bei etwa der Hälfte der Patienten mit Lyme-Krankheit. Sie entstehen im Durchschnitt 4 Wochen nach Auftreten des ECM. Meist handelt es sich um asymmetrische, monoartikuläre oder oligoartikuläre Arthritiden. Die Mehrzahl der Patienten hat einige Rückfälle von kürzerer Dauer, unterbrochen durch längere Perioden der kompletten Remission. Große Gelenke, besonders die Knie, sind am meisten betroffen. In der Synovialflüssigkeit findet man eine Pleozytose von 2000–72 000 Zellen/mm^3, von denen 80% Granulozyten sind, und eine Eiweißkonzentration von 3–6 g/100 ml.

Diagnose und Differentialdiagnose: Die Diagnose wird aufgrund der typischen Hautveränderungen des ECM und der darauf folgenden Entwicklung von neurologischen, kardialen und artikulären Manifestationen vermutet. Ein Immunfluoreszenzantikörpertest erlaubt die serologische Bestätigung. Differentialdiagnostisch kommt ein Erythema marginatum mit akutem rheumatischem Fieber in Betracht.

Therapie: Beim Erythema migrans gibt man Doxycyclin 200 mg/die über 10–14 Tage. Die weiteren Stadien werden mit Cephalosporinen der 3. Generation, z. B. Ceftriaxon (Rocephin) 2 × 2 g/die über 14–21 Tage i. v. behandelt. Zur Behandlung der Lyme-Arthritis gibt man Salicylate oder andere nichtsteroidale Antirheumatika sowie 40–60 mg Prednisolon. Der totale AV-Block wird durch Einsetzen eines Schrittmachers behandelt. Die Prednisolondosis wird wöchentlich um 5–10 mg reduziert. Auch bei neurologischen Manifestationen gibt man Prednisolon 40 mg/die.

5. Mykosen (Pilzerkrankungen)

Mikrobiologie: Die Pilze sind Mikroorganismen, die in sich verzweigen-
den, ineinander verwobenen Filamenten (Hyphen) wachsen, Zellmem-
branen besitzen und zur Photosynthese unfähig sind. Die Gesamtheit
der Hyphen nennt man Myzel. Nur die typischen Hefen bilden kein
Myzel. Die Pilze sind vor allem für Pflanzen pathogen; von Tausenden
von Arten sind nur etwa 50 für Mensch oder Tier pathogen. Die meisten
menschenpathogenen Pilzarten gehören zu der Klasse der Fungi imper-
fecti. Diese ist keine systematisch wohlgeordnete Gruppe, sondern ein
Sammeltopf für alle Formen, bei denen bisher keine sexuelle Vermehrung (Kernverschmelzung) beobachtet wurde.

Epidemiologie: Alle Pilzarten sind an ihren Standorten oder weltweit in
der Natur als Saprophyten ubiquitär vorhanden. Nur gelegentlich
kommt es zur Krankheit beim Menschen. Grundsätzlich ist das dann der
Fall, wenn der Makroorganismus geschwächt, seine normale Mikroflo-
ra (etwa durch hohe Antibiotikagaben) zerstört wird oder wenn durch
zytostatische Therapie oder durch eine AIDS-Erkrankung eine Immun-
depression entsteht. Dann können die Pilze in den Körper eindringen
und pathogen werden. Die Mykosen sind also ihrer Natur nach endemische Erkrankungen.

5.1. Kandidiasis (Soor)

Pathogenese: Erreger ist meist der Hefepilz *Candida albicans*, seltener
die anderen Candidaformen. Diese Hefepilze leben bei gesunden Menschen als harmlose Schmarotzer der Haut und der Schleimhäute, können jedoch bei Personen, die in ihrer Abwehrkraft gemindert sind, zu
schweren Infektionen führen. Candida ist gegen die meisten Antibiotika resistent und vermehrt sich besonders während des Gebrauchs von
Breitspektrumantibiotika, wenn die übrige physiologische Flora vernichtet wird. Frühgeborene, junge Säuglinge und Patienten, die an
chronischen Erkrankungen leiden, neigen besonders zu Kandidiasis.

Klinische Symptome und Komplikationen: Bei der oralen Kandidiasis
finden sich weißliche, konfluierende, leicht abstreifbare Beläge im Bereich der Mundhöhle, die sich bei weiterem Fortschreiten des Krankheitsprozesses sowohl auf den Ösophagus als auch auf Kehlkopf, Trachea, Bronchien und Lungengewebe ausbreiten können. Auch Darm
und Vagina zeigen u. U. Soorbesiedlung.

Besonders gefürchtet sind die Soorpneumonien, die selten primär, häufiger nach zu lange dauernder antibiotischer Therapie andersartiger Lungenentzündungen auftreten. Die Temperaturen steigen erneut an oder bleiben trotz antibiotischer Therapie hoch, der Allgemeinzustand des Patienten verschlechtert sich, die klinischen und röntgenologischen Zeichen der Pneumonie bleiben bestehen oder nehmen sogar zu.

Die Kandidiasis des Ösophagus ist besonders bei Säuglingen und bei AIDS-Patienten häufig. Es kommt zu einer Entzündung der Schleimhaut des Ösophagus, die zu Erschwernissen beim Schlucken führt, so daß die Säuglinge beim Füttern schreien. Atemschwierigkeiten, Tachypnoe und Dyspnoe – evtl. Zyanose – treten auf.

Die Kandidiasis des Darms äußert sich in Form von Durchfällen mit wäßrigschleimigen Stühlen, erheblichem Flüssigkeits- und Elektrolytverlust. Bei schweren ulzerösen Verlaufsformen können Blutungen oder Perforationen mit anschließender Candidaperitonitis auftreten.

Die Kandidiasis der Harnblase macht dieselben klinischen Symptome wie andere Zystitiden. Die Diagnose vermag durch die quantitative Kultur aus korrekt gewonnenem Mittelstrahl- oder Katheterurin gestellt zu werden.

Eine Kandidiasis der Niere ist selten, kann aber außer durch aszendierende Besiedlung auch auf hämatogenem Wege im Rahmen einer Candidasepsis entstehen.

Die Kandidiasis des Genitaltraktes ist eine der häufigsten Soorformen überhaupt. Sie kommt besonders in der Schwangerschaft oder unter Langzeitmedikation von Ovulationshemmern infolge der erhöhten Gestagenaktivität, die durch eine Beeinträchtigung der Döderlein-Flora die Resistenz gegen vaginale Fremdkeime vermindert, zustande. Durch Übertragung der Kandidiasis auf dem Geschlechtswege ist bei Männern eine Soorbalanitis und Soorposthitis möglich.

Infolge Einbruchs der Erreger in die Blutbahn kann es bei sehr geschwächten Patienten zur generalisierten Kandidiasis (Soorsepsis) kommen. Das Fieber verläuft intermittierend, die Leukozyten steigen an, Leber und Milz sind vergrößert, wechselnde Herzgeräusche weisen auf eine Endokarditis hin. Hier ist eine frühzeitige Diagnose besonders wichtig; denn wenn sich im Bereich der Klappen bereits Pilzvegetationen gebildet haben, ist eine Heilung auf konservativem Wege nicht mehr möglich. Eine weitere ernste Komplikation ist die Candidameningitis, die sich meist als basale Meningitis äußert und in deren Verlauf sich auch Hirnabszesse bilden können.

Diagnose und Differentialdiagnose: Die Erreger lassen sich im Sputum oder Urin mikroskopisch und kulturell, bei generalisierter Kandidiasis in der Blutkultur nachweisen. Während ein einmaliger Soorbefund im

Sputum zufällig sein kann, gibt ständiger Nachweis der Candida im frischen Auswurf bei Fehlen anderer Mikroorganismen und vorangegangener antibiotischer Therapie einen Hinweis auf das Vorliegen einer Soorpneumonie. Gesichert wird die Diagnose durch Nachweis der Pilze im mittels Bronchoskopie gewonnenen Sekret.

Therapie: Die Kandidiasis der Haut und der Schleimhaut von Mund, Magen-Darm-Kanal und Genitaltrakt wird lokal mit Nystatin oder Amphotericin B behandelt. Man gibt $0,5-1$ Mill. IE im 8stündigen Intervall, d. h. $1,5-3$ Mill. IE täglich. Eine lokale Anwendung, z. B. in Form von Pinselungen, ist auch möglich. Das Medikament wird nicht resorbiert. Bei Soor des Ösophagus gibt man Amphotericin B in Tablettenform (Ampho-Moronal) oder Fluconazol in Tablettenform (am 1. Tag 400 mg, dann 200 mg/die) oder Ketoconazol in Tablettenform. Bei schweren Erkrankungen des Verdauungstraktes, des Respirationstraktes, des Harnapparates und bei der Candidasepsis muß eine systemische Therapie erfolgen. Hierzu kommen in Frage:

– Amphothericin B (Hungizone, Amphozone, Amphocycline) i.v. $0,25-1$ mg/kg Körpergewicht/die. Dieses Mittel hat ein breites Spektrum und eine hohe Wirkungsintensität. Es hat aber eine schlechte enterale Resorption und geringe Liquorgängigkeit und ist durch sehr erhebliche Nebenwirkungen (Nephrotoxizität, Allgemeinreaktionen, Anämie, lokale Thrombophlebitis) belastet.
– 5-Fluorcytosin (Ancotil, Ancobon) 200 mg/kg Körpergewicht/die. Dieses Mittel kann intravenös und als Tabletten angewendet werden, es zeigt eine gute Verträglichkeit und gute Diffusion in Gewebe und Liquor. Der Nachteil liegt in der häufigen Entwicklung sekundärer Erregerresistenz. Deswegen wird das Präparat nur kombiniert mit Amphotericin B angewendet.

5.2. Histoplasmose

Pathogenese: Die Histoplasmen gelangen durch Einatmung in die Lungen und veranlassen dort eine geringfügige Bronchopneumonie mit regionärer Lymphknotenschwellung, analog dem Primärkomplex bei Tuberkulose. Dabei werden sie in die Hefeform umgewandelt und verbreiten sich auf dem Blutwege in andere Organe, besonders in das retikulohistiozytäre System (Leber, Milz, Lymphknoten, Knochenmark). Der Verlauf der Histoplasmose ähnelt in vieler Beziehung dem der Tuberkulose. Bei der Histoplasmose besteht jedoch eine noch größere Tendenz zur Bildung von Kalkherden, u. a. auch in der Milz. Außerdem schwellen die peribronchialen und mediastinalen Lymphknoten stärker an und können zu Verwechslung mit Tumoren Veranlassung geben. Auch die Nebennieren sind häufig am Krankheitsprozeß beteiligt.

Klinische Symptome: Man unterscheidet asymptomatische, leichte, mittelschwere und schwere Formen. Die leichte Infektion verläuft unter dem klinischen Bild einer Grippe und dauert 1—4 Tage. Die mittelschwere Form beginnt plötzlich mit mäßigem Fieber und Brustschmerzen. Im Röntgenbild werden vereinzelte oder multiple Infiltrationen in den Lungen festgestellt. Die Symptome bilden sich innerhalb von 5—15 Tagen zurück.

Bei der schweren Form unterscheiden wir:

a) den akut epidemischen Typ,
b) den akut progressiven Typ,
c) den chronisch progressiven Typ.

Zu a): Der *akut epidemische Typ* geht mit Fieber, Brustschmerzen und Husten einher. Die Krankheit dauert 1 Woche bis mehrere Monate und hat eine relativ gute Prognose.

Zu b): Der *akut progressive Typ* wird meistens bei jungen Kindern, alten Leuten oder Patienten, deren Widerstandskraft durch anderweitige Erkrankungen gemindert ist, beobachtet. Es kommt zur Aussaat der Erreger in alle Organe mit erheblicher Leber-, Milz- und Lymphknotenschwellung, Anämie und septischen Krankheitserscheinungen. Diese Form führt im allgemeinen innerhalb von 6 Wochen zum Tode.

Zu c): Der *chronisch progressive Typ* hat einen sich über Jahre hinziehenden Verlauf und endet meist tödlich. Es handelt sich um chronische Lungenerkrankungen mit Kavernenbildung, die oft klinisch schwer von der Tuberkulose zu unterscheiden sind. Die Lungenprozesse können verheilen. Reinfektionen kommen vor. Mischinfektionen mit Tuberkulose sind möglich. Die Hiluslymphknoten sind oft erheblich geschwollen, wodurch Atelektasen entstehen können.

Die *primäre Histoplasmose der Haut* äußert sich wie ein luetischer Primäraffekt mit regionärer Lymphknotenschwellung.

Diagnose und Differentialdiagnose: Der mikroskopische Nachweis der Erreger in Sputum, Magensaft, Blut, Knochenmark sowie im chirurgischen und Autopsiematerial ist oft schwierig. Deswegen sollte man immer Kulturen (Sabouraud-Agar) anlegen, nach Möglichkeit Biopsiematerial histologisch untersuchen oder Tierversuche mit Goldhamstern vornehmen.

Die serologischen Nachweismethoden zeigen Kreuzreaktionen mit Kokzidioidomykose und Blastomykose.

Der Histoplasminhauttest ist spezifisch. Er wird etwa 4—8 Wochen nach der Infektion positiv. Durchführung und Ablesung entsprechen dem Tuberkulinintradermaltest.

Differentialdiagnostisch ist die Histoplasmose gegen Kokzidioidomykose, Tuberkulose, Pneumonien, Bronchialkarzinom, Sarkoidose und septische Prozesse abzugrenzen. Lungenverkalkungen bei negativer Tuberkulinprobe sind verdächtig auf Histoplasmose. Erhebliche Milzverkalkungen sprechen ebenfalls für Histoplasmose.

Komplikationen: Generalisation mit Beteiligung aller inneren Organe – speziell der Nebennieren – sowie Endomyokarditiden und Perikarditis mit Milzvergrößerung und Embolien können vorkommen. Klinisch imponieren diese Krankheitszustände als subakute bakterielle Endokarditis mit negativen Blutkulturen.

Therapie: Ein positiver Histoplasmintest ohne klinische Krankheitserscheinungen spricht für eine überstandene Infektion und braucht nicht behandelt zu werden.

Bei den akuten und chronischen Krankheitsfällen ist Bettruhe notwendig. Die Ernährung soll ausreichend sein. Unter Umständen ist unter diesen Kautelen bereits eine klinische Besserung zu erzielen. In schweren Fällen kommt eine Behandlung mit Amphotericin B in Frage, ferner aromatische Diamidine wie Stilbamidine und 2-Hydroxy-Stilbamidin.

5.3. Kryptokokkose (Torulosis, europäische Blastomykose)

Pathogenese: *Cryptococcus neoformans* kann mit infiziertem Staub eingeatmet werden und als harmloser Saprophyt auf der Haut und den Schleimhäuten des Menschen vorkommen, unter besonderen Umständen (Virulenzsteigerung, Störung der Gast-Wirt-Beziehungen) jedoch zum Krankheitserreger werden. Der Erreger gelangt meist über die Lunge, gelegentlich auch über Haut oder Magen-Darm-Kanal in den Organismus und kann sich auf dem Blut- oder Lymphweg ausbreiten. Häufig ist das Zentralnervensystem in Form einer akuten oder subchronischen Meningoenzephalitis befallen. Superinfektion mit Kryptokokkose kommt besonders bei Tuberkulose, Histoplasmose, Kandidiasis, Morbus Hodgkin, Leukämie, AIDS und Sarkoidose vor. Männer sind doppelt so häufig befallen wie Frauen.

Klinische Symptome und Komplikationen: Isolierte Erkrankungen der Lungen sind selten. Sie verlaufen unter dem Bilde einer „Grippe" mit leichtem Husten, selten mit bronchopneumonischen Infiltrationen. Röntgenologisch finden sich Infiltrate oder Solitärherde in den basalen Lungenabschnitten ohne Beteiligung der Hili. An der Haut verursacht der Kryptokokkus granulomatöse, papillomatöse und tumorartige Veränderungen. Bei den disseminierten Formen der Erkrankung bricht der

Erreger in die Blutbahn ein und wird auf diesem Weg in verschiedene Organe verschleppt. Es bestehen intermittierende Temperaturen, Leber- und Milzvergrößerung, gelegentlich generalisierte Lymphknotenschwellungen, Haut- und Augenveränderungen.

Die Kryptokokkose des Zentralnervensystems zeigt eine basale Lokalisation und einen chronischen Verlauf. Sie beginnt mit Kopfschmerzen, Lichtscheu und Doppeltsehen, dann treten Fieber, Übelkeit, Erbrechen und Nackensteifigkeit hinzu. Im weiteren Verlauf beobachtet man häufig Augenmuskellähmungen, auch Sprach- und Schluckstörungen, Delirien, Somnolenz, Apathie, Paresen der Extremitätenmuskulatur und Krämpfe. Der Liquordruck ist erhöht, die Zellzahlen liegen etwa zwischen 40/3 und 1000/3 Zellen/ml. Charakteristisch ist eine deutliche Erniedrigung der Liquorzuckerwerte auf 0,56−1,11 mmol/l [≙ 10−20 mg%]).

Diagnose und Differentialdiagnose: Der Erreger kann mikroskopisch und kulturell in Liquor, Sputum oder Bronchialsekret nachgewiesen werden.

Der mikroskopische Nachweis des kapselbildenden Sproßpilzes ist nicht immer einfach. Die charakteristische Schleimkapsel wird am besten bei Färbung mit chinesischer Tusche sichtbar. Für die Kultur bewähren sich Hirn-, Herz- oder Grütz-Kimmich-Nährboden. Tierversuch an der weißen Maus oder der Ratte durch intraperitoneale Inokulation ist möglich, ebenso die Komplementbindungsreaktion. Für den Hauttest gibt es noch kein befriedigendes Antigen.

Differentialdiagnostisch ist an die Tuberkulose zu denken, außerdem bei Lungenbeteiligung an Aspergillose und bei Kryptokokkose des Zentralnervensystems an Hirntumor und Hirnabszeß.

Therapie: Lokalisierte pulmonale Prozesse können operiert werden. Sonst ist Amphotericin B das Mittel der Wahl, das allerdings erheblich mit Nebenwirkungen belastet ist. Deswegen empfiehlt sich eine Kombination mit 5-Fluorcytosin oder bei isolierter Kryptokokkose der Lunge die alleinige Therapie mit 5-Fluorcytosin. Außerdem kann auch Fluconazol 400 mg am 1. Tag, dann 200 mg/die, in schweren Fällen 400 mg/die angewendet werden.

5.4. Blastomykose

Pathogenese: a) Die *nordamerikanische Blastomykose* wird durch den Fadenpilz *Blastomyces dermatidis* ausgelöst. Es handelt sich um eine chronische Granulomatose mit Herden in Lungen, Haut und Knochen. Die Infektion erfolgt meist durch Einatmen des Erregers. Die Haut kommt nur selten als Eintrittspforte in Frage.

b) Die *südamerikanische Blastomykose* wird durch *Blastomyces brasiliensis* ausgelöst und wahrscheinlich durch Pflanzen und Gräser auf den Menschen übertragen. Die Veränderungen sind initial im lymphatischen Gewebe der Schleimhäute.

Klinische Symptome und Komplikationen: a) Die *Lungenblastomykose*, welche die häufigste Form darstellt, beginnt mit geringem Fieber, Hustenreiz und Schmerzen im Bereich des Thorax. Später treten eitriges, blutig tingiertes Sputum, Dyspnoe und Gewichtsabnahme auf. Perkutorisch und auskultatorisch sind keine charakteristischen Veränderungen festzustellen. Röntgenologisch zeigen sich dagegen ausgedehnte Verschattungen, oft mit Pleurabeteiligung, sowie Hilusverbreiterung und Kavernen. Die seltenere akute Form ist von einer Pneumonie nicht zu unterscheiden.

An der Haut bilden sich Granulome, im Unterhautgewebe Abszesse und Fisteln. Osteomyelitische Prozesse treten bevorzugt in Rippen, Wirbelknochen und Schädel, seltener in den langen Röhrenknochen und großen Gelenken auf.

In schweren Fällen finden sich hämatogen entstandene Granulome in Herzmuskel, Leber, Milz, Hoden, Nebenhoden, Prostata, Blase und Nieren.

Die isolierte *Blastomykose der Haut* ist selten, kommt aber als Laborinfektion vor. 1–4 Wochen nach der Infektion entwickeln sich kleine, schmerzlose, tuberkuloidartige Effloreszenzen, die zu verrukös-papulomatösen Wucherungen und dann zu Geschwüren werden. Die regionären Lymphknoten sind geschwollen.

b) Bei der *südamerikanischen Blastomykose* finden sich als primäre Affektionen ulzerierende Schleimhautwucherungen der Mundhöhle, der Nase und des Darmes. Zunächst erkranken die regionären Lymphknoten des Halses, später breitet sich die Erkrankung auf alle Lymphknotengruppen aus. Gleichzeitig bestehen Anämie und Eosinophilie.

Von den Schleimhäuten aus kann der Prozeß auf die Haut übergreifen. Einschmelzungen und Fisteln der Lymphknoten führen zu skrofuloseartigen Bildern.

Infolge hämatogener Streuung können verschiedene Organe sekundär befallen sein, z. B. Zäkum und Appendix, Leber, Milz und in einem hohen Prozentsatz die Lungen (miliare Streuherde, Kavernen, Pleuritiden). Die Abheilung erfolgt unter ausgedehnter Fibrosierung, was bei Lungenbefall Veranlassung zu pulmonaler Hypertension und Cor pulmonale geben kann.

Diagnose und Differentialdiagnose: Die Erreger lassen sich kulturell oder mikroskopisch in Abstrichen oder im Biopsiematerial nachweisen. Von den serologischen Untersuchungsmethoden ist die Präzipitinreaktion zuverlässiger als die Komplementbindungsreaktion. Von großem Wert sind histologische Untersuchungen, Hauttests sind bei der südamerikanischen Blastomykose zuverlässiger als Seroreaktionen.

Therapie: Bei der nordamerikanischen Blastomykose werden Stilbamidin oder Amphotericin B empfohlen. Die Exstirpation lokalisierter Herde soll nur unter antimykotischer Behandlung durchgeführt werden.

Bei der südamerikanischen Blastomykose gibt man ebenfalls Amphotericin B. Lokalisierte Formen können operiert werden.

5.5. Kokzidioidomykose (Kalifornische Krankheit, Wüstenrheumatismus)

Pathogenese: Erreger ist der Pilz *Coccidioides immitis*, der als Saprophyt im Erdboden vorkommt. Die saprophytische Form wird im menschlichen Organismus in die parasitäre Form (Sporangium) umgewandelt. Die Inkubationszeit beträgt 2 Tage bis 3 Wochen.

Die Erkrankung entsteht aerogen und befällt zunächst Bronchien und Lungen. Sekundär ist eine Verschleppung auf dem Blut- und Lymphweg in andere Organe möglich. Es kommt jeweils zu Eiterungen, Nekrosen und Granulombildungen. Auch diese Erkrankung hat klinisch und anatomisch große Ähnlichkeit mit der Tuberkulose.

Klinische Symptome und Komplikationen: Bei den meisten Patienten verläuft die Infektion asymptomatisch und läßt sich nur dadurch erkennen, daß der Hauttest positiv wird. Bei anderen Patienten machen sich klinische Erscheinungen in Form von Fieber, Appetitlosigkeit, Husten, Nachtschweiß und Schmerzen im Bereich von Thorax, Rücken und Kopf bemerkbar. Häufig bestehen zwischen dem 3. und 21. Krankheitstag ein Erythema nodosum und schmerzhafte Gelenkschwellungen. Etwa ein Drittel der Patienten bieten die Zeichen einer röntgenologisch nachweisbaren Pneumonie, auch Kavernen, miliare Aussaat, Hilusvergrößerungen und Pleuraergüsse können auftreten.

Bei der disseminierten Form entstehen abszeßähnliche Gebilde in der Haut und im Unterhautgewebe, eitrige Knochenprozesse, Schwellungen und Rötungen der Gelenke. Im Blutbild besteht eine Leukozytose, die Blutsenkungsreaktion ist beschleunigt.

Diagnose und Differentialdiagnose: Die Erreger lassen sich in Sputum, Abszeßeiter, Magensaft, Bronchialspülflüssigkeit, Liquor, Blut und Biopsiematerial nachweisen, und zwar mikroskopisch und kulturell. An serologischen Methoden kommen Präzipitintest und Komplementbindungsreaktion in Frage.

Der Intradermaltest ist für die Diagnostik bedeutsam, wenn man während der Erkrankung ein Umschlagen von negativ nach positiv beobachtet. Er zeigt manchmal Kreuzreaktionen mit Histoplasmose oder Blastomykose, nicht jedoch mit Tuberkulose, Aktinomykose oder Kryptokokkose. Der Präzipitinnachweis im Serum gelingt vor dem Nachweis von komplementbindenden Antikörpern. Differentialdiagnostisch ist die Tuberkulose abzugrenzen.

Therapie: Wichtig sind Ruhe und ausreichende Ernährung. Mittel der Wahl ist Amphotericin B. Einzelne extrapulmonale Prozesse reagieren manchmal auf Röntgentiefentherapie. Haut- und Knocheneiterungen werden chirurgisch behandelt.

5.6. Aspergillose

Pathogenese: Aspergillazeen finden sich gelegentlich auf Haut und Schleimhäuten gesunder Menschen. Nur unter besonderen Umständen, z.B. wenn die allgemeine Widerstandskraft durch schwere Allgemeinkrankheiten (Leukämie, Lymphogranulomatose, Tuberkulose, AIDS) gemindert ist, führen sie zu Krankheitserscheinungen. In den Lungen siedeln sie sich gern in präformierten Höhlen (tuberkulösen Kavernen) an, können aber auch selbst Kavernen und Bronchiektasen verursachen.

Klinische Symptome: Es werden folgende Formen unterschieden:
I.   Bronchitis aspergillosa:
   a) akute Form (besonders bei Kindern),
   b) mukomembranöse Form,
   c) allergische Form.
II. Bronchopneumonia aspergillosa:
   a) Herdpneumonie (zum Teil abszedierend),
   b) disseminierte Pneumonie.
III. Aspergillom.

Zu I. b): Die *mukomembranöse Form* der Aspergillose scheint durch den verbreiteten Gebrauch von Antibiotika und Corticosteroiden zugenommen zu haben. Sie geht mit erheblicher Beeinträchtigung des Allgemeinzustandes, mit Reizhusten und quälender Expektoration von mukomembranösem Sputum einher. Zeitweise werden echte Bronchuspfröpfe ausgehustet. Das Sputum ist oft blutig tingiert, rezidivierende Hämoptysen kommen vor. Bei der Bronchoskopie sieht man einen bräunlichen Belag der Bronchialschleimhaut, in dem sich Aspergillus in Reinkultur nachweisen läßt. Die diffusen Aspergillosen pfropfen sich vorzugsweise auf präexistente Läsionen (Bronchiektasen, zystische Hohlräume) auf.

Zu I. c): Die *allergische Form* der Aspergillose verläuft klinisch unter dem Bilde einer Bronchitis mit Asthmaanfällen. In Amerika sollen 30% der Asthma-bronchiale-Fälle auf diese Infektion zurückzuführen sein. Bei der Bronchoskopie erscheinen die Bronchien spastisch zusammengezogen, und ihre Schleimhaut ist entzündlich gerötet.

Zu III.: Das *Aspergillom* ist ein im allgemeinen in der Lungenspitze lokalisierter Pilztumor, der in einer Aussackung der Bronchuswand sitzt, ohne sie zu durchdringen, im Gegensatz zur diffusen Aspergillose, bei der oft eine Beteiligung aller Wandschichten besteht.

Das Aspergillom der Lungen läßt sich röntgenologisch am besten durch Tomographie in horizontaler Lage nachweisen und zeigt das Bild eines von einer Luftsichel umgebenen freischwebenden Ballons.

Diagnose und Differentialdiagnose: Die Erreger sind kulturell im frischen Sputum oder Bronchialsekret und im Tierversuch an der Taube nachweisbar. Da es viele gesunde Aspergillenträger gibt, sind nur mehrfach positive Befunde im Zusammenhang mit histologischen Untersuchungen beweisend. Der Hauttest ist auch bei Aspergillenträgern positiv und sagt nichts über die Floridität der Infektion aus.

Komplikationen: Primäre Abdominalaspergillosen sind selten.

Septisch-pyämische Verlaufsformen können durch hämatogene Aussaat entstehen. Besonders gefürchtet sind Ansiedlungen der Erreger im Zentralnervensystem (Meningitis, Meningoenzephalomyelitis, epi- bzw. subdurale Granulome und Abszesse). Der Liquor ist in diesen Fällen oft xanthochrom; die Zellzahlen liegen zwischen 500/3 und 2000/3.

Therapie: Bei lokalisierten Aspergillomen in der Lunge oder in anderen Organen empfiehlt sich die radikale Exstirpation des Herdes, die möglichst frühzeitig erfolgen soll, bevor eine Streuung stattgefunden hat.

Das Antimykotikum Pimaricin (Natamycin) als 2,5% Pimafucinsuspension kann auf lokalem Wege durch Inhalationen, durch intrabronchiale oder perthorakale Spülung in die das Aspergillom beherbergenden Hohlräume eingebracht werden. Wegen der guten Verträglichkeit dieses Mittels mit breitem Wirkungsspektrum ist die lokale Behandlung auch bei anderen bronchopulmonalen Aspergillosen als Aerosol in der Dosierung von $3 \times 2,5$ mg/die über 4 Wochen, anschließend $2 \times 2,5$ mg/ die zu empfehlen. Als intravenös zu verabreichendes Antimykotikum bei disseminierten Formen bewährt sich Amphotericin B (eine Dosierung von 0,1 mg Substanz je ml 5%iger Glucoselösung mit Infusionsdauer von mindestens 6 Stunden). Die Tagesdosis wird dabei von $0,25-1$ mg/kg Körpergewicht gesteigert. Cave! Nephrotoxizität und lokale Reizwirkungen.

5.7. Geotrichose

Pathogenese: Geotrichen finden sich normalerweise auf den Schleimhäuten gesunder Menschen und werden nur unter besonderen Umständen zu Krankheitserregern.

Klinische Symptome und Komplikationen: Die Geotrichose der Mundhöhle geht mit weißlichen, abstreifbaren Belägen einher und ähnelt klinisch der Soorinfektion. Wenn der Prozeß sich im Bereich des Respirationstraktes ausbreitet, kommt es zu chronischer Bronchitis, Peribronchitis, manchmal auch zu parenchymatösen Lungenveränderungen mit chronischem Verlauf und relativ geringfügiger Beeinträchtigung des Allgemeinzustandes. Charakteristisch ist ein fade riechender, schleimiger Auswurf mit grauweißlichen Flöckchen. Wenn Kavernen auftreten, können die pulmonalen Prozesse mit Tuberkulose verwechselt werden. Gefürchtet ist ein rezidivierender Pneumothorax, der die Prognose verschlechtert. Septische Verlaufsformen, bei denen der Erreger in allen Organen gefunden wird, sind vereinzelt beschrieben worden.

Diagnose und Differentialdiagnose: Der Erreger läßt sich mikroskopisch und kulturell nachweisen, wobei man zur Identifizierung immer Kulturen anlegen sollte. Für die Beurteilung des Krankheitsbildes ist zu berücksichtigen, daß Geotrichen auch normalerweise vorkommen und daß ein positiver Sputumbefund ebenso wie ein positiver Hauttest nichts über die ätiologische Bedeutung des Pilzes für bestimmte Krankheitserscheinungen aussagt. Der Intrakutantest ist überdies unspezifisch.

Therapie: Die lokale Geotrichose der Mundhöhle behandelt man durch Pinselungen mit Gentianaviolett. Bei den tiefen Formen werden Jodide in Form von Kalium jodatum per os oder Amphotericin B empfohlen.

5.8. Mukormykose

Pathogenese: Die Erreger sind Schimmelpilze der Gattungen Rhizopus, Mucor und Absidia, die ubiquitär als Saprophyten vorkommen und sich auch bei gesunden Menschen auf den Schleimhäuten des Respirationstraktes, besonders im Bereich der Nasennebenhöhlen und des Magen-Darm-Kanals finden. Zu Erkrankungen kommt es wie bei anderen Mykosen auch hier vorwiegend dann, wenn schwere Allgemeinerkrankungen, z.B. Leukämie, bestehen. Auch ein schlecht eingestellter Diabetes mellitus mit Azidose, eine Urämie sowie Behandlung mit Antibiotika, Zytostatika und Corticosteroiden spielen eine disponierende Rolle.

Klinische Symptome und Komplikationen: Die meisten Erkrankungen nehmen ihren Ausgang vom Nasen-Rachen-Raum oder den Nasennebenhöhlen. Die Mukormykose der Schleimhäute des Oropharynx und der Nase äußert sich in einer flächenhaften, grauschwärzlichen Verfärbung, die durch den Pilzrasen bedingt ist. Oft wird von dort die Augenhöhle befallen, oder es werden die Lungen ergriffen. Die Patienten erkranken dann mit Dyspnoe, stechenden Brustschmerzen, Husten mit blutig tingiertem Auswurf und pleuritischen Beschwerden. Röntgenologisch findet man Pneumonien, tumorartige Bilder und Kavernen.

Im Bereich des Abdomens wurden Enteritis, Ileotyphlitis sowie multiple Leberabszesse beschrieben. Sämtliche Fälle mit Sitz im Ösophagus, Magen, Kolon oder Rektum endeten tödlich.

Das Zentralnervensystem kann entweder über Siebbeinzellen und Orbita oder durch hämatogene Streuung befallen werden. Charakteristisch für diese Formen ist die Trias Meningoenzephalitis, Ophthalmoplegie und Sinusitis. Die Zellzahlen im Liquor liegen gewöhnlich zwischen 80/3 und 300/3 Zellen, Eiweißwerte sind erhöht, oft ist der Liquor xanthochrom.

Im Blutbild finden sich erhebliche Leukozytosen, teilweise über 30 000/ml.

Diagnose und Differentialdiagnose: Da der Erreger ubiquitär vorkommt, darf der einmalige mikroskopische oder kulturelle Nachweis nicht zu voreiligen Schlußfolgerungen in bezug auf die Ätiologie führen. Auch der positive Ausfall der serologischen Reaktion und des Intradermaltests besagt wenig. Für die Diagnose können diese Befunde nur im Zusammenhang mit dem klinischen Bild und der histologischen Untersuchung eines Probeexzidates herangezogen werden.

Therapie: Bei oberflächlichen Infektionen werden Jodsalze empfohlen, bei lokalisierten Prozessen kommt chirurgische Behandlung in Frage. Bei generalisierten Erkrankungen ist ein Therapieversuch mit Amphotericin B angezeigt. Bei Vorliegen eines Diabetes ist die Verbesserung der Stoffwechsellage wichtig.

5.9. Sporotrichose

Pathogenese: Es handelt sich um eine subakut oder chronisch verlaufende Pilzerkrankung, die zu gummiartigen Knoten in der Haut und im Unterhautgewebe führt. Auch Muskeln, Gelenke, Knochen und innere Organe können betroffen sein. Erreger sind verschiedene Sporotrichumarten. Die Inkubationszeit beträgt 3—21 Tage.

Klinische Symptome und Komplikationen: Man unterscheidet:

a) die lokalisierte Sporotrichose der Haut,
b) die subkutane disseminierte Sporotrichose,

c) die extrakutane Sporotrichose der Muskeln, Gelenke, Knochen und inneren Organe.

Zu a): Bei der lokalisierten Sporotrichose bilden sich kleine Knötchen unter der Haut, die nach einigen Wochen die Oberhaut flach vorbukkeln. Im weiteren Verlauf kommt es zu einer Erweiterung auf dem höchsten Punkt, und es entleert sich trübe Flüssigkeit. Die Hautveränderungen sind nicht schmerzhaft. Die regionären Lymphknoten sind meist am Krankheitsprozeß beteiligt.

Zu b): Die subkutane disseminierte Sporotrichose beginnt auch mit einzelnen Papeln, die sich bald über den ganzen Körper einschließlich des Gesichtes ausbreiten, erweichen und eitrigen Inhalt entleeren.

Zu c): Die extrakutane Form entwickelt sich meist aus der Haut- oder Unterhautsporotrichose. Der Prozeß kann vom Unterhautgewebe direkt auf Knochen und Gelenke übertragen werden oder sich hämatogen ausbreiten, wobei folgende Organe in absteigender Reihenfolge beteiligt sein können: Haut, Subkutis, Knochen, Periost, Gelenke, seltener Muskulatur, Augen, Lungen (2%), Genitale, Milz, Larynx und Ösophagus.

Diagnose und Differentialdiagnose: Der Pilznachweis ist mikroskopisch oder kulturell vor allem aus Biopsiematerial möglich. Von serologischen Methoden kommen Komplementbindungsreaktion und Agglutinationsreaktion in Frage, sind aber nicht zuverlässig. Außerdem gibt es einen Hauttest mit Sporotrichin. Die Hautreaktion wird nach 24 Stunden positiv, ist aber noch nach 72 Stunden ablesbar.

Differentialdiagnostisch ist an Tuberkulose, Lues und Blastomykose zu denken.

Therapie: Man wendet Jodkali in steigender Dosis per os und u. U. 2-Hydroxy-Stilbamidin an, außerdem örtlich Pinselungen mit Jodtinktur und bei generalisierten Formen der Erkrankung Amphotericin B.

6. Protozoenerkrankungen

6.1. Malaria

Epidemiologie: Die Plasmodien, welche die Malaria verursachen, sind Protozoen, die von Anophelesmücken ohne weiteren Zwischenwirt von Mensch zu Mensch übertragen werden. So kommt die Malaria nur dort vor, wo die Anophelen gedeihen, also in allen Sumpfgegenden, die im Sommer eine mittlere Temperatur von 18−20°C erreichen. Daher ist auch in Mitteleuropa Malaria endemisch möglich, wie die großen Epidemien früherer Jahrhunderte beweisen. Erst in jüngerer Zeit sind die letzten endemischen Herde in den Memel-, Peene- und Emsniederungen saniert worden. Heute ist die Malaria nur noch in den feuchtwarmen Gebieten der Tropen und Subtropen endemisch.

Die Bekämpfung zielt auf die Unterbrechung der Infektkette „kranker Mensch → Anopheles → Mensch" durch Mückengitter und -netze,

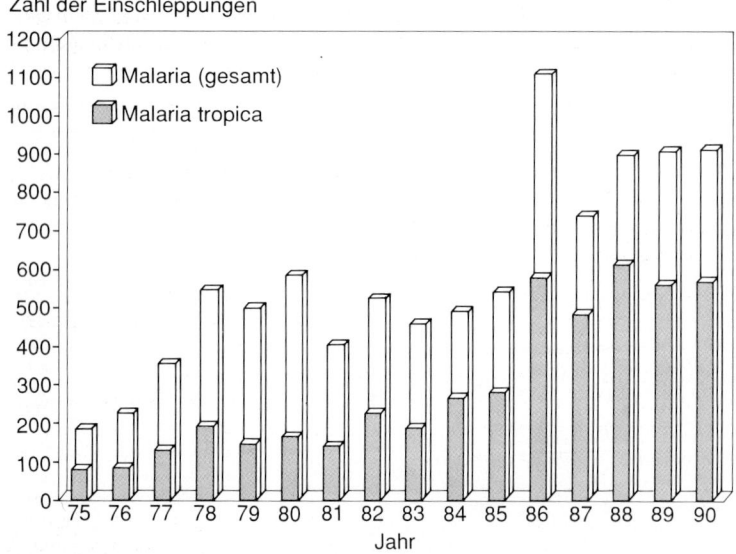

Abb. **28** Malariaeinschleppungen in die Bundesrepublik Deutschland ohne neue Bundesländer

durch Trockenlegung von Sümpfen, Vernichtung der Mücken durch Pestizide, Chemoprophylaxe der exponierten Menschen und gründliche Chemotherapie der Erkrankten und Plasmodienträger.

Die Hoffnung der WHO, mit einem groß angelegten Bekämpfungsprogramm die Malaria auszurotten, ist nach Anfangserfolgen leider fehlgeschlagen. Der entscheidende Faktor für diesen Mißerfolg war die Entstehung von Mückenstämmen, die gegenüber Pestiziden resistent geworden waren.

Die gegenwärtige Lage in der Bundesrepublik Deutschland ist dadurch gekennzeichnet, daß zwar keine autochthonen Malariafälle mehr vorkommen, daß aber die Einschleppung aus Malariaendemiegebieten in besorgniserregender Weise zunehmen (Abb. **28**). Verursacht wird diese Entwicklung durch den Massentourismus (55%) und durch die zunehmende Beschäftigung von technischem Personal (33%) in tropischen und subtropischen Ländern bei offensichtlich oft unzuverlässiger Chemoprophylaxe. Der Rest der Erkrankungen fiel vor allem auf türkische Gastarbeiter und deren Angehörige.

In den Jahren 1980–1986 wurden 60% aller Malariafälle aus Zentralafrika südlich der Sahara eingeschleppt, und von diesen waren 87,4% Malaria-tropica-Erkrankungen. Ziemlich konstant werden zwei Drittel aller in die Bundesrepublik Deutschland eingeschleppten Malariaerkrankungen durch *Plasmodium falciparum* verursacht, es sind also Malaria-tropica-Fälle. In dieser Gruppe werden fast alle Todesfälle gemeldet. Diese Zahlen kennzeichnen die besondere Gefährlichkeit des zentralafrikanischen Malariaherdes.

Pathogenese und pathologische Anatomie: Wir unterscheiden:

- Malaria tertiana (Erreger: *Plasmodium vivax* oder *Plasmodium ovale*),
- Malaria quartana (Erreger: *Plasmodium malariae*),
- Malaria tropica (Erreger: *Plasmodium falciparum*).

Die Mücke Anopheles überträgt die ungeschlechtlichen Formen (Sporozoiten) auf den Menschen. Diese dringen zunächst in die Zellen des retikulohistiozytären Systems (Leber und Milz) ein und entwickeln sich hier zu Schizonten. Diese präerythrozytäre Phase entspricht der Inkubationszeit. Dann gelangen die Schizonten in die Erythrozyten und machen hier eine ungeschlechtliche Vermehrung durch. Bei der Malaria tertiana verbleiben außerdem jedoch noch exoerythrozytäre Formen in Leber und Milz.

Die verschiedenen Stadien der Entwicklung im Erythrozyten können mikroskopisch im Blutausstrich oder im dicken Tropfen verfolgt werden.

Bei Plasmodium vivax handelt es sich zunächst um Ringformen, die dann in amöboide Formen übergehen. Alle 48 Stunden ist ein Vermehrungszyklus abgeschlossen. Es haben sich inzwischen Merozoiten gebildet, die Erythrozyten zerfallen, die Merozoiten werden frei. Dabei kommt es jeweils zum Fieberanfall unter Schüttelfrost.

Bei Plasmodium malariae finden sich ebenfalls zunächst Ringformen, die jedoch etwas kleiner sind als die bei Plasmodium vivax und dann in Bandformen übergehen. Der Vermehrungszyklus vom Befall der Erythrozyten bis zur Entstehung der Merozoiten und damit der fieberfreien Intervalle betragen bei der Malaria quartana 72 Stunden.

Bei Plasmodium falciparum finden sich zunächst kleinere, dann größere Ringe. In einem Erythrozyten können auch 2 und mehrere Ringe vorhanden sein. Die Entwicklung der Merozoiten dauert 48 Stunden. Der Fieberverlauf ist jedoch aufgrund der ungenügenden Infektionsabwehr des Wirtes unregelmäßig, so daß häufig auch kontinuierliches Fieber vorkommt.

Parallel mit der ungeschlechtlichen Vermehrung findet im menschlichen Organismus die Entwicklung der geschlechtlichen Formen (weibliche oder Makrogametozyten und männliche oder Mikrogametozyten) statt. Die Befruchtung kann jedoch nicht im Menschen, sondern nur in der Mücke erfolgen. Beim Saugakt gelangen Makro- und Mikrogametozyten in den Anophelesmagen. Dort findet die Kopulation statt. Es entsteht der Ookinet, der in die Magenwand der Mücke eindringt und sich zur Oozyste entwickelt. In ihr reifen die Sporozoiten, die dann in die Speicheldrüsen der Anopheles gelangen. Von dort wird die Infektion weiterverbreitet.

Wenn der Patient sich aus dem von Anophelesmücken verseuchten Gebiet entfernt, kommt es nach einer gewissen Zeit zum Erlöschen der Malariainfektion, weil der geschlechtliche Fortpflanzungsweg fortfällt, und die alleinige ungeschlechtliche Vermehrung der Plasmodien die Infektion nur noch eine gewisse Zeit lang aufrechterhält.

Bei der Malaria tertiana gibt es jedoch außer den präerythrozytären Stadien der Plasmodien im retikulohistiozytären System, besonders in der Leber, exoerythrozytäre Formen, d. h. Plasmodien, die während des Befalls der Erythrozyten in den Zellen des RHS der Leber bleiben und nach längerer Zeit zu Spätrezidiven führen können, auch wenn der Patient das mückenverseuchte Gebiet bereits verlassen hat. Solche Spätrezidive können bei Malaria tertiana nach 8−12 Monaten auftreten.

Das pathologisch-anatomische Bild der Malaria ist durch die Einlagerung von eisenfreiem Malariapigment in die Zellen verschiedener Organe, z. B. von Leber, Milz und Knochenmark, charakterisiert. Auch in den Erythrozyten findet sich dieses eisenfreie Malariapigment. Die Milz ist deutlich vergrößert, im Frühstadium der Infektion weich und hyperämisch, später infolge Vermehrung des fibrösen Stützgewebes und Verdickung der Kapsel derb. Die Leber ist ebenfalls vergrößert und durch die Pigmentablagerung graubraun verfärbt. Im Knochenmark wird das Pigment vorwiegend in den Monozyten und Makrophagen gespeichert.

Bei der Malaria tropica finden sich darüber hinaus degenerative Erscheinungen im Bereich des Herzmuskels. Bei komatösen Fällen der Tropikainfektion sind die Kapillaren des Gehirns mit Parasiten gefüllt. Gefäßwandschädigungen und punktförmige Hämorrhagien sind die Folge.

Klinische Symptome: *Malaria tertiana*: Die Inkubationszeit beträgt 10−21 Tage bei Plasmodium vivax und 11−16 Tage bei Plasmodium ovale. Es entwickelt sich zunächst ein unregelmäßiges Anfangsfieber ohne Schüttelfrost. In diesem Stadium lassen sich noch keine Plasmodien im Blut nachweisen. Nach einer kurzen Remission kommt es dann zum typischen Wechselfieber, dessen Verlauf durch den ungeschlechtlichen Vermehrungszyklus der Malariaplasmodien bestimmt ist (S. 296). Das Fieber steigt jeden 2. Tag unter Schüttelfrost innerhalb einer Zeit von 15 Minuten bis 2 Stunden auf Werte um 40−41°C, bleibt 2−4 Stunden hoch und sinkt dann unter starkem Schweißausbruch innerhalb von 2−3 Stunden zur Norm ab.

Wenn sich 2 Parasitengenerationen im Blut befinden, können tägliche Schüttelfröste auftreten (Malaria duplicata). Die Schwere der Anfälle nimmt anfangs zu und läßt später wieder nach. Nach 1½−2, spätestens 3 Jahren ist eine Malaria tertiana ausgeheilt.

Malaria quartana hat eine Inkubationszeit von 21−40 Tagen und einen zögernden Fieberbeginn. Die Fieberschübe treten jeden 3. Tag auf (S. 296).

Malariy tropica: Diese hat eine Inkubationszeit von 8−20 Tagen. Das Fieber verläuft unregelmäßig intermittierend, remittierend oder auch in Form einer Kontinua. Die Malaria tropica ist die schwerste und gefährlichste Form der Malaria und verursacht die meisten Todesfälle. Man unterscheidet:

– Die *komatöse oder zerebrale Form*. Bei dieser sind die Kapillaren des Gehirns durch Plasmodien verstopft. Es kommt zu kleinen Blutaustritten, und klinisch sind enzephalitische Erscheinungen und komatöse Zustände, im schlimmsten Falle mit Versagen des Atem- und Kreislaufzentrums, nachweisbar.
– Die *kardiale Form* mit Myokarditis, Herzrhythmusstörungen, Herzdilatation, schweren EKG-Veränderungen, Herzinsuffizienz und plötzlichem Herztod.

- Die *algide Form*, die durch schweren Kreislaufschock charakterisiert ist.
- Die *renale Form* mit verminderter Harnproduktion, Retention harnpflichtiger Substanzen, Oligurie, Nekrose der Tubulusepithelien und der Papillen, Urämie.
- Die *hepatobiliäre Form* mit Ikterus, galligem Erbrechen, Lebervergrößerung, Leberfunktionsstörungen, Blutungsneigung infolge mangelhafter Bildung der Gerinnungsfaktoren, Leberkoma.
- Die *gastrointestinale Form* mit Verlegung weiterer Kapillargebiete im Abdominalbereich, Durchfällen, Meläna und akuten Bauchsymptomen.
- Die *hyperpyretische Form*, die wahrscheinlich eine Sonderform der zerebralen Form mit Störungen des Wärmezentrums ist.

Verschiedene Kombinationen der genannten Formen treten auf.

Da es bei der Malaria tropica keine exoerythrozytären Formen gibt, kommen Spätrezidive nicht vor. Die Infektion erlischt spätestens ein Jahr nach der Infektion.

In malariaverseuchten Gebieten sind Mischinfektionen mit verschiedenen Malariaerregern häufig. Auch das Bild der chronischen Malaria mit großer derber Leber und Milz und allgemeiner Kachexie kann in diesen Ländern infolge wiederholter Reinfektionen und Superinfektionen entstehen.

Diagnose und Differentialdiagnose: Die Erreger lassen sich am besten zur Zeit des Schüttelfrostes und Fieberanstiegs in den Erythrozyten nachweisen. Man benutzt hierzu den dicken Tropfen und den Blutausstrich, die beide nach Giemsa gefärbt werden. Bei schwachem Befall findet man die Erreger schneller im dicken Tropfen; die genaue Identifizierung der einzelnen Formen ist jedoch im Blutausstrich leichter. Es ist daher zweckmäßig, beide Untersuchungen zu gleicher Zeit durchzuführen. Ungeübte sollen besonders den Blutausstrich bevorzugen, da in ihm die Erkennung der Malaria wesentlich einfacher ist.

Bei der *Malaria tertiana (Plasmodium vivax)* finden sich Ringformen, amöboide Formen und reife Teilungsformen, die 16–20 Merozoiten enthalten. Die von Plasmodium vivax befallenen Erythrozyten zeigen überdies eine feine rote Tüpfelung (*Schüffner-Tüpfelung*).

Bei der *Malaria quartana (Plasmodium malariae)* sind die Ringformen kleiner als bei der Tertiana. Die halberwachsenen Stadien weisen die charakteristische Bandform auf, die reife Teilungsform enthält meistens 6–12 ringförmig um das zentral gelegene Pigmentklümpchen gelagerte Merozoiten (Gänseblümchenform).

Bei der *Malaria tropica (Plasmodium falciparum)* sind die jungen Ringformen sehr klein, die älteren Ringformen etwas kompakter als bei

Plasmodium vivax. Es finden sich manchmal mehrere Ringe in einem Erythrozyten. Die männlichen Gameten sind *halbmondförmig* und sprengen teilweise die Erythrozytenmembran, so daß sie frei in der Blutbahn angetroffen werden. Die weiblichen Makrogametozyten sind stärker blau gefärbt als die männlichen Mikrogametozyten. In den Erytrozyten finden sich die Maurer-Flecken, die gröber sind als die Schüffner-Tüpfelung.

Differentialdiagnostisch kommen alle fieberhaften Erkrankungen mit Milzvergrößerung in Betracht. Die Malaria tropica kann mit einer Kontinua einhergehen und wird dann oft mit Typhus verwechselt. Weiterhin kommen differentialdiagnostisch in Frage: Rückfallfieber, Leptospirosen, Brucellosen, Rickettsiosen, Kala-Azar.

Komplikationen: Siehe auch unter „klinische Symptome". Eine reversible Proteinurie wird bei vielen Malariaerkrankungen gefunden, am häufigsten bei Infektionen mit Plasmodium falciparum. Bei der Malaria quartana wurden gelegentlich – insbesondere bei Kindern – Nierenschädigungen beobachtet, die als nephrotisches Syndrom oder als Glomerulonephritis in Erscheinung traten. Mit der Immunfluoreszenztechnik ließen sich Niederschläge von Immunglobulinen, vor allem IgM, an der Glomerulummembran nachweisen.

Bei Tropikainfektionen kommen außer den oben genannten Komplikationen Bronchopneumonien und Milzrupturen vor.

Das *Schwarzwasserfieber* tritt vorwiegend in Gebieten mit Malaria tropica auf. Wahrscheinlich sind mehrere Faktoren an seiner Entstehung beteiligt, 1. besonders schwere Tropikainfektionen, 2. unregelmäßige und ungenügende Chininmedikation und 3. endogener Mangel an Glucose-6-phosphat-Dehydrogenase der Erythrozyten der Patienten. Der Mangel an Glucose-6-phosphat-Dehydrogenase findet sich häufig bei tropischer Bevölkerung und bildet einen Schutz gegen Malaria, da die Plasmodien in den defekten Erythrozyten nicht gut gedeihen, weil sie zu ihrem Stoffwechsel reduziertes Glutathion benötigen (Betke 1962).

Das Schwarzwasserfieber beruht auf einer Hämolyse der Erythrozyten. Es kommt bei diesen Patienten im Verlauf der Malaria tropica nach Chininbehandlung zu schwerem Krankheitsgefühl, weiteren Schüttelfrösten mit hohem Fieber, Übelkeit, Erbrechen und rotbraunem bis schwarzbraunem Urin. Meist entwickelt sich ein hämolytischer Ikterus mit schwerer hämolytischer Anämie. Im weiteren Verlauf kommt es infolge Verstopfung der Harnkanälchen zur Oligurie, Anurie und Urämie, oft besteht gleichzeitig Leberinsuffizienz. Das Krankheitsbild führt unter den Erscheinungen des Nieren- und Leberversagens häufig zum Tode, kann aber auch ausheilen und durch erneute Chiningabe wieder ausgelöst werden.

Therapie: Die Therapie richtet sich in erster Linie gegen die ungeschlechtlichen Formen der Malariaerreger. Chloroquin wirkt auf die ungeschlechtlichen erythrozytösen Formen der Malariaerreger und auf die Gameten der Tertiana und Quartana, nicht aber auf die Gameten der Tropika und nicht auf die exoerythrozytösen Formen. Es kupiert schnell und zuverlässig die Fieberschübe und hat kaum Nebenwirkungen, verhindert aber nicht die Rezidive. Man verordnet beim Erwachsenen im akuten Malariaanfall 4 Tbl. Chloroquin (Resochin), 6 Stunden später gibt man nochmals 2 Tbl. und am 2. und 3. Tag je 2 Tbl. Bei schweren Malariaanfällen – insbesondere bei Bewußtlosigkeit – kann man Resochin i. m. oder in i. v. Dauertropfinfusion (0,5 g als Einzeldosis, 1–1,5 g/die) geben.

Leider gibt es weltweit zunehmend Resistenzen von Plasmodium falciparum gegen Chloroquin. In diesem Falle gibt man 15 mg/kg Körpergewicht Mefloquin (Lariam), auf 2–3 Dosen in 6stündigen Abständen verteilt, oder 1,5 g Halofantrinhydrochlorid (6 Tbl. Halfan), verteilt auf 3 Gaben in 6stündigem Abstand, oder Chininsulfat 3 × 10 mg/kg Körpergewich/die über 7–10 Tage + 200 mg Doxycyclin/die.

In schweren Fällen von komplizierter Malaria tropica mit Bewußtlosigkeit verordnet man Chinindihydrochlorid 20 mg/kg Körpergewicht als Infusion in Glucoselösung innerhalb von 4 Stunden i. v., anschließend 10 mg/kg Körpergewicht alle 8 Stunden bis zu einer Gesamtdosis von 25–30 mg/kg Körpergewicht/die. Alle diese Medikamente wirken jedoch nicht auf die exoerythrozytären Formen und nicht auf die Gametozyten der Tropika. Wenn man diese behandeln will, muß man eine Therapie mit 1 Tablette Primaquin/die über 14 Tage anschließen (1 Tbl. à 15 mg). Es ist jedoch zu berücksichtigen, daß nach Anwendung dieses Medikaments schwere hämolytische Anämien bei Patienten mit Glucose-6-phosphat-Dehydrogenase-Mangel aufgetreten sind.

Die WHO teilt die Malariaendemiegebiete in 3 Zonen mit unterschiedlichem Risiko ein:

Zone A (Vorderer Orient, Mittelamerika): Chloroquin-Prophylaxe einmal wöchentlich 2 Tabletten.

Zone B (Mittlerer Orient, Indien, Sundainseln, Südamerika ohne Amazonasgebiet): Chloroquin 2 Tbl./Woche + 2 Tbl. Paludrin/die Stand-by-Medikamente Mefloquin, Halofantrine, Chinin oder Fansidar.

Zone C (Afrika südlich der Sahara, Südostasien, Neuguinea und umliegende Inseln, Amazonasgebiet): Chloroquin 2 Tbl./Woche + 2 Tbl. Paludrin/die, Stand-by-Medikamente Mefloquin, Halofantrine oder Chinin (200 mg) mitführen. Außerdem müssen die üblichen Schutzmaßnahmen (Moskitonetze, Tragen von langen Hosen und langen Ärmeln, Einreiben oder Einsprühen mit mückenabwehrenden Mitteln [Repellentien]) beachtet werden.

6.2. Schlafkrankheit

Epidemiologie: Die beiden Erreger der afrikanischen Trypanosomiasis, *Trypanosoma gambiense* und *Trypanosoma rhodesiense*, gehören zu den Hämoflagellaten, variieren in Größe und Gestalt (15−30 µm Länge) und sind vor allem im Blut nachweisbar. Trypanosoma gambiense wird durch die Tsetsefliege (*Glossina palpalis*) von Haustieren, vor allem Rindvieh, auf den Menschen übertragen. Die Verbreitung der Schlafkrankheit deckt sich mit den Standorten der Tsetsefliegen: Flußniederungen in West- und Zentralafrika.

Das Reservoir von Trypanosoma rhodesiense ist Wild und der Überträger *Glossina morsitans*. Diese seltenere Form der Schlafkrankheit ist auf die Randgebiete des Tanganjikasees beschränkt. Die Abwehr muß sich auf Vernichtung und Abwehr der Tsetsefliege konzentrieren.

Pathogenese und pathologische Anatomie: Wenige Tage nach dem Stich der Tsetsefliege entsteht an der Einstichstelle der „Trypanosomenschanker". Die Trypanosomen vermehren sich in der Haut und führen zu einer umschriebenen schmerzhaften Entzündung mit regionärer Lymphadenitis. 2−3 Wochen später treten die Trypanosomen im Blut auf, dringen in die Lymphknoten ein, befallen (nach mehreren Monaten bei Trypanosoma gambiense, nach einigen Wochen bei Trypanosoma rhodesiense) auch das Zentralnervensystem und führen dann zur Meningoenzephalitis. In der weißen Substanz des Gehirns finden sich hierbei reichlich perivaskuläre Infiltrate, die aus Plasmazellen und Lymphozyten bestehen. Es handelt sich um eine subakut-rezidivierende zyklische Infektionskrankheit. Generalisierungsschübe kommen auch noch bei schon bestehender Organmanifestation vor.

Klinische Symptome und Komplikationen: Man unterscheidet:

a) Das febril-glanduläre Stadium,
b) das meningoenzephalitische Stadium.

Zu a): 2−5 Tage nach dem Stich der Tsetsefliege tritt als Primäraffekt ein etwa markstückgroßes, schmerzhaftes, entzündliches Infiltrat auf, das sich im Laufe einer Woche wieder zurückbildet. 2−3 Wochen später kommt es zu unregelmäßig verlaufendem Fieber, starken Kopfschmerzen, Exanthem und generalisierten Lymphknotenschwellungen. Die Lymphknoten sind zunächst weich und schmerzhaft, später indolent und fest-elastisch. Die Milz ist vergrößert, zunächst ebenfalls weich, später infolge fibröser Umwandlung derb. Häufig besteht eine ausgeprägte Tachykardie. Doppelseitige Schwellungen der Nackenlymphknoten (Winterbottom-Zeichen) können in diesem Stadium auf die Schlafkrankheit hindeuten. Die Fieberschübe werden nach und nach seltener und leichter. Im Blutbild findet sich eine deutliche Lymphomonozytose.

Zu b): Wenn die Trypanosomen in den Liquor cerebrospinalis eindringen, entsteht das Bild einer chronischen Meningoenzephalitis. Als erstes Anzeichen machen sich Affektlabilität und Charakterveränderungen bemerkbar. Im weiteren Verlauf kommt es zu athetotischen und choreiformen Zustandsbildern, Kopfschmerzen, Erbrechen, Unruhezuständen, epileptiformen Krämpfen und Schlafstörungen. Schließlich entwickelt sich ein unwiderstehliches Schlafbedürfnis. Die Patienten sind nicht mehr ansprechbar, die Krankheit führt meist in tiefem Koma zum Tode. Die Gesamtdauer der Erkrankung beträgt im allgemeinen 2−6 Jahre.

Diagnose und Differentialdiagnose: Die Trypanosomen lassen sich aus dem Gewebssaft des Primäraffektes und während des Fieberstadiums in Blut und Lymphknotenpunktat sowie im Sternalpunktat mittels Giemsa-Färbung nachweisen. Im meningoenzephalitischen Stadium findet sich im Liquor eine lymphozytäre Pleozytose und Eiweißvermehrung. Oft gelingt der Erregernachweis in diesem Stadium aus dem Liquor. Die Lumbalpunktion sollte erst durchgeführt werden, wenn die Trypanosomen aus dem Blut verschwunden sind, da bei Parasitenbefall des Blutes sonst durch kleine Blutbeimengungen zum Liquor falsch-positive Befunde entstehen könnten. Weiterhin kann der indirekte Immunfluoreszenztest diagnostisch verwertet werden.

Differentialdiagnostisch kommen Malaria, Kala-Azar und im Frühstadium aufgrund der Hauterscheinungen Lues in Betracht.

Therapie: Im Frühstadium gibt man Suraminnatrium (Germanin) in 10%iger Lösung i. v. Man verordnet 20 mg/kg Körpergewicht als Einzeldosis und gibt diese Menge 4- bis 5mal in mehrtägigen Intervallen. Germanin wirkt im 1. Krankheitsstadium. Bei Trypanosoma gambiense kann man außer Suraminnatrium auch Pentamidin anwenden. Bei Trypanosoma-rhodesiense-Infektionen ist das Suraminnatrium dem Pentamidin überlegen. Im 2. Stadium kommen Tryparsamid, verschiedene Melaminylderivate (z. B. Melarsoprol, Mel B) und Nitrofuranverbindungen in Frage. Tryparsamid injiziert man intravenös in Einzeldosen von 35−40 mg/kg Körpergewicht. Man gibt frisch bereitete 20%ige Lösungen in Abständen von 5−7 Tagen, insgesamt 12−20 Injektionen. Um Nebenwirkungen (Herxheimer-Reaktion) zu vermeiden, kann eine zusätzliche Therapie mit Corticosteroiden bei westafrikanischen – nicht bei den ostafrikanischen – Fällen erforderlich sein.

Eine Chemoprophylaxe kann mit Suraminnatrium 1 g i. v. durchgeführt werden. Der Schutz hält 3 Monate an. Pentamidin in einer Dosierung von 4 mg/kg Körpergewicht i. m. (maximal 200 mg) ergibt einen Schutz für 4−6 Monate.

6.3. Chagas-Krankheit

Epidemiologie: Die amerikanische Trypanosomiasis, die Chagas-Krankheit, wird durch das *Trypanosoma cruzi* verursacht und durch Triatoma-Wanzen übertragen. Das Erregerreservoir bilden Haus- und Wildtiere (Hunde, Katzen, Gürteltiere, Opossum u. a.). Die Chagas-Krankheit ist in Mittel- und Südamerika in den ökonomisch schlecht gestellten Bevölkerungsgruppen sehr verbreitet. Die Gesundheitsbehörden schätzen die Zahl der Chagas-Kranken in Lateinamerika auf 15−20 Millionen. Jährlich werden allein in Brasilien 30000 Todesfälle gemeldet. Der Sozialaufwand liegt dementsprechend sehr hoch. Der Abwehrkampf zielt auf die Vernichtung der Raubwanzen und ihrer Brutplätze; die Verbesserung der allgemeinen Wohnhygiene würde entscheidend helfen.

Pathogenese und pathologische Anatomie: An der Eintrittsstelle entsteht eine leichte schmerzhafte, entzündliche Schwellung (Inokulationschagom), die innerhalb von 4−6 Wochen abheilt. Die regionären Lymphknoten schwellen an. Fast gleichzeitig kommt es zu einer Phase der Generalisation mit hämatogener Verbreitung des Erregers unter Auftreten von Allgemeinsymptomen wie Fieber, Leber-Milz-Schwellung und subkutanem Ödem.

Die Erreger treten sowohl als Blut- als auch als Gewebsparasiten auf. Die Erkrankung hat ein relativ gutartiges, akut fieberhaftes Stadium und eine chronische Phase, in welcher eine chronisch diffus entzündliche Myokarditis im Vordergrund des Krankheitsbildes steht.

Bei der Zerstörung der Trypanosomen während der akuten Phase der Erkrankung werden Endotoxine frei, die als Neurotoxine anzusehen sind und die nervösen Elemente des Herzens und auch die der glattmuskulären Organe (Ösophagus, Kolon, Bronchien) zerstören. Als Folge dieser Zerstörung entstehen später neben den chronischen Myokarditiden mit Herzerweiterungen Megakolon, Megaösophagus und Bronchiektasen.

Pathologisch-anatomisch findet sich während der akuten Phase der Erkrankung eine akute diffuse, im allgemeinen schwere Myokarditis, die meist von umschriebenen Läsionen des parietalen Endokards begleitet ist. Am Herzen werden die vagalen Ganglien zerstört, daher treten Herzklopfen, Extrasystolen und paroxysmale Tachykardie infolge Überwiegens des Sympathikus auf. Daß man in diesen Läsionen bei der Autopsie so selten Trypanosomen findet, liegt daran, daß die Patienten erst dann sterben, wenn die Trypanosomen zugrunde gegangen sind, und ihr Toxin frei wird.

Klinische Symptome: Wenige Stunden nach der Infektion entsteht an der Eintrittsstelle ein entzündliches Infiltrat, bei Infektionen der Konjunktiva ein starkes einseitiges Lidödem. Diese Anfangserscheinungen werden aber oft von den Patienten nicht bemerkt.

7−14 Tage später treten hohes Fieber mit unregelmäßigem Verlauf, Milz-, Leber- und Lymphknotenschwellungen auf. Bereits in diesem Stadium finden sich Tachykardie und Herzdilatation als Zeichen einer kardialen Beteiligung.

Die chronische Form der Erkrankung verläuft zumeist unter dem Bild einer chronischen Myokarditis, die zu einer erheblichen Dilatation und Insuffizienz des Herzens und auch zu plötzlichen Todesfällen führen kann. Elektrokardiographisch kommen alle Formen von Reizbildungs- und Reizleitungsstörungen vor.

Beim Megaösophagus bestehen Dysphagie, Regurgitation, Singultus, Völlegefühl, Speichelfluß, Husten, Sodbrennen und Abmagerungen bis zur hochgradigen Kachexie. Beim Megakolon treten chronische Obsti-pation, Meteorismus und Defäkationsbeschwerden auf. Bei den Bron-chiektasen haben die Patienten Husten und Auswurf.

Diagnose und Differentialdiagnose: Im akuten Stadium lassen sich die Trypanosomen im Blut mittels Giemsa-Färbung des dicken Tropfens oder des Blutausstrichs nachweisen. Außerdem kann der Xenotest, d. h. die Fütterung der Raubwanzen mit dem Blut der Kranken, durch-geführt werden. An serologischen Reaktionen kommen Präzipitintest, Agglutinationsreaktion und Komplementbindungsreaktion in Frage. Außerdem gibt es einen spezifischen Hauttest mit aus Trypanosomen-kulturen gewonnenem Antigen.

Differentialdiagnostisch ist im 1. Stadium an Typhus, Malaria, viszerale Leishmaniose und Brucellose zu denken.

Komplikationen: Die wichtigste und häufigste Komplikation ist das Herzversagen. Bei 60−80% aller Patienten mit Myokardbeteiligung wird ein plötzlicher, unerwarteter Tod beobachtet. Sehr häufig ist parie-tale Thrombenbildung in beiden Herzkammern (besonders in der Herz-spitze) und im rechten Vorhof. Daher sind embolische Komplikationen bei etwa ⅓ der Fälle vorhanden. Zerebrale Insulte bei jungen Leuten in Chagas-Gegenden sind fast immer auf Embolien zurückzuführen.

Therapie: In der akuten Krankheitsphase können Nitrofuranpräparate (Lampit) mit Erfolg verwendet werden. Eine zuverlässige Chemothera-pie des chronischen Stadiums ist nicht bekannt. Im Vordergrund steht daher die symptomatische Behandlung, sorgfältige Pflege, Unterstüt-zung von Herz und Kreislauf.

6.4. Leishmaniosen (Kala-Azar, Orientbeule, südamerikanische Haut- und Schleimhautleishmaniose)

Epidemiologie: Die Leishmanien sind einfach gebaute Flagellaten, die in der Natur sehr weit verbreitet sind. Für den Menschen sind 3 Arten wichtig: *Leishmania donovani*, der Erreger des Kala-Azar (viszerale Form), *Leishmania tropica*, der Erreger der Orientbeule (kutane Form) und *Leishmania brasiliensis*, der Erreger der südamerikanischen Haut- und Schleimhautleishmaniose. Alle Formen werden durch blutsaugende „Sandfliegen" der Gattung Phlebotomus von kranken Menschen oder Tieren als Reservoiren übertragen. Das Erregerreservoir der Kala-Azar sind vor allem Wild- und Haushunde. Endemische Herde gibt es in allen tropischen und subtropischen Gegenden. Die Abwehr: Vernichtung von Phlebotomen und Hunden, engmaschige Mückennetze.

Die Orientbeule kommt im Vorderen Orient, mit Mittelmeerraum, und in Nordafrika vor. Auch für sie sind Hunde das Hauptreservoir; die Abwehr ist die gleiche wie bei Kala-Azar.

Die *Leishmania brasiliensis* ist nur in den Urwäldern Mittel- und Südamerikas endemisch. Da als Erregerreservoir nur eine Reihe von Wildtieren in Frage kommen, kann sich die Abwehr nur auf das Fernhalten der Phlebotomen konzentrieren.

Pathogenese und pathologische Anatomie: *Leishmania donovani* vermehrt sich intrazellulär im retikulohistiozytären System von Milz, Leber und Knochenmark; durch Verschleppung in die Blutbahn können die Erreger auch in andere Organe gelangen. In der Milz sind Venensinus, Pulparäume und Retikulum mit Makrophagen und Parasiten angefüllt. Bei den Haut- und Schleimhautleishmaniosen ist der entzündliche Prozeß im wesentlichen auf den Ort der Infektion beschränkt. Es gibt jedoch Übergangsformen zwischen lokalen und viszeralen Leishmaniosen je nach Virulenz der Erreger und Infektionsart.

Die viszerale Leishmaniose spielt eine zunehmende Rolle bei opportunistischen Infektionen, z. B. bei AIDS-Patienten.

Klinische Symptome: a): *Kala-Azar*: Die Inkubationszeit schwankt zwischen 2 Wochen und 2 Jahren. Zunächst machen sich Erbrechen, Leibschmerzen und Durchfälle bemerkbar. Der Fieberverlauf ist wechselhaft, die Temperatur steigt auf $40-41\,°C$ und kann manchmal innerhalb eines Tages 2mal ansteigen und abfallen. Die Fieberschübe halten verschieden lange an und können von Remissionen unterbrochen sein. Im weiteren Verlauf entwickeln sich Anämie, erhebliche Milzvergrößerung und Leberschwellung sowie charakteristische, dunkelbräunliche Pigmentierungen an der Belichtung ausgesetzten Hautpartien. Gastroenteritische Erscheinungen und Haut- und Schleimhautblutungen als Zeichen einer hämorrhagischen Diathese werden selten vermißt.

b): *Die Orientbeule*: Am Ort der Infektion bildet sich nach einer Inkubationszeit von mehreren Wochen oder Monaten zunächst ein kleines, juckendes Knötchen, später ein Geschwür mit wallartig erhobenen Rändern. Häufig treten mehrere Beulen auf. Nach etwa 1 Jahr heilt der Krankheitsprozeß unter Narbenbildung ab.

c): Die *südamerikanische Haut- und Schleimhautleishmaniose* beginnt ähnlich wie die Orientbeule. Im weiteren Verlauf entstehen große, tiefgehende Geschwüre, die auf die Nasen- und Mundschleimhaut übergreifen und u. U. das Knochen- und Knorpelgerüst der Nase zerstören können. Die Krankheitsdauer beträgt viele Jahre und ist manchmal durch Sekundärinfektionen kompliziert.

Diagnose und Differentialdiagnose: Der Erreger läßt sich bei der Kala-Azar im Sternal-, Leber- oder Milzpunktat mikroskopisch bei Färbung nach Giemsa oder kulturell nachweisen. Von den serologischen Reaktionen eignet sich die Komplementbindungsreaktion mit Antigenen aus Kala-Azar-Milzen von Versuchstieren am besten für die Diagnostik; sie wird meist schon in den ersten Krankheitswochen positiv. Außerdem ist ein Western-blot-Test möglich.

Bei der Orientbeule gelingt der Nachweis der Leishmanien in frischen Fällen im Punktat aus den Randpartien oder dem Grund des Geschwürs. Dasselbe gilt für die südamerikanische Haut- und Schleimhautleishmaniose. Außerdem gibt es einen Hauttest mit aus Leishmaniakulturen gewonnenem Antigen.

Differentialdiagnostisch kommen bei Kala-Azar Malaria, Typhus, Brucellose, Sepsis, Miliartuberkulose, Morbus Boeck, Rückfallfieber und Schlafkrankheit in Frage.

Bei der kutanen Leishmaniose (Orientbeule) ist an Pyodermien, Erythematodes, Furunkel, Impetigo, Lues, Psoriasis, Lepra, Frambösie, Lupus vulgaris, Blastomykose; bei der mukokutanen Leishmaniose (südamerikanische Haut- und Schleimhautleishmaniose) an Ulcus tropicum, Blastomykose, Lues, Frambösie, Lepra und Tumoren zu denken.

Komplikationen: Bei Kala-Azar kommen Bronchopneumonien, Herz- und Kreislaufversagen und bakterielle Mischinfektionen vor. Als Folgezustand kann 1−2 Jahre nach Überstehen der Kala-Azar ein Hautleishmanoid auftreten.

Bei der südamerikanischen Haut- und Schleimhautleishmaniose finden sich ebenfalls häufig Sekundärinfektionen, Pneumonien und septische Prozesse. Viele Patienten kommen unter den Anzeichen der allgemeinen Kachexie ad exitum. Schwere entstellende Verstümmelungen können entstehen.

Die Orientbeule hat eine günstige Prognose.

Therapie: Man behandelt mit 5wertigen Antimonpräparaten, z. B. mit Pentostam (Burroughs Wellcome). Es werden täglich 0,6 g i. m. oder i. v. in 2 Serien zu je 15 Injektionen gegeben. Bei der indischen Kala-Azar genügt eine Behandlung mit 10 Injektionen. Kinder unter 14 Jahren erhalten 0,4 g/die und Kinder unter 2 Jahren 0,2 g/die.

Es kann auch Glucantim (Spezia, Paris), 0,06−0,1 g/kg Körpergewicht jeden 2. Tag i. m. in insgesamt 15 Injektionen, oder Pentamidin eingesetzt werden. Eine Splenektomie kommt bei der Kala-Azar in Verbindung mit einer erneuten Chemotherapie erst nach mehreren Injektionskuren in Betracht.

Bei der kutanen Leishmaniose und der mukokutanen Leishmaniose kann auch Fuadin eingesetzt werden. Man beginnt bei Erwachsenen mit einer Anfangsdosis von 3,5 ml und gibt danach jeden 2. Tag 5 ml, insgesamt 10−15 Injektionen. Bei Kindern werden 1 ml/10 kg Körpergewicht verordnet. Die Initialdosis ist auch hier geringer. Als Nebenerscheinungen kommen Gliederschmerzen, Übelkeit und Erbrechen vor. Bei Leishmaniosis mexicana und Leishmaniosis minor, weniger bei Leishmaniosis brasiliensis und Leishmaniosis aethiopica ist Itraconazol, oral angewendet, wirksam.

Bei bakteriellen Mischinfektionen haben sich Tetracycline bewährt. Neuerdings wird bei der südamerikanischen Leishmaniose auch Amphotericin B empfohlen, wenn die anderen Therapieformen versagt haben.

6.5.　Amöbiasis (Amöbenruhr)

Epidemiologie: Die Amöbenruhr, die durch *Entamoeba histolytica* verursacht wird, ist in allen warmen Ländern endemisch und weitverbreitet. Sie wird auch heute noch bei uns durch heimkehrende Amöbenträger eingeschleppt. Die Bekämpfung der Amöbenruhr ist außerordentlich schwierig, weil Millionen von Menschen, Primaten und Haustieren symptomlos Amöbenzysten tragen und als Infektionsquelle dienen können. Amöbenhaltige Fäzes können durch Fliegen übertragen werden. Der Mensch infiziert sich vor allem durch verschmutzte Lebensmittel und Wasser. Hohe allgemeine Hygiene ist die beste Abwehr.

Pathogenese: Die aufgenommenen Zysten von Entamoeba histolytica führen zunächst zu einer symptomlosen Infektion des Darmlumens, die jahrelang bestehen kann. Die Patienten scheiden in diesen Fällen Zysten im Stuhl aus, ohne krank zu sein.

Wenn ein zusätzlicher Reiz in Form eines bakteriellen Darminfektes oder infolge der Einflüsse des tropischen Klimas hinzukommt, können die Amöben in die Schleimhaut eindringen, und es bilden sich Gewebsformen (Magnaformen). Diese zerstören die Schleimhaut; es entstehen Amöbenkolitis und Geschwüre im Bereich des Dickdarms. Es handelt sich um eine Lokalinfektionskrankheit. Eine Amöbenhepatitis im Sinne einer diffusen primär entzündlichen Affektion der Leber durch Amöbeninvasion gibt es nicht. Dagegen kann im Zuge einer akuten invasiven intestinalen Amöbiasis die Leber vergrößert und druckempfindlich sein (unspezifische Hepatose).

Unter Umständen gelangen die Amöben über die Pfortader in die Leber und führen dort zum Leberabszeß. Weitere Verschleppung von der Leber aus über den Blutkreislauf in andere Organe ist ebenfalls möglich.

Klinische Symptome: Wie bei allen Lokalinfektionskrankheiten ist die Inkubationszeit nicht genau zu bestimmen. Sie beträgt 1–4 Wochen.

Die Krankheit beginnt nicht so stürmisch wie die bakterielle Ruhr. Es treten Durchfälle mit Schleim- und Blutbeimengungen auf. Der Stuhl hat einen himbeergeleeartigen Charakter. Fieber ist meist nicht vorhanden, wohl aber krampfartige Leibschmerzen. Die Erkrankung neigt zu Rezidiven und geht häufig in ein chronisches Stadium über. Durchfälle wechseln mit Verstopfung. Rektoskopisch finden sich oft kraterförmige Geschwüre mit scharf begrenzten, meist etwas erhabenen Rändern, die mit Schleim belegt sind. In schweren Fällen besteht das typische Krankheitsbild einer Colitis ulcerosa. Auch röntgenologisch zeigen sich die Zeichen einer Kolitis.

Diagnose und Differentialdiagnose: Die Erreger lassen sich im körperwarmen Stuhl nach Provokation mit Karlsbader Salz bzw. Magnesium sulfuricum nachweisen. Man gibt morgens nüchtern reichlich Karlsbader Salz. Je dünner der Stuhl ist, desto leichter gelingt der Nachweis. Der Stuhl muß sofort warm (evtl. im Thermophor) in das Labor gelangen und auf einem angewärmten Objektträgertisch mikroskopisch untersucht werden. Die Gewebsformen sind im Nativpräparat leicht an ihrer Beweglichkeit zu erkennen. Für den Nachweis von Zysten und die Unterscheidung der Minutaformen von den anderen im Darm des Menschen vorkommenden etwa gleichgroßen Amöbenarten eignet sich die Hämatoxylinfärbung nach Heidenhain.

Auf die gleiche Weise können auch bei der Rektoskopie gewonnene Schleimflocken untersucht werden.

Man soll sich niemals mit einem einmaligen negativen Befund zufrieden geben, sondern die Untersuchung mindestens 3mal durchführen. Die Amöben lassen sich auch kulturell und im Tierversuch an der Katze nachweisen. Ein serologischer Nachweis der Antikörper mit Hilfe der Komplementbindungsreaktion ist möglich.

Differentialdiagnostisch kommen bakterielle Ruhr, Colitis ulcerosa, Darmtuberkulose, Darmbilharziose und evtl. Neoplasmen in Frage.

Komplikationen: Der Beginn der Amöbenhepatose ist schleichend. Die Patienten fühlen sich matt und abgeschlagen; es bestehen subfebrile Temperaturen und Subikterus sowie Schmerzen in der Lebergegend, die in die rechte Schulter ausstrahlen. _DD Gallensteine_

Beim Leberabszeß treten Schüttelfröste mit entsprechenden Fieberanstiegen, deutliche Leukozytose und Druckschmerzhaftigkeit der Leber auf. Leberabszesse können sowohl in die Pleura (Pleuraempyem) als auch in die Lunge (Lungenabszeß) durchbrechen. Metastatische Abszesse in anderen Organen infolge Verschleppung der Amöben auf dem Blutwege sind selten.

Therapie: Mittel der Wahl ist Metronidazol (Flagyl, Clont), das in einer Dosierung von 3 × 500 mg bis 3 × 800 mg/die über 5−10 Tage gegeben wird. Man kann auch andere Imidazole (Tinidazol, Ornidazol) geben.

6.5.1. Primäre Amöbenmeningoenzephalitis

Pathogenese: Die Erreger vermehren sich zunächst in den oberen Luftwegen und dringen innerhalb weniger Tage über die Lamina cribrosa und den Bulbus olfactorius in die Meningen ein. Es handelt sich um eine nekrotisierende Meningoenzephalitis.

Klinische Symptome: Hartmanellaarten führen zu einer subakuten, eitrigen Meningitis, Naegleria gruberi und Naegleria fowleri zu einer foudroyant verlaufenden, praktisch infausten Meningoenzephalitis. Das klinische Bild ähnelt dem einer eitrigen Meningitis ohne Bakteriennachweis. Die Prognose ist schlecht.

Diagnose: Nachweis der Amöben im Liquorsediment.

Therapie: Chloroquin, Emetin, Metronidazol oder andere Imidazole (Tinidazol, Ornidazol), bei Hartmanellainfektionen evtl. Amphotericin B.

6.6. Lambliasis

Epidemiologie: Der Erreger, _Giardia lamblia_, ist ein begeißeltes Protozoon, das eine Sauggrube besitzt, mit der es sich an den Epithelzellen des Dünndarms und der Gallenwege bei Mensch und Tier festsaugt. Die Lamblien sind weltweit verbreitet. Sie sind in einzelnen Exemplaren harmlos, können aber gefährlich werden, wenn sie sich stark vermehren. Die Infektion erfolgt vor allem auf dem Wege über verunreinigte Lebensmittel.

Pathogenese: Die Zysten von *Giardia lamblia* werden oral durch verunreinigtes Wasser oder rohe Nahrungsmittel aufgenommen. Die Lamblien finden sich im Duodenum. Bei der Duodenalsonde sind sie häufig in der B-Galle in verstärktem Maße nachweisbar. Dies rührt daher, daß sie durch den Reiz des Magnesium sulfuricum von der Duodenalschleimhaut abgelöst werden. Es besteht kein Beweis dafür, daß sie in der Lage sind, Gallen- oder Lebererkrankungen auszulösen. Lamblien sind wahrscheinlich niemals primäre Krankheitsursache, sondern kommen vorwiegend als Sekundärinfektion in Betracht. Kohlenhydratreiche Kost begünstigt die Lambliasis, ebenso Subazidität oder Anazidität des Magensaftes.

Klinische Symptome und Komplikationen: Die Patienten klagen über Völlegefühl im Oberbauch, Appetitlosigkeit, Kopfschmerzen, Blähungen und leichte Diarrhö. Subfebrile Temperaturen, teilweise auch höheres Fieber und Anämien wurden beobachtet. Wieweit diese Erscheinungen im Einzelfall wirklich auf die Lambliasis zurückzuführen sind, ist fraglich.

Diagnose: Die Lamblien lassen sich im Stuhl oder Duodenalsaft nachweisen. Zu beachten ist, daß diese Exkremente körperwarm entnommen, aufbewahrt und untersucht werden müssen. Die Reaktion des Stuhles ist alkalisch.

Therapie: Metronidazol 500 mg über 7 Tage.

6.7. Balantidiasis

Pathogenese: Es handelt sich um eine Lokalinfektion des Dickdarms mit *Balantidium coli*. Normalerweise werden die aufgenommenen Balantidien von der Salzsäure des Magens abgetötet. Anazidität begünstigt daher die Infektion.

Klinische Symptome: Die Infektion kann jahrelang symptomlos verlaufen. Infolge zusätzlicher Schädigung oder allgemeiner Minderung der Abwehrkräfte des Patienten entstehen manifeste Erkrankungen. Diese gehen mit Durchfällen einher, die mit Obstipation abwechseln. In schweren Fällen treten Leibschmerzen, Tenesmen und heftige Durchfälle auf, die blutig-schleimigen Charakter haben. Alle Übergänge von symptomlosen Verläufen bis zur Colitis ulcerosa kommen vor.

Diagnose und Differentialdiagnose: Die Balantidien lassen sich im frischen körperwarmen Stuhl nach Provokation mit Karlsbader Salz nachweisen. Differentialdiagnostisch kommen alle mit Durchfällen einhergehenden Krankheiten in Frage.

Komplikationen: Bakterielle Mischinfektionen kommen vor. Darmperforation ist selten, ebenso Balantidienappendizitis.

Therapie: Doxycyclin 100−200 mg/die 10 Tage lang. Bei Mischinfektionen mit Amöben empfiehlt sich Kombinationsbehandlung mit Metronidazol oder anderen Imidazolen und Tetracyclinen.

6.8. Trichomoniasis

Pathogenese: Trichomonaden können in Vagina und Urethra zu lokalen Entzündungserscheinungen führen, insbesondere wenn sie sehr zahlreich werden. Nur 30−40% der infizierten Frauen klagen über Beschwerden im Sinne einer Kolpitis. Die Trichomonasurethritis des Mannes ist selten, aber lästig.

Klinische Symptome: Vaginitis mit Fluor, heftigem Juckreiz und erheblicher Berührungsempfindlichkeit.

Diagnose: Die Erreger lassen sich im Vagina- und Urethraabstrich nachweisen, mikroskopisch besonders im Dunkelfeld oder kulturell.

Therapie: Metronidazol (Clont, Flagyl) 500 mg/die 6 Tage lang oder Tinidazol (Simplotan, Fasigyn) als Einzeldosis von 2 g. Obwohl keine teratogenen Schäden bekannt sind, sollte von einer systemischen Behandlung im 1. Schwangerschaftsdrittel Abstand genommen werden. Wiederholungskuren frühestens nach 4 Wochen. In jedem Falle sollte einer Partnerbehandlung durchgeführt werden.

6.9. Toxoplasmose

Epidemiologie: Der Erreger der Toxoplasmose, *Toxoplasma gondii*, ist ein bananenförmiges Protozoon von 4−7 μm Länge. Lange Zeit kannte man nur den Trophozoiten als Proliferationsform und die Zysten als Dauerformen von Toxoplasma gondii; deshalb war seine systematische Einordnung lange unklar. 1965 wurden im Katzenkot Oozyten nachgewiesen, die den Oozyten der Kokzidien ähnlich sind. Heute wird der Erreger zu den Sporozoen gerechnet.

Toxoplasma gondii ist bei Säugetieren und Vögeln weltweit verbreitet. Sicher kommt die transplazentare Infektion des Fetus durch die latent infizierte Mutter vor. Die übrigen Infektionswege (Tröpfcheninfektion, Kontaktinfektion der Konjunktiven, alimentäre Infektion durch toxoplasmenhaltige Nahrungsmittel) sind gesichert. Die Toxoplasmen sind außerhalb des Körpers gegenüber Umwelteinflüssen sehr empfindlich, aber die echten Zysten sind sehr widerstandsfähig.

Die Prophylaxe der Toxoplasmose zielt heute auf eine Vermeidung von Katzenkontakten und vor allem auf den Verzicht des Genusses von rohem oder halbrohem Fleisch.

Pathogenese und pathologische Anatomie: Die Toxoplasmen gelangen über die Rachen- und Darmschleimhaut in den menschlichen Organismus. Sie können intra- oder extrazellulär liegen oder in Zysten eingeschlossen sein. Die Vermehrung der Toxoplasmen findet intrazellulär durch Längsteilung statt. Freie und intrazelluläre Toxoplasmen werden nur im akuten und subakuten Stadium der Erkrankung gefunden, während die Erreger bei der häufigsten Form – der latenten Infektion –, in Zysten eingeschlossen, reaktionslos im Gewebe liegen. Die in Zysten eingeschlossenen Toxoplasmen befinden sich in einem Gleichgewichtszustand mit dem Wirt, sind nicht angreifbar durch Medikamente und die Ursache für die Aufrechterhaltung der Antikörperproduktion; sie stellen nur bei Immunsupprimierten eine Gefahr für den Wirt dar. Besonders im Gehirn und in der Muskulatur können solche Zysten über Wochen und Monate – auch bis an das Lebensende des Wirtes – bestehen bleiben. Bei einer Störung der Infektabwehr, z. B. AIDS, schweren Blutkrankheiten mit Zytostatikatherapie, Organtransplantationen mit Immunsuppression können die Erreger aus den Zysten frei werden und sich im umgebenden Gewebe (z. B. Gehirn, Myokard) ausbreiten.

Neben den vegetativen Formen, den Zysten und den Pseudozysten hat man noch eine weitere Form der Toxoplasmen im Katzendarm nachgewiesen, die Oozyste, die durch geschlechtliche Vermehrung entsteht. Die Toxoplasmen machen demnach einen Generationswechsel zwischen geschlechtlicher und ungeschlechtlicher Vermehrung durch, wobei die geschlechtliche Vermehrung bisher ausschließlich im Katzendarmepithel nachgewiesen wurde. Die Toxoplasmen werden nach ihrem Eintritt in den menschlichen Organismus im ganzen Körper auf dem Blutweg verschleppt und können sich in den verschiedensten Organen ansiedeln. Es handelt sich somit um eine chronisch verlaufende zyklische Infektionskrankheit.

Das Generalisationsstadium wird in den ersten 4 Wochen nach der Infektion erreicht und verläuft in den meisten Fällen von Erwachsenentoxoplasmose subklinisch. Wenn nach einigen Tagen bis zu 2 Wochen Antikörper im Blut auftreten, hört die Parasitämie auf, die freien und intrazellulären Toxoplasmen verschwinden, und es bilden sich die oben beschriebenen Zysten. Das Stadium der latenten Infektion ist erreicht. Am längsten halten sich die Zysten im Gehirn, in der Chorioretina und der quergestreiften Muskulatur. In den meisten Fällen von Erwachsenentoxoplasmose spielt sich dieser Vorgang klinisch unbemerkt ab, und die Infektion wird nur gelegentlich im latenten Stadium durch Nachweis der Antikörper bekannt.

Nur in seltenen Fällen kommt es während der akuten und subakuten Phase zu Krankheitserscheinungen, insbesondere zu Lymphadenopathia toxoplasmotica, zu Enzephalomeningomyelitiden, zu abdominalen, selten pulmonalen Verlaufsformen, Myokarditis, Myositiden, etwas häufiger zu Chorioretinitiden und evtl. Iridozyklitiden. Bei immunsuppressiver oder radiotherapeutischer Behandlung maligner Erkrankungen oder von Autoimmunkrankheiten oder auch Transplantationen sowie bei AIDS muß mit der Möglichkeit einer Exazerbation einer latenten Toxoplasmainfektion gerechnet werden. Die charakteristische pathologisch-histologische Veränderung bei akuter Toxoplasmose ist eine herdförmige, nekrotisierende Entzündung mit vorwiegend lymphozytärer Infiltration. In den Lymphknoten kommt es nicht zu Nekrosen, sondern zur Vermehrung großer Retikulumzellen, die besonders in der Rinde einzeln oder in kleinen Herden angetroffen werden. Teilweise zeigt sich eine Umwandlung dieser retikulären Elemente in Epitheloidzellen, ferner eine starke Aktivität der Reaktionszentren mit ungewöhnlich starkem Kernzerfall. Die Lymphopoese ist linksverschoben, die lymphatischen Retikulumzellen sind zahlreich und groß, die Nukleolen der großen Retikulumzellen plump und stark basophil gefärbt. Plasmoblasten treten deutlich hervor. In der Leber findet sich histologisch das Bild einer interstitiellen, granulomatösen, teilweise auch nekrotisierenden Hepatitis.

Eine gesundheitliche Gefährdung der Frucht ist dann gegeben, wenn sich die Frau während der Gravidität erstmalig mit Toxoplasmen infiziert. Dagegen liegt keine Gefährdung vor, wenn die Mutter bereits vor der Konzeption mit Toxoplasmen infiziert war. Sie sollte sich trotzdem vor erneuten Infektionen in acht nehmen. Nur unter besonderen Umständen, die in der Regel nicht vorhersehbar sind, kann es zur Erkrankung oder zur symptomlosen Infektion der Frucht kommen. Die Häufigkeit wird mit $0,1-0,3\%$ angegeben.

Die diaplazentare Infektion kann zu einer generalisierten Erkrankung des Feten führen. Wenn sie kurz vor der Geburt erfolgt, kommt das Kind mit einer viszeralen generalisierten Toxoplasmose zur Welt. Findet die Infektion früher statt, so läuft das Generalisationsstadium intrauterin ab und das Kind wird mit Enzephalitis und Chorioretinitis (Organstadium) geboren. Bei noch frühzeitigerer Infektion läuft auch das Organstadium intrauterin ab, und zum Zeitpunkt der Geburt besteht bereits der postenzephalitische Schaden mit Hydrozephalus, intrazerebralen Verkalkungen und chorioretinitischen Narben.

Bei Infektion im 1. Trimenon der Schwangerschaft kann es zu Aborten, eventuell auch zu Mißbildungen kommen.

Klinische Symptome und Komplikationen: Die postnatal erworbene Toxoplasmainfektion verläuft in der Mehrzahl der Fälle ohne klinische

Krankheitserscheinungen und wird nur zufällig anhand positiver serologischer Reaktionen entdeckt. Es handelt sich um asymptomatische Verläufe in Form der sog. latenten Toxoplasmainfektion, die nur eine Infektion, aber keine Erkrankung ist.

Die ersten Beschreibungen schwerer *Toxoplasmoseerkrankungen des Erwachsenen* betrafen Laborinfektionen. Die Erkrankung begann mit uncharakteristischen Beschwerden, wie Mattigkeit, Muskel- und Gelenkschmerzen und Fieber. Gelegentlich wurden makulopapulöse Exantheme, gastroenteritische Symptome, interstitielle Myokarditis, atypische Pneumonien und Enzephalitis bzw. Enzephalomeningomyelitis beobachtet.

Die häufigste Verlaufsform der Erwachsenentoxoplasmose ist die *Lymphadenopathia toxoplasmotica*. Sie kann akut mit Fieber bis 39 °C einhergehen, meistens bestehen jedoch nur subfebrile Temperaturen. Die Erkrankung zieht sich über mehrere Monate hin, kann rezidivieren, hat aber die Tendenz, auch ohne Therapie nach einigen Monaten abzuklingen. Die Lymphknoten sind vergrößert, derb, anfangs schmerzhaft, bis walnußgroß und finden sich vorwiegend in der Zervikal- und Okzipitalgegend, jedoch auch in den Axillen, den Hili oder der inguinalen Region. Sie sind gegenüber ihrer Unterlage gut verschieblich. Auch bei monatelang bestehender Schwellung wurde bisher keine Fistelung beobachtet.

Bei der akuten Form ist eine Verwechslung mit der infektiösen Mononukleose möglich, da auch bei der Toxoplasmose eine Lymphomonozytose mit atypischen Lymphozyten besteht.

Leberbeteiligung unter dem Bilde einer interstitiellen granulomatösen Hepatitis und Milzschwellungen kommen ebenfalls vor.

Die Toxoplasmose des Zentralnervensystems zeigt beim Erwachsenen eine große Variabilität.

Bei Patienten mit massiver Immunsuppression, z. B. bei Tumor- und Transplantationspatienten, besonders aber bei AIDS-Patienten, kommt es häufig zur Toxoplasmoseenzephalitis. Mindestens 30% aller Patienten mit AIDS, die vorher Antikörper gegen Toxoplasmose haben, entwickeln eine Enzephalitis. Die durch Toxoplasmose bedingte abszedierende Enzephalitis bei AIDS-Patienten ist heute die häufigste Todesursache aller Enzephalitiden in den USA.

Grundsätzlich unterscheidet man 3 Formen: meningoenzephalitische, metastatisch-fokal-enzephalitische und granulomatöse Formen. Als bevorzugte Lokalisationen werden der kortikomedulläre Übergang und eine periventrikuläre Lage angegeben.

Die Diagnose wird in der Regel durch das Computertomogramm gestellt. In manchen Fällen lassen sich die charakteristischen Herde nur durch Doppeldosis-Kontrastmittelapplikation (Stoßinjektion + Dauer-infusion) nachweisen. Nach i. v. Kontrastmittelgabe kommt es zu ring-förmigen Anreicherungen des Kontrastmittels um hypodense Areale. Klinisch beginnt die Erkrankung häufig mit einem uncharakteristischen Psychosyndrom.

Die Krankheitsbilder können je nach der Lokalisation variieren. Es bestehen Kopfschmerzen, die sich bis zur Unerträglichkeit steigern können, manchmal tonische, klonische oder tonisch-klonische Krämp-fe, Bewußtseinsstörungen bis zur Bewußtlosigkeit, Hirnnervenlähmun-gen, spastische Paresen, insbesondere Halbseitenlähmungen, die an Apoplexie erinnern, Apathien, Delirien und Meningismus. Auch hemi-sensorische Störungen und Blindheit kommen vor.

Der Liquorbefund kann uncharakteristisch sein. Unter Umständen fin-den sich lymphozytäre Pleozytose, erhöhter Proteinanteil und an der unteren Grenze der Norm liegende Liquorzuckerwerte. Ein Erreger-nachweis im Liquor ist schwierig, aber über immunzytologische Verfah-ren (Peroxydase-Antiperoxydase-Technik) möglich.

Die „erworbene Toxoplasmose des Auges" in Form einer Chorioreti-nitis soll gelegentlich die einzige Manifestation der Erkrankung beim Erwachsenen sein. Nach Rieger (1957) stellt die Retinitis exsudativa externa centralis die für erworbene Erwachsenentoxoplasmose am ehe-sten typische Augenerkrankung dar.

Pathologisch-anatomisch gibt es auch eine toxoplasmosebedingte Irido-zyklitis. Ihre Diagnose ist aus dem klinischen Bild allein nicht möglich.

Ein hochgradiger Verdacht auf toxoplasmosebedingte Uveitis besteht, wenn

– es sich um eine Uveitis posterior granulomatosa handelt,
– serologische Reaktionen während der Erkrankung einen Titeranstieg auf mindestens 1:1000 für den Immunfluoreszenztest und mindestens 1:10 für die Komplementbindungsreaktion zeigen,
– alle anderen Ursachen (Tuberkulose, rheumatische Ätiologie) ausge-schlossen sind,
– die Krankheitserscheinungen sich unter der gegen Toxoplasmose gerichteten Therapie bessern.

Bei der *konnatalen Toxoplasmose* verhalten sich Generalisationssta-dium, Enzephalitis und postenzephalitischer Schaden hinsichtlich ihrer Häufigkeit wie 1:10:100.

Die im Stadium der Generalisation geborenen Kinder fallen durch Zyanose und Dyspnoe auf. Diese Symptome haben ihre Ursache in Myokarditis und interstitieller Pneumonie. Weiterhin finden sich bei diesen Kindern Leber- und Milzvergrößerung, Ödeme, purpuraähnli-che Hautblutungen, Durchfälle und Erbrechen.

Kinder, die mit einer floriden Enzephalitis geboren werden, lassen oft nach der Geburt eine abnorm starke Zunahme des Schädelumfanges erkennen, die auf einem sich entwickelnden Hydrozephalus beruht. Weiterhin machen sich Fütterungsschwierigkeiten, Krämpfe, Retardierung, gelegentlich auch Lähmungen bemerkbar. Im Liquor findet sich eine lymphozytäre Pleozytose und Eiweißvermehrung. Die intrazerebralen Verkalkungen werden oft erst nach Wochen oder nach Monaten röntgenologisch erkennbar. Weiterhin zeigt sich eine Chorioretinitis, manchmal auch Iridozyklitis. Die Häufigkeit der konnatalen Toxoplasmose wird mit 1 auf 2000 Geburten angegeben.

Die meisten Kinder mit konnataler Toxoplasmose kommen bereits im Stadium des angeborenen Hirnschadens zur Welt. Diese angeborenen Hirnschäden manifestieren sich um so frühzeitiger, je schwerer sie sind. Schwere angeborene Toxoplasmosen fallen bereits im Säuglingsalter durch zunehmenden Hydrozephalus, Krampfanfälle und Retardation auf, leichtere Fälle erst im Kleinkindes- oder Schulalter. Der Liquor weist bei den Patienten mit postenzephalitischem Schaden manchmal noch eine leichte Eiweißvermehrung, aber keine Pleozytose mehr auf. Ein Teil dieser Patienten zeigt intrazerebrale Verkalkungen und chorioretinitische Narben.

Diagnose und Differentialdiagnose: Die Entscheidung darüber, ob bei einem Erwachsenen eine latente Toxoplasmainfektion oder eine Toxoplasmoseerkrankung vorliegt, ist oft schwierig.

Der Erregernachweis im Blut hat nur in seltenen Fällen im akuten fieberhaften Stadium einer frischen Erkrankung Aussicht auf Erfolg, da die Parasitämie nur kurze Zeit dauert. Er spielt daher in der Praxis kaum eine Rolle.

Der *Serofarbtest nach Sabin-Feldman* beruht auf der Anfärbbarkeit der Toxoplasmen mit alkalischem Methylenblau in Gegenwart eines normalen Serums. Das Protoplasma der Toxoplasmen färbt sich dann intensiv blau. Werden die Parasiten jedoch vorher 1 Stunde lang bei 37 °C im Wasserbad mit einem Serum zusammengebracht, das neutralisierende Antikörper gegen Toxoplasmen enthält, so verlieren die freiliegenden Toxoplasmen ihre Anfärbbarkeit, während die intrazellulär gelegenen, die durch den Zelleib gegen die Wirkung der Antikörper geschützt sind, sich weiterhin gut färben. Die zu prüfenden Patientenseren werden in den Verdünnungen 1:16, 1:64, 1:256, 1:1000, 1:4000, 1:16000, 1:64000 usw. angesetzt. Die letzte Verdünnung, in welcher mehr als 50 von 100 der ausgezählten Toxoplasmen ungefärbt sind, ergibt den Endtiter des Serums. Titerwerte bis 1:256 sprechen für eine latente Infektion, erst bei Werten von 1:1000 an kann bei entsprechendem klinischem Befund und gleichzeitig positiver Komplementbindungsreaktion (mindestens 1:10) das Vorliegen einer Toxoplasmoseerkrankung erwogen werden.

Der Sabin-Feldman-Test ist spezifisch für Toxoplasmainfektion, d. h., ein positiver Befund besagt auch bei niedrigem Titer, daß der betreffende Patient eine Toxoplasmainfektion durchgemacht hat. Der Test wird zwischen der 2. Woche und dem 3. Monat nach einer Toxoplasmainfektion zunächst mit niederen Titern positiv, steigt innerhalb von 3−5 Wochen auf seine endgültige Höhe an und fällt dann langsam auf niedrige Werte ab, die das ganze Leben über bestehen bleiben.

Dem Sabin-Feldman-Test gleichwertig ist der *indirekte Fluoreszenzantikörpertest*. Man verwendet hierzu auf Objektträger ausgestrichene und dort angetrocknete Toxoplasmen und ein mit Fluorescein markiertes Antihumanglobulin. Die mit Toxoplasmen beschickten Objektträger sind bei − 20 °C mehrere Monate für den Test haltbar. Die Ablesung des Tests erfolgt unter dem Fluoreszenzmikroskop. Diese Methode ist einfacher als der Sabin-Feldman-Test und wird im Gegensatz zu diesem nicht mit lebenden, sondern mit abgestorbenen Toxoplasmen durchgeführt. Die Verdünnungsstufen sind die gleichen wie beim Sabin-Feldman-Test. Falsch-positive Befunde können bei Lupus erythematodes vorkommen.

Der indirekte Fluoreszenzantikörpertest wird heute allgemein anstelle des Sabin-Feldman-Tests durchgeführt.

Die *Komplementbindungsreaktion* nach Westphal entspricht technisch der Wassermann-Reaktion. Die Patientenseren werden in den Verdünnungen 1:5, 1:10, 1:20 usw. angesetzt. Auch dieser Test ist schon in den ersten Verdünnungsstufen spezifisch und spricht dann auf jeden Fall für eine Toxoplasmainfektion, während eine Toxoplasmoseerkrankung erst ab 1:10 + bei entsprechendem klinischem Befund und positivem Sabin-Feldman-Test (mindestens 1:1000) erwogen wird. Die komplementbindenden Antikörper sind wenige Tage später als die neutralisierenden des Sabin-Feldman-Tests im Serum nachweisbar; sie steigen rasch an, bleiben während der akuten Phase der Toxoplasmose hoch, verschwinden aber zum Unterschied von den IFT-Titern beim Übergang der akuten Toxoplasmose in das latente Stadium meist wieder aus dem Serum.

Das akute Stadium der Erkrankung bzw. der Zustand nach frischer Infektion ist somit durch rasches Ansteigen der Titer und mehrere Wochen anhaltende hohe Titer in beiden Reaktionen gekennzeichnet, das latente durch niedrige Werte im IFT bis 1:1000 bei negativer bis schwach positiver Komplementbindungsreaktion (1:10).

Gleichbleibend niedriger IFT bei negativer Komplementbindungsreaktion schließt bei einem akuten Krankheitsbild in der Regel eine Toxoplasmose aus. Wichtig für die Beurteilung der serologischen Untersuchung sind Verlaufsbeobachtungen und Wiederholung der Titerbestimmungen in Abständen von etwa 2 Wochen, da aus dem Anstieg oder

Abfall der Titer eher diagnostische Schlüsse gezogen werden können als aus einer einmaligen Untersuchung.

Der *spezifische IGM-Toxoplasmaantikörpernachweis* zur Erkennung von intrauterin erworbenen Infektionen beruht auf einer qualitativen und quantitativen Bestimmung von IgA- und IgM-Toxoplasmaantikörpern im Nabelvenenblut. Er muß 8–10 Tage nach der Geburt wiederholt werden, um auszuschließen, daß es sich hierbei um von der Mutter übertragene Antikörper handelt, die infolge einer Plazentaruptur passiv auf das Kind übergegangen sind. Wenn IgA- und IgM-Titer bei der 2. Untersuchung um mindestens 1–2 Stufen angestiegen sind, kann auf eine konnatale Infektion geschlossen werden.

Differentialdiagnostisch kommen gegenüber einer Lymphknotentoxoplasmose infektiöse Mononukleose, unspezifische Lymphadenitiden, Lymphknotentuberkulose, Listeriose, Katzenkratzkrankheit, Tularämie, das LAS der HIV-Infektion und Sarkoidose in Frage. Bei malignen Retikulosen (Lymphogranulomatose, Lymphosarkom, Retikulosarkom und lymphatischer Leukämie) kommen gelegentlich hochpositive Titer im Sabin-Feldman-Test und in der KBR auf Toxoplasmose vor, die zu Fehldiagnosen Anlaß geben können. Man sollte daher in jedem derartigen Verdachtsfalle eine Lymphknotenbiopsie durchführen. Granulomatöse Entzündungen der Leber finden sich außer bei Toxoplasmose auch bei Brucellosen, Listeriose, infektiöser Mononukleose und Sarkoidose.

Die Meningoenzephalomyelitis toxoplasmotica ist gegen Virusinfektionen des Zentralnervensystems, Meningitis tuberculosa, Sarkoidose des Zentralnervensystems, Lues cerebrospinalis, Leptospirosen, Listeriose, Echinokokkose und Zystizerkose des Gehirns abzugrenzen (zur Differentialdiagnose der ZNS-Erkrankungen bei AIDS s. differentialdiagnostische Tabellen).

Therapie: Es muß eindringlich darauf hingewiesen werden, daß die Indikation zur Therapie nur bei akuten, schweren Toxoplasmosen und nicht bei der latenten Toxoplasmainfektion besteht.

Das optimale Vorgehen besteht in einer Kombination von Pyrimethamin und Sulfadiazin. Beide Medikamente blockieren offenbar synergistisch als Antimetaboliten durch Unterdrückung der Aminobenzoesäure, der Pterolyglutaminsäure und vielleicht weiterer Stoffe die Synthese von Nucleoproteiden im Parasitenstoffwechsel. Die größte Wirksamkeit besteht bei rascher Parasitenvermehrung, also bei akuten Fällen, während die Zysten durch die bisher bekannte Therapie nicht beeinflußt werden. Ein synergistischer Effekt der beiden Komponenten von Trimethoprim-Sulfamethoxazol konnte dagegen im Tierversuch nicht nachgewiesen werden.

Während Sulfadiazin eine toxoplasmostatische Wirkung hat, kommt dem Pyrimethamin ein toxoplasmozider Effekt zu. Beide Medikamente potenzieren sich. Pyrimethamin führt zu einer Störung des Parasitenstoffwechsels, daher wird der Erreger empfindlicher gegen Sulfonamide. Von den einzelnen Autoren wurden verschiedene Vorschläge entwickelt, die im wesentlichen alle auf einer Kombination von Pyrimethamin mit einem Sulfonamid beruhen.

Bei uns erhalten erwachsene Patienten vom 1.–7. Tag täglich 3 × 25 mg Pyrimethamin per os und vom 3. bis 18. Tag täglich 2 × 0,5 g 2-Sulfadiazin per os. Ein anderes Kurschema besteht aus 50 mg Pyrimethamin am 1. Tag, dann 25 mg/die bis zum 30. Tag, zusammen mit 1 g Sulfadiazin/die über die gesamten 30 Tage. Wichtig sind Blutbildkontrollen, da unter der Pyrimethaminmedikation Thrombozytopenien sowie Anämien und Leukozytopenien vorkommen können, und Urinsedimentkontrollen. Weiterhin ist reichlich Flüssigkeitszufuhr – mindestens 2 l/die – erforderlich, da die hohen Sulfonamiddosen sonst schlecht vertragen werden. Gelegentlich kommen allergische Reaktionen vor. Latente Toxoplasmainfektionen und Schadensfolgen sind einer Therapie nicht zugänglich; von einer Behandlung ist abzuraten.

Die serologischen Titer können nicht als Maßstab des Behandlungserfolges herangezogen werden, weil die Therapie keinen Einfluß auf die Höhe der Titer hat.

Bei AIDS-Patienten vermeidet man Sulfonamide, weil die gleichen Patienten häufig große Sulfonamiddosen für die Therapie der Pneumocystis-carinii-Pneumonie benötigen. Man macht stattdessen Kuren mit 100–150 mg Pyrimethamin/die über 21 Tage und 4 × 600 mg Clindamycin über 21 Tage sowie 15 mg Leucovorin/die alle 2 Tage über den gesamten Zeitraum.

Ein anderes Therapieschema verabreicht 3 Tage 100 mg Pyrimethamin/die, dann über 18 weitere Tage 50 mg Pyrimethamin/die und zusätzlich täglich 4 g Sulfadiazin über 21 Tage.

Ein weiteres Therapieschema sieht initial 4 g Sulfadiazin, dann 2–8 g Sulfadiazin täglich und initial 100–200 mg Pyrimethamin, dann 25–50 mg Pyrimethamin/die über mindestens 4 Wochen und zusätzlich 2–10 mg Leucovorin/die vor.

Wegen der ausgesprochen häufigen Rezidive wird im Anschluß an die Therapie eine prophylaktische Gabe von 0,5 g Sulfadiazin und 25 mg Pyrimethamin 1 × wöchentlich empfohlen. Außerdem ist auch eine Rezidivprophylaxe mit 2 Tabletten Fansidar/Woche möglich. Hierbei muß auf Nebenwirkungen (Allergien, Nieren) geachtet werden.

Bei der konnatalen Toxoplasmose ist das Generalisationsstadium der Therapie zugänglich und kann sowohl extrauterin nach der Geburt als auch intrauterin durch Behandlung der Mutter angegangen werden.

Symptome wie Kopfschmerzen, Mattigkeit, Unlust, unklare Temperaturerhöhung oder subfebrile Temperaturen und Lymphknotenschwellungen vermögen einen Hinweis auf eine frische Infektion bei Graviden zu geben. Nur bei serologischer Absicherung der Diagnose „Toxoplasmose" ist dann eine Behandlung angezeigt. Auch während der Gravidität auf hohe Titer ansteigende serologische Werte oder klinische Erscheinungen machen die Durchführung einer Toxoplasmosekur empfehlenswert. Eine schwierige Frage ist die Auswahl des richtigen Zeitpunktes für die Behandlung in der Schwangerschaft. Da nicht mit Sicherheit auszuschließen ist, ob Pyrimethamin in der Lage ist, Aborte oder teratogene Schäden auszulösen, empfehlen wir, Kuren nicht vor dem 4. Schwangerschaftsmonat mit Pyrimethamin durchzuführen.

Neugeborene im Generalisationsstadium der Toxoplasmose sollen so bald wie möglich mit Pyrimethamin und Sulfonamiden behandelt werden. Bei Kindern, die im Stadium der Enzephalitis geboren werden, ist ebenfalls noch eine Therapie möglich, während der postenzephalitische Schaden keiner Behandlung mehr zugänglich ist. Genz (1960) gibt auch bei Kindern und Säuglingen 5 Tage lang Pyrimethamin und vom 4. Behandlungstage an Sulfonamide für die Dauer von insgesamt 2−3 Wochen. Die Dosierung des Pyrimethamins beträgt für den Säugling $3 \times \frac{1}{4}$ Tbl./die, für das Kleinkind und Schulkind bis zum 10. Lebensjahr $3 \times \frac{1}{2}$ Tbl./die, für das ältere Kind 3×1 Tbl. zu 25 mg pro die. Die Sulfonamide werden in den üblichen Dosierungen angewendet. Die Kur kann u. U. nach 3−4 Wochen noch einmal wiederholt werden.

6.10. Pneumocystis-carinii-Infektionen

Pathogenese: Die Inkubationszeit beträgt aufgrund klinischer Erfahrungen 30−100, im Mittel 60 Tage. Die Infektion scheint zunächst hauptsächlich die zentralen Lungenabschnitte zu betreffen. Dabei füllen sich die Alveolen mit viskösem mononukleären Material, in dem bei starker Vergrößerung Zysten und Einzelformen der Erreger nachgewiesen werden können. Das Interstitium ist verdickt, zellreich und enthält Histiozyten, Lymphozyten und meistens Plasmazellen. Sekundäre fleckige Atelektasen, alveoläre und interstitielle Emphyseme sind bekannt. Wenn immer größere Lungenabschnitte von diesem Prozeß betroffen werden, endet die Erkrankung durch die hochgradige Einschränkung funktionsfähiger Lungenoberfläche tödlich, wenn es nicht spontan oder durch die Therapie zu einer Auflösung der alveolären Pneumozystisrasen kommt.

Klinisches Bild: Der Krankheitsbeginn ist in der Regel schleichend. Wenn die Infektion größere Teile der Lunge erfaßt hat, kommt es zu akuter Atemnot. Bei Säuglingen besteht meist kein Fieber, sondern nur Dyspnoe, exspiratorisches Stöhnen und knappe Hustenstöße sowie allgemeine Blässe und Zyanose, manchmal auch schaumiges Sekret vor dem Mund. Auskultatorisch und perkutorisch ist kein wesentlicher pathologischer Befund zu erheben. Bei älteren Kindern und Erwachsenen bestehen Fieber, Husten ohne Auswurf, Appetitlosigkeit, Dyspnoe, Tachypnoe und Zyanose. Schon vor Auftreten der Atemnot können im Thoraxröntgenbild geringe Veränderungen nachweisbar werden, die bei gutartigem Verlauf innerhalb von Wochen wieder restlos verschwinden. Als charakteristisch werden bilaterale, perihiläre, feinfleckige Verschattung angesehen, die sich später in alle Lungenabschnitte ausbreiten. Oft bestehen jedoch gar keine röntgenologischen Zeichen, sondern nur Veränderungen im Galliumszintigramm. Eine Vergrößerung der Hiluslymphknoten gehört nicht zum Bild der Pneumozystispneumonie, ist aber vereinzelt beschrieben worden.

Diagnose und Differentialdiagnose: Bei jedem Verdacht auf eine Pneumozystispneumonie soll der Erregernachweis mittels Bronchoskopie und Färbung nach Grocott geführt werden und eine serologische Diagnostik durch die Komplementbindungsreaktion erfolgen.

Differentialdiagnostisch kommen atypische Pneumonien, ungewöhnlich verlaufende Bronchopneumonien, Hamman-Rich-Syndrom, Retikulosen und resistenzmindernde chronische Erkrankungen mit sekundärer Lungensymptomatik in Frage.

Komplikationen: Unbehandelt schreitet die Erkrankung im allgemeinen unter Zunahme der Dyspnoe und Tachypnoe fort und endet beim jungen Säugling nach etwa 2−3 Wochen tödlich. Je nach Art der die Resistenz mindernden Grundkrankheiten kann eine Pneumozystispneumonie auch mehr protrahiert verlaufen. Die Letalität wird sehr unterschiedlich mit 25 bis 100% angegeben. Eine nicht seltene Komplikation ist der durch Ruptur von Emphysemblasen entstandene Spontanpneumothorax.

Therapie: Allgemeinmaßnahmen (Vermeiden überflüssiger Belastungen, Sauerstoffzufuhr, Ernährung über Magenverweilsonde, Kreislaufmittel und Bronchosekretolytika) sind besonders bei Säuglingen wichtig. Mittel der Wahl ist Cotrimoxazol (Trimethoprim 20 mg/kg Körpergewicht/die und Sulfamethoxazol 100 mg/kg Körpergewicht/die) in 3 Dosen über 21 Tage im i.v. Tropf. Zur Vermeidung blutbildschädigender Nebenwirkungen sollte man Blutbild- und Thrombozytenkontrollen in Abständen von etwa 4 Tagen vornehmen und evtl. vorbeugend Folinsäure (Leucovorin) geben. Diese Therapie wurde bisher nur bei Erwachsenen durchgeführt. Pentamidinisothionat in einer Dosierung von 4 mg/kg Körpergewicht/die in einmaliger Gabe, gelöst in 5% Glucose, weist bei Erwachsenen keine wesentlich bessere Bilanz auf. Der Blutdruck ist sorgfältig zu überwachen, da in einem Drittel der Fälle ein gefährlicher Abfall zu beobachten war. Weitere Nebenwirkungen sind

Fieber, sowohl Hypo- als auch Hyperglykämien, Niereninsuffizienz und Pankreatitis.

Bei schwerer Ateminsuffizienz ist eine einwöchige Verabreichung von Corticoiden günstig. Bei Säuglingen gilt Pentamidine-Isothionate (Steller-May & Baker, London) als das Mittel der Wahl. Es wird in einer Dosierung von 4 mg/kg pro die über 10−14 Tage intramuskulär gegeben. An Nebenwirkungen sind u. a. reversible megaloblastische Knochenmarksveränderungen und Hypoglykämien beobachtet worden. Zur Rezidivprophylaxe gibt man in 4wöchigen Abständen 300 mg Pentamidinaerosol zur Inhalation. Dies ist bei HIV-Patienten mit niedrigen T-Lymphozytenzahlen auch als Primärprophylaxe sinnvoll.

6.11. Kokzidiose

6.11.1. Isospora belli

Klinisches Bild: Isospora belli wurde – besonders bei AIDS-Patienten – häufig als Ursache für Durchfall, Anorexie, Gewichtsverlust, Schüttelfrost und Fieber beschrieben. Die Inkubationszeit beträgt 6−12 Tage.

Diagnose: Der Stuhl weist nur einen geringen Oozytenbefall auf. Daher müssen etwa walnußgroße Stuhlproben nach der Äther-Zinksulfat-Methode oder Flotationstechnik nach Frenzel untersucht werden.

Therapie: Cotrimoxazol, Sulfadiazin, Pyrimethamin, Chloroquin werden empfohlen.

6.11.2. Kryptosporidiose

Ätiologie: Kryptosporidien gehören zu den Sporozoen und zur Subklasse Kokzidien.

Epidemiologie: Bei asymptomatischen Personen wurde eine Prävalenz von 0,5−3,2% festgestellt. Die im Stuhl und Kot ausgeschiedenen Oozysten sind resistent gegen Umwelteinflüsse und können über Schmierinfektion, Wasser oder Nahrungsmittel übertragen werden. Bei HIV-Patienten sind Prävalenzen bis zu 22% festgestellt worden.

Klinisches Bild: Bei immunsupprimierten Patienten, z. B. AIDS-Patienten, kann eine schwere Erkrankung mit wäßrigen, choleraartigen Stühlen und mehr als 10 Entleerungen/die auftreten, die zu Exsikkose und Gewichtsverlust führt.

Diagnose: Die Oozysten werden mikroskopisch im Stuhl nachgewiesen.

Therapie: Ersatz von Flüssigkeit und Elektrolyten.

7. Metazoeninfektionen (Würmer)

7.1. Taeniasis (Bandwürmer) und Zystizerkose

Pathogenese: Hauptwirt für *Taenia saginata* (Rinderbandwurm), *Taenia solium* (Schweinebandwurm) und *Diphyllobothrium latum* (Fischbandwurm) ist der Mensch. Der Wurm befindet sich im Darm des Menschen, seine Eier werden mit dem Stuhl ausgeschieden und von den betreffenden Tierarten (Rind, Schwein oder Krebs/Fisch) aufgenommen. Im Darm dieser Zwischenwirte wird die Larve frei und gerät mit dem Blutstrom in verschiedene Körperteile, z. b. Muskulatur, Lungen oder Leber, wo sie sich zur Finne (*Zystizerkus*) entwickelt. Die Infektion des Menschen erfolgt durch Genuß von finnenhaltigem Fleisch oder Fisch. Im Darm des Menschen stülpt sich der Kopf (Skolex) aus der Finnenblase heraus und saugt sich an der Dünndarmschleimhaut, meist unterhalb der Flexura duodenojejunalis, fest. Der Wurm ernährt sich aus dem Darminhalt des Menschen, wobei der Fischbandwurm dem Menschen Vitamin B_{12} wegnimmt.

In seltenen Fällen kann es auch beim Menschen, besonders beim Befall mit Taenia solium, zur Entstehung von Finnen (*Zystizerkose*) in verschiedenen Organen kommen, z. B. im Gehirn, im subkutanen Gewebe, in der Muskulatur oder im Auge. Die Zystizerkose vermag durch Fremdinfektion oder durch Selbstinfektion mit Eiern des eigenen Bandwurmes (z. B. dadurch, daß die Wurmeier beim Erbrechen in die Luftwege und von dort in die Blutbahn gelangen) zu entstehen. Die Zystizerken bleiben mehrere Jahre am Leben und verkalken später. Lebende Zystizerken verursachen kaum eine Gewebsreaktion, diese tritt erst bei beginnender Verkalkung auf. Im Bereich des Zentralnervensystems trifft man die Zystizerken vorwiegend in den Ventrikeln und Subarachnoidalräumen, seltener im Gehirn selbst an. Sie können dort sehr groß werden und traubenförmige Verästelungen aufweisen (Cysticercus racemosus).

Klinische Symptome und Komplikationen: In vielen Fällen sind die von Bandwürmern Betroffenen beschwerdefrei. Andere Patienten klagen über Druckgefühl im Oberbauch oder in der Nabelgegend, Appetitlosigkeit, Übelkeit, Erbrechen oder über Heißhunger und Gewichtsabnahme trotz reichlichen Essens. Im Stuhl wird der Abgang der Bandwurmglieder (Proglottiden) beobachtet. Gelegentlich können auch Bandwurmglieder erbrochen werden. Bei Befall mit Diphyllobothrium latum besteht zunächst eine hyperchrome (B_{12}-Mangel-)Anämie.

Die Krankheitsbilder bei der *Zystizerkose* werden durch die Lokalisation der Finnen bestimmt. Diese kann generalisiert oder einzeln sein. In der Haut oder im Unterhautgewebe sind die Zystizerken als häufig multiple, linsen- bis mandelgroße, prall elastische oder derbe Knoten fühlbar und meist gegenüber der Haut verschieblich. Sie können auch verkalken und dann röntgenologisch nachweisbar sein. Bei Befall der Muskulatur treten gelegentlich „rheumatische" oder neuralgiforme Beschwerden auf. Wenn die Zystizerken verkalkt sind, lassen sie sich u. U. röntgenologisch nachweisen.

Im Bereich des Zentralnervensystems kann die Zystizerkose intrazerebral, intraventrikulär und in den Meningen vorkommen. Klinische Ausfallserscheinungen sind abhängig von der Lokalisation. Häufig sind epileptiforme Anfälle. Bei Befall der Meningen ergibt sich das Bild der chronischen Meningitis, oft mit Nachweis einer Eosinophilie im Liquor und erheblicher Eiweißvermehrung. Bei basaler Zystizerkenmeningitis ist der Liquorzucker stark erniedrigt. Im 4. Ventrikel flottieren die Zystizerken manchmal frei und können bei bestimmten Kopfbewegungen plötzlich einen Ventilverschluß des Ventrikels mit Erhöhung des Hirndrucks und entsprechenden Symptomen (Stauungspapille, Druckpuls, Schwindel, Kopfschmerzen, Erbrechen) hervorrufen. Auch plötzliche Todesfälle sind möglich.

Im Auge kann der Zystizerkus in der Netzhaut, im Glaskörper und in der vorderen Augenkammer angetroffen werden. Je nach der Lokalisation ist der Patient erscheinungsfrei, oder es treten periphere oder zentrale Sehstörungen auf. Eine entzündliche Reaktion kann zur eitrigen Iridozyklitis oder zur Panophthalmie führen.

Diagnose und Differentialdiagnose: Die Diagnose des Bandwurmbefalls wird durch den Abgang der Proglottiden im Stuhl festgestellt, und zwar findet man bei Taenia saginata einzelne Bandwurmglieder im Stuhl oder, da sie spontan abgehen, auch in der Wäsche. Bei Taenia solium werden sie nur im Stuhl gefunden, und es hängen stets mehrere Glieder zusammen. Ferner kann man beide Bandwurmglieder mikroskopisch an der Zahl der Uterusäste (Taenia saginata hat 15−35, Taenia solium 7−10) unterscheiden.

Die Zystizerkose der Haut läßt sich histologisch durch Probeexzision sichern.

Serologisch sind Zystizerken besser nachweisbar als Bandwürmer, da die in das Gewebe eingedrungenen Finnen einen stärkeren Reiz zur Antikörperproduktion geben. Man kann eine Komplementbindungsreaktion im Blut oder Liquor anstellen. Es gibt auch einen Hauttest auf Zystizerkose. Das Antigen ist beim Institut Pasteur in Paris erhältlich.

Therapie: Niclosamid (Yomesan) 2 g im Anschluß an eine leichte Mahlzeit ist hochwirksam. Die Tabletten müssen gründlich zu einem Brei zerkaut werden und können dann mit Wasser heruntergeschluckt werden. Cestodin (Mischung von Zinn, Zinnchlorid, Zinnoxid) muß 5 Tage lang hintereinander (3 × 1 Tbl./die) genommen werden. Der Wurm geht bei beiden Medikamenten nicht in toto ab. Der Kopf wird meistens zerstört. Der Erfolg der Kur ist erst durch Kontrollen des Stuhls auf Wurmeier nach 3 Monaten zu beurteilen.

Die Zystizerkose kann nicht medikamentös, sondern nur chirurgisch angegangen werden.

7.2. Echinokokkose (Hundebandwurm)

Pathogenese: Hauptwirt des Hundebandwurms ist der Hund. Er beherbergt den Wurm im Darm und scheidet die Proglottiden und damit die Eier aus. Diese können auf oralem Weg in den Darm des Menschen gelangen.

Man unterscheidet zwei Hundebandwürmer, den *Echinococcus granulosus* und den *Echinococcus alveolaris*.

Die Eier des *Echinococcus granulosus (unilocularis, cysticus)* gelangen nach ihrer oralen Aufnahme aus dem menschlichen Darm zunächst in die Leber, können sich dort ansiedeln oder weiter in die Lungen wandern, sich dort ansiedeln oder mit dem arteriellen Blut in andere Organe verschleppt werden. In diesen Organen entwickeln sie sich zur zystischen Finne. Diese ist von einer fibrösen Kapsel umgeben. In der primären Echinokokkenblase kann es zur Bildung von Tochter- und Enkelzysten kommen. Skolizes, die nach Ruptur einer Zyste frei werden, vermögen zur sekundären Echinokokkose zu führen. Zystische Echinokokken sind in der Lage, in jedem Stadium ihrer Entwicklung abzusterben.

Der *Echinococcus alveolaris (multilocularis)* kommt hauptsächlich in der Leber vor. Er besteht aus rundlichen, stecknadelkopf- bis erbsengroßen Bläschen. Seine Parenchymschicht besitzt weniger die Fähigkeit, Skolizes zu bilden als die des Echinococcus cysticus; sie hat aber die Eigenschaft, an umschriebenen Stellen Wachstumszentren zu bilden und die Kutikula vor sich herzustülpen. Dadurch entsteht ein infiltrierendes Wachstum.

Klinische Symptome und Komplikationen: Der Echinococcus granulosus findet sich zu 75% in der Leber, zu 10−23% in den Lungen, zu 2% in Nieren, Milz und Gehirn und zu 1% in Knochen. Er wirkt verdrängend auf das ihn umgebende Gewebe und verursacht durch in das Blut übertretende antigene Substanzen allergische Reaktionen.

Der Echinococcus alveolaris betrifft hauptsächlich die Leber und macht sich durch zunehmende Vergrößerung dieses Organs und Ikterus bemerkbar. Die klinischen Symptome können an eine hypertrophische Leberzirrhose oder an ein Leberkarzinom denken lassen.

Diagnose und Differentialdiagnose: Der mikroskopische Nachweis von Echinokokkusbestandteilen (Skolizes oder Teilen der Kutikula) in Liquor, Sputum oder Urin bei entsprechender Lokalisation gelingt selten. Eine Probepunktion ist als Kunstfehler anzusehen, da es dadurch zur Verschleppung und Ausbreitung des Echinokokkus kommen kann.

Häufig gelingt der röntgenologische Nachweis in der Lunge. Die modernen Methoden der Szintigraphie, der Sonographie und des Computertomogramms können weiterhelfen.

Die Komplementbindungsreaktion (Weinberg-Reaktion) mit Hydatidenflüssigkeit als Antigen ist im positiven Falle beweisend, braucht aber bei negativem Ausfall nicht unbedingt gegen das Vorliegen eines Echinokokkus zu sprechen, da Undurchlässigkeit der Zystenwände für das Antigen, Degeneration der Zysten oder die Unfähigkeit des Körpers, Antikörper zu bilden, die Ursachen sein können.

Weiterhin gibt es einen Hauttest (Casoni-Reaktion), 9−8 Stunden nach intrakutaner Injektion von 0,1 ml des Antigens (Hydatidenflüssigkeit) bildet sich an der Injektionsstelle eine gerötete, ödematöse Infiltration der Haut von 2−5 cm Durchmesser. Ein negativer Ausfall der Komplementbindungsreaktion und des Hauttests spricht nicht unbedingt gegen die Diagnose Echinokokkus.

Der Echinococcus alveolaris läßt sich besser mit Antigenen aus Zestodenkörpersubstanz als mit solchen aus Hydatidenflüssigkeit nachweisen.

Im Gegensatz zur Komplementbindungsreaktion kann der Hauttest noch jahrelang nach operativer Entfernung einer Echinokokkenzyste oder nach deren Ausstoßung positiv bleiben.

Therapie: Mittel der Wahl ist die Operation, besonders bei dem Echinococcus granulosus. Beim Echinococcus alveolaris ist eine Operation infolge infiltrierenden Wachstums und der oft späten Diagnosestellung manchmal nicht möglich. In diesen Fällen kommt eine Behandlung mit Mebendazol bei Erwachsenen in der Dosierung von 30−40 mg/kg Körpergewicht über 30 Tage−3 Jahre in Frage. Dieses Präparat wird bei Einnahme während der Mahlzeit besser resorbiert als nüchtern. Die gleiche Therapie sollte bei Platzen von Zysten des Echinococcus granulosus durchgeführt werden.

7.3. Hymenolepidose (Zwergbandwurm)

Pathogenese: Der Entwicklungszyklus von *Hymenolepis nana* kann entweder im Endwirt und Zwischenwirt oder nur im Endwirt ablaufen. Endwirt ist der Mensch, Zwischenwirt können Insekten (Flohlarven oder adulte Mehlkäfer) sein.

Die Eier werden oral aufgenommen. Im Dünndarm schlüpfen aus ihnen die Onkospären aus, bohren sich in die Darmzotten ein und entwickeln sich hier zu Zystizerkoiden; anschließend brechen sie wieder in das Darmlumen durch und saugen sich an der Mukosa des unteren Dünndarms fest.

Klinische Symptome: Der Befall mit Hymenolepis nana kann in leichteren Fällen asymptomatisch verlaufen. Bei Vorhandensein zahlreicher Würmer treten Magen- und Darmbeschwerden auf. Die Leibschmerzen haben kolikartigen Charakter und sind oft mit schleimig-blutigen Durchfällen verbunden. Manche Patienten klagen zusätzlich über Mattigkeit, Kopfschmerzen und Schwindelgefühl.

Diagnose: Die Erreger lassen sich im Stuhl nachweisen.

Komplikationen: Da der gesamte Entwicklungszyklus immer wieder neu abläuft, kommt es oft zu beträchtlicher Vermehrung der Würmer, und die Infektion kann sich über längere Zeit hinziehen.

Therapie: Da es kein Mittel gegen die Bandwurmlarven gibt, muß lange (1 Woche) behandelt werden, um auch die aus den Larven entstehenden Parasiten zu erfassen. Dazu eignen sich nur Mittel mit geringen Nebenwirkungen, wie Cestodin, Yomesan oder das Breitbandanthelminthikum Thiabendazol.

7.4. Trichinose

Pathogenese und pathologische Anatomie: Bei der Trichinose laufen in jedem Wirt 2 Entwicklungsstadien ab, nämlich das des geschlechtsreifen Tieres im Darm und das Larvenstadium in der Muskulatur, ohne daß die Außenwelt erreicht wird. Der normale Wirt ist die Ratte, von welcher das Schwein infiziert wird.

Die Infektion des Menschen erfolgt im allgemeinen durch Schweinefleisch. Hierbei werden die Larven aufgenommen und wachsen im menschlichen Darm zu geschlechtsreifen Würmern (Männchen und Weibchen) heran. Nach der Befruchtung sterben die Männchen, die Weibchen setzen in der Darmschleimhaut lebende Larven ab, die über den Lymph- und Blutstrom in Muskulatur, Myokard, seröse Häute, Gehirn und Liquor gelangen. Besonders siedeln sie sich in der quergestreiften Muskulatur an und bleiben dort lange erhalten. Am stärksten betroffen sind die dauernd bewegten und deshalb besonders reichlich mit Sauerstoff versorgten Muskelgruppen.

Krankheitserscheinungen werden einerseits mechanisch, andererseits chemisch oder allergisch durch Stoffwechselprodukte der Parasiten hervorgerufen.

Histologisch läßt sich das Zugrundegehen der Muskelfasern am Verlust der Querstreifung und an der körnigen Degeneration erkennen. Es kommt zu einer leukozytären und besonders eosinophilen Reaktion, und es bildet sich eine Kapsel. Die Larve kann in den ersten 3 Wochen nach ihrer Ansiedlung von ihrer ursprünglichen Größe ($80-100\,\mu m \times 6\,\mu m$) auf $800-1000\,\mu m \times 39\,\mu m$ anwachsen. Bei vorliegender Schwangerschaft vermögen die Larven auch in den Embryo zu gelangen.

Klinische Symptome: Entsprechend dem Infektionsweg kommt es in manchen – aber nicht in allen – Fällen zunächst zu einer Enteritis, die sich durch Leibschmerzen, Übelkeit, Erbrechen und Durchfälle bemerkbar macht.

Das Stadium der Generalisation der Larven zeichnet sich durch Fieber, Gesichtsödeme, Muskelschmerzen und Bluteosinophilie aus. Das Gesichts- oder Lidödem ist wahrscheinlich allergisch bedingt. Manchmal besteht in diesem Rahmen auch eine Konjunktivitis. Der Fieberverlauf ist kontinuierlich und kann einige Tage, aber auch einige Wochen bestehen. Die Muskeln sind stark schmerzhaft, so daß die Patienten Bewegungen vermeiden und dadurch u. U. das Vorliegen von Paresen vortäuschen. Beteiligung der Augenmuskulatur führt zum „starren Blick", der Kehlkopfmuskulatur zur Heiserkeit, der Kaumuskulatur zum Trismus und der Atemmuskulatur zu Atembeschwerden. Weiterhin sind Exantheme, Myokarditis und Vasomotorenlähmung beobachtet worden. Eine Hirnbeteiligung in Form einer Enzephalitis oder Meningitis ist ein seltenes Ereignis.

Die Eosinophilie tritt etwa 10 Tage nach der Infektion auf und erreicht ihr Maximum in der 3.–5. Krankheitswoche. Im Urin kann die Diazoprobe positiv sein, besonders bei schwerem Krankheitsverlauf.

Diagnose und Differentialdiagnose: Ein wichtiger Hinweis ist eine massive Bluteosinophilie (bis 89%). Der Parasitennachweis ist am leichtesten zu führen, wenn noch Reste der für die Auslösung der Infektion angeschuldigten Fleischwaren zur Verfügung stehen; schwieriger ist es, die geschlechtsreifen Parasiten im Stuhl oder die Larven im Blut, Liquor oder Urin zu finden. Der histologische Nachweis im Probeexzisat des Muskels wird erst verhältnismäßig spät möglich. Die Komplementbindungsreaktion im Serum steigt schon nach wenigen Tagen an und bleibt dann jahrelang positiv. Präzipitierende Antikörper lassen sich ebenfalls 10–12 Tage nach der Infektion nachweisen.

Für den Hauttest wird das Antigen in der Verdünnung 1:10000 intra-kutan injiziert und nach 10−15 Minuten abgelesen.

Komplikationen: Der Tod kann in der 3.−6. Krankheitswoche unter dem Bild einer Pneumonie bei erheblicher Einschränkung der Tätigkeit der Atemmuskulatur oder infolge eines Kreislaufschocks bei Myokardi-tis eintreten. Enzephalitiden, Blutungsneigung, Thrombosen und Em-bolien sind seltenere Komplikationen.

Therapie: Mittel der Wahl ist Thiabendazol, das die Zahl der lebenden Trichinen in der Muskulatur deutlich zu reduzieren vermag; es wirkt bis etwa 4−6 Wochen nach der Infektion. Thiabendazol hat im Vergleich zu anderen Anthelminthika bei breitem Wirkungsspektrum nur gering-fügige Nebenwirkungen, die dosisabhängig und reversibel sind. Man gibt die Tagesdosis von 50 mg/kg Körpergewicht in 2 Portionen (nach dem Frühstück und nach dem Abendessen). Die Therapie muß 8−10 Tage lang durchgeführt werden. Corticosteroide sind sinnvoll, um die entzündlich-hyperergische Reaktion zu unterdrücken. Die Allgemein-behandlung in schweren Fällen besteht in optimaler Pflege, Ernährung, Lagewechsel und Analgetika. Außerdem sind EKG-Kontrollen erfor-derlich, um eine Myokardbeteiligung früh zu erkennen.

7.5. Askaridiasis (Spulwürmer)

Pathogenese: Die Spulwürmer halten sich beim Menschen im Dünn-darm, besonders im mittleren Jejunum auf. Ein Askarisweibchen legt etwa 200000 Eier/die, welche im Stuhl ausgeschieden werden und von anderen Personen oral aufgenommen werden können. Aus dem ver-schluckten Ei wird im Dünndarm die Larve frei, die über den Lymph- und Blutstrom in die Leber, von dort über das rechte Herz in die Lungen gelangt, in denen ein eosinophiles Infiltrat entsteht. Die in der Lunge größer gewordenen Larven gelangen über die Bronchien und Trachea in den Kehlkopf und werden erneut verschluckt.

Klinische Symptome und Komplikationen: Das eosinophile Lungenin-filtrat äußert sich klinisch durch erhöhte Temperaturen, Mattigkeit, Kopfschmerzen, Stiche im Bereich des Thorax bei der Atmung und Husten mit gelblichem Auswurf. In den meisten Fällen haben diese Krankheitserscheinungen nur einen sehr flüchtigen Charakter und dau-ern nicht länger als 3−4 Tage. Bei schwerem Verlauf ist das Fieber höher, das Sputum blutig gefärbt, es zeigen sich stärkere Atembe-schwerden und Symptome der Kreislaufschwäche sowie eine physika-lisch nachweisbare Pneumonie. Röntgenologisch finden sich zarte, un-scharf begrenzte Trübungen. Im Differentialblutbild kommen Eosino-philien von 15−20% zur Darstellung. Auch im Sputum sind Eosinophi-le nachweisbar.

Der Spulwurmbefall des Darms kann u. U. asymptomatisch verlaufen. Andere Patienten klagen über Leibschmerzen, die alle Grade vom geringen Druckgefühl bis zu kolikartigen Attacken durchlaufen können. Appetitlosigkeit, Übelkeit und Durchfälle werden beobachtet (Askaridenenteritis). Auch über Enteritis necroticans bei Askaridenbefall wurde berichtet. Bei Verlegung der Darmlichtung der unteren Ileumschlingen durch Askariden ist Ileus möglich. Wenn die Askariden in den Magen gelangen, können sie erbrochen werden. Bei Befall des Ductus choledochus sind Gallenkoliken, Cholangitis oder Leberabszeß, bei Befall des Ductus pancreaticus eine Pankreatitis oder Pankreasnekrose möglich. Während einer Askaridiasis vermögen toxisch-allergisch bedingte Dermatosen, z. B. Urtikaria, aufzutreten, ebenso Konjunktivitis, Rhinitis, Bronchitis, Asthma bronchiale und allergisch bedingte Veränderungen an der Schleimhaut des Magen-Darm-Traktes.

Diagnose und Differentialdiagnose: Die Askarideneier sind mikroskopisch im Stuhl, im Nativpräparat oder nach Anreicherung nachweisbar. Mittels der Röntgendiagnostik mit Kontrastbrei können auch nicht geschlechtsreife Askariden und Männchen erfaßt werden.

Differentialdiagnostisch kommen Appendizitis, Nabelkoliken und andere Baucherkrankungen in Frage.

Therapie: Mittel der Wahl ist Mebendazol. Nebenwirkungen (Schwindel, Erbrechen, Exantheme) sind meist gering. Bei chirurgischen Komplikationen im Magen-Darm-Trakt (z. B. Ileus) ist Operation erforderlich.

7.6. Oxyuriasis (Madenwürmer)

Pathogenese: Männchen und Weibchen leben im Dünndarm und oberen Dickdarm des Menschen. Zur Eiablage müssen die Weibchen den Darm verlassen, da die Entwicklung nur unter Anwesenheit von Sauerstoff vonstatten geht. Ohne neue Eizufuhr würde daher jede Oxyuriasis innerhalb von 37−93 Tagen ausheilen. Durch das Wandern der Weibchen und vielleicht auch durch hautreizende Stoffe in den Eiern kommt in der Analgegend ein Juckreiz zustande. Daß die Tiere vor allem nachts den Darm verlassen, kann mit der Druckentlastung des Rektums beim Liegen und der dadurch verbesserten Fortbewegungsmöglichkeit für die Würmer erklärt werden. Die weitere Selbstinfektion kommt durch digitale Autoinfektion, durch indirekte Schmierinfektion über Gegenstände oder durch Staubinfektion zustande.

Klinische Symptome und Komplikationen: Krankheitserscheinungen treten nur bei 20−25% der Befallenen auf. Die Patienten klagen über hauptsächlich nachts auftretenden Juckreiz in der Analgegend und über dadurch bedingte Schlafstörungen. Als Folgeerscheinung treten besonders bei Kindern Konzentrationsschwäche, Nervosität und Leistungsabfall auf. Infolge Kratzens können in der Analgegend Ekzeme, Fissuren und vereinzelt periproktitische Abszesse entstehen.

Manche Patienten klagen über Leibschmerzen und Beschwerden, die an eine Appendizitis denken lassen. Durch Wandern der Oxyurenweibchen zur Vulva und Vagina sind Fluor, in seltenen Fällen auch Endometritis und Salpingitis möglich.

Diagnose und Differentialdiagnose: Die Diagnose wird durch die Beobachtung der Würmer im Stuhl oder durch den Nachweis der Wurmeier in einem auf die Analpartie aufgeklebten Klebestreifen geführt. Gelegentlich werden die Eier auch im Urin, Fingernagelschmutz oder Nasenschleim gefunden.

Differentialdiagnostisch kommt die Appendizitis in Frage.

Therapie: Wesentlich sind allgemeinhygienische Maßnahmen, wie Händewaschen, Nagelreinigen, Anziehen dicht schließender Wäsche bei Nacht, um unbewußtes Kratzen zu verhindern, heißes Auswaschen oder besser Kochen und Bügeln der Wäsche. Analwaschungen mehrmals täglich sollen die Eigelege entfernen. Danach ist der Waschlappen jedes Mal in heißem Wasser auszuspülen. Mittel der Wahl ist Mebendazol. Die ganze Familie sollte gleichzeitig behandelt werden.

7.7. Trichuriasis (Peitschenwürmer)

Pathogenese: Die Eier von *Trichuris trichiura (Trichocephalus trichiurus)* werden oral meist mit rohem Gemüse aufgenommen. Die Larven schlüpfen im Darm aus und verbringen einige Tage in den Dünndarmzotten. Die ausgewachsenen Tiere siedeln sich im unteren Dünndarm und oberen Dickdarm an und bohren sich mit dem Kopf in die oberflächlichen Schichten der Darmschleimhaut ein.

Klinische Symptome: In den meisten Fällen verläuft die Infektion symptomlos. Andere Patienten klagen über Appetitlosigkeit, Meteorismus, Übelkeit, Erbrechen, Leibschmerzen, gelegentlich Obstipation oder Diarrhö. Auch Nabelkoliken oder Symptome, die an eine Appendizitis oder Ileozäkallymphknotentuberkulose denken lassen, können auftreten.

Bei massivem Wurmbefall vermag eine schwere Kolitis mit blutigschleimigen Stühlen, Gewichtsabnahme und hypochromer Anämie zu entstehen. In einem Viertel der Fälle zeigt sich eine Bluteosinophilie.

Ausgeprägte urtikarielle Exantheme werden auf allergische Wirkungen des Wurmes zurückgeführt. Eosinophile Lungeninfiltrate kommen vor.

Diagnose und Differentialdiagnose: Die Eier lassen sich nach Anreicherung im Stuhl nachweisen. Differentialdiagnostisch kommen Appendizitis oder Nabelkoliken sowie abdominale Lymphknotentuberkulose in Betracht.

Komplikationen: Hauterscheinungen in Gestalt von Pruritus, Urtikaria, Dermatitis und Ekzem werden als Überempfindlichkeitsreaktion gedeutet und finden sich besonders am Rumpf, am behaarten Kopf und im Bereich der proximalen Anteile der Extremitäten.

Therapie: Mittel der Wahl ist Mebendazol. Eine Therapie ist nur dann unbedingt zu fordern, wenn Krankheitserscheinungen bestehen.

7.8. Ankylostomiasis (Hakenwürmer)

Pathogenese und pathologische Anatomie: Die wichtigsten Vertreter dieser Gruppe sind *Ancylostoma duodenale* (Haken- oder Grubenwurm) und *Necator americanus* (Todeswurm). Männchen und Weibchen halten sich im Darm auf, dort erfolgt auch die Eiablage. Die Eier gehen mit dem Stuhl ab. Auf dem Erdboden erfolgt die weitere Entwicklung zu Larven. Letztere dringen perkutan durch aktives Einbohren in den Menschen ein und kommen auf dem Weg über Blutgefäße, Herz, Lungen, Trachea in den Darm, wo sie zu geschlechtsreifen Würmern heranwachsen.

Sie leben im Ileum und ernähren sich durch Blutsaugen an der Darmschleimhaut. Bei starkem Wurmbefall kann es daher zur Eisenmangelanämie kommen, die einerseits durch den chronischen Blutverlust, andererseits durch toxische Einwirkungen der Würmer verursacht wird. Pathologisch-anatomisch finden sich im unteren Jejunum und im ganzen Ileum mehr oder weniger zahlreiche punktförmige bis linsengroße Blutaustritte, die von den Bissen der Parasiten herrühren.

Klinische Symptome und Komplikationen: Das perkutane Eindringen der Larven führt zu Hauterscheinungen in Gestalt von Juckreiz und flüchtigen makulopapulösen Exanthemen. Anschließend kommt es zu Lymphknotenschwellungen, Halsschmerzen und Husten. Bei starkem gleichzeitigem Befall mit Ancylostoma duodenale und Necator americanus entsteht 2−4 Wochen nach der Infektion die akute Ankylostomiasis, die sich in blutigen Durchfällen, Fieber und eosinophiler Leukozytose äußert.

Bei der häufigeren chronischen Ankylostomiasis treten allmählich Oberbauchschmerzen, Völlegefühl, Sodbrennen, Übelkeit und Obstipation auf. In schweren Fällen, besonders bei gleichzeitiger eisenarmer Kost, kann eine hypochrome Anämie entstehen, die sich durch allgemeine Schwäche, Ohrensausen und Schwindelanfälle bemerkbar macht. Auch Herzveränderungen, Ödeme und Aszites kommen vor.

Diagnose und Differentialdiagnose: Die Eier lassen sich nach Kochsalzanreicherung im Stuhl nachweisen. Man kann sie zählen, um einen Anhalt über die Stärke des Wurmbefalls zu bekommen.

Therapie: Man gibt Mebendazol oder bei Erwachsenen und Schulkindern einmalig 5 g Alcopar (2,5 g der Bepheniumbase). Kleinkinder erhalten die Hälfte. Eventuell sind mehrere Kuren in 7−bis 10tägigem Abstand erforderlich. Die Sanierungsquote liegt bei Ancylostoma duodenale bei 75−90%, bei Necator americanus bei 45−70%. Als Nebenwirkungen können Erbrechen und Durchfälle auftreten.

Bei Mischinfektionen mit anderen Würmern kommen Mebendazol (Vermox) oder Thiabendazol (Minzolum) in Frage. Mebendazol wird in einer Tagesdosis von 200 mg bei Erwachsenen oder 100 mg bei Kindern, aufgeteilt in je 3 Einzelgaben, verabreicht. Die Dauer der Behandlung beträgt 3 Tage. Thiabendazol wird in einer Dosierung von 50 mg/kg Körpergewicht täglich 2−3 Tage lang gegeben. Die Verordnung eines Abführmittels vor oder während der Therapie sollte unterbleiben.

7.9. Filariose (Fadenwürmer)

7.9.1. Wuchereria bancrofti und Brugia malayi

Pathogenese: Die Übertragung geschieht durch Insekten (Mücken). Die geschlechtsreifen Filarien (Männchen und Weibchen) leben im Lymphgefäßsystem. Die Larven (Mikrofilarien) von *Wuchereria bancrofti* werden lebend geboren und entwickeln sich in der Mücke, die sie durch ihren Stich aufnimmt, weiter. Bei einem nächsten Stich der Mücke gelangen die Jugendformen wieder in die Haut, in die sie sich aktiv einbohren, und von da in die Lymphgefäße des Menschen und machen dort ihre weitere Entwicklung zu geschlechtsreifen Parasiten durch. Die Stoffwechselprodukte der Würmer rufen Gewebsreaktionen und allergische Erscheinungen hervor. Die geschädigten Lymphgefäße sind anfällig für Sekundärinfektionen mit Streptokokken oder Staphylokokken. Der Lymphabfluß im Bereich der Leistenlymphknoten wird behindert, es kommt schließlich zur Elephantiasis.

Klinische Symptome und Komplikationen: Die Infektion verläuft in vielen Fällen symptomlos. Bei anderen Patienten treten 3−16 Monate nach der Infektion Taubheitsgefühl und Schwäche in den Extremitäten, inguinale Lymphknotenschwellungen, schmerzhafte Lymphangitiden im Bereich der Extremitäten und Lymphödem bis zur Elephantiasis auf.

Wenn sich die Würmer in den Lymphgefäßen der Genitalregion befinden, kommt es zu Epididymitis, Orchitis und sekundärer, oft erheblicher Hydrozele. Allergische Erscheinungen sind einerseits die Ursache für fieberhafte Lymphangitiden, andererseits für urtikarielle Exantheme, Asthma bronchiale und flüchtige eosinophile Lungeninfiltrate.

Diagnose und Differentialdiagnose: Jede Elephantiasis in tropischen Gebieten ist verdächtig auf Filariose. Die Mikrofilarien von Wuchereria bancrofti lassen sich – besonders nachts – im Blut nachweisen. Verkalkte Würmer sind röntgenologisch nachweisbar. Auch eine Lymphknotenprobeexzision kann diagnostisch weiterhelfen. Wenn diese Untersuchungen negativ verlaufen, sind Intrakutantest und Komplementbindungsreaktion sinnvoll. Im Blutbild findet man nicht immer eine Eosinophilie.

Therapie: Die Mikrofilarien von Wuchereria bancrofti werden durch das Piperazinderivat Diäthylcarbamazin (Hetrazan) innerhalb von 2−3 Tagen zum Verschwinden gebracht. Das Abtöten der Makrofilarien dauert länger, so daß Behandlungszeiten von 3−6 Wochen empfohlen worden sind. Hetrazan wird in einer Dosierung von 9−12 mg/kg Körpergewicht/die, in 3 Dosen aufgeteilt, gegeben. Nebenwirkungen sind Erbrechen, Kopfschmerzen und zu Beginn der Behandlung allergische Reaktionen als Folge der Parasitenvernichtung bis hin zur schweren Herxheimer-Reaktion. Man beginnt deshalb die Therapie mit 50 mg (= 1 Tbl.) und steigert die Dosis während der nächsten 2 Tage auf die volle Dosierung. Sekundärinfektionen werden antibiotisch, u. U. chirurgisch behandelt; der Versuch eines chirurgischen Vorgehens ist auch bei der Elephantiasis indiziert.

7.9.2. Loiasis (Loiose, Loa-Loa-Infektion) (Wanderfilarie)

Pathogenese: Die heranwachsenden und reifen Würmer wandern jahrelang in der Subkutis umher und gelangen auch in die Konjunktiven. Die von den Weibchen abgesetzten Mikrofilarien halten sich tagsüber im peripheren Blut auf und werden von Stechfliegen beim Blutsaugen aufgenommen und nach einer wenige Tage dauernden Entwicklung in der Fliege beim Stechen erneut übertragen. Krankheitserscheinungen sind besonders durch die allergischen Reaktionen auf die Ausscheidungen der Würmer bedingt.

Klinisches Bild: Es kommt zu Schwellungen und Beulen an Rumpf, Unterarmen und Gesicht. Bei Glottisbefall besteht Lebensgefahr. Weiterhin kommt es zur stark juckenden Konjunktivitis und zu allgemeinem Juckreiz, ganz selten zur Meningoenzephalitis.

Diagnose: Die Diagnose kann durch Nachweis von Mikrofilarien im Blut frühestens 2 Jahre nach der Infektion gestellt werden.

Therapie: Mittel der Wahl ist das Piperazinderivat Diäthylcarbamazin (Hetrazan s. Wuchereria bancrofti). Außerdem gibt man Antihistaminika und Kortikosteroide, wenn die allergischen Erscheinungen im Vordergrund stehen. Aus der Konjunktiva vermögen die Würmer chirurgisch entfernt zu werden. Auch zur Prophylaxe kann Hetrazan verwendet werden.

7.9.3. Onchozerkiasis (Onchozerkose)

Pathogenese: Die erwachsenen Würmer liegen knäuelartig aufgewunden in der Subkutis. Die Mikrofilarien wandern in der Subkutis umher und können auch zum Auge gelangen. Im Blut sind sie kaum nachweisbar. Die Übertragung der Mikrofilarien erfolgt durch Kriebelmücken.

Klinisches Bild: Fieber, grünliche Hautverfärbung und starke Schwellungen treten auf. Charakteristisch ist ein deutlicher Juckreiz. Die sog. Wurmknoten befinden sich meist an Stellen, wo die Haut an den Knochen fest aufliegt, z.B. im Bereich des Schädels, und haben die Konsistenz eines Fibroms. In ihnen sind die geschlechtsreifen Würmer nachweisbar. Wenn sich Mikrofilarien in den Lymphräumen des Auges befinden, kommt es zunächst zu einer Schwellung der Augenoberlider, im weiteren Verlauf kann Erblindung die Folge sein.

Diagnose: Bei der Onchozerkose werden die Würmer und Mikrofilarien durch Punktion der Wurmknoten nachgewiesen. Am Auge können die Mikrofilarien direkt mit dem Spaltlampenmikroskop beobachtet werden.

Therapie: Am besten wird eine kombinierte Behandlung mit Hetrazan, das die Mikrofilarien abtötet, und Suraminnatrium (Bayer 205, Germanin) oder mit der Arsenverbindung Mel B, die auf die erwachsenen Würmer wirken, durchgeführt. Im übrigen werden die Knoten chirurgisch entfernt.

7.10. Strongyloidose (Zwergfadenwürmer)

Pathogenese: Die Infektion tritt hauptsächlich in feuchtwarmen Gebieten, aber auch im Bergbau auf. Die Eier werden von den Weibchen im Darmepithel oder Darmlumen abgelegt, aus ihnen entstehen Larven, die mit dem Stuhl ausgeschieden werden. Diese entwickeln sich im Boden weiter, bohren sich dann aktiv in die Haut des Menschen ein und gelangen über Blutbahn, Herz, Lungen, Trachea in den Darm, wo sie sich in der Dünndarmschleimhaut ansiedeln und zu geschlechtsreifen Würmern heranwachsen. Daneben gibt es die äußere Autoinfektion (Larven aus Kotresten des Wurmträgers durchbohren perianal die

Haut) und selten die innere Autoinfektion durch schon im Darmlumen infektionstüchtig gewordene Larven.

Klinische Symptome: Beim Eintritt in die Haut entstehen flüchtige juckende Flecken und Quaddeln. Während der Wanderung durch die Lungen kommt es zu Bronchitis, Dyspnoe, Bronchopneumonien mit blutigem Auswurf, Asthma und Pleuritis. Der Darmbefall macht sich in leichten Fällen durch Obstipation, in schweren durch Diarrhöen bemerkbar. Ferner klagen die Patienten über kolikartige Leibschmerzen.

Diagnose: Die Larven lassen sich im Stuhl oder im Duodenalsaft nachweisen. Außerdem sind eine Präzipitinreaktion und ein Hauttest möglich.

Komplikationen: Starker Wurmbefall mit chronischen Diarrhöen kann zur Wasserverarmung des Körpers führen. Auch anhaltende Darmblutungen mit hochgradiger Anämie kommen vor. Im chronischen Stadium klagen manche Patienten über nervöse Erscheinungen, Unruhe, Schlaflosigkeit und Depressionen.

Therapie: Mittel der Wahl – insbesondere bei Mischinfektionen mit anderen Würmern – ist Thiabendazol.

7.11. Drakunkulose (Medinawürmer)

Pathogenese: Der Wurm befindet sich im subkutanen Bindegewebe der unteren Extremitäten des Menschen. Das Vorderende des Weibchens liegt frei in der Mitte eines Hautgeschwürs. Von dort werden die Larven in das Wasser abgegeben. Als Zwischenwirt dienen kleine Krebse. Durch Aufnahme der Krebse oder durch Trinken verseuchten Wassers werden die Larven vom Menschen aufgenommen. Die im Darmtrakt des Menschen frei werdenden Larven durchbohren die Darmwand und gelangen auf dem Blut- und Lymphweg in Brust- und Bauchhöhle sowie Brust- und Bauchwand, wo wahrscheinlich auch die Befruchtung stattfindet. Die Männchen sterben bald danach, während die Weibchen in solche Körperpartien einwandern, die mit Wasser in Berührung kommen (Hydrotropismus). Durch in das subkutane Bindegewebe diffundierende Stoffwechselprodukte verursachen sie Allgemeinsymptome wie Juckreiz, Erbrechen und Durchfall. Außerdem entstehen Nekrosen an der Hautstelle, die sich über dem Kopfende des Wurmes befindet.

Klinische Symptome: Die Patienten klagen zunächst über Juckreiz und stechende Schmerzen, dann entsteht an der Stelle, wo sich das Weibchen befindet, eine Hautverhärtung und darin eine Blase, die nach wenigen Tagen platzt. An der Basis des so verursachten Geschwürs tritt nun das Vorderende des Weibchens aus. Infolge bakterieller Sekundärinfektionen können Abszesse, Phlegmonen und Arthritiden entstehen. Abgestorbene Würmer verkalken manchmal.

Diagnose: Wenn der Wurm durchbricht, läßt sich die Erkrankung unschwer erkennen. Verkalkte Würmer sind röntgenologisch nachweisbar. Außerdem vermögen ein indirekter Fluoreszenztest, wobei tiefgefrorene Larven oder Schnitte von Drakunkulus als Antigen dienen (positiv bis 6 Monate nach Entfernung der Würmer), oder ein Hauttest angewendet zu werden.

Therapie: Chemotherapeutisch haben sich Niridazol (Ambilhar) in einer Dosierung von 25−30 mg/kg Körpergewicht/die über 7−10 Tage oder Thiabendazol (Minzolum) in einer Dosierung von 50−75 mg/kg Körpergewicht als einmalige Dosis oder 2 × 25 mg/kg Körpergewicht für mehrere Tage bewährt. Auch Metronidazol (Clont, Flagyl) wird empfohlen. Die Entfernung des Wurmes durch Extraktion oder durch chirurgischen Eingriff ist die Methode der Wahl. Diese Entfernung muß in einer Sitzung erfolgen. Ein im Körper steckengebliebener toter Wurm kann schwere toxisch-allergische Reaktionen verursachen. Zur Verhütung und Bekämpfung von Sekundärinfektionen ist antibiotische Behandlung angezeigt.

7.12. Schistosomiasis (Bilharziose)

Pathogenese: Man unterscheidet 3 verschiedene Saugwurmarten:

- *Schistosoma haematobium* (Blasenpärchenegel),
- *Schistosoma mansoni* (Darmpärchenegel),
- *Schistosoma japonicum* (japanischer Pärchenegel) und
- *Schistosoma intercalatum*.

Die getrenntgeschlechtlichen Egel leben paarweise im Venensystem des Menschen. Bei Infektion mit *Schistosoma haematobium* werden die Eier in den kleineren Gefäßen der Harnblase und der Harnwege abgesetzt, gelangen in das Blaseninnere und mit dem Urin in das Freie. Im Süßwasser von über 20 °C schlüpfen aus den Eiern Wimperlarven (Mirazidien) aus. Die Weiterentwicklung erfolgt in Süßwasserschnecken der Gattung Bulinus, in denen sich Mirazidien in Keimschläuche (Sporozysten) umwandeln. Aus diesen gehen durch innere Knospung Tochtersporozoiten hervor, die in das Hepatopankreas der Schnecken einwandern und dort Zerkarien hervorbringen. Letztere schwärmen in das Wasser aus und gelangen aktiv durch die Haut in den Körper des Menschen oder werden mit dem Trinkwasser aufgenommen.

Bei Infektion mit *Schistosoma mansoni* werden die Eier in der Leber und den kleinen vom Dickdarm abgehenden Gefäßen abgelegt und mit den Fäzes ausgeschieden. Zwischenwirt sind Schnecken der Gattung Biomphalaria.

Die Eier von *Schistosoma japonicum* werden allgemein im Blutgefäßsystem abgelegt und gelangen nach Durchbohren der Darmwand mit dem

Stuhl in das Freie. Zwischenwirt sind Schnecken der Gattung Oncomelania.

Klinische Symptome: Beim Eindringen der Zerkarien in die Haut entstehen makulopapulöse Exantheme und Juckreiz (Zerkariendermatitis).

4–7 Wochen nach der Infektion kommt es zu remittierendem oder intermittierendem Fieber, das 1–4 Wochen anhält. Häufig bestehende allergische Erscheinungen (Urtikaria, Quincke-Ödem) sind durch die in das Blut gelangenden Stoffwechselprodukte der Schistosomen und ihrer Eier ausgelöst. Ferner kann Bronchitis infolge von Eiablagerungen in den Lungen auftreten. Im Blutbild findet sich eine Leukozytose mit ausgeprägter Eosinophilie.

Bei Befall mit Schistosoma haematobium, der hauptsächlich in Ägypten vorkommt, entsteht die *chronische Urogenitalbilharziose*. 3–6 Monate nach der Infektion treten die ersten Eier im Blasengewebe auf. Es besteht eine Hämaturie nach Ende der Miktion, gleichzeitig klagen die Patienten über gesteigerten Harndrang und Pollakisurie.

Der Verlauf wird wesentlich von entzündlichen Begleiterkrankungen der Nieren und ableitenden Harnwege bestimmt.

Bei Befall mit Schistosoma mansoni kommt es zur *chronischen Darmbilharziose*, die besonders den unteren Dickdarm befällt. Die Patienten klagen über Obstipation und Diarrhö, Leibschmerzen, Übelkeit und Erbrechen. In schweren Fällen besteht eine chronische Kolitis, und rektoskopisch lassen sich papillomartige Wucherungen nachweisen. Schistosoma japonicum und Schistosoma intercalatum führen ebenfalls zur Darmbilharziose, wobei bei Schistosoma-japonicum-Infektionen der Dünndarm häufig mitbeteiligt ist.

Sowohl Schistosoma mansoni als auch Schistosoma japonicum können die *hepatolienale Bilharziose* (Banti-Syndrom, ägyptische Splenomegalie, Katayama-Krankheit) hervorrufen. Hierbei kommt es schon frühzeitig zu Oberbauchbeschwerden, Hepatosplenomegalie von derber Konsistenz infolge Fibrose, Gewichtsverlust, Anämie und Muskelatrophie. Wenn Kinder und Jugendliche infiziert sind, werden Wachstum und sexuelle Entwicklung gehemmt. Im Spätstadium entstehen infolge der schweren Leberfibrose Aszites, Ösophagusvarizenblutungen, Caput medusae, allgemeine Blutungsneigung, insbesondere mit Nasen- und Zahnfleischblutungen, und Knöchelödeme.

Weiterhin kennt man pulmonale Formen der Erkrankung mit Husten und bronchitischen Geräuschen, Befall des Zentralnervensystems, insbesondere des Rückenmarks, der Konjunktiven, des Herzens und der Haut.

Diagnose: Beweisend für eine Bilharziose ist nur der Einachweis. Bei der Urogenitalbilharziose lassen sich die Eier im Urin, bei den beiden anderen Formen im Stuhl oder im Rektalabstrich nachweisen. Lebende Eier enthalten ein bewegliches Mirazidium. Spärlich vorhandene Eier lassen sich manchmal nur durch Mirazidienschlüpfverfahren nachweisen. Die Eiausscheidung beginnt bei Schistosoma japonicum frühestens 30 Tage, bei Schistosoma mansoni 42 Tage nach der Infektion im Stuhl. Eier von Schistosoma haematobium treten erst nach $2\frac{1}{2}-3$ Monaten im Harn auf.

Zur Immundiagnostik eignen sich die Komplementbindungsreaktion, die indirekte Hämagglutination, die Immunfluoreszenz und die Zerkarienhüllenreaktion. Bei der Zerkarienhüllenreaktion wird 1 Tropfen Wasser mit lebenden Schistosomenzerkarien auf einem Objektträger mit einem Tropfen inaktiviertem Serum vermischt und bei Zimmertemperatur in einer feuchten Kammer aufbewahrt. Im Verlauf von $1-2$ Stunden schlägt sich bei positivem Ausfall auf der Oberfläche der Zerkarien eine mikroskopisch nachweisbare, durchscheinende Membran nieder.

Bei der Blasenbilharziose kann man bei der Zystoskopie helle Knötchen von $1-2$ mm Durchmesser auf der Blasenschleimhaut erkennen. Bei den anderen beiden Bilharzioseformen findet man ähnliche Granulome im Darm.

Komplikationen: Eine Invasion von Schistosoma haematobium in die Ureteren kann infolge Urämie oder Sepsis zum Tode führen. Den ungünstigsten Verlauf hat die Infektion mit Schistosoma japonicum (s. S. 338).

Differentialdiagnose: Die Darmbilharziose ist von der ähnlich verlaufenden Amöbenruhr durch den Erregernachweis abzugrenzen. Blutungen aus Blase oder Darm müssen auch in Endemiegebieten an andere Erkrankungen wie Zystitis, Colitis ulcerosa oder Tumoren denken lassen.

Therapie: Infektionen mit Schistosoma haematobium sind therapeutisch am leichtesten zu beeinflussen. Zufriedenstellende Ergebnisse sind auch bei Schistosoma mansoni zu erreichen, während Schistosoma japonicum am schwersten zu bekämpfen ist.

Praxiquantel ist für alle 3 Bilharzioseformen am besten geeignet und hat die wenigsten Nebenwirkungen (Biltricide). Man gibt 3×20 mg/kg Körpergewicht/die.

7.13. Fasciola hepatica (großer Leberegel)

Pathogenese: Fasciola hepatica kommt auf der ganzen Welt besonders bei Rindern und Schafen vor und verursacht gelegentlich menschliche Infektionen. Im Wasser entwickeln sich aus den verschiedenen Eiern Mirazidien, die in Schnecken eindringen. Die Zerkarien enzystieren sich in Pflanzen. Mit der Nahrung aufgenommen, werden im Duodenum Metazerkarien frei, gelangen durch die Darmwand in die Bauchhöhle und von außen in die Leber. Dort kommen die jungen Leberegel in die Hauptgallengänge, wo sie heranreifen.

Genuß von Brunnenkresse, Sauerampfer und Fallobst aus Wassergräben kann auch in Deutschland zu Erkrankungen führen.

Klinisches Bild und Komplikationen: 1–2 Monate nach der Infektion treten Fieber, Eosinophilie und vergrößerte Leber auf. Bei starkem Wurmbefall können septische Temperaturen, epigastrische Krisen, deutliche Lebervergrößerungen und Eosinophilie bis zu 80% bei erhöhter Gesamtleukozytenzahl vorkommen. Das akute Krankheitsstadium kann 2–3 Monate dauern. Danach bestehen jahrelang Druckgefühl und Schmerzen im Oberbauch. Septische Cholangitis und Verschlußikterus mit Koliken sind häufige Komplikationen. Biliäre Zirrhosen können die Folge sein.

Diagnose und Differentialdiagnose: Es besteht eine Eosinophilie bis zu 80% bei stark erhöhter Gesamtleukozytenzahl, jedoch kommen auch Fälle ohne Eosinophilie vor. Die Eier lassen sich im Stuhl und im Duodenalsaft nachweisen, am besten in provozierter B-Galle. Eine serologische Untersuchung ist mit Hilfe der Komplementbindungsreaktion möglich. Die KBR kann vor dem Einachweis positiv sein.

Differentialdiagnostisch kommen chronische Hepatitis, chronische Cholezystitis und Pankreatitis in Frage.

Therapie: Bei Erwachsenen gibt man Emetin-Hydrochlorid intramuskulär 30 mg/die 18 Tage lang, bei Kindern Chloroquin per os 5 mg/kg Körpergewicht/die.

7.14. Opisthorchiasis (Katzenleberegel)

Pathogenese: Der Katzenleberegel (*Opisthorchis felineus*) kommt besonders in der gemäßigten Zone (Ostsee, Weichsel, baltische Provinzen, Rußland, besonders in Nordsibirien, Vorder- und Hinterindien sowie Japan) vor. Die Art *Opisthorchis viverrini* ist ein häufiger Parasit im nordöstlichen Teil von Thailand und in Bengalen. Der Katzenleberegel ist ein Parasit fischfressender Landsäugetiere. Es handelt sich um einen Zwitter. Die Eier werden mit dem Stuhl ausgeschieden und gelangen über das Wasser in den 1. Zwischenwirt, bei dem es sich um

Sumpfdeckelschnecken handelt. In den Schnecken schlüpfen die Mirazidien aus und entwickeln sich zu Sporozysten, in denen Stablarven (Redien) entstehen, die ihrerseits Zerkarien hervorbringen. Letztere schwärmen in das Süßwasser aus und gelangen in den 2. Zwischenwirt, einen Fisch, in dessen Muskulatur die Zerkarien einwandern und sich zu Metazerkarien umwandeln. Durch den Genuß von rohem Fisch kann sich der Mensch infizieren. Die Metazerkarien werden dann im Duodenum frei und wandern durch die Papilla duodeni major (Vateri) in die Lebergänge, die Gallenblase oder den Ductus pancreaticus. Es kommt zur Gallenstauung und zu entzündlichen Erscheinungen wie Cholangitis und Pericholangitis.

Klinische Symptome: Der Befall mit dem Leberegel kann symptomlos verlaufen. Andere Patienten klagen über Gewichtsverlust, Oberbauchschmerzen, Übelkeit, Erbrechen, Meteorismus, Verstopfung oder Durchfälle. Die Leber ist vergrößert und druckempfindlich. Im Blutbild findet sich eine Eosinophilie. In der Folge kann es zur Entwicklung eines Gallengang- oder Pankreaskarzinoms kommen.

Diagnose: Die Eier lassen sich im Stuhl, im Duodenalsaft und am besten im Gallensaft (B-Galle) mikroskopisch nachweisen. Hierbei sind Konzentrationsverfahren zu empfehlen.

Komplikationen: Häufig ist eine begleitende bakterielle Cholangitis, die meist durch Escherichia coli oder Enterokokken bedingt ist. In diesen Fällen treten Fieberschübe, Oberbauchschmerzen, evtl. auch Ikterus auf. Bei lange bestehendem Leberegelbefall kann sich eine Leberfibrose oder -zirrhose entwickeln, oder es kann zu einem Gallengangs- und Pankreaskarzinom kommen.

Therapie: Zur Chemotherapie eignen sich i. v. Gaben von Emetin-Hydrochlorid. Die Behandlung sollte lange genug fortgesetzt werden, bis sichergestellt ist, daß alle Parasiten abgetötet sind. Außerdem werden mehrwöchige Kuren mit Resochin empfohlen. Man gibt dabei 0,75 g/die 14−42 Tage lang.

7.15. Clonorchis sinensis (chinesischer Leberegel)

Pathogenese: *Clonorchis sinensis* kommt in Ostasien in den mittleren Gallengängen der Leber und im Pankreas des Menschen vor. Die Eier werden mit dem Stuhl ausgeschieden und enthalten ein Mirazidium. Wasserschnecken nehmen die Eier auf. Ausgeschiedene Zerkarien enzystieren sich als Metazerkarien in der Muskulatur von karpfenähnlichen Fischen, werden nach Genuß von rohem Fischfleisch im Dünndarm des Menschen frei und gelangen über den Ductus choledochus in die Gallengänge der Leber, besonders in den linken Leberlappen.

Klinische Symptome und Komplikationen: Frühsymptome sind Fieber, Eosinophilie, Subikterus und vergrößerte Leber. Meist kommen die Patienten jedoch erst im chronischen Stadium in Behandlung. Es bestehen dann Durchfälle, wechselnd mit Verstopfungen, Blähungen, Schmerzen in der Magengegend, starke Abmagerung, Subikterus, akute Cholezystitis und Pericholezystitis. In der Leber führen mechanische und toxische Schädigungen zur Epithelproliferation der Gallengänge. Periportale und interlobuläre Infiltrationen mit Bindegewebsbildung bis zur Leberzirrhose wurden beobachtet. Die Entstehung eines primären Leberkarzinoms ist bei einer chronischen Infektion nicht selten.

Diagnose: Der Einachweis erfolgt am besten in provozierter B-Galle oder durch wiederholte Untersuchung von Stuhl. Die Wurmeier sind u. U. recht zahlreich, werden aber wegen ihrer geringen Größe häufig übersehen. Daher sind Konzentrationsverfahren (z. B. nach Telemann) zu empfehlen.

Therapie: Zur Chemotherapie eignen sich i. v. Gaben von Emetin-Hydrochlorid, wobei die Behandlung lange genug fortgesetzt werden muß, bis sichergestellt ist, daß alle Parasiten abgetötet sind. Außerdem werden mehrwöchige Kuren mit Resochin (0,75 g/die 14−42 Tage lang) empfohlen.

7.16. Fasziolose (Darmdistomatose)

Pathogenese: Die Infektion mit dem großen Darmegel oder Riesenegel (*Fasciolopsis buski*) kommt hauptsächlich in Ostasien vor. Die Eier des Darmegels gelangen mit dem Stuhl in das Freie und müssen in das Wasser kommen, damit die Mirazidien ausschlüpfen können. Diese entwickeln sich in Schnecken zur Sporozyste, die nur eine Redie hervorbringt. Diese wandert in das Hepatopankreas der Schnecke und erzeugt dort Zerkarien. Letztere schwärmen aus, setzen sich an Wasserpflanzen fest und werden zu Metazerkarien. Der Mensch infiziert sich durch den Genuß solcher Pflanzen.

Klinische Symptome und Komplikationen: Die Inkubationszeit beträgt 1−2 Monate. Danach machen sich kolikartige Leibschmerzen und Diarrhöen, wechselnd mit Obstipation, sowie Übelkeit, Erbrechen und Meteorismus bemerkbar. In schweren Fällen oder bei schlechtem Allgemeinzustand des Patienten treten Abmagerung, Ödeme, Aszites, Zahnfleisch- und Nasenbluten, Kopfschmerzen und Schwindel hinzu. Diese Symptome sind durch die Stoffwechselprodukte des Egels verursacht. Bei Infektion im Kindesalter kann es zu Wachstums- und Entwicklungshemmungen kommen.

Diagnose: Die Eier lassen sich im Stuhl nachweisen. Konzentrationsverfahren mit konzentrierter Kochsalzlösung erleichtern dabei das Auffinden der Eier.

Therapie: Angewendet werden Bepheniumhydroxynaphthoat (Alcopar), Thiabendazol (Minzolum) oder Niclosamid (Yomesan). Abführen vor und nach Gabe der Medikamente ist vorteilhaft.

7.17. Paragonimiasis (Lungenegel)

Pathogenese: Es handelt sich um einen Zwitter, dessen Eier mit Sputum, Stuhl oder Urin ausgeschieden werden. Im Wasser entstehen aus ihnen Wimperlarven, die in Süßwasserschnecken eindringen. Hier entwickeln sie sich über Sporozyten und Redien zu Zerkarien. Letztere verlassen die Süßwasserschnecke und bohren sich aktiv in Krabben oder Krebse ein, in deren Muskeln sie sich als Metazerkarien verkapseln. Der Mensch infiziert sich durch Genuß dieser Krabben und Krebse oder durch Trinkwasser. Die Metazerkarien durchbohren die Darmwand, gelangen in die freie Bauchhöhle und von dort durch das Zwerchfell und den Pleuraspalt in die Lungen, wo sie sich in den Bronchien ansiedeln. Manchmal kommen sie auch in andere Organe, z. B. Gehirn, Herzmuskel, Perikard, Harnblase, Dünn- und Dickdarm, Leber, Milz, Pankreas, Nieren, Zwerchfell, Peritoneum, quergestreifte Muskulatur, Haut und Augenlider.

In dem vom Egel durchwanderten Gewebe entstehen zunächst Hämorrhagien, anschließend entzündliche Infiltrate und schließlich fibröse Kapseln, die eine Zyste umgeben, in der sich mehrere Egel und eine bräunliche, blutigschleimige Masse befinden.

Klinische Symptome: Die Patienten klagen 14 Tage nach der Infektion über Husten, Fieber, Thoraxschmerzen und Schweißausbrüche. Im weiteren Verlauf wird rostig-sanguinolenter Auswurf produziert. Bei Befall des Gehirns bestehen Kopfschmerzen, Schwindel, Sehstörungen, Neuralgien, evtl. Hemiplegien und Jackson-Anfälle. Im Blutbild findet sich eine eosinophile Leukozytose. Auch im Pleurapunktat läßt sich eine hochgradige Eosinophilie nachweisen. Röntgenologisch können wir beim Lungenbefall 4 Stadien unterscheiden:

1. das infiltrative Stadium mit unscharf begrenzten, wolkigen pneumonischen Infiltraten unmittelbar nach der Invasion des Egels in die Lungen;
2. das Zystenstadium mit isolierten Rundherden;
3. das Stadium der fibrösen Narbenbildung und
4. das Stadium der Verkalkung.

Im Gehirn lassen sich gelegentlich durch Ventrikulographie Zysten oder auch röntgenologisch Verkalkungen aufzeigen.

Diagnose und Differentialdiagnose: Die Eier werden in Sputum, Stuhl oder seltener im Urin nachgewiesen, evtl. nach Anreicherung mit Antiformin. Neben dem typischen Paragonimuseiern findet man im Sputum Charcot-Leyden-Kristalle, Erythrozyten und eosinophile Leukozyten. Bei Kindern, die das Sputum verschlucken, lassen sich die Eier im Stuhl nachweisen. Bei Erkrankungen ohne Einachweis (abdominelle Verlaufsform, Gehirnparagonimiasis, Unterhautabsiedelungen) helfen serologische Reaktionen wie die Komplementbindungsreaktion und der Intradermaltest weiter.

Die Differentialdiagnose stellt sich beim Lungenbefall hauptsächlich gegenüber der Tuberkulose. Weiterhin kommen Bronchitis, Bronchopneumonie, Histoplasmose, Bronchiektasen, Lungentumoren, eosinophile Lungeninfiltrate, Zystizerkose, Echinokokkose differentialdiagnostisch in Frage.

Komplikationen: Am gefährlichsten ist die zerebrale Verlaufsform, die zu plötzlichen Todesfällen führen kann.

Therapie: Bei lokalisiertem Befall werden die Zysten am besten operativ entfernt. Chloroquin bringt nur im Frühstadium gewisse Erfolge. Das Mittel der Wahl ist heute das Bithionol. Eine Tagesdosis von 30–50 mg/kg Körpergewicht wird jeden 2. Tag, mindestens 10 ×, bei schweren Infektionen bis zu 15 × per os verabreicht.

Neben dem Bithionol kann auch das Bithionol-Sulfoxin = Bitin S verwendet werden, von dem aber nur 10–20 mg/kg Körpergewicht täglich gegeben werden. Nebenwirkungen werden beschrieben, sind aber leicht, flüchtig und unbedenklich. Die genannten Medikamente werden in Japan hergestellt.

Neuerdings wurde das Bilevon oder Niclofonan (Bayer 8015) als sehr wirksames Therapeutikum in die Behandlung ostasiatischer oder afrikanischer Paragonimuserkrankungen eingeführt. Dabei wurde eine einmalige Dosis von 2 mg/kg Körpergewicht nach dem Frühstück verabfolgt. Nebenreaktionen werden beschrieben, sind aber ebenfalls nicht schwerer Natur.

8. Rechtsvorschriften zur Meldepflicht

Nach Inkrafttreten des Vierten Gesetzes zur Änderung des Bundes-Seuchengesetzes vom 18. 12. 1979 (BGBl I S. 2248) sind neue Bestimmungen der Meldepflicht zu beachten, die ab 1. 1. 1980 gelten.

Zweiter Abschnitt Meldepflicht

§ 3

(1) Zu melden ist der Krankheitsverdacht, die Erkrankung sowie der Tod an

1. Botulismus,
2. Cholera,
3. Enteritis infectiosa
   a) Salmonellose,
   b) übrige Formen, einschließlich mikrobiell bedingter Lebensmittelvergiftung,
4. Fleckfieber,
5. Lepra,
6. Milzbrand,
7. Ornothose,
8. Paratyphus A, B und C,
9. Pest,
10. Pocken,
11. Poliomyelitis,
12. Rückfallfieber,
13. Shigellenruhr,
14. Tollwut,
15. Tularämie,
16. Typhus abdominalis,
17. virusbedingtem hämorrhagischem Fieber.

(2) Zu melden ist die Erkrankung sowie der Tod an

1. angeborener
   a) Zytomegalie,
   b) Listeriose,
   c) Lues,
   d) Toxoplasmose,
   e) Rötelnembryopathie,

2. Brucellose,
3. Diphtherie,
4. Gelbfieber,
5. Leptospirose
   a) Weilsche Krankheit,
   b) übrige Formen,
6. Malaria,
7. Meningitis/Enzephalitis
   a) Meningokokkenmeningitis,
   b) andere bakterielle Meningitiden,
   c) Virusmeningoenzephalitis,
   d) übrige Formen,
8. Q-Fieber,
9. Rotz,
10. Trachom,
11. Trichinose,
12. Tuberkulose (aktive Form)
   a) der Atmungsorgane,
   b) der übrigen Organe,
13. Virushepatitis
   a) Hepatitis A,
   b) Hepatitis B,
   c) nicht bestimmbare und übrige Formen,
14. anaerober Wundinfektion
   a) Gasbrand/Gasödem,
   b) Tetanus.

(3) Zu melden ist der Tod an

1. Influenza (Virusgrippe),
2. Keuchhusten,
3. Masern,
4. Puerperalsepsis,
5. Scharlach.

(4) Zu melden ist jeder Ausscheider von

1. Choleravibrionen,
2. Salmonellen
   a) S. typhi,
   b) S. paratyphi A, B und C,
   c) übrige,

3. Shigellen.

(5) Zu melden ist die Verletzung eines Menschen durch ein tollwutkrankes oder -verdächtiges Tier sowie die Berührung eines solchen Tieres oder Tierkörpers.

§ 4

(1) Zur Meldung sind verpflichtet

1. der behandelnde Arzt oder sonst hinzugezogene Arzt, im Fall des § 3 Abs. 5 auch der Tierarzt,
2. jede sonstige mit der Behandlung oder der Pflege des Betroffenen berufsmäßig beschäftigte Person,
3. die hinzugezogene Hebamme,
4. auf Seeschiffen der Kapitän,
5. die Leiter von Pflegeanstalten, Justizvollzugsanstalten, Heimen, Lagern, Sammelunterkünften und ähnlichen Einrichtungen.

(2) In Krankenhäusern oder Entbindungsheimen ist für die Einhaltung der Meldepflicht nach Absatz 1 Nr. 1 der leitende Arzt, in Krankenhäusern mit mehreren selbständigen Abteilungen der leitende Abteilungsarzt, in Krankenhäusern ohne leitenden Arzt der behandelnde Arzt verantwortlich.

(3) Die Meldepflicht besteht für die in Absatz 1 Nr. 2 bis 5 bezeichneten Personen nur, wenn eine in der Reihenfolge des Absatzes 1 vorher genannte Person nicht vorhanden oder an der Meldung verhindert ist. Die außerhalb eines Krankenhauses oder eines Entbindungsheimes tätige Hebamme ist in jedem Falle zur Meldung verpflichtet.

§ 5

Die Meldung ist dem für den Aufenthalt des Betroffenen zuständigen Gesundheitsamt unverzüglich, spätestens innerhalb 24 Stunden nach erlangter Kenntnis zu erstatten. Dieses hat das für die Wohnung, bei mehreren Wohnungen das für die Hauptwohnung des Betroffenen zuständige Gesundheitsamt unverzüglich zu benachrichtigen, wenn die Wohnung oder Hauptwohnung im Bereich eines anderen Gesundheitsamtes liegt.

§ 5a

(1) Über die nach den §§ 3 und 8 meldepflichtigen Erkrankungen, Todesfälle, Ausscheider und Ausbrüche werden vierteljährliche Erhebungen als Bundesstatistik durchgeführt; die Erhebungen für die Er-

krankung und den Tod an Tuberkulose (§ 3 Abs. 2 Nr. 12) werden nur jährlich durchgeführt.

(2) Der Bundesminister für Jugend, Familie und Gesundheit wird ermächtigt, durch Rechtsverordnung mit Zustimmung des Bundesrates die Erhebungen auf übertragbare Krankheiten auszudehnen, die durch eine Rechtsverordnung aufgrund des § 7 Abs. 1 oder 2 in die Meldepflicht einbezogen sind, sowie die Periodizität der Bundesstatistik zu ändern, soweit die Epidemiologie dies zuläßt oder erfordert.

(3) Auskunftspflichtig ist das für die Wohnung, bei mehreren Wohnungen das für die Hauptwohnung des Betroffenen zuständige Gesundheitsamt.

§ 6

(1) Ausscheider nach § 3 Abs. 4 haben jeden Wechsel der Wohnung und jeden Wechsel der Arbeitsstätte unverzüglich dem bisher zuständigen Gesundheitsamt anzuzeigen.

(2) Die in Abs. 1 genannten Ausscheider sind verpflichtet, bei jeder Aufnahme in ein Krankenhaus oder ein Entbindungsheim oder bei der Inanspruchnahme einer Hebamme dem behandelnden Arzt oder der Hebamme mitzuteilen, daß sie Ausscheider sind.

(3) Im Falle der Geschäftsunfähigkeit oder der beschränkten Geschäftsfähigkeit eines der in Abs. 1 genannten Ausscheider treffen die Verpflichtungen nach den Absätzen 1 und 2 denjenigen, dem die Sorge für die Person des Ausscheiders zusteht. Im Falle des § 1633 des Bürgerlichen Gesetzbuches ist der Minderjährige verpflichtet.

(4) In den Fällen des § 3 sind die Aufnahme der Kranken, Krankheitsverdächtigen und Ausscheider in ein Krankenhaus oder ein Entbindungsheim sowie ihre Entlassung unverzüglich dem Gesundheitsamt anzuzeigen, an das die Meldung nach § 5 Satz 1 zu erstatten war. In der Entlassungsanzeige ist anzugeben, ob der Entlassene geheilt ist und ob er die Erreger einer übertragbaren Krankheit noch ausscheidet. § 4 Abs. 2 und § 5 Satz 2 gelten entsprechend.

(1) Der Bundesminister für Jugend, Familie und Gesundheit wird ermächtigt, durch Rechtsverordnung mit Zustimmung des Bundesrates die Meldepflicht für die in § 3 genannten Krankheiten aufzuheben, einzuschränken oder zu erweitern oder die Meldepflicht auf andere übertragbare Krankheiten auszudehnen, soweit die epidemische Lage dies zuläßt oder erfordert.

(2) In dringenden Fällen kann die Rechtsverordnung ohne Zustimmung des Bundesrates erlassen werden, jedoch ist ihre Geltungsdauer auf längstens drei Monate zu befristen.

(3) Solange der Bundesminister für Jugend, Familie und Gesundheit von der Ermächtigung nach Absatz 1 keinen Gebrauch macht, sind die Landesregierungen zum Erlaß einer Rechtsverordnung nach Absatz 1 ermächtigt, sofern die Meldepflicht nach § 3 hierdurch nicht eingeschränkt oder aufgehoben wird. Sie können die Ermächtigung durch Rechtsverordnung auf andere Stellen übertragen.

Dritter Abschnitt
Meldepflicht in besonderen Fällen

§ 8

Wenn durch Krankheitserreger verursachte Erkrankungen in Krankenhäusern, Entbindungsheimen, Säuglingsheimen, Säuglingstagesstätten oder Einrichtungen zur vorübergehenden Unterbringung von Säuglingen nicht nur vereinzelt auftreten (Ausbruch), so sind diese Erkrankungen unverzüglich als Ausbruch zu melden, es sei denn, daß die Erkrankten schon vor der Aufnahme an diesen Krankheiten erkrankt oder dessen verdächtigt waren. § 4 Abs. 2 ist entsprechend anzuwenden.

§ 9

(1) Die Leiter von Medizinaluntersuchungsämtern und sonstigen öffentlichen oder privaten Untersuchungsstellen haben jeden Untersuchungsbefund, der auf einen meldepflichtigen Fall oder eine Erkrankung an Influenza schließen läßt, unverzüglich dem für den Aufenthaltsort des Betroffenen zuständigen Gesundheitsamt zu melden. § 5 Satz 2 gilt entsprechend.

(2) Absatz 1 gilt nicht, wenn die Untersuchungsstelle Teil eines Krankenhauses ist und sich die Untersuchung auf Insassen dieses Krankenhauses bezieht.

9. Differentialdiagnostische Tabellen

9.1. Exanthemkrankheiten

9.1.1. Makulöse bzw. makulopapulöse Exantheme

	Scharlach	Röteln
Größe der Einzel-effloreszenz	feinfleckig, stecknadelspitz-groß, dicht stehend	mittelfleckig, nicht konflu-ierend
Farbe	meist blaßrosa, selten intensi-ver rot	blaßrosa
Verteilung	bevorzugt Unterbauch, Lei-stenbeugen, Schenkeldreieck, Achselhöhlen, Innenseiten der Extremitäten, im Gesicht nur fieberhafte Rötung, kein eigent-liches Exanthem, periorale Blässe	bevorzugt Streckseiten der Extremitäten, Rücken, Ge-sicht, auch in der Umgebung des Mundes
Dauer	einige Stunden bis Tage	einige Tage
Fieber	38–39,5 °C	38 °C
Allgemeinzustand	plötzlicher Beginn, oft Erbre-chen, sonst nicht sehr schwer gestört	nicht wesentlich beeinträch-tigt
Andere Kardinal-symptome	Angina, Enanthem, regionäre Lymphknoten am Kieferwinkel, Zunge am 1. Tag belegt, Him-beerzunge am 5. Tag, in der 2. Woche Schuppung	Nackenlymphknoten
Blutbild	Leukozytose, Linksverschie-bung, Döhle-Körper, toxische Granula, am 5. Tag Eosinophi-lie	Leukopenie, atypische Lymphozyten
Urin	Eiweißopaleszenz, Aceton po-sitiv, Urobilinogen vermehrt, vereinzelt Erythrozyten	– –
Diagnostik	Rachenabstrich auf Strepto-kokken	KBR und IgM-Antikörper

Makulöse bzw. makulopapulöse Exantheme (Fortsetzung)

	Masern	Erythema infectiosum
Größe der Einzel-effloreszenz	grobfleckig, linsengroß, konfluierend	feinfleckig, nach einigen Tagen Girlanden und Figuren bildend
Farbe	dunkelrot mit bräunlichem oder bläulich lividem Einschlag	hellrosa
Verteilung	ganzer Körper, hinter den Ohren beginnend, von oben nach unten absteigend, Gesicht und Umgebung des Mundes mitbetroffen, auch Handteller und Fußsohlen betroffen	Streckseiten der Extremitäten, im Gesicht diffuse, rötlich livide Verfärbung mit perioraler Blässe
Dauer	bis zu 8 Tagen	bis zu 8 Tagen
Fieber	39−40 °C	subfebril
Allgemeinzustand	schwer beeinträchtigt	nicht beeinträchtigt
Andere Kardinalsymptome	Konjunktivitis, Rhinitis, Bronchitis, Koplik-Flecken	keine
Blutbild	Leukopenie, Linksverschiebung	uncharakteristisch
Urin	Diazo positiv	−−
Diagnostik	KBR	−−

Exanthema subitum	Infektiöse Mononukleose
klein- bis mittelfleckig, 2−5 mm Durchmesser, leicht papulös	fein- bis mittelfleckig
hellrosa bis hellrot	hellrosa bis hellrot
zuerst Befall des Stammes, besonders des Rückens, dann schnelle Ausbreitung über den Körper, wobei der Stamm mehr betroffen ist als die Extremitäten	meist bevorzugt an den Extremitäten, auch am Thorax, Unterbauch weniger befallen
Beginn mit Abklingen des Fiebers, hat dann Höhepunkt nach 1−2 Stunden und blaßt nach 1−2 Tagen ab	einige Tage
39−40 °C, 3 Tage anhaltend, aber zu Beginn des Exanthems wieder abklingend	lange bestehen bleibend, 39−40 °C
deutlich beeinträchtigt	deutlich beeinträchtigt
vor Beginn des Exanthems Fieber mit katarrhalischen Erscheinungen, auch Durchfälle und Störungen im Bereich des ZNS (Krämpfe)	petechiales Enanthem, generalisierte Lymphknotenschwellungen, Leber- und Milzschwellung
Leukopenie, Monozytose in der Fieberphase, Leukopenie mit Lymphozytose bis 80−90 % in der Exanthemphase	Auftreten von atypischen Lymphozyten bei relativer und evtl. auch absoluter Lymphozytose
eventuell Eiweiß + (Urobilinogen vermehrt)	− − − −
− −	Monosticontest, Paul Bunnell, KBR Epstein-Barr-Virus

Makulöse bzw. makulopapulöse Exantheme (Fortsetzung)

	Allergie	Lues II	Typhus
Größe der Einzel-effloreszenz	fein- bis grobflek-kig, auch urtikariell, *juckend*	makulopapulös, mittel- bis grobflek-kig	linsengroße Einzel-effloreszenzen, mit dem Spatel weg-drückbar
Farbe	hellrosa bis dunkel-rot, evtl. auch bläu-lich livide	hellrosa	hellrosa
Verteilung	uncharakteristisch	bevorzugt Extremi-täten	Abdomen, bei Pa-ratyphus auch Rük-ken und Ober-schenkel
Dauer	verschieden	einige Tage	beginnend am 8. Krankheitstag, einige Tage
Fieber	u. U. 39 °C	38−39 °C	39−40 °C in Form einer Kontinua bei relativer Bradykar-die
Allgemeinzustand	u. U. schwer beein-trächtigt	nicht schwer beein-trächtigt	schwer beeinträch-tigt
Andere Kardinal-symptome	Juckreiz	Lymphknoten, Fie-ber, evtl. Meningitis und Ikterus, auch Tonsillitis	Kontinua, relative Leukopenie, relati-ve Bradykardie, Milzvergrößerung, später Durchfälle
Blutbild	Eosinophile	unauffällig	Leukopenie, Links-verschiebung, Aneosinophilie
Urin	− − −	− − −	Diazo positiv
Diagnostik	− − −	TPA	Blutkultur

Fleckfieber	ECHO-Virus-Infektionen
stecknadelkopfgroß, später konfluierend, Polymorphie	mittelgroß, makulös oder makulopapulös
blaß hochrot, später livide, düsterrot, purpur (hämorrhagisch)	hellrosa
Stamm, auch Extremitäten, bevorzugter Beginn im Bereich der seitlichen Thoraxpartien, Gesicht und Hals bleiben frei	Beginn im Gesicht und Hals, obere Brustpartie, auch Rumpf und Extremitäten werden befallen
beginnend am 4.–7. Krankheitstag, bei hämorrhagischem Einschlag kann es bis über die Entfieberung hinaus bestehen	zusammen mit dem Fieber, besteht einige Stunden oder Tage
39–41 °C	38–39 °C
schwer beeinträchtigt	mäßig beeinträchtigt
Benommenheit, Kontinua, Gesichtsödem, gerötetes Gesicht, Konjunktivitis, „Kaninchenaugen"	evtl. Enanthem mit Bläschen oder Ulzerationen in der Mundhöhle, evtl. Meningitis, evtl. Enteritis, evtl. respiratorische Infektionen
Leukozytose, Linksverschiebung, Aneosinophilie	meist normale Leukozytenzahl, Linksverschiebung
Diazo positiv	– – –
Weil-Felix-Reaktion	Neutralisationstest

9.1.2. Vesikuläre Exantheme

	Varizellen	Herpes zoster = Zoster
Größe der Einzeleffloreszenz	stecknadelkopf- bis linsengroß	stecknadelkopf- bis linsengroß
Entwicklungsstadien	erst Fleckchen, dann Knötchen, dann Bläschen, von einem roten Hof umgeben, Verschorfung	Fleckchen, Knötchen, Bläschen, Verschorfung
Verteilung	in Schüben verlaufend, den ganzen Körper betreffend, vorwiegend Rumpf, auch den behaarten Kopf und die Schleimhäute	segmental angeordnet, evtl. Schleimhautbeteiligung, auch generalisierter Zoster möglich
Dauer	14 Tage, zu gleicher Zeit mehrere Stadien sichtbar	14 Tage, heftige Schmerzen oft 6 Wochen anhaltend
Fieber	$38-39\,°C$	subfebril
Allgemeinzustand	wenig beeinträchtigt	infolge der heftigen Schmerzen gestört
Blutbild	geringe Leukopenie und relative Lymphozytose	evtl. atypische Lymphozyten
Urin	im allgemeinen unauffällig	unauffällig
Diagnostik	KBR	KBR

Variola	Herpes simplex	Stomatitis epidemica
linsengroß	stecknadelkopf- bis linsengroß	stecknadelkopf- bis kirschkerngroß
Fleckchen, Knötchen, Bläschen, von einem roten Hof umgeben, Pusteln, Verschorfung, Narben	Fleckchen, dann Bläschen	Bläschen mit rotem Hof, evtl. später Pusteln
am ganzen Körper gleichmäßig auftretend, auch Schleimhäute befallen, bevorzugt Gesicht und Extremitäten	am Umschlag von Haut zu Schleimhäuten, gruppenweise auftretende Bläschen auf entzündlichem Grund	Mundschleimhaut und Umgebung des Mundes
4 Wochen	wenige Tage	14 Tage
40–41 °C, doppelgipfliger Verlauf	bei unkompliziertem Herpes, wenn keine andere Grundkrankheit besteht, kein Fieber	38–38,5 °C
schwer beeinträchtigt	kaum beeinträchtigt	mäßig beeinträchtigt
mäßige Leukozytose und Lymphozytose	unauffällig, evtl. atypische Lymphozyten	unauffällig
Eiweiß, Leukozyten, Erythrozyten	unauffällig	unauffällig
	KBR	KBR

9.2.   Rachenveränderungen und Enantheme

	Scharlach bzw. Streptokokken-angina	Infektiöse Mononukleose
Erreger	Streptokokken	Epstein-Barr-Virus
Mundschleimhaut	diffuses Enanthem des weichen Gaumens	petechiales Enanthem des weichen und harten Gaumens, besonders an der Grenze vom weichen zum harten Gaumen
Zunge	1.–2. Krankheitstag belegt, 3.–4. Krankheitstag Erdbeerzunge, am 5.–6. Tag Himbeerzunge	gering belegt
Rachenring und Tonsillen	Angina catarrhalis oder follicularis, selten lacunaris	Angina lacunaris, dicke, aber leicht abstreifbare weißgelbliche Beläge, die nicht auf die Umgebung der Tonsillen übergreifen, fauliger Foetor ex ore
Fieber	39–39,5 °C	39–40 °C
Pulsfrequenz	Tachykardie	relative Bradykardie
Allgemeinzustand	mäßig beeinträchtigt	deutlich beeinträchtigt
Andere Kardinalsymptome	Kieferwinkellymphknoten, Exanthem	generalisierte Lymphknotenschwellungen, Leber- und Milzschwellung, Schwellung der Rachenmandel, Lidödeme
Blutbild	Leukozytose, Linksverschiebung, am 5.–6. Krankheitstag Eosinophilie	Lymphozytose mit atypischen Lymphozyten
Erregernachweis	Nasen- und Rachenabstrich	– –
Serologie	ASR	Paul-Bunnell, Monosticon-Test, KBR auf Epstein-Barr-Virus
Beginn	plötzlich	Prodromalstadium

Diphtherie	Angina Plaut-Vincenti	Herpangina
Diphtheriebakterien	Borrelien und fusiforme Bakterien	Coxsackie-A-Virus
Beläge können auf die Umgebung der Tonsillen übergreifen	unauffällig	Bläschen können auf den weichen Gaumen übergreifen
belegt	unauffällig	unauffällig
grauweiße membranöse Beläge, die sich nicht abstreifen lassen und beim Versuch des Abstreifens Blutungen hinterlassen; Beläge greifen auf Umgebung der Tonsillen über; süßlicher Foetor ex ore	einseitiges, kraterförmiges Ulkus an einer Tonsille, das mit nekrotischen graugelbgrünlichen Massen ausgefüllt ist; starker Foetor ex ore	stecknadelkopf- bis linsengroße Bläschen, bes. am vorderen Gaumenbogen und an der Uvula, aber auch im Bereich der Tonsillen, von einem roten Hof umgeben, evtl. kleine Geschwüre
38−39,5 °C	37−37,5 °C	38−39 °C
Tachykardie, oft bei weichem, kleinem Puls und Blutdruckabfall	unauffällig	unauffällig
schwer beeinträchtigt	nicht beeinträchtigt	mäßig bis deutlich beeinträchtigt
Kieferwinkellymphknotenschwellung, z. T. mit periglandulärem Ödem, evtl. Nasendiphtherie (blutigseröser Schnupfen) und Kehlkopfdiphtherie	einseitige Kieferwinkellymphknotenschwellung auf der erkrankten Seite	Kopfschmerzen, Mattigkeit
Leukozytose, Linksverschiebung	unauffällig	relative Leukopenie, ger. Linksverschiebung
Nasen- und Rachenabstrich, kulturell und mikroskopisch	Nasen- und Rachenabstrich, mikroskopisch	Rachenspülwasser und Stuhl, tiefgefroren
−−	−−	KBR und Neutralisationstest

	Stomatitis herpetica	Varizellen	Masern
Erreger	Herpes simplex	Varizellenvirus	Masernvirus
Mundschleim-haut	Bläschen im Bereich des Mundes, die im weiteren Verlauf zu Erosionen führen, befinden sich besonders im Bereich der Lippen, des Zahnfleisches, des harten Gaumens und der Wangentaschen	Bläschen	bereits im Prodromalstadium grobfleckiges Enanthem des weichen Gaumens und der Wangen, kurz vor Ausbruch des Exanthems Koplik-Flecken, d. h. weißlichgraue, kalkspritzerartige Fleckchen an der Wangenschleimhaut, gegenüber den unteren Prämolaren
Zunge	ebenfalls von Bläschenerosionen und Ulzera befallen	evtl. Bläschen	belegt, manchmal im weiteren Verlauf geringe Papillenhypertrophie (Erdbeerzunge)
Rachenring und Tonsillen	die Veränderungen befinden sich vorwiegend in der vorderen Mundhöhle, der Rachen ist nur geringfügig befallen, deutlicher fauligfötider Foetor ex ore, Speichelfluß	Bläschen auf Rachenring und Tonsillen	unauffällig
Fieber	39,5−40 °C	38−39 °C	39−40 °C
Pulsfrequenz	unauffällig	unauffällig	mäßige Tachykardie
Allgemeinzustand	deutlich beeinträchtigt	gering bis mäßig beeinträchtigt	deutlich beeinträchtigt
Andere Kardinalsymptome	regionäre Lymphknotenschwellungen, Herpes in der Umgebung des Mundes	Exanthem	Exanthem, Konjunktivitis, Rhinitis, Bronchitis
Blutbild	unauffällig, wenn keine Sekundärinfektion	relative Leukopenie, relative Lymphozytose	relative Leukopenie, Linksverschiebung
Erregernachweis	evtl. Rachenspülwasser, tiefgefroren	nicht üblich	nicht üblich
Serologie	KBR	KBR	KBR

9.3.   Infektionen des Zentralnervensystems

9.3.1.   Klinische Zeichen, die für eine Meningitis sprechen

Subjektiv:	Kopfschmerzen, Fieber, Übelkeit, Erbrechen, Lichtscheu, Nackensteifigkeit
Objektiv:	Brudzinski, Kernig (Lasègue), Kniekußphänomen, Dreifußphänomen, Opisthotonus
Liquorzellvermehrung	

9.3.2.   Klinische Zeichen, die für eine Enzephalitis sprechen können

Benommenheit bis zur Bewußtlosigkeit, spastische Paresen, gesteigerte Reflexe, postitive Pyramidenzeichen, epileptiforme Krämpfe, choreiforme und athetotische Zustandsbilder, zentrale Hirnnervensymptome, Liquorzuckervermehrung, EEG-Veränderungen

9.3.3.   Klinische Zeichen, die für eine Myelitis sprechen können

Schlaffe Paresen

Enzephalitis, Meningitis und Myelitis kommen häufig kombiniert vor, man spricht daher auch von Enzephalomyelomeningitis

9.3.4.   Differentialdiagnose spastischer und schlaffer Paresen

	Spastische Parese	Schlaffe Parese
Muskeltonus	spastisch	schlaff
Muskeleigenreflexe	gesteigert, evtl. reflexogene Zonen verbreitert, Kloni	abgeschwächt bis aufgehoben
Pyramidenbahnzeichen (Babinski, Gordon, Oppenheim, Bechterew, Rossolimo, Trömner, Meier)	positiv	negativ
Muskelatrophie	nicht vorhanden	vorhanden

9.3.5.   Differentialdiagnose Poliomyelitis/ Polyradikuloneuritis

	Poliomyelitis	Polyradikuloneuritis
Prodromi	3 Tage Prodromalstadium, 3–4 Tage Latenz, meningitisches Stadium, dann Lähmungen	brauchen nicht vorhanden zu sein, evtl. Vorinfekt in größerem Abstand bis zu 3 Wochen
Verteilung der Lähmungen	proximal, seitenverschieden	distal, seitengleich
Sensibilitätsstörungen	nicht vorhanden, nur Schmerzen in den betroffenen Muskelgruppen	vorhanden
Liquor	Zellvermehrung, später auch Eiweißvermehrung	Zellzahl normal; bei Polyradikuloneuritis Eiweißvermehrung (Guillain-Barré-Syndrom), bei Polyneuritis auch Eiweiß normal

9.3.6.   Differentialdiagnose der Meningitiden

	Bakterielle Meningitis	Virusmeningitis	Tuberkulöse Meningitis
Aussehen des Liquors	trübe	klar	klar
Zellart	Granulozyten	Lymphozyten	Lymphozyten
Liquorzucker	niedrig bis normal	normal bis erhöht	erniedrigt
Spinnwebgerinnsel	kann vorhanden sein	nicht vorhanden	vorhanden
Anamnese	plötzlicher Beginn, oft mit Schüttelfrost, hohes Fieber, Allgemeinzustand sofort deutlich beeinträchtigt	akuter Beginn mit Fieber, manchmal Prodromalstadium und doppelgipfliger Verlauf	langsam schleichender Beginn, oft wochenlang vorher bereits Abgeschlagenheit und Leistungsschwäche, langsamer Fieberanstieg
Andere Symptome	– –	– –	periphere Hirnnervensymptome (basale Meningitis)

9.3.7. Differentialdiagnose der bakteriellen Meningitiden

	Meningitis epidemica	Fortgeleitete Meningitis	Hämatogen entstandene Meningitis
Erreger	Meningokokken	verschiedene Bakterien	verschiedene Bakterien
Entstehungsmechanismus	Tröpcheninfektion, zyklische Infektionskrankheit mit kurzem Generalisationsstadium	fortgeleitet von eitrigen Prozessen im Kopfbereich (Otitis media, Sinusitis, Schädel-Hirn-Traumen)	hämatogen entstanden im Rahmen anderer Allgemeininfektionen (Sepsis, Endokarditits, Pyelonephritis, Thrombophlebitis, Bronchiektasen, Puerperalfieber)
Weitere Symptome, Unterscheidungsmöglichkeiten	Nachweis von Meningokokken im Liquor, auch in der Blutkultur, im Rachen-Nasen-Abstrich (Gram-Präparat im Liquor). Evtl. Waterhouse-Friderichsen-Syndrom	Nachweis einer Otitis media oder Sinusitis (Anamnese, Röntgen-Nebenhöhlen okzipitomental und okzipitofrontal, Röntgen-Maier, Schüller-Stenvers, HNO-fachärztliche Untersuchung)	Blutkultur, Perkussions- und Auskultationsbefund von Herz und Lungen, Röntgen-Thorax, Katheterurin, evtl. gynäkologische Untersuchung

9.3.8. Differentialdiagnose der sog. Meningitis serosa bzw. Enzephalomeningitis

Parainfektiöse Virusmeningitis	Viren mit bevorzugtem Befall des Zentralnervensystems	Andere Krankheitserreger
Masern, Röteln, Windpocken/Zoster, infektiöse Mononukleose, Grippe, postvakzinale Enzephalitis, Mumps	Enteroviren – Poliomyelitis – Coxsackie – ECHO Lyssa Arboviren lymphozytäre Choriomeningitis Encephalitis lethargica Herpesenzephalitis	Leptospiren, Toxoplasmose, Pilze (insbesondere Kryptokokkose), Echinokokkus, Zystizerkus, Malaria tropica Schlafkrankheit

9.3.9.   Differentialdiagnose der ZNS-Erkrankungen bei AIDS

Infektionen	Neoplasmen	Zerebrovaskuläre Erkrankungen	Syndrome mit unklarer Ätiologie
Pilzmeningitis oder Hirnabszeß – Kryptokokkose – Kokzidioidomykose – Aspergillose – Histoplasmose Tuberkolose oder atypische Mykobakteriose (Meningitis oder Hirnabszeß) Viruskrankheiten – progressive multifokale Leukoenzephalopathie (Papovavirus) – Meningoenzephalitis oder -myelitis durch Herpesviren (Zytomegalie, Herpes zoster, Herpes simplex, Epstein-Barr-Virus) – segmentaler Herpes zoster Infektionen durch ungewöhnliche Erreger – bakterielle Infektionen (E. coli, Listerien, Nokardien) – zerebrovaskuläre Syphilis – Amöbenmeningoenzephalitis	Lymphome (primär oder metastatisch) Kaposi-Sarkom	Hirninfarkt intrazerebrale oder subarachnoidale Blutungen	Zentralnervensystem (möglicherweise durch Retrovirus ausgelöst) – AIDS-Demenz (subakute Enzephalitis) – vakuoläre Myelopathie – aseptische Meningitis peripheres Nervensystem – Mononeuritis multiplex – distale symmetrische axonale Polyneuropathie – chronische inflammatorische demyelinisierende Polyneuropathie – akute Polyradikuloneuropathie (Guillain-Barré-Syndrom)

9.4. Darminfektionen

	Typhus	Paratyphus
Erreger	Salmonella typhi	Salmonella paratyphi
Pathogenese	zyklische Infektionskrankheit	zyklische Infektionskrankheit mit unterschiedlich langem Generalisationsstadium
Befallener Darmteil	Dünndarm (Peyer-Plaques)	Dünndarm
Inkubationszeit	10–14 Tage	3–7 Tage
Krankheitsbeginn	zunächst hohes Fieber, Benommenheit, Kontinua, relative Bradykardie und Leukopenie, Obstipation, keine Durchfälle, am 8. Tag Roseolen	zunächst hohes Fieber, in manchen Fällen typhusähnliche Verläufe, in manchen schon nach einigen Stunden einsetzende Durchfälle
Stuhlbeschaffenheit	zunächst Obstipation, in der 2. Woche erbsenbreiartig	dünnflüssig, anfänglich manchmal Obstipation
Zahl der Stuhlentleerungen	meist nicht sehr zahlreich	zahlreicher als bei Typhus
Zusätzliche Symptome	Benommenheit, relative Bradykardie und Leukopenie, Diazo positiv, Milz, Roseolen	in manchen Fällen Benommenheit, relative Bradykardie und Leukopenie, Milz, zahlreiche Roseolen, Diazo positiv, in manchen Fällen Exsikkose, Elektrolytverluste, Hämokonzentration
Fieber	40 °C Kontinua	39–40 °C (Kontinua)
Blutbild	relative Leukopenie, Aneosinophilie, Linksverschiebung	relative Leukopenie, Linksverschiebung (Aneosinophilie)
Urin	Diazo positiv	Diazo (positiv)
Erregernachweis	1. Woche Blutkultur, 2.–3. Woche in Stuhl und Urin	Blutkultur, Stuhl, Urin
Serologie	Gruber-Widal	Gruber-Widal

	Enteritis infectiosa salmonellosa	Staphylokokkenenteritis
Erreger	Salmonellen	Staphylokokken
Pathogenese	Lokalinfektion	Lokalinfektion
Befallener Darmteil	Dünndarm	Dünndarm
Inkubationszeit	wenige Stunden bis 3 Tage	unter 3 Stunden
Krankheitsbeginn	akut mit Brechdurchfall und Fieber	Durchfälle
Stuhlbeschaffenheit	wäßrig bis dünnflüssig	dünnbreiig bis dünnflüssig
Zahl der Stuhlentleerungen	zahlreich	zahlreich
Zusätzliche Symptome	in schweren Fällen Exsikkose, Elektrolytverluste, Hämokonzentration	in schweren Fällen Exsikkose, Elektrolytverluste, Hämokonzentration
Fieber	bis 39 °C	etwa 38 °C
Blutbild	mäßige Linksverschiebung	evtl. Leukozytose
Urin	– –	– –
Erregernachweis	Stuhl	Stuhl
Serologie	Gruber-Widal	– –

	Cholera	Bakterielle Ruhr	Amöbenruhr
Erreger	Vibrio cholerae	Shigellen	Entamoeba histolytica
Pathogenese	Lokalinfektion	Lokalinfektion	Lokalinfektion
Befallener Darmteil	Dünndarm	Dickdarm	Dickdarm
Inkubationszeit	1−4 Tage	1−7 Tage	wenige Wochen bis mehrere Monate
Krankheitsbeginn	akut mit Durchfällen keine Tenesmen	akut mit Durchfällen und Tenesmen	langsam beginnende Durchfälle, auch Tenesmen
Stuhlbeschaffenheit	reiswasserartig	wäßrig, blutig schleimig	himbeergeleeartig
Zahl der Stuhlentleerungen	sehr zahlreich	sehr zahlreich (25/die)	etwa 4−10 pro die
Zusätzliche Symptome	Elektrolytverschiebung, Hämokonzentration, Exsikkose, Kreislaufinsuffizienz, Muskelkrämpfe	−−	„Leberabszeß" und Hepatose als Komplikationen
Fieber	38−39 °C	38−39 °C	38 °C
Blutbild	20 000−30 000 Leukozyten, Linksverschiebung, Lymphopenie, relative Monozytose	Leukozytose, Linksverschiebung	geringe Leukozytose, mäßige Anämie
Urin	evtl. Anurie	−−	−−
Erregernachweis	Stuhl	körperwarmer Stuhl	Stuhl, körperwarm
Serologie	Agglutinine, Hämagglutinationsreaktion	Ruhr-Widal	KBR

9.5.   Pulmonale Infektionen

	Lobärpneumonie	Bronchopneumonie
Erreger	meist Pneumokokken	verschiedene Bakterien, auch Masernvirus und Pilze
Pathogenese, Infektionsweg	zyklische Infektionskrankheit mit kurzem Generalisationsstadium	bronchogene Lokalinfektion
Temperatur, Puls	Schüttelfrost, 40 °C, mäßige Tachykardie	39 °C, Tachykardie
Anamnese, klinische Symptome	plötzlicher Beginn	Entstehung aus Bronchitis
Physikalischer Befund	ganzer Lappenbefall, Dämpfung, Bronchialatmen, Bronchophonie, feinblasige Rasselgeräusche, verstärkter Stimmfremitus	geringe Dämpfung, feinblasige, klingende Rasselgeräusche; Bronchialatmen, Bronchophonie und verstärkter Stimmfremitus nur bei ausgedehnten Prozessen
Röntgenbefund	Infiltrat eines ganzen Lungenlappens	herdförmige Infiltrate, besonders in den Unterlappen
Blutbild	Leukozytose und Linksverschiebung	Leukozytose und Linksverschiebung
Erregernachweis	Sputum bakteriologisch, besser Bronchuslavage oder transtracheales Aspirat	Sputum bakteriologisch, besser Bronchus lavage oder transtracheales Aspirat
Serologie und sonstige Nachweismethoden	— —	— —

	Viruspneumonie	Ornithose, Psittakose
Erreger	Grippevirus, Adenovirus, Masernvirus	Chlamydien
Pathogenese, Infektionsweg	bronchogen	zyklische Infektionskrankheiten
Temperatur, Puls	39–40 °C, evtl. relative Bradykardie	bis 40 °C, relative Bradykardie
Anamnese, klinische Symptome	vorher Bronchitis	zunächst keine Lokalerscheinungen
Physikalischer Befund	relativ geringfügiger Befund	oft erst spät und relativ geringfügiger Befund
Röntgenbefund	feinfleckige, bzw. streifigfleckige Infiltrationen	deutliche, oft keilförmige Verschattung
Blutbild	relative Leukopenie und Linksverschiebung	relative Leukopenie und Linksverschiebung
Erregernachweis	Sputum und Rachenabstrich bzw. Gurgelwasser, tiefgefroren, zur virologischen Untersuchung	Sputum und Gurgelwasser oder Rachenabstrich, tiefgefroren
Serologie und sonstige Nachweismethoden	KBR auf Myxoviren KBR auf Masern KBR auf Adenoviren	KBR auf Ornithose

	Q-Fieber	Primär atyp. Pneumonie	Tuberkulose
Erreger	Coxiella burneti	Mycoplasma pneumoniae	Tuberkelbakterien
Pathogenese, Infektionswege	zyklische Infektionskrankheit	zyklische Infektionskrankheit	chronische zyklische Infektionskrankheit
Temperatur, Puls	40 °C Kontinua, relative Bradykardie	38–40 °C Kontinua, Bradykardie	verschieden, subfebril bis zu hohen Temperaturen
Anamnese, klinische Symptome	zunächst keine Lokalerscheinungen	Beginn mit Husten und Kopfschmerzen	Nachtschweiße, oft langsamer Beginn
Physikalischer Befund	oft erst spät und relativ geringfügiger Befund	relativ geringfügiger Befund	meist im Oberfeld, je nach der Verlaufsform, bei Kavernen z. B. amphorisches Atmen, Kavernenknarren und -juchzen
Röntgenbefund	deutliche, mäßig fleckige oder homogene Infiltrate, oft mit Hilusbeteiligung	deutliche, streifigfleckige oder homogene Infiltrate, oft doppelseitig	je nach Verlaufsform produktive, exsudative, zirrhotische oder kavernöse Veränderungen
Blutbild	relative Leukopenie und Linksverschiebung	geringe Leukozytose und Monozytose	Leukozytose, Linksverschiebung, Lymphopenie; bei Miliartuberkulose Leukopenie
Erregernachweis	Sputum und Gurgelwasser, gefroren	Sputum und Gurgelwasser oder Rachenabstrich, gefroren	Sputum, Magensaft, Kehlkopfabstrich, Bronchuslavage
Serologie und sonstige Nachweismethoden	KBR auf Q-Fieber	Kälteagglutinine und Agglutinine gegen den Streptococcus MG, KBR auf Mykoplasmen	Hauttest (Mendel-Mantoux, Tine-Test, Tubergentest)

	Aktinomykose	Nokardiose	Soorpneumonie
Erreger	Actinomyces israeli	Strahlenpilze	Candida albicans
Pathogenese, Infektionswege	bronchogen	bronchogen, chronischer Verlauf	bronchogen, besonders bei gestörter Abwehrlage
Temperatur, Puls	gering bis mäßig erhöht	gering erhöht	bis 40 °C
Anamnese, klinische Symptome	hartnäckige Bronchitis, Brustschmerzen, Dyspnoe, fader, fauliger Mundgeruch	Bronchitis, dann Übergang in Bronchopneumonie	oft auf eine antibiotisch behandelte Pneumonie aufgepfropft
Physikalischer Befund	vielgestaltige Infiltrationen, auch Bronchiektasen, Kavernen, meist Unterlappen	uncharakteristischer Befund, thorakale Fisteln und Empyeme kommen vor	relativ geringfügiger Befund
Röntgenbefund	vielgestaltige Infiltrationen, auch Bronchiektasen und Kavernen	uncharakteristisch	vergrößerte Hili, streifige Lungenzeichnung, einzelne feine Herde von Stecknadelkopf- bis Linsengröße, unscharf begrenzt, besondern in Hilusnähe
Blutbild	Leukozytose, Linksverschiebung, Anämie	Leukozytose, Linksverschiebung, Anämie	leichte Leukozytose, später normochrome Anämie
Erregernachweis	Sputum und bronchoskopisch gewonnenes Sekret	wiederholte Sputumuntersuchung und bronchoskopisch gewonnenes Sekret	Sputum und bronchoskopisch gewonnenes Sekret
Serologie und sonstige Nachweismethoden	KBR	– –	– –

	Legionellose	Histoplasmose	Aspergillose
Erreger	Legionella pneumophila	Histoplasma	Aspergillus fumigatus und niger
Pathogenese, Infektionsweg	bronchogen	zunächst bronchogen, dann evtl. hämatogene Aussaat	bronchogen, Einbruch in die Blutbahn möglich
Temperatur, Puls	39−41 °C	bis 39 °C	38−39 °C
Anamnese, klinische Symptome	Dyspnoe, Husten, Auswurf, Benommenheit, oft gleichzeitig Durchfälle	Brustschmerzen, Husten	Bronchitis, Bronchopneumonie oder Aspergillom
Physikalischer Befund	Befund wie bei Pneumonie	oft geringfügiger Befund	Reizhusten mit eitrig bröckligem Auswurf, rezidivierende Hämoptoe, Asthma bronchiale
Röntgenbefund	vielgestaltige Infiltrationen	vereinzelte oder multiple Infiltrationen, Kalkherde und verkalkte Hiluslymphknoten, auch Pleurabeteiligung	bei Aspergillom Tomographie in horizontaler Lage, Bild eines von einer Luftsichel umgebenen, freischwebenden Ballons
Blutbild	Leukozytose, Linksverschiebung	mäßige Leukozytose und Linksverschiebung	Leukozytose und Linksverschiebung
Erregernachweis	Erregernachweis in Sputum und Bronchuslavage, Antigennachweis im Urin	Sputum und bronchoskopisch gewonnenes Sekret	bronchoskopisch gewonnenes Sekret, histologische Untersuchung
Serologie und sonstige Nachweismethoden	−−	Hauttest, KBR, Agglutinationstest, Präzipitintest	Hauttest

	Mukormykose	Kokzidioidomykose	Pneumocystis-carinii-Pneumonie
Erreger	Rhizopus, Mucor, Absidia	Coccidioides immitis	Pneumocystis carinii
Pathogenese, Infektionsweg	bronchogen, besonders bei schlecht eingestelltem Diabetes	bronchogen, besonders bei schlechter Abwehrlage	bronchogen, besonders bei AIDS-Patienten
Temperatur, Puls	mäßig erhöht	38−39 °C	39−40 °C, Fieber kann auch fehlen
Anamnese, klinische Symptome	stechende Brustschmerzen, Dyspnoe, blutiges Sputum, Husten	Husten, Fieber, Appetitlosigkeit, Nachtschweiße, Pleurabeschwerden, evtl. Hämoptoe	schwere Dyspnoe, pathologische Blutgaswerte, trockener Husten
Physikalischer Befund	Infarzierung des Lungengewebes	Bronchitis, Bronchopneumonie, auch Kavernen, Hilusvergrößerung, miliare Aussaat, Pleurabeteiligung	geringfügiger Befund
Röntgenbefund	Pneumonische oder tumorartige Veränderungen, Kavernen	verbreiterter Hilusschatten, auch Kavernen	oft uncharakteristisch und geringfügig
Blutbild	leichte Leukozytose und Linksverschiebung	Leukozytose und Linksverschiebung	uncharakteristisch
Erregernachweis	wiederholter Nachweis im Sputum oder im bronchoskopisch gewonnenen Sekret, histologische Untersuchung	Sputum und bronchoskopisch gewonnenes Sekret	Nachweis im bronchoskopisch gewonnenen Sekret mit Hilfe der Grocott-Färbung
Serologie und sonstige Nachweismethoden	Hauttest	Hauttest, KBR, Präzipitinreaktion	− −

9.6. Lymphknoten

	Verschiedene Lokalinfektionen	Scharlach
Verteilung	regional, je nach Eintrittspforte und Grundkrankheit	Kieferwinkel, selten generalisiert
Beschaffenheit	weich, oft schmerzhaft, manchmal geringes periglanduläres Ödem	schmerzempfindlich, gut abgrenzbar, Einschmelzung nur im Rahmen einer eitrigen Komplikation
Anamnese	je nach Grundkrankheit, geschwollene Lymphknoten treten erst nach den eigentlichen Infekten auf	plötzlicher Krankheitsbeginn, oft mit Erbrechen
Fieber	je nach Grundkrankheit	39 °C
Sonstige Symptome	je nach Grundkrankheit	Angina, Exanthem, Enanthem, später Himbeerzunge
Blutbild	Leukozytose, Linksverschiebung	Leukozytose, Linksverschiebung, geringe Eosinophilie
Erregernachweis	je nach Grundkrankheit	Nase und Rachen: Streptokokken
Serologie und Sonstiges	je nach Grundkrankheit, selten serologischer Nachweis möglich	ASR

	Diphtherie	Tuberkulose
Verteilung	Kieferwinkel, vordere Halsdreiecke	bei primärer Halslymphknotentuberkulose einseitig, bei postprimärer Tuberkulose mit hämatogener Entstehung doppelseitig, kettenförmig, auch generalisiert
Beschaffenheit	manchmal stark ausgeprägt, gut abgrenzbar, manchmal erhebliches periglanduläres Ödem (Cäsarenhals)	Lymphknoten können verkäsen, perforieren und Zysten bilden (Skrofuloderm), häufig Verkalkungen
Anamnese	geringe, kurzdauernde Prodromalerscheinungen, staffelförmiges Ansteigen der Temperaturen	bei der primären Halslymphknotentuberkulose handelt es sich oft um eine Fütterungstuberkulose-Infektion mit dem Typhus bovinus, bei der postprimären Lymphknotentuberkulose muß schon ein Primäraffekt vorangegangen sein
Fieber	38−39°C	mäßig
Sonstige Symptome	membranöse Beläge: Rachen, Kehlkopf oder Nase	bei postprimärer Form Lungentuberkulose oft gleichzeitig vorhanden
Blutbild	Leukozytose, Linksverschiebung	Leukozytose, Linksverschiebung
Erregernachweis	Nase und Rachen: Diphtheriebakterien	Lymphknotenpunktat oder Probeexzision
Serologie und Sonstiges	−−	Tuberkulinreaktion (Hauttest)

	Röteln	Infektiöse Mono-nukleose	Listeriose
Verteilung	nuchal, okzipital	generalisiert, retroaurikulär beginnend	generalisiert
Beschaffenheit	kettenförmig	kettenförmig, oft von erheblicher Größe, aber gut gegen Unterlage verschieblich	kettenförmig, ähnlich wie bei infektiöser Mononukleose
Anamnese	Exanthem und Lymphknoten treten zugleich auf	Lymphknotenschwellungen treten vor den Rachenveränderungen auf, noch vorher Prodromi	Prodromalstadium
Fieber	gering bis subfebril, höchstens 38 °C	39 °C, lange anhaltend, nicht durch Antibiotika beeinflußbar	39 °C
Sonstige Symptome	mittelfleckiges Exanthem, blaßrosa	Angina, Leber- und Milzvergrößerung	Angina tonsillaris
Blutbild	relative Leukopenie, atypische Lymphozyten	atypische Lymphozyten, Lymphozytose	Leukozytose, Lymphozytose, Monozytose
Erreger-nachweis	––	––	Blutkultur, evtl. Rachenabstrich
Serologie und Sonstiges	KBR	Paul-Bunnell, Monosticon-Test, KBR auf Epstein-Barr-Virus	KBR, Agglutination

	Katzenkratzkrankheit	Lymphogranuloma inguinale
Verteilung	je nach Katzenbiß regional, unilateral	inguinal
Beschaffenheit	mehrere Lymphknoten als Konglomerat, manchmal derbe Infiltration, wenig druckempfindlich, manchmal Abszedierung	mehrere harte, zunächst verschiebliche, später verbackene Lymphknoten, Einschmelzungen und Fisteln kommen vor
Anamnese	Katzenbiß bzw. -kratzer als Primäraffekt (Knötchen auf gerötetem Grund)	Primäraffekt, Lymphangitis
Fieber	alle Übergänge von subfebrilen Temperaturen bis 40 °C	38–38,5 °C
Sonstige Symptome	schweres Krankheitsgefühl mit Kopfschmerzen und Übelkeit ist selten	als Komplikation Elephantiasis
Blutbild	Leukozytose, Linksverschiebung	Leukozytose, Linksverschiebung
Erregernachweis	– –	– –
Serologie und Sonstiges	Hauttest (spezifisch), KBR mit Lymphogranuloma-inguinale-Antigen (unspezifisch)	Hauttest, KBR

	Lues I	Lues II
Verteilung	regionäre Leistenlymph-knoten	generalisiert
Beschaffenheit	hart, nicht schmerzhaft, bleiben monatelang bestehen	hart, nicht schmerzhaft, rezidivierend
Anamnese	3 Wochen nach der Anstekkung Primäraffekt	6–8 Wochen nach dem Primäraffekt
Fieber	–	+
Sonstige Symptome	harter Schanker	Exanthem, makulopapulös, schuppend, breite Kondylome am After
Blutbild	nicht wesentlich verändert	uncharakteristisch
Erregernachweis	im Gewebssaft des Primäraffektes im Dunkelfeldmikroskop	–
Serologie und Sonstiges	–	Treponema-pallidum-Hämagglutinationstest

Yersinia-pseudotu-berculosis-Infektion	Tularämie	Toxoplasmose
mesenterial	je nach Eintrittspforte zunächst regional, auch generalisiert	besonders in den hinteren Halsdreiecken, retroaurikular, auch zervikal, evtl. generalisiert
es handelt sich um eine abszedierende retikulozytäre Lymphadenitis	deutliche Schwellungen, auch Vereiterung	mäßig vergrößert, niemals Einschmelzungen, kaum schmerzhaft, gut verschieblich
klinisch unter dem Bild einer Appendizitis verlaufend	Kontakt mit Nagern, akuter Beginn	oft chronisch, schleichender Verlauf
38−39 °C	intermittierende Temperaturen bis 40 °C	subfebril, selten höher
Schmerzen im rechten Unterbauch, Erbrechen, Durchfall	Kopfschmerzen, Übelkeit, Schweißausbrüche, manchmal Schüttelfröste und Delirien	Kopfschmerzen
Leukozytose, relative Lymphozytose	Leukozytose, Linksverschiebung	mäßige Lymphozytose, einzelne atypische Lymphozyten
in bei Operation entfernten Lymphknoten	Blut oder Eiter, evtl. Lymphknotenpunktat	gelingt selten aus Blut oder Lymphknotenpunktat
Agglutinationsreaktion, KBR	Agglutinationsreaktion, Hauttest	KBR, Immunfluoreszenztest, Histologie

	HIV-Infektion Stadium I	Stadium III (LAS)
Verteilung	generalisiert	meist am Hals
Beschaffenheit	weich, schmerzhaft	3 Monate anhaltend, > 1 cm Durchmesser
Anamnese	Inkubationszeit 2 – 6 Wochen, höchstens in 20 % aller Fälle nachweisbar	kann bis zu 8 Jahren nach Stadium I auftreten
Fieber	38 – 40 °C (Dauer 3 – 21 Tage)	kaum evtl. subfebril
Sonstige Symptome	ähnlich der infektösen Mononukleose	Nachschweiße, Gewichtsabnahme
Blutbild	uncharakteristisch	T_4-Zellen $\downarrow$ $\dfrac{T_4}{T_8} < 1,0$ (normal 2,2)
Erregernachweis	–	–
Serologie und Sonstiges	HIV-Antikörpertest 4 – 13 Wochen nach der akuten Infektion positiv	HIV-Antikörpertest positiv ELISA und Western blot

9.7. Leber

	Virushepatitis	Infektiöse Mononukleose
Histologie	Degenerationserscheinungen des Zytoplasmas und der Kerne, azidophile Einzelzellnekrosen, Proliferation der von Kupffer-Sternzellen, Verbreiterung der periportalen Felder infolge Ödems	mononukleäre Infiltration der interlobären Gewebe und periportalen Felder, Proliferation der von Kupffer-Sternzellen
Beschaffenheit	deutlich vergrößert, scharfrandig	oft vergrößert, scharfrandig
Anamnese	Prodromalstadium mit Glieder- und Kopfschmerzen, Fieber sowie Abgeschlagenheit	Prodromalstadium
Fieber	nur im Prodromalstadium, mit Auftreten von Ikterus und Leberschwellung Abklingen des Fiebers	39–40 °C über längere Zeit, durch Antibiotika nicht beeinflußbar
Sonstige Symptome	Ikterus, dunkler Urin, vorübergehende Stuhlentfärbung, Milzschwellung	generalisierte Lymphknotenschwellungen, Angina lacunaris, Milz, Ikterus sehr selten
Blutbild	Leukozyten normal, geringe Lymphozytose, evtl. vereinzelt atypische Lymphozyten	Lymphozytose, atypische Lymphozyten
Laborwerte	SGPT deutlich erhöht, SGOT geringer erhöht, alkalische Phosphatase normal bis leicht erhöht, Serumeisen erhöht, Prothrombin und andere Gerinnungsfaktoren oft erniedrigt, geringe γ-Globulin-Vermehrung	γ-Globulin-Vermehrung, Transaminasen gering erhöht
Erregernachweis	HAV im Stuhl	– –
Serologie	HB$_s$Ag, HB$_s$Ak, Anti-HAV, Anti-HAV-IgM, HBeAg, HBeAk, HBcAk, Anti-HC	Paul-Bunnell, Monosticon-Test, KBR auf Epstein-Barr-Virus
Prognose	Entwicklung einer chronischen Hepatitis und Leberzirrhose möglich	gut

	Leptospirosen, insbesondere Morbus Weil	Toxoplasmose	Brucellosen
Histologie	kleine Leberzellnekrosen, verfettete von Kupfer-Sternzellen, Auflockerung innerhalb der parenchymatösen Zellverbände (im ganzen nur relativ geringfügige histologische Veränderungen)	granulomatöse Entzündung mit epitheloiden Zellen	granulomatöse Entzündung mit epitheloiden und lymphozytoiden Zellen, Riesenzellen, auch Erreger enthaltend
Beschaffenheit	vergrößert, weiche Konsistenz, scharfrandig	kann vergrößert sein, jedoch nicht obligat	vergrößert, weiche Konsistenz
Anamnese	doppelgipfliger Verlauf, im 1. Stadium uncharakteristische Beschwerden, Fieber, Wadenschmerzen	Kopfschmerzen, allgemeine Abgeschlagenheit, schleichender Beginn	Beginn mit hohem Fieber im Sinne eines Generalisationsstadiums ohne Organbefund
Fieber	doppelgipfliger Fieberverlauf bis 39 oder 40 °C	gering bis mäßig erhöht	undulierender Fieberverlauf
Sonstige Symptome	Nierenbeteiligung, Ikterus, Milz; evtl. Meningitis, Blutungsneigung	Lymphknotenschwellungen, manchmal Subikterus, Milz, Oberbauchbeschwerden, Durchfälle, Meteorismus	Milz, Lymphknoten
Blutbild	Leukozytose, Linksverschiebung	geringe bis mäßige Lymphozytose, vereinzelt atypische Lymphozyten	Leukopenie, Anämie, evtl. Thrombopenie, Lymphozytose, Monozytose
Laborwerte	Transaminasen gering erhöht, oft hochgradige Bilirubinerhöhung, Prothrombin und andere Gerinnungsfaktoren erniedrigt	kaum verändert	γ-Globulin deutlich vermehrt
Erregernachweis	Blut, Urin, D-Sonde	gelingt selten aus dem Blut	Blutkultur
Serologie	KBR, Agglutination	KBR, IFT	Agglutination, KBR
Prognose	hinsichtlich der Leber gut	gut, chronischer Verlauf möglich	gut

9.8. Splenomegalie (bei den meisten zyklischen und septischen Allgemeininfektionen)

	Typhus	Sepsis	Brucellose
Größe der Milz	gering vergrößert	gering vergrößert	gering bis mäßig vergrößert
Konsistenz der Milz	weich	sehr weich, zerfließend	mittelderb
Zeitpunkt des Auftretens	6.–8. Fiebertag	bald nach Einschwemmung der Erreger in die Blutbahn	im Generalisationsstadium und Organstadium
Fieber, Puls	40 °C Kontinua, relative Bradykardie	intermittierend, Schüttelfröste, Schweißausbrüche, Tachykardie	undulierend, relative Bradykardie
Anamnese	zunächst nur Benommenheit und Fieber, erst später Auftreten der Milz- und Organsymptome	evtl. Lokalinfektion vorangegangen	Tierkontakte, Prodromalstadium mit Abgeschlagenheit und Gliederschmerzen
Sonstige Symptome	Benommenheit, am 8. Tag Roseolen, Diazo positiv	je nach Ausgangsherd	Leber- und Lymphknotenschwellung, Allgemeinzustand wenig beeinträchtigt
Blutbild	Leukopenie, Linksverschiebung, Aneosinophilie	Leukozytose, Linksverschiebung	Leukopenie, Lymphomonozytose, Anämie, Thrombopenie
Erregernachweis	1. Woche Blutkultur, 2. und 3. Woche Stuhl und Urin	Blutkultur, evtl. Sternalmarkkultur	Blutkultur, Sternalmarkkultur
Serologie	Gruber-Widal	– –	KBR, Agglutinationsreaktion

	Miliartuberkulose	Leptospirosen
Größe der Milz	gering bis mäßig vergrößert	gering vergrößert
Konsistenz der Milz	bei akuter Form weich; bei chronischer Form relativ derb	weich
Zeitpunkt des Auftretens	frühzeitig	im Organstadium
Fieber, Puls	Kontinua 40 °C, relative Brady-kardie	doppelgipflig
Anamnese	Primärkomplex voran-gegangen	Tierkontakte, Prodromal-stadium mit Wadenschmerzen
Sonstige Symptome	evtl. Leberschwellung, Lungen-veränderungen, Meningitis, Augenhintergrund, Diazo posi-tiv	Leberschwellung, Nieren-beteiligung, evtl. Meningitis
Blutbild	Leukopenie, Linksverschie-bung, Lymphopenie	Leukozytose, Linksver-schiebung
Erreger-nachweis	Liquor, Sputum, Kehlkopf-abstriche, Bronchuslavage, Magensaft, Urin, Stuhl, Leberpunktat	Blut, Urin, Duodenalsonden-inhalt
Serologie	– –	KBR, Agglutination, Agglutina-tions-Lysis-Reaktion

	Virushepatitis	Infektiöse Mononukleose
Größe der Milz	gering vergrößert	gering vergrößert
Konsistenz der Milz	weich	weich
Zeitpunkt des Auftretens	kurz vor Beginn der Leberschwellung	meist erst nach den Lymphknotenschwellungen
Fieber, Puls	nur im Prodromalstadium vorhanden, Bradykardie	hoch, durch Antibiotika unbeeinflußbar
Anamnese	Prodromalstadium mit Fieber, Gelenk- und Gliederschmerzen, Abgeschlagenheit	langes Prodromalstadium mit allgemeiner Abgeschlagenheit, Lymphknoten vor der Milzschwellung vorhanden
Sonstige Symptome	Lebervergrößerung, Ikterus	Lymphknotenschwellungen, Angina, Lebervergrößerung
Blutbild	normale Leukozytenzahl, geringe relative Lymphozytose, einzelne atypische Lymphozyten	Lymphozytose, atypische Lymphozyten
Erregernachweis	HAV im Stuhl	– –
Serologie	HB_sAg, HB_sAk, HBeAg, HBeAk, HBcAg bzw. Anti-HAV, Anti-HAV-IgM, Anti-HC	Paul Bunnell, Monosticon-Test, KBR auf Epstein-Barr-Virus

	Malaria	Kala-Azar	Hepatolienale Bilharziose (sog. Banti-Syndrom)
Größe der Milz	anfangs gering, später beträchtlich vergrößert	sehr groß	sehr groß
Konsistenz der Milz	bei akuter Malaria anfangs weich, bei chronischer Malaria derb	derb	derb
Zeitpunkt des Auftretens	entwickelt sich langsam von Beginn des Rhythmusfiebers an und erreicht beträchtliche Größe und Derbheit erst im chronischen Stadium	innerhalb weniger Wochen	langsam zunehmend, wächst jedoch noch weiter, wenn die Lebervergrößerung zum Stillstand gekommen ist
Fieber, Puls	Rhythmus- bzw. Wechselfieber, bei Malaria tropica uncharakteristisch	remittierend, mehrmaliges Steigen und Fallen innerhalb von 24 Stunden	nur im Initialstadium
Anamnese	uncharakteristisch, Anopheleskontakte, Tropenaufenthalte	Prodromi	1. Zerkariendermatitis, 2. akutes fieberhaftes Initialstadium
Sonstige Symptome	typischer Fieberverlauf bei Tertiana und Quartana; bei Tropica andere Organbeteiligung	Erbrechen, Somnolenz, Durchfälle, Katarrhe der Atemwege, Leberschwellung, Myokardschaden	Lebervergrößerung, Abmagerung, Muskelatrophie, im Spätstadium Aszites und Hämatemesis
Blutbild	Leukopenie, relative Lymphomonozytose	Anämie, Leukopenie, Monozytose, relative Lymphozytose, Thrombopenie	Anämie
Erregernachweis	Blutausstrich, dicker Tropfen	Leber- und Sternalpunktat	Stuhl, Eier im Stuhl
Serologie	KBR	Formolgeltest, Antimontest, KBR	KBR, Intradermaltest, Zerkarienhüllenreaktion, Fluoreszenzantikörpertest

9.9. Fiebertypen

	Kontinua	Remittierend	Intermittierend
Vorkommen bei	zyklischen Infektionskrankheiten, z.B. Typhus, Miliartuberkulose, Ornithose	Lokalinfektionen aller Art	Septikopyämie
	undulierendes Fieber	Wechsel- oder Rhythmusfieber	doppelgipfliger Fieberverlauf (sog. Dromedarkurve)
Vorkommen bei	Brucellosen, DD: Pel-Epstein-Fieber bei Lymphogranulomatose	Malaria tertiana oder quartana	Viruserkrankungen, z.B. Poliomyelitis, sowie Leptospirosen

9.10. Diazo-Reaktion im Urin

Positiv bei	Masern, Typhus, Fleckfieber, Miliartuberkulose, Lymphogranulomatose

9.11. Blutbildveränderungen

	Leukozytose	Leukopenie	Linksverschie-bung
Vorkommen	bei Lokalinfektionen und Septikopyämien, Scharlach, Diphtherie, bakterieller Ruhr, bakterieller Meningitis, Cholera, Listeriose, Lobärpneumonie, Tularämie, Yersinia pseudotuberculosis, Tuberkulose; mäßig auch bei Variola, Leptospirosen, Fleckfieber, Aktinomykose, Nocardiose, Aspergillose, Kokzidioidomykose	bei zyklischen Infektionskrankheiten, z. B. Typhus, Miliartuberkulose, Brucellosen, Masern, Röteln, Grippe, Viruspneumonien, Poliomyelitis, Virusmeningitiden, Malaria, Kala-Azar	bei fast allen Infektionskrankheiten

	Eosinophilie	Aneosinophilie	Lymphozytose
Vorkommen	bei Scharlach am 5.–6. Krankheitstag, Wurmerkrankungen, Allergien	bei Typhus	bei infektöser Mononukleose, akuter infektiöser Lymphozytose, Katzenkratzkrankheit, Yersinia pseudotuberculosis, Keuchhusten, Toxoplasmose

	Lymphomonozytose	atypische Lymphozyten
Vorkommen	bei Virusinfektionen, z. B. Varizellen, Listeriose, infektiöser Mononukleose, Malaria, Kala-Azar, Toxoplasmose	bei infektiöser Mononukleose, geringer ausgeprägt bei Virushepatitis, Herpes zoster, Viruspneumonien, Herpes simplex, Toxoplasmose, Brucellosen, Listeriose, Röteln

10. Weiterführende Literatur

1. Pathophysiologie

Alexander, M.: Infektionskrankheiten. In von Kreß, H., G. A. Neuhaus: Taschenbuch der medizinisch-klinischen Diagnostik. 71. Aufl. Bergmann, München 1985 (S. 842–920)

Flamm, H.: Die pränatalen Infektionen des Menschen. Thieme, Stuttgart 1959

Franz, H. E.: Medizin, Infektionskrankheiten. In Rubenstein, F., D. D. Federman: Scientific 1 A American Medicine, vol. VI. Sciamed, Basel 1985

Germer, W. D.: Viruserkrankungen des Menschen. Thieme, Stuttgart 1954

Grabar, P.: Grundbegriffe der Immunologie. In Miescher, P. A., K. O. Vorlaender: Immunopathologie in Klinik und Forschung, 2. Aufl. Thieme, Stuttgart 1961

Gsell, O., W. Mohr: Infektionskrankheiten, Bd. I–IV. Springer, Berlin 1972

Haas, R., O. Vivell: Virus- und Rickettsieninfektionen des Menschen. Lehmann, München 1965

Hahn, H., P. Klein, D. Falke: Medizinische Mikrobiologie. Springer, Berlin 1991

Höring, F. O.: Sepsis. In Cobet, R., K. Gutzeit, E. Bock: Klinik der Gegenwart, Bd. 1. Urban & Schwarzenberg, München 1955

Höring, F. O.: Infektionskrankheiten und Allergie. In Hansen, K.: Allergie, 3. Aufl. Thieme, Stuttgart 1956

Höring, F. O.: Allgemein-biologische Grundlagen der Immunität. Med. Klin. 54 (1959) 1001

Höring, F. O.: Klinische Infektionslehre. Springer, Berlin 1962

Hornbostel, H., W. Kaufmann, W. Siegenthaler: Innere Medizin in Praxis und Klinik, 3. Aufl., Bd. III/13. Thieme, Stuttgart 1985 (S. 132–441)

Letterer, E.: Die Allgemeingesetzlichkeit der chronischen Infektionskrankheit, gesehen am Beispiel der Tuberkulose. Medizinische 1953, 1

Mehlhorn, H., W. Peters: Diagnose der Parasiten des Menschen einschließlich der Therapie einheimischer und tropischer Parasitosen. Fischer, Stuttgart 1983

Ocklitz, H. W., H. Mochmann, W. Köhler: Handbuch der inneren Erkrankungen, Bd. V. Fischer, Stuttgart 1983

Pette, H.: Die postvakzinale und parainfektiöse Meningoenzephalomyelitis. Verh. dtsch. Ges. inn. Med. 61 (1955) 322

Piekarski, G.: Symbiose und Parasitismus. In: Handbuch der allgemeinen Pathologie, Bd. XI/2. Springer, Berlin 1965

Radenbach, K. L.: Tuberkulose, Nebennierenrindenfunktion und endokrine Störungen. Med. Welt 18 (1967) 941

Schottmüller, H.: Über Sepsis, ihren bakteriologischen Nachweis und ihre Behandlungsprinzipien. Münch. med. Wschr. 80 (1933) 1311

Ströder, J., H. Niggemeyer: Bakterielle Infektionen, Diphtherie. In Opitz, H., F. Schmid: Handbuch der Kinderheilkunde, Bd. V. Springer, Berlin 1963, S. 325–367

Thaler, H.: Leberbiopsie, ein klinischer Atlas der Histopathologie. Springer, Berlin 1969

Vivell, O.: Pädiatrie: Infektionskrankheiten. Springer, Berlin 1980

2. Allgemeine Epidemiologie

Bösel, B., K. Harting: Praktikum des Infektions- und Impfschutzes. 8. Aufl. Hoffmann, Berlin 1985

Brandis, H., H.J. Otte: Lehrbuch der Medizinischen Mikrobiologie, 5. Aufl. Fischer, Stuttgart 1984

Breuel, H.-P.: Lokale Immunisierung mit nichtvermehrungsfähigen Mikroorganismen oder ihren Antigenen. Literatur-Dokumentation, Reihe 4. Fischer, Stuttgart 1969

Gemsa, D., J.K. Kalden, K. Resch: Immunologie. Grundlagen, Klinik und Praxis. Thieme, Stuttgart 1991

Jawetz, E., J.L. Melnick, E.A. Adelberg: Medizinische Mikrobiologie, 2. Aufl. Springer, Berlin 1968

Kayser, F.H., K.A. Bienz, J.Eckert, J. Lindenmann: Medizinische Mikrobiologie, 7. Aufl. 1989

Köhler, W., H. Mochmann: Grundriß der Medizinischen Mikrobiologie, 4. Aufl. VEB Fischer, Jena 1975

Mayr, A., H. Raettig, H. Stickl, M. Alexander: Paramunität. Fortschr. Med. 97 (1979) 1159 u. 1205

Raettig, H.: Allgemeine Epidemiologie der Infektionskrankheiten. Allgemeine Pathogenese der Infektionskrankheiten und

Immunität. In Daniels, J., W. Hagen, H.Lehmkuhl, J.Posch, F.Pürckhauer, E.Schröder, J.Stralau, C.L.P. Trüb: Das öffentliche Gesundheitswesen, Bd. III/A. Thieme, Stuttgart 1969 (S. 1–66)

Raettig, H.: Die lokale Immunisierung mit inaktivierten Mikroorganismen. Zwanzig Jahre Forschungsarbeit im Robert-Koch-Institut. Bundesgesundheitsblatt 26 (1983) 263–276

Raettig, H.: Paramunity: the nowspecific defence against infections. Ann. Immunol. Hung. 26 (1986) 239–248

Rodenwaldt, E., H. Jusatz: Weltseuchenatlas, Falk, Hamburg 1952

Shulman, I.A., D. Schlossberg: Differentialdiagnose der Infektionskrankheiten. Fischer, Stuttgart 1982

Sinnecker, H.: Allgemeine Epidemiologie, VEB Fischer, Jena 1971

Steffen, C.: Allgemeine und experimentelle Immunologie und Immunpathologie. Thieme, Stuttgart 1968

Stickl, H.A., Ch. Kunz: Moderne Impfungen. Nutzen – Risiko – Kosten. Springer, Berlin 1990

Winkle, St.: Mikrobiologische und serologische Diagnostik. Fischer, Stuttgart 1979

3. Virusinfektionen

Diringer, H.: Unkonventionelle Viruskrankheiten. Bundesgesundheitsblatt 33 (1990) 187

Diringer, H.: Durchbrechen von Speziesbarrieren mit konventionellen Viren. Bundesgesundheitsblatt 33 (1990) 435

Prusiner, B.: Novel structure and genetics of prions causing neurodegeneration in humans and animals. Biologicals 18 (1990) 247–262

3.1. Morbilli (Masern)

Enders, G.: Schutzimpfungen gegen Masern und Mumps. In Spiess, H.: Schutzimpfungen. Bericht von der Tagung der

Deutschen Vereinigung zur Bekämpfung der Viruskrankheiten e.V. in Verbindung mit dem Deutschen Grünen Kreuz, München 1985

Henninen, P., P.Arstila, H.L. Lang, A. Salmi, M.Panelius: Involvement of central nervous system in acute and uncomplicated measles virus infection. J. clin. Microbiol. 11 (1980) 610

Horta-Barboza, L., D.A. Fuccillio, J.E. Sever: Subacut sclerosing panencephalitis: isolation of measles virus from brain biopsy. Nature (Lond.) 221 (1969) 974

Moll, H.: Erblindung nach Masern. Arch. Kinderheilk. 155 (1957) 186

TerMeulen, V., D. Müller, G. Enders-

Ruckle, V. Neuhoff, M. Y. Käckell, G. Joppich: Ist die subakute progressive Panencephalitis eine Masernerkrankung? Dtsch. med. Wschr. 93 (1968) 1303

3.2. Rubeolen

Enders, G.: Akzidentelle Rötelnschutzimpfung in der Schwangerschaft. Stand der Informationen über das kindliche Risiko. Dtsch. med. Wschr. 109 (1984) 1806

Pfeiffer, J.: Über eine in der grauen Substanz sich ausbreitende Encephalitis nach Rubeolen. Arch. Psychiat. Nervenkr. 193 (1955) 337

Töndury, G.: Zur Wirkung des Erregers der Rubeolen auf den menschlichen Keimling. Helv. pediat. Acta 7 (1952) 105

3.3. Erythema infectiosum

Werner, G. H.: Erythema infectiosum. Klin. Wschr. 36 (1958) 49

3.4. Exanthema subitum

Deinhardt, F.: Parvovirus-B 19-Infektionen in der Schwangerschaft. Dtsch. Ärztebl. 85 (1988) B 2430

Irving, W. L., et al.: Roseola infantum and other syndromes associated with acute HHV 6 infection. Arch. Dis. Childh. 65 (1990) 1297–1300

Krugman, S., R. Ward: Infectious Diseases of Children, 5th ed. Mosby, St. Louis 1981

Plückthum, H.: Exanthema subitum. In Opitz, H., F. Schmid: Handbuch der Kinderheilkunde, Bd. V. Springer, Berlin 1963

3.5. Varizellen: Windpocken – Herpes zoster

Nauck, E. G.: Der Herpes zoster. In Grumbach, A., W. Kikuth, O. Bonin: Die Infektionskrankheiten des Menschen und ihre Erreger, Bd. II. Thieme, Stuttgart 1958

Siegert, R.: Varicellen – Zoster. In Haas, R., O. Vivell: Virus- und Rickettsieninfektionen des Menschen. Lehmann, München 1965

3.6. Herpes simplex

Burns, W., G. Sandford: Susceptibility of human herpesvirus 6 to antivirials in vitro. J. infect. Dis. 162 (1990) 634

Petersen, E.: Infektionen mit Herpesviren in Gynäkologie und Geburtshilfe. Fortschr. Med. 107 (1989) 525

Prange, H.: Diagnostik der Herpes-simplex-Enzephalitis. Dtsch. med. Wschr. 113 (1988) 1923

Schuermann, H., A. Greither, O. Hornstein: Krankheiten der Mundschleimhaut und der Lippen, 3. Aufl. Urban & Schwarzenberg, München 1966

3.7. Variola

Herrlich, A.: Die Pocken, 2. Aufl. Thieme, Stuttgart 1967

Stüttgen, G.: Pox-Viruskrankheiten. In Gsell, O., W. Mohr: Infektionskrankheiten, Bd. I/1. Springer, Berlin 1967

3.8. Parotitis epidemica

Kunze, E., A. Hässler, K. H. Daute: Klinik, Therapie und Prognose der Mumpsinfektionen des Zentralnervensystems. Kinderärztl. Prax. 42 (1974) 97

3.10. Zytomegalie

Kloft, M.: Zytomegalie-Virus-Infektion. Fortschr. Med. 101 (1983) 1155

Krech, U., H. Jung: Cytomegalovirus Infections of Man. Karger, Basel 1971

3.11. Influenza

Andrewes, C. H., H. G. Pereira: Viruses of Vertebrates. Ballière-Tindall, London 1972

Bergmann, K.-Ch., R. H. Waldman: Orale Impfung gegen Influenza. Dtsch. Gesundh.-Wes. 37 (1982) 1433

Melnick, J. L.: Taxonomy of viruses. Progr. med. Virol. 19 (1975) 353

Willers, H., W. Höpke, K. W. Knocke: Laboratoriumsdiagnostik der Influenzavirus-Infektionen. Ärztl. Lab. 17 (1971) 69

3.12.   Parainfluenza

Krech, U.: Paramyxoviren. In Brandis, H., H. J. Otte: Lehrbuch der medizinischen Mikrobiologie. Fischer, Stuttgart 1984

Lambert, H. P., W. E. Farrar: Farbatlas der Infektionskrankheiten. Thieme, Stuttgart 1984

Stuart-Harris, C. H.: Influenza and Other Virus Infections of the Respiratory Tract. Arnold, London 1965

3.13.   Virusinfektionen des oberen Respirationstraktes

Cumakov, M. P., M. K. Voroskilova: Picornavirus-Infektionen. In Brüschke, G.: Handbuch der Inneren Erkrankungen, Bd. V. Fischer, Stuttgart 1983

Germer, W. D.: Der Schnupfen. Goldmann, München 1970

3.14.   Adenovirusinfektionen

Dohner, L.: Adenovirus-Infektionen. In Brüschke, G.: Handbuch der Inneren Erkrankungen, Bd. V. Fischer, Stuttgart 1983

Philipson, L., U. Lindberg: Reproduction of adenovirus. In Fraenkel-Conrat, H., R. R. Wagner: Comprehensive Virology, vol. III. Plenum, New York 1974 (p. 143)

3.15.   Infektiöse Mononukleose

Henle, G., W. Henle, V. Diehl: Relation of Burkitt's tumor-associated herpes-type virus to infectious mononucleosis. Proc. nat. Acad. Sci. 59 (1968) 94

Meythaler, F., W. Häupler: Die infektiöse Mononukleose. Enke, Stuttgart 1962

Monto, Ho: The lymphozyte in infection with Epstein-Barr-virus and cytomegalovirus. J. infect. Dis. 143 (1981) 857

Wöllner, D.: Neue Methode zur serologischen Diagnostik der infektiösen Mononukleose. Dtsch. med. Wschr. 87 (1962) 1504

3.16.   Virushepatitis A, B, C, D, E

Kaboth, U.: Zwischenbericht über die kooperativ prospektive DFG-Studie „akute Virushepatitis". Verh. dtsch. Ges. inn. Med. 85 (1980) 749

Meyer zum Büschenfelde, K. H.: Immunpathologische Aspekte der akuten und chronischen Virushepatitis. Bundesgesundheitsblatt 22 (1979) 53

Zuckerman jr., A.: Hepatitis-associated Antigen and Viruses. North-Holland, Amsterdam 1972

3.17.   Enterovirusinfektionen

Brown, E. H.: Enterovirus infections. Brit. med. J. 1973/I, 169

Gsell, O., W. Mohr: Infektionskrankheiten, Bd. I/1. Springer, Berlin 1967

3.19.   Arbovirusinfektionen

Ackermann, R., B. Rehse: Die Zentraleuropäische Enzephalitis in der Bundesrepublik Deutschland. Med. Klin. 65 (1970) 147−152

Ackermann, R., W. Spithaler, W. Profittlich, D. Spieckermann: Über die Verbreitung von Viren der California-Enzephalitis-Gruppe in der Bundesrepublik Deutschland. Dtsch. med. Wschr. 29 (1970) 1507

Germain, M., M. Cornet, J. Mouchet: Recent advances in research regarding sylvatic yellow fever in West and Central Africa. Bull. Inst. Pasteur 80 (1982) 315, Abstract: Trop. Dis. Bull. 81 (1984) 156

Höring, F. O.: Gelbfieber in Afrika 1939−1952. In Rodenwaldt, E., H. J. Jusatz: Weltseuchenatlas, Bd. II. Falk, Hamburg 1952

Höring, F. O.: Gelbfieber in Südamerika 1945−1954. In Rodenwaldt, E., H. Jusatz: Weltseuchenatlas. Bd. III. Falk, Hamburg 1956

Theiler, M., W. G. Downs: The Arthropodborne Viruses of Vertebrates. Yale University Press, New Haven 1973

3.20. Lassa-Fieber

Eddington, G. M., H. A. White: The pathology of Lassa fever. Trans. roy. Soc. trop. Med. Hyg. 66 (1972) 381

Knobloch, J., J. B. McCormick, P. A. Webb, M. Dietrich, H. H. Schumacher, E. Dennis: Clinical observations in 42 patients with Lassa fever. Tropenmed. u. Parasitol. 31 (1980) 389

3.21. Lymphozytäre Choriomeningitis

Ackermann, R., G. Körver, R. Turss, R. Wönne, P. Hochgesand: Pränatale Infektion mit dem Virus der lymphozytären Choriomeningitis. Bericht über zwei Fälle. Dtsch. med. Wschr. 99 (1974) 629

3.22. Encephalitis lethargica

von Economo, C.: Die Encephalitis lethargica. Urban & Schwarzenberg, Berlin 1929

Peters, G.: Klinische Neuropathologie, 2. Aufl. Thieme, Stuttgart 1970

Scheid, W.: Lehrbuch der Neurologie, 3. Aufl. Thieme, Stuttgart 1968; 5. Aufl. 1983

3.23. Tollwut

Bundesärztekammer: Empfehlungen zur präexpositionellen Tollwut-Prophylaxe und postexpositionellen Tollwut-Schutzbehandlung. Dtsch. Ärztebl. 86 (1989) B 411

Shope, R. E.: Rabies. In Evans, A. S.: Viral Infections of Humans. Plenum, London 1982

Timm, H.: Tollwut. In Daniels, J., W. Hagen, H. Lehmkuhl, J. Posch, F. Pürckhauer, E. Schröder, J. Stralau, C. L. P. Trüb: Das öffentliche Gesundheitswesen, Bd. III/A 2. Thieme, Stuttgart 1971

3.24. Stomatitis epidemica

Eissner, G.: Infektionen durch tierpathogene Picornaviren. In Grumbach, A., O. Bonin, W. Kikuth: Die Infektionskrankheiten des Menschen und ihre Erreger, 2. Aufl. Thieme, Stuttgart 1969

3.25. Molluscum contagiosum

Hasegawa, T., E. Fujiwara, T. Ametani, T. Tsurukara: Further electron microscopic observation of molluscum contagiosum virus. Arch. klin. exp. Dermatol. 235 (1969) 319

3.26. Virusdysenterie

Buscho, R., R. Wyatt, R. Dolin, N. Blacklow, R. Chanock: Recurrent institutional outbreaks of acute infectious gastroenteritis: epidemiology, and etiology. Amer. J. Epidemiol. 98 (1973) 192

Evans, A. S.: Viral Infections of Humans, 2nd ed. Plenum, London 1982

Habermehl, K. O.: Neue Aspekte der Diagnostik von Viruskrankheiten. Bundesgesundheitsblatt 22 (1979) 257

3.27. HIV-Infektionen (AIDS)

Bergmann, L., E. Helm, K. Nerger, M. Schneider, S. Tuengerthal, J. Meier-Syndow: Pneumocystis-carinii-Pneumonie bei homosexuellen Männern mit AIDS. Prax. Klin. Pneumol. 37 (1983) 1035−1038

Deinhardt, F.: Erworbenes Immundefekt-Syndrom: derzeitiger Stand. Dtsch. med. Wschr. 110 (1985) 274

Enzensberger, W., E. Helm, G. Hopps, W. Stille, P. Fischer: Toxoplasmose-Enzephalitis bei Patienten mit AIDS. Dtsch. med. Wschr. 110 (1985) 83

Habermehl, K. O.: AIDS. Internist 26 (1985) 113

Hutchinson, C. M., et al.: Neue AIDS-Definition der CDC. AIDS-Zentrum des BGA. AIDS-Nachrichten 4 (1991)

Maass, G.: Was wir heute über den Erreger der AIDS-Infektion wissen. Dtsch. Ärztebl. 88 (1991) B-324

Raettig, H.: AIDS − Das erworbene Immunschwächesyndrom. Umschau 1986, 45−49

Stille, W., E. B. Helm: Epidemiologie des AIDS. Verh. dtsch. Ges. inn. Med. 90 (1984) 1

Stille, W., E. B. Helm: AIDS bei Frauen. Arch. Gynäkol. 238 (1985) 825

Vogt, M., R. Lüthy, W. Siegenthaler: Das erworbene Immunmangelsyndrom (AIDS). Eine Bilanz nach 4 Jahren. Schweiz. med. Wschr. 115 (1985) 665

3.28. Hantavirus

Groen, J., et al.: Different hantavirus serotypes in western Europe. Lancet 337 (1991) 621

Pilaski, J., et al.: Haemorrhagic fever with renal syndrome in Germany. Lancet 337 (1991) 111

3.29. Kawasaki-Syndrom

Althoff, H.: Zur Ätiopathogenese der infantilen Koronarsklerose beim sogenannten Kawasaki-Syndrom. Pathologe 11 (1990) 41

Melish, M., R. Hicks: Kawasaki syndrome: clinical features pathophysiology, etiology, and therapy. J. Rheumatol., Suppl. 24 (1990) 2

Schaad, U., K. Oldermatt, F. Stocker, J. Weber, J. Wedgwood: Das Kawasaki-Syndrom. Schweiz. med. Wschr. 120 (1990) 539

Yanagawa, H., Y. Nakamura, M. Yashiro, Y. Fujita, M. Nagai, T. Kawasaki, S. Aso, Y. Irnada, I. Shigematsu: A nationwide incidence survey of Kawasaki disease in 1985–1986 in Japan. J. infect. Dis. 158 (1988) 129

4. Bakterielle Infektionen

4.1. Erkrankungen durch Chlamydien

4.1.1. Ornithose

Lippelt, H.: Ornithose (Psittakose). In Haas, R., O. Vivell: Virus und Rickettsieninfektionen des Menschen. Lehmann, München 1965

4.1.2. Lymphogranuloma inguinale

Grayston, J. Th., S. Wang: New knowledge of chlamydiae and the diseases they cause. J. infect. Dis. 132 (1975) 87

Melczer, N.: Lymphogranuloma inguinale, Barth, Leipzig 1942

4.1.3. Trachom

Rieger, H.: Erkrankungen der Bindehaut. In Velhagen, K.: Der Augenarzt, Bd. III. VEB Thieme, Leipzig 1975

Schachter, J.: Chlamydial infections. New Engl. J. Med. 298 (1978) 423, 490, 540

4.1.4. Einschlußblenorrhö (Paratrachom)

Schiefer, H., H. Krauss: Chlamydien- und Mykoplasmeninfektionen des Neugeborenen. Immun. u. Infekt. 18 (1990) 3

4.1.5. Nichtgonorrhoische Urethritis

Bredt, W.: Diagnostik der infektiösen nicht-gonorrhoischen Urethritis. Dtsch. med. Wschr. 106 (1981) 909

Krause, R., H. Kühne, U. Ullmann: Die Isolierung von Mykoplasmen und Chlamydien bei Patienten mit Urogenitalinfektionen. Immun. u. Infekt. 15 (1987) 112

4.1.6. Infektionen durch Chlamydia pneumoniae (TWAR)

Grayston, J., C. Kuo, S. Wang, G. Altmann: A new chlamydia psittaic strain called TWAR from acute respiratory tract infections. New Engl. J. Med. 315 (1986) 165

4.2. Rickettsiosen

Groupe de Travail OMS sur les maladies rickettsiennes: Rickettsioses: un problème de morbidité persistant. Bull. WHO 60 (1982) 693

4.2.1. Fleckfieber

Nauck, E. G.: Lehrbuch der Tropenkrankheiten, 4. Aufl. Thieme, Stuttgart 1975

Schneeberger, S., K. Pfister, A. Aeschlimann, W. Burgdorfer, O. Peter: Untersuchungen zur Epidemiologie der Zecken in der Südschweiz und ihrer Rolle als Vektoren von Rickettsien. In Bloch, J.: Medizin in Entwicklungsländern, Bd. XVI. Lang, Frankfurt 1984

4.2.2. Wolynisches Fieber

Nauck, E. G.: Lehrbuch der Tropenkrankheiten, 4. Aufl. Thieme, Stuttgart 1975

4.2.3. Q-Fieber

Brezina, R.: Advances in rickettsial reseach. Curr. Top. in Microbiol. Immunol. 47 (1969)

4.3. Mykoplasmainfektionen

Krech, U., T. Wegmann: Mykoplasma-Infektionen. Acta med. Aust. 4, Sonderheft (1977)

McCormack, W., Y. Lee, S. Zinner: Sexual experience and urethral colonization with genital mycoplasmas: a study in normal men. Ann. intern. Med. (1973) 696

Wegmann, T.: Die Pneumonien. In: Klinik der Gegenwart, Bd. VII. Urban & Schwarzenberg, München 1979

4.4. Scharlach und andere Streptokokkeninfektionen

Christ, P.: Über die Bedeutung von Streptokokkeninfektionen in der Pathogenese der akuten Polyarthritis und der akuten Nephritis. Ergebn. inn. Med. Kinderheilk. 11 (1959) 379

Herrlich, A.: Handbuch der Schutzimpfungen. Springer, Berlin 1965

Vorlaender, K. O., G. Hellweg, G. Liesenfeld: Experimentelle Untersuchungen zur Pathogenese der durch Typ-12-Streptokokken hervorgerufenen Nierenentzündung. Allergie u. Asthma 5 (1959) 13

Faro, S.: Group B beta-hemolytic streptococci and puerperal infections. Amer. J. Obstet. Gynecol. 139 (1981) 686

Lewin, E. B., M. S. Amsteg: Natural history of group B streptococcus colonization and its therapy during pregnancy. Amer. J. Obstet. Gynecol. 139 (1981) 512

4.4.2. Streptokokkeninfektionen des weiblichen Genitaltraktes und des Neugeborenen

Obiger, G.: Gruppe-B-Streptokokken im Genitale der Frau. Arch. Gynäkol. 218 (1975) 65

4.5. Staphylokokkeninfektionen

Jeljaszewicz, J.: Staphylococci and Staphylococcal Disease. Fischer, Stuttgart 1976, 1981 u. 1985

Pulverer, G.: Lebensmittelvergiftung durch Staphylokokken. Bundesgesundheitsblatt 26 (1983) 377

Pulverer, G., G. Peters: Zur Mikriobiologie und Pathogenese des toxischen Schocksyndroms. Verh. dtsch. Ges. inn. Med. **90**,1 (1984) 37

Pulverer, G., K. P. Schaal: Krankenhausinfektionen – infektiöser Hospitalismus. Immun. u. Infekt. 2 (1974) 104

4.6. Pneumokokkeninfektionen

4.7. Bronchopneumonien

Brewin, A., L. Aranger, W. Hadley, J. Murray: High dose penicillinetherapy and pneumococcic pneumonia. J. Amer. med. Ass. 230 (1974) 409

Brunner, W.: Die pyogenen, putriden und chronisch-entzündlichen Erkrankungen der Lunge. In Diebold, O., H. Junghans, L. Zukschwerdt: Klinische Chirurgie für die Praxis, Bd. II. Thieme, Stuttgart 1961

Hegmer, A.: Pneumonieprobleme. Internist 1 (1960) 44

4.8. Gonorrhö

Eichmann, A.: Penicillinresistenz der Gonorrhoe in Europa. Hautarzt 34 (1983) 537

Herrmann, W. P., G. K. Steigleder: Haut- und Geschlechtskrankheiten. In Walter, A. M., L. Heilmeyer: Antibiotika-Fibel, 4. Aufl. Thieme, Stuttgart 1975

Meyer-Rohn, J.: Diagnostik und Therapie der Gonorrhoe und Pseudogonorrhoe. Dtsch. Ärztebl. 8 (1973) 487

4.9. Meningokokkeninfektionen

Lasch, H. G., K. Huth: Waterhouse-Friderichsen-Syndrom, Sanarelli-Shwartzman-Phänomen und Kasabach-Merritt-Syndrom. In Zukschwerdt, L., H. A. Thies, G. Landbeck: Vasogene Blutungsneigungen. Schattauer, Stuttgart 1968
Pohle, H. D.: Zur Therapie der schwer verlaufenden Meningitis purulenta. Münch. med. Wschr. 107 (1965) 2253

4.10. Andere bakterielle Meningitiden

Alexander, M.: Die Behandlung der Meningitis. Intensivbehandlung 8 (1983) 119
Corrado, M. L., M. E. Gombert, Ch. E. Cherubin: Richtlinien zur angemessenen Therapie der gramnegativen Meningitis. J. Amer. med. Ass. 1 (1982) 1259
Eichenlaub, D., M. Haber: Meningitis purulenta im Erwachsenenalter: Pathogenese entscheidend. Notfallmedizin 9 (1983) 29

4.11. Bakterielle Sepsis

Dettli, L.: Eliminationskinetik und Dosierung von Medikamenten bei Patienten mit Niereninsuffizienz. Triangel 14 (1975) 117
Kreger, B. E., D. E. Craren, P. C. Carling, W. R. McCabe: Gram-negative bacteriemia. Amer. J. Med. 68 (1980) 332
Lundsgaard-Hanson, P.: Septischer Schock. Zbl. Chir. 99 (1974) 417

4.12. Diphtherie

Hottinger, A.: Diphtherie. In Gsell, O., W. Mohr: Infektionskrankheiten, Bd. II/1. Springer, Berlin 1968
Müller, Th.: Diphtherieausbruch in Reutlingen. Dtsch. Ärztebl. 86 (1989) B 2548
Ströder, J., H. Niggemeyer: Die Diphtherie. In Opitz, H., F. Schmid: Handbuch der Kinderheilkunde, Bd. V. Springer, Berlin 1963

Windorfer, A., P. Naumann: Gegenwärtige Diphtherie-Situation. Dtsch. med. Wschr. 108 (1983) 1087

4.13. Listeriose

Albritton, W. L., G. L. Wiggins, J. C. Feeley: Listeriosis. In Feigin, R. D., J. D. Cherry: Textbook of Pediatric Infectious Diseases, vol. I. Saunders, Philadelphia 1981 (p. 911)
Andersen, R. D.: Listeria monocytogenes infections. In Gellis, S. S., B. M. Kagan: Current Pediatric Therapy, vol. X. Saunders, Philadelphia 1982
Potel, J.: Listeriose des Menschen. In Cobet, R., K. Gutzeit: Klinik der Gegenwart, Bd. VIII. Urban & Schwarzenberg, München 1959/1965
Seeliger, H. P. R.: Listeriosis. Karger, Basel 1961

4.14. Haemophilus-influenzae-Infektionen

Marget, W.: Die Behandlung der eitrigen Meningitis. Mschr. Kinderheilk. 116 (1968) 38

4.15. Pertussis

Feigin, R. D.: Pertussis. In Feigin, R. D., J. D. Cherry: Textbook of Pediatric Infections. Saunders, Philadelphia 1981
Morse, St. I.: Pertussis in adults. Ann. intern. Med. 68 (1968) 953
Ocklitz, H. W.: Der Keuchhusten. VEB Fischer, Jena 1969

4.16. Salmonellosen

Höring, F. O.: Die Salmonellosen. In Gsell, O., W. Mohr: Infektionskrankheiten, Bd. II. Springer, Berlin 1968
Knothe, H., G. Knapp, M. Meyer, U. Polanetzki, G. Weber: Zur Therapie bei Salmonellen-Enteritiden unter Berücksichtigung von Laktalose. Infection 8, Suppl. 3 (1980) 294

4.18. Cholera

Groupe de Travail scientifique de L'OMS: Cholera et autres diarrhées associées à des vibrions. Bull. WHO 60 (1982) 395

Merkblatt Nr. 25, Bundesgesundheitsamt 1972

Migasena, S., et al.: Immunogenicity of two formulations of oral cholera vaccine comprised of killed whole vibrios and B-subunit of cholera toxin. Infect. and Immun. 57 (1989) 117–120

4.19. Shigellosen

Bader, R. E.: Die Bakterienruhr. In Grumbach, A., W. Kikuth, O. Bonin: Die Infektionskrankheiten des Menschen und ihre Erreger, 2. Aufl., Bd. I. Thieme, Stuttgart 1969

Bennish, M. L., M. A. Salam, R. Haider, M. Barza: Therapy for shigellosis: a randomised double-blind study comparison of ciprofloxacin and ampicillin. J. infect. Dis. 162 (1990) 711

4.20. Botulismus

Fey, H.: Botulismus. In Gsell, O., W. Mohr: Infektionskrankheiten, Bd. II/1. Springer, Berlin 1968

4.21. Brucellosen

Bruce, D.: Note on the discovery of the microorganism in Malta-fever. Practitioner 39 (1887) 161

Samra, Y., Y. Shaked, M. Hertz, G. Altmann: Brucellosis: difficulties in diagnosis and a report on 38 cases. Infection 11 (1983) 310

Thimin, B. M.: Brucellosis. Distribution in Man, Domestic and Wild Animals. Springer, Berlin 1982

4.22. Tularämie

Knothe, H.: Die Tularämie. In Grumbach, A., W. Kikuth, O. Bonin: Die Infektionskrankheiten des Menschen und ihre Erreger, Bd. II. Thieme, Stuttgart 1969

4.23. Pest

Knapp, W.: Die Pest. In Grumbach, A., W. Kikuth, O. Bonin: Die Infektionskrankheiten und ihre Erreger, 2. Aufl., Bd. II. Thieme, Stuttgart 1969

4.24. Weitere Infektionen durch Yersinien

Knapp, W.: Yersinia pseudotuberculosis. In Brandis, H., H. J. Otte: Lehrbuch der Medizinischen Mikrobiologie, 5. Aufl. Fischer, Stuttgart 1984 (S. 308)

Knapp, W., J. Lysy, Ch. Knapp, W. Stille, U. Goll: Enterale Infektionen beim Menschen durch Yersinia enterocolitica und ihre Diagnose. Infection 1 (1973) 113

Masshoff, W.: Die Pathogenese der Pseudotuberkulose des Menschen. Symp. Series immunobiol. Stand. 9 (1968) 13

4.25. Koliinfektionen

Beutin, L.: Erregerspektrum pathogener Escherichia coli: Bedeutung, Erkennung und Gefährdungspotential. Bundesgesundheitsblatt 34 (1991) 216

Edelman, R.: Workshop on enteropathogenic echerichia coli. J. infect. Dis. 147 (1983) 1108

Guggenbichler, J. P., G. B. Stickler: Alte und neue Erkenntnisse zu den Durchfallserkrankungen im Kindesalter. Infection 3 (1975) 127

4.26. Infektionen durch Klebsiellen, Serratien und Enterobacter

Baumann, W., P. Emmrich: Sepsis und andere Infektionen durch Serratia marcescens im Neugeborenen- und Säuglingsalter. Dtsch. med. Wschr. 99 (1974) 1755

4.27. Proteusinfektionen

Kopf, P. O., V. Freitag, F. H. Caselitz, S. Kolbe: Epidemiologische Untersuchungen bei gehäuftem Auftreten von Proteus-inconstans-(Providencia-stuartii-)Infektionen. Immun. u. Infekt. 8 (1980) 96

Tomaschoff, E.: Die Ökologie und Bedeutung der Proteusgruppe. Klin. Wschr. 47 (1969) 837

4.28. Pseudomonasinfektionen

Bergan, T.: Human and animal-pathogenic member of the genus Pseudomonas. In Starr, M.P.: The Prokaryotes, vol.I. Springer, Berlin 1981 (p. 66)

Grün, L.: Pseudomonaden-Hospitalismus. Zbl. Bakteriol., 1. Abt. Orig. B 159 (1974) 277

4.29. Nosokomiale Infektionen

Betts, R.F., W.M. Valenti, S.W. Chapman: Five-year surveillance of aminoglycoside usage in a university hospital. Ann. intern. Med. 100 (1984) 219

Johanson, W.G., A.K. Pierce, J.P. Sanford: Nosocomial respiratory infections with gram-negative bacilli: the significance of colonization of the respiratory tract. Ann. intern. Med. 77 (1972) 701

Kusch, J.W.: Nosocomial pseudoepidemics and pseudoinfections: an increasing problem. Ann. J. infect. Control 9 (1981) 70

Lee, S.C., D.N. Gerding, P.P. Cleary: Hospital distribution, persistence and reintroduction of related gentamicin R. plasmids. Antimicrob. Agents Chemother. 29, 654 (1986)

McGowan, J.E.: Antimicrobial resistance in hospital organisms and its relation to antibiotic use. Rev. infect. Dis. 5 (1983) 1033

Selden, R., S. Lee, W.L. Wang: Nosocomial Klebsiella infections: intestinal colonization as a reservoir. Ann. intern. Med. 74 (1971) 657

4.30. Tetanus

Eckmann, L.: Principles on Tetanus. Proceedings of the International Conference on Tetanus. Huber, Bern 1967

Eyrich, K.: Tetanus. In Zenker, R., F. Deucher, W. Schink: Chirurgie der Gegenwart, Bd.I. Urban & Schwarzenberg, München 1975 (S. 1)

4.31. Gasbrand

Palomba, P., U. Schacht: Das Gasödem bei durchblutungsgestörten Extremitäten. Akt. Chir. 9 (1974) 67

Schmauss, A.K., E. Bahrmann, W. Fabian: Gasbrandbehandlung und hyperbare Oxygenation. Zbl. Chir. 98 (1973) 912

Zeissler, J., C. Krauspe, Luise Rassfeld-Sternberg: Die Gasödeme des Menschen, Bd.I–III. Steinkopff, Darmstadt 1958

Zierott, G., E. May, H. Harms: Veränderungen in der Beurteilung und Therapie des Gasödems durch Anwendung der hyperbaren Oxygenation. Brun's Beitr. klin. Chir. 220 (1973) 292

4.32. Anthrax

Mohr, W.: Milzbrand. In Gsell, O., W. Mohr: Infektionskrankheiten, Bd. II/2. Springer, Berlin 1968

4.33. Erysipeloid

Mohr, W.: Erysipeloid. In Gsell, O., W. Mohr: Infektionskrankheiten, Bd. II/1. Springer, Berlin 1968 (S. 313)

4.34. Lepra

Bechelli, L.M.: Die Behandlung der Lepra. Prämunition der Lepra. In: Handbuch der Haut- und Geschlechtskrankheiten, Bd. IV/I B. Springer, Berlin 1970

Bryceson, A., R. Pfaltzgraff: Leprosy, Medicine in the Tropics, 3rd ed. Churchill Livingstone, Edinburgh 1990

Büngeler, W.: Die pathologische Anatomie der Lepra. Virchows Arch. pathol. Anat. 310 (1943) 493

Klingmüller, G.: Lepra. In Korting, G.W.: Dermatologie in Praxis und Klinik, Bd.II. Thieme, Stuttgart 1980 (S. 18. 121)

4.35. Bartonellose

Mayer, M., H. Rocha-Lima, H. Werner: Untersuchung über Verruga peruviana. Münch. med. Wschr. 1 (1973) 739

Recavarren, S., H. Lumbreras: Pathogenesis of the verruga of Carrion's disease. Amer. J. Pathol. 66 (1972) 461

4.36. Legionellose

Fehrenbach, F. J., et al.: Die Legionärs-krankheit. Nachweis von Legionella-Antigen diagnostisch entscheidend. Dtsch. Ärztebl. 86 (1989) B-830
Horbach, I., F. J. Fehrenbach: Legionellose in heart transplant recipients. Infection 18 (1990) 361

4.37. Katzenkratzkrankheit

Gsell, O.: Katzenkratzkrankheit. In Gsell, O., W. Mohr: Infektionskrankheiten. Springer, Berlin 1968
Margileth, A. W., D. J. Wear, T. L. Hadfield, C. J. Schlagel, G. T. Spigel, J. E. Muhlbauer: Cat-scratch disease: bacteria in skin at the primary inoculation site. J. Amer. med. Ass. 252 (1984) 928
Wear, D. J., A. M. Margileth, T. L. Hadfield, G. W. Fischer, C. J. Schlagel, F. M. King: Cat-scratch disease: a bacterial infection. Science 221 (1983) 1403

4.38. Tuberkulose

Deutsches Zentralkomitee zur Bekämpfung der Tuberkulose: Empfehlung, Hinweise auf verschiedene Merkblätter des Zentralkomitees zur Untersuchungsmethode. Überwachung, Reihenröntgenuntersuchungen, Schutzimpfung u. a. m. Bundesgesundheitsblatt 18 (1975) 361
Hein, J., R. Ferlinz: Lungentuberkulose. Handbuch der Tuberkulose, Bd. II. Thieme, Stuttgart, 1982
International Union against Tuberculosis: Proceedings of the 25th World Conference, vol. 58, no. 1, 2, 3 (1983); vol. 59, no. 1–2 (1984)
Radenbach, K. L.: Chemoprophylaxe und präventive Chemotherapie gegen Tuberkulose im Erwachsenenalter. Prax. Pneumol. 28 (1974) 954
Zador, L.: Latenzzeit der urogenitalen Tuberkulose nach Primärinfektion. Urologe 8 (1969) 15
Zierski, M., D. F. Sinder jr.: Neue Aspekte der Kurzzeitchemotherapie der Tuberkulose. Prax. Klin. Pneumol. 37 (1983) 412

4.39. Aktinomykose

Arzt, G.: Aktinomykose. In Gsell, O., W. Mohr: Infektionskrankheiten, Bd. III. Springer, Berlin 1969

4.40. Nocardiose

Arzt, G.: Nokardiose. In Gsell, O., W. Mohr: Infektionskrankheiten, Bd. III. Springer, Berlin 1969

4.41. Spirochätenerkrankungen
4.41.1. Angina Plaut-Vincenti

Berger, U.: Untersuchungen an Fusobakterien. Zbl. Bakteriol. 1. Abt., Orig. 166 (1956) 484

4.41.2. Leptospirosen

Gsell, O.: Leptospirosen. In Gsell, O., W. Mohr: Infektionskrankheiten, Bd. II/2. Springer, Berlin 1968
Mochmann, H.: Leptospirosen. In Brüschke, G.: Handbuch der Inneren Erkrankungen, Bd. V. Fischer, Stuttgart 1983

4.41.3. Rückfallfieber

Brandis, H.: Borrelia-Infektionen (Rückfallfieber). In Brüschke, G.: Handbuch der Inneren Erkrankungen, Bd. V. Fischer, Stuttgart 1983
Neubert, F.: Zur Aetiologie des Erythema chronicum migrans. In Bock, J.: Medizin in Entwicklungsländern, Bd. XVI. Lang, Frankfurt 1983

4.41.4. Frambösie

Nauck, E. G.: Lehrbuch der Tropenkrankheiten, 4. Aufl. Thieme, Stuttgart 1975
Sönnichsen, H.: Frambösie. In Brüschke, G.: Handbuch der Inneren Erkrankungen, Bd. V. Fischer, Stuttgart 1983

4.41.6. Lues

Herrmann, W. P., G. K. Steigleder: Haut- und Geschlechtskrankheiten. In Walter, A. M., L. Heilmeyer: Antibiotika-Fibel, 4. Aufl. Thieme, Stuttgart 1975

Müller, F.: Der Treponema-pallidum-IgM-enzyme-linked-Immunosorbent-Assay (TP-IgM-ELISA). Z. Hautkr. 58 (1983) 1689

4.41.7. Lyme-Krankheit

Burgdorfer, W., A.G. Barbour, I.L. Benach: Lyme disease: a tick-borne spirochetosis. Science 216 (1982) 1317

Steere, A.C., T.F. Broderich, S.E. Malawista: Erythema chronicum migrans and Lyme arthritis: epidemiologic evidence for a tick vector. Amer. J. Epidemiol. 108 (1978) 312

Wallis, R.C., S.E. Brown, K.O. Kloter: Erythema chronicum migrans and Lyme arthritis: field study of ticks. Amer. J. Epidemiol. 108 (1978) 322

Weber, B., V. Brade, H.W. Doerr: Durch Zecken übertragbare Krankheiten. Münch. med. Wschr. 133 (1991) 441–445

5. Mykosen

5.1. Kandidiasis

Gragbill, J.R., P.C. Craven: Antifungal agents in systemic mycoses. Drugs 25 (1983) 41

Medoff, G., G.S. Kobagaski: Strategies in the treatment of systemic fungal infections. New Engl. J. Med. 302 (1980) 145

Scholer, H.J.: Diagnose der Hefemykosen innerer Organe, Candidiasis und Kryptokokkose. Ther. Umsch. 6 (1974) 402

Scholer, H.J.: Stellung und Bedeutung der Mykosen unter den menschlichen Infektionskrankheiten. Pathol. et Microbiol. 41 (1974) 199

5.2. Histoplasmose

Sochocky, S.: Lungenhistoplasmose. Presse méd. 73 (1965) 839

5.3. Kryptokokkose

Staib, F.: Zur Kryptokokkose bei Mensch und Tier. Tierärztl. Umsch. 19 (1964) 69

Wegmann, T.: Medizinische Mykologie – ein praktischer Leitfaden, 2. Aufl. Roche, Basel 1982

5.4. Blastomykose

Salfelder, K.: Farbatlas tiefer Mykosen beim Menschen. Schattauer, Stuttgart 1979

Wegmann, T.: Nordamerikanische Blastomykose. In Gsell, O., W. Mohr: Infektionskrankheiten, Bd. III. Springer, Berlin 1969

5.5. Kokzidioidomykose

Wegmann, T., M. Plempel: Das Krankheitsbild der Cocidioidomykose. Dtsch. med. Wschr. 99 (1974) 1653

5.6. Aspergillose

Bader, G.: Die viszeralen Mykosen: Pathologie, Klinik und Therapie. VEB Fischer, Jena 1965

Bergmann, L.: Zur Pathogenese des Aspergilloms. Beitr. Klin. Tuberk. 124 (1961) 88

Ketterl, R.: Aspergillome der Lunge. Prax. Klin. Pneumol. 38 (1984) 88

Staib, F., S.K. Miskra, C. Rajendran: Neue Erkenntnisse über Aspergillus-Arten als Krankheitserreger im Bereich der Lunge und der Atemwege. Ärztl. Lab. 27 (1981) 222

Wegmann, T.: Therapie der Lungenmykosen. Dtsch. med. Wschr. 94 (1969) 3

5.7. Geotrichose

Wegmann, T.: Medizinische Mykologie – ein praktischer Leitfaden, 2. Aufl. Roche, Basel 1982

5.8. Mukormykose

Wegmann, T.: Medizinische Mykologie – ein praktischer Leitfaden, 2. Aufl. Roche, Basel 1982

5.9. Sporotrichose

Wegmann, T.: Medizinische Mykologie – ein praktischer Leitfaden, 2. Aufl. Roche, Basel 1982

6. Protozoenerkrankungen

6.1. Malaria

Adams, A. R. D., B. G. Maegraith: Clinical Tropical Diseases, 8th ed. Blackwell, Oxford 1984

Bruce-Chwatt, L. J.: Essential Malariology. Heinemann, London 1980

Knüttgen, H. J., H. M. Seitz: Malaria. In Hornbostel, H., W. Kaufmann, W. Siegenthaler: Innere Medizin in Praxis und Klinik, 3. Aufl., Bd. III. Thieme, Stuttgart 1985

Nauck, E. G.: Lehrbuch der Tropenkrankheiten, 4. Aufl. Thieme, Stuttgart 1975

Weise, H. J.: Entwicklung der Malariaeinschleppungen in die Bundesrepublik Deutschland einschließlich Berlin (West) während der letzten fünf Jahre (1978–1982). Bundesgesundheitsblatt 27 (1984) 1

6.2. Schlafkrankheit

Gsell, O., W. Mohr: Infektionskrankheiten, Bd. IV: Rickettsiosen und Protozoenkrankheiten. Springer, Berlin 1972

Nauck, E. G.: Lehrbuch der Tropenkrankheiten, 4. Aufl. Thieme, Stuttgart 1975

6.3. Chagas-Krankheit

Chagas, C.: Neue Trypanosomen. Arch. Schiffs- u. Tropenhyg. 13 (1909) 120

Köberle, F.: Chagas' disease and Chagas' syndromes: the pathology of American trypanosomiasis. Advanc. Parasitol. 6 (1968) 63

Köberle, F.: Chagaskrankheit. In Hornbostel, H., W. Kaufmann, W. Siegenthaler: Innere Medizin in Praxis und Klinik, Bd. III. Thieme, Stuttgart 1985

Ribeiro dos Santos, R., L. Hudson: Denervation and the immune response in mice infected with Trypanosoma cruzi. Clin. exp. Immunol. 44 (1981) 349

6.4. Leishmaniosen

Boyden, Ch., N. Stosiek, H. Fuchs, M. Röllinghoff, W. Solbach: Detection of potentially diagnostic leishmaniae antigens by Western blot analysis of sera from patients with Kala-Azar or multilesional cutaneous leishmaniasis. J. infect. Dis. 162 (1990) 1417

Kager, P. A., P. H. Rees: Clinical Aspects of Kala Azar in Kenya. JCG Printing, Dordrecht 1983

Nauck, E. G.: Lehrbuch der Tropenkrankheiten, 4. Aufl. Thieme, Stuttgart 1975

Pialoux, G., Ch. Hennequin, B. Dupont, P. Ravisse: Cutaneous leishmaniasis in an AIDS patient: cure with Itraconazole. J. infect. Dis. 162 (1990) 1221

6.5. Amöbiasis

Adams, A. R. D., B. G. Maegraith: Clinical Tropical Medicine. Blackwell, London 1981

Diesfeld, H. J.: Amöbiasis. In Hornbostel, H., W. Kaufmann, W. Siegenthaler: Innere Medizin in Praxis und Klinik, Bd. III. Thieme, Stuttgart 1985

Höfler, W., W. Röllinghoff: Begutachtung der Amöbiasis. Med. Klin. 69 (1974) 1256

Wolfe, M. S.: Amoebiasis. In Strichland, G.: Hunter's Tropical Medicine, 6th ed. Saunders, Philadelphia 1984 (p. 477)

World Health Organization: Scientific Working Group on parasite-related diarrhoeas. Bull. WHO 58 (1980) 819

6.6.   Lambliasis

Ament, M. E., C. E. Rubin: Relation of giardiasis to abnormal intestinal structure and function in gastrointestinal immunodeficiency syndrome. Gastroenterology 65 (1972) 216

Freyvogel, T. A., K. Gyr: Durchfälle durch Parasiten. Schweiz. med. Wschr. 15 (1982) 515

Hornbostel, H.: Lambliasis. In Hornbostel, H., W. Kaufmann, W. Siegenthaler: Innere Medizin in Praxis und Klinik, Bd. III. Thieme, Stuttgart 1985

6.7.   Balantidiasis

Craig, C. F., E. C. Faust: Clinical Parasitology, 8th ed. Lea & Febiger, Philadelphia 1970

Piekarski, G.: Lehrbuch der Parasitologie. Springer, Berlin 1954

Piekarski, G.: Medizinische Parasitologie in Tafeln, 2. Aufl. Springer, Berlin 1973

6.8.   Trichomoniasis

Andrews, P., J. D. Schnell: Wertigkeit verschiedener Nachweismethoden für Trichomonas vaginalis. Geburtsh. u. Frauenheilk. 33 (1973) 715

Bard, D. S.: Trichomonas vaginalis (Urogenitaltrichomoniasis). In Monif, G. R. G.: Infectious Diseases in Obstetris and Gynecology. Harper & Row, Philadelphia 1982

Fleury, F. J.: Adult vaginitis. Clin. Obstet. Gynecol. 24 (1981) 407

Korte, W.: Die Trichomonadeninfektion. Therapiewoche 23 (1973) 2040

6.9.   Toxoplasmose

Berger, J., G. Pierkarski: Die Bedeutung der Toxoplasma-Infektion für Schwangerschaftsverlauf und Kinderentwicklung – Ergebnisse einer prospektiven Studie. Geburtsh. u. Frauenheilk. 35 (1975) 89

Merkblatt für Ärzte: Toxoplasmose-Erkennung und Verhütung. Deutscher Ärzte-Verlag, Köln 1980 (Nr. 20)

Werner, H.: Die erworbene Toxoplasmose. Verlag der Österreichischen Ärztekammer, Wien 1975

Werner, H.: Die neuen Erkenntnisse über die Kokzidien-Infektionen des Menschen. 1. Toxoplasma-Infektion. Bundesgesundheitsblatt 18 (1975)

Werner, H.: Sind obligatorische Toxoplasmose-Untersuchungen im Rahmen der Schwangerschaftsvorsorge sinnvoll? Bundesgesundheitsblatt 11 (1983) 343

Werner, H.: Toxoplasmose. Gelb. H. 23 (1983) 98

6.10.   Pneumocystis-carinii- Infektionen

Götz, O.: Die Ätiologie der interstitiellen sogenannten plasmazellulären Pneumonie des jungen Säuglings. Arch. Kinderheilk., Beih. 41 (1960)

Marshall, W. G.: Pneumocystis carinii pneumonia. In Gelles, S. S., B. M. Kagan: Current Pediatric Therapy, 4th ed. Saunders, Philadelphia 1970

7. Metazoeninfektionen

7.1. Taeniasis und Zystizerkose

Hornbostel, H.: Bandwurmprobleme in neuer Sicht. Enke, Stuttgart 1959

Ocklitz, H.W.: Taeniasis solium. In Opitz, H., F. Schmid: Handbuch der Kinderheilkunde, Bd. V. Springer, Berlin 1963

Schubert, R., H. Fischer: Klinik parasitärer Erkrankungen. Steinkopff, Darmstadt 1959

Spina-Franca, A., J.P.S. Nobrega, J.A. Livramento, L.R. Machado: Administration of praziquantel in neurocysticercosis. Tropenmed. u. Parasitol. 33 (1982) 1

WHO: Report of a WHO expert committee „Parasitic Zoonoses". WHO, techn. Rep. Ser. 637 (1979)

7.2. Echinokokkose

Bahr, R.: Echinokokkose – welches Behandlungskonzept gilt heute? Dtsch. med. Wschr. 109 (1984) 586

Garbbe, E., P. Kern, M. Heller: Human echinococcosis diagnostic value of computed tomography. Tropenmed. u. Parasitol. 32 (1981) 35

Kern, P.: Human echinococcosis: follow-up of 23 patients treated with Mebendazole. Infection 11 (1983) 17

7.3. Hymenolepidose

Katz, M., D.D. Despommier, R. Gwadz: Parasitic Diseases. Springer, Berlin 1982

7.4. Trichinose

Hennekeuser, H.H., K. Pabst: Therapie der Trichinose des Menschen. Dtsch. med. Wschr. 94 (1969) 184

Hers, B., F. Frei, H. Kummer, W. Wegmann: Trichinellose mit neurologischen Komplikationen: Kasuistik und kurze Übersicht. Schweiz. med. Wschr. 112 (1982) 1145

Lamina, J.: Zur Immundiagnostik menschlicher Helminthen-Infektionen. Münch. med. Wschr. 116 (1974) 1467

7.5. Askaridiasis

Padelt, H., G. Ockert: Empfehlungen für die Therapie des einheimischen Wurmbefalls im Kindesalter. Kinderärztl. Prax. 52 (1984) 311

7.6. Oxyuriasis

Ocklitz, H.W.: Enterobiasis (Oxyuriasis). In Opitz, H., F. Schmid: Handbuch der Kinderheilkunde, Bd. V. Springer, Berlin 1963

Schweier, P.: Pharmakotherapie im Kindesalter, 3. Aufl. Marseille, München 1982

7.7. Trichuriasis

Degrémont, A., D. Stürchler: Nematoden-Befall. In Brüschke, G.: Handbuch der Inneren Erkrankungen, Bd. V. Fischer, Stuttgart 1983

Ocklitz, H.W.: Trichuriasis. In Opitz, H., F. Schmid: Handbuch der Kinderheilkunde, Bd. V. Springer, Berlin 1963

7.8. Ankylostomiasis

Katz, M., D.D. Despommier, R. Gwadz: Parasitic Diseases. Springer, Berlin 1982

Nauck, E.G.: Lehrbuch der Tropenkrankheiten, 4. Aufl. Thieme, Stuttgart 1975

7.9. Filariose

Degrémont, A., D. Stürchler: Nematoden-Befall. In Brüschke, G.: Handbuch der Inneren Erkrankungen, Bd. V. Fischer, Stuttgart 1983

Katz, M., D.D. Despommier, R. Gwadz: Parasitic Diseases. Springer, Berlin 1982

WHO: Expert committee on filariasis, 3rd report. WHO, techn. Rep. Ser. 542 (1974)

7.10. Strongyloidose

Geyer, E., W. Bommer: Wurmerkrankungen des Menschen. Goldmann, München 1971

Stuerchler, D.: Endemiegebiete tropischer Infektionskrankheiten. Huber, Berlin 1981
WHO: Report of a WHO expert committee „Parasitic Zoonoses". WHO, techn. Rep. Ser. 637 (1979)

7.11. Drakunkulose

Hallmann, L., F. Burkhardt: Klinische Mikrobiologie, 4. Aufl. Thieme, Stuttgart 1974
Nauck, E. G.: Lehrbuch der Tropenkrankheiten, 4. Aufl. Thieme, Stuttgart 1975

7.12. Schistosomiasis

Ansari, N.: Epidemiology and Control of Schistosomiasis (Bilharziasis). Karger, Basel 1973
Jordan, P., G. Webbe: Schistosomiasis-Epidemiology, Treatment and Control. Heinemann, London 1982
Langklin, L.: Schistosomiasis. In Strichland, G.T.: Hunter's Tropical Medicine, 6th ed. Saunders, Philadelphia 1984 (p. 708)
Mahmoud, A.A.F.: Schistosomiasis. In Warren, K.S., A.A.F. Mahmoud: Tropical and Geographical Medicine. McGraw-Hill, New York 1984 (p. 443)
Manson-Bahr, P.E.C., F.J.C. Apted: Manson's Tropical Diseases, 18th ed. Baillière-Tindall, London 1982
Nauck, E. G.: Lehrbuch der Tropenkrankheiten, 4. Aufl. Thieme, Stuttgart 1975

7.13. Fasciola hepatica

Hardmann, E., R. Jones, A. Davies: Fascioliasis: a large outbreak. Brit. med. J. 1970/III, 503

7.14. Opisthorchiasis

7.15. Clonorchis sinensis

Piekarski, G.: Medizinische Parasitologie in Tafeln. Springer, Berlin 1973

7.16. Fasziolose

Menning, W.: Die Wurmkrankheiten. In Grumbach, A., W. Kikuth, O. Bonin: Die Infektionskrankheiten des Menschen und ihre Erreger, 2. Aufl. Thieme, Stuttgart 1969
Piekarski, G.: Medizinische Parasitologie in Tafeln. Springer, Berlin 1973

7.17. Paragonimiasis

Nwokolo, C.: Treatment of African paragonimiasis. VIII. Tagung der Deutschen Tropenmedizinischen Gesellschaft, Hamburg 1975 (S. 35)

Sachregister